XINBIAN NEIFENMI YU
DAIXIEXING JIBING ZHENZHI

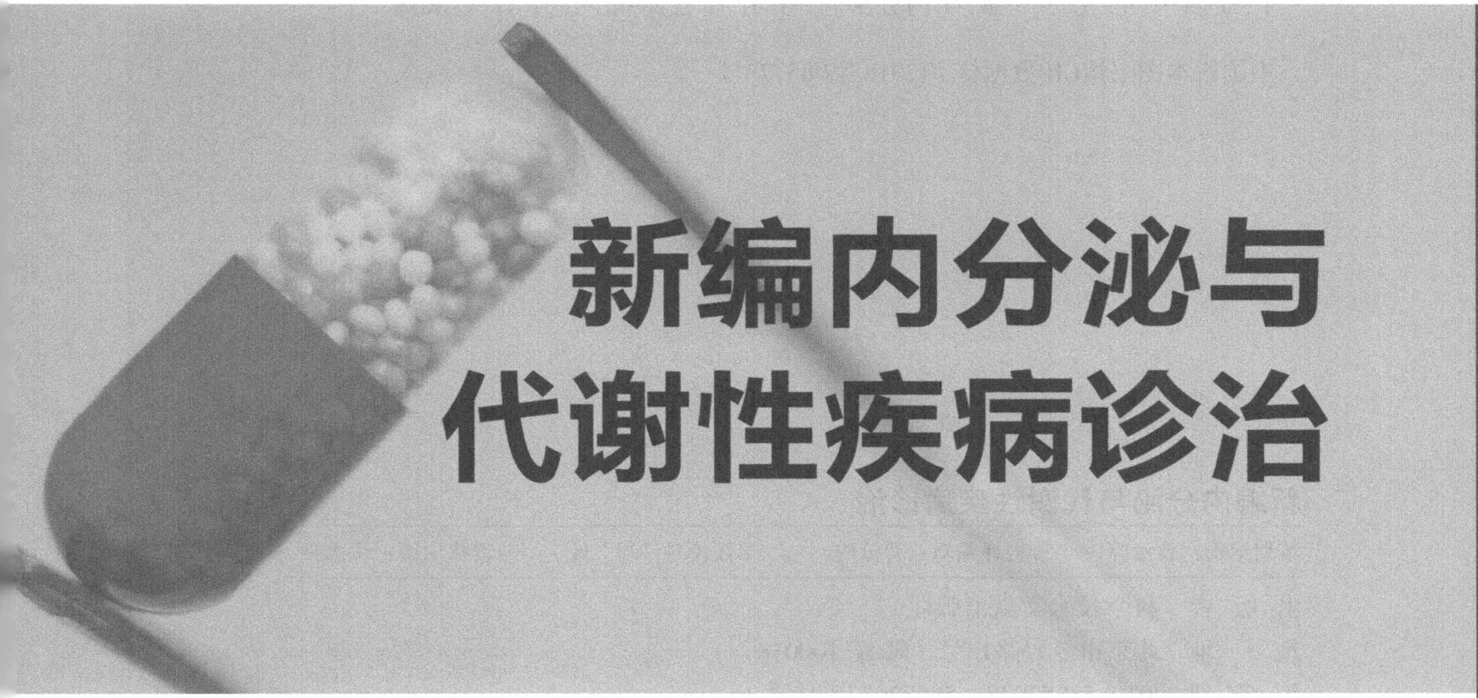

新编内分泌与代谢性疾病诊治

主 编 王 丽 于德娟 奚 珏 田 源 蔡志杰

科学技术文献出版社
SCIENTIFIC AND TECHNICAL DOCUMENTATION PRESS
·北 京·

图书在版编目（CIP）数据

新编内分泌与代谢性疾病诊治 / 王丽等主编. — 北京 : 科学技术文献出版社, 2018.4
ISBN 978-7-5189-4270-1

Ⅰ. ①新… Ⅱ. ①王… Ⅲ. ①内分泌病—诊疗 ②代谢病—诊疗 Ⅳ. ①R58

中国版本图书馆CIP数据核字(2018)第085773号

新编内分泌与代谢性疾病诊治

策划编辑：曹沧晔　　责任编辑：曹沧晔　　责任校对：赵　瑗　　责任出版：张志平

出 版 者　科学技术文献出版社
地　　址　北京市复兴路15号　邮编 100038
编 务 部　(010) 58882938，58882087（传真）
发 行 部　(010) 58882868，58882874（传真）
邮 购 部　(010) 58882873
官方网址　www.stdp.com.cn
发 行 者　科学技术文献出版社发行　全国各地新华书店经销
印 刷 者　济南大地图文快印有限公司
版　　次　2018年4月第1版　2018年4月第1次印刷
开　　本　880 × 1230　1/16
字　　数　426千
印　　张　13
书　　号　ISBN 978-7-5189-4270-1
定　　价　148.00元

前　言

由于生活方式改变、预期寿命延长等原因，我国疾病谱发生了巨大的变化，如糖尿病、代谢综合征、骨质疏松症等内分泌代谢性疾病已成流行态势。由此可见内分泌代谢性疾病学科在临床医学中的地位越来越重要，与此同时，各地医院的内分泌学科也迅速发展，从事内分泌工作的队伍日益壮大，针对各种内分泌疾病的研究蓬勃开展，国际的合作交流也不断增多、加强，可以更加出色地完成内分泌疾病相关的医疗工作。

本书详细阐述了内分泌与代谢性常见疾病的病因、病理、临床表现、诊断及治疗，主要有碳水化合物代谢病、氨基酸代谢病、下丘脑－垂体疾病、甲状腺疾病、肾上腺疾病、糖尿病等相关内容；内容上力求先进性、科学性，突出实用性，适合我国各级临床医生尤其低年资实习医生阅读参考。

本书的参编者有参与临床实践多年的专家，也有参与疾病诊疗的后起之秀，他们均为本书的最后出版付出了巨大的心血，在此一并表示最真诚的谢意。由于编者精力有限且编写时间仓促，书中难免存在不当之处，敬请广大读者批评斧正。

编　者

2018 年 4 月

目　录

第一章

内分泌系统疾病总论

内分泌学是研究内分泌腺及相应激素的学科，与其他临床学科不同，内分泌学很难通过解剖学的原则进行严格界定。经典的内分泌腺包括垂体、甲状腺、甲状旁腺、胰腺的胰岛以及性腺，它们通过神经系统、激素、细胞因子、生长因子与其他器官进行广泛的联系。大脑除了传统的突触联系功能外，还生成大量肽类激素，从而孕育了神经内分泌学。中枢神经系统通过下丘脑释放的因子发挥了对垂体激素分泌的主要调控作用；肾上腺和胰岛的激素合成分泌还受周围神经调节。肾上腺皮质激素将免疫系统和内分泌系统紧密联系在一起。同样，细胞因子和白介素等对垂体、肾上腺、甲状腺及性腺的功能有着极为重要的调节作用。而激素在维持血压、血管内容量和外周血管阻力等心血管系统功能方面的同时参与血管节律性的动态改变。除了经典的内分泌腺外，许多器官或组织亦能合成和分泌多肽或激素并影响机体功能，心脏分泌心房利钠肽促进肾脏排钠；肾脏通过合成促红细胞生成素刺激骨髓红细胞产生；脂肪组织合成瘦素、脂联素等数十种分泌肽并影响和调节食欲及糖脂代谢。从广义角度而论，机体大部分器官或组织均具有内分泌功能。可见内分泌系统是一个多系统、多学科交叉的复杂系统，因此内分泌疾病的首发表现可为其他系统的症状，所以了解内分泌系统的相关知识有助于临床各个学科疾病的诊疗。

第一节　激素的分类与代谢

（一）激素的分类

激素一般可以被分为五大类：

1. 氨基酸衍生物　如多巴胺、儿茶酚胺和甲状腺素。

2. 神经小肽　如促性腺激素释放激素（GnRH）、促甲状腺激素释放激素（TRH）、生长激素抑制素（SS）、抗利尿激素（ADH）。

3. 大分子蛋白　如胰岛素、促黄体素（LH）和甲状旁腺激素（PTH）等都由经典的内分泌腺产生。

4. 类固醇类激素　如皮质醇和雌激素都从具有胆固醇结构的前体物衍生而来。

5. 维生素衍生物　如类视黄醇（维生素 A）和维生素 D。

（二）激素的合成加工、分泌及降解

1. 激素的合成与加工　肽类激素合成由经典的基因表达产生，大致为：基因转录→mRNA→蛋白→转录后蛋白加工→细胞内分选、膜整合或分泌。除了与其他基因具有相似的 DVA 调控元件外，激素基因还具有特异激素反应元件。例如，甲状腺素通过甲状腺素受体抑制 TSH 基因表达。微小 RNA（microRNA，miRNA）是近年新发现的、内源性产生的、非编码的小 RNA 分子，它通过与特定靶 mRNA 结合在基因转录后水平上高效、特异性地负调控靶基因的表达。目前认为，微小 RNA 大约可调控 30% 左右人类基因的表达，因而部分内分泌激素或相关蛋白基因亦会受微小 RNA 的负调控。如微小 RNA－9 和微小 RNA－375 参与胰岛素分泌的调控。

大多数肽类激素是以前体物的形式存在，而激素前体物的加工与细胞内的分选途径紧密联系在一起。通过分选途径将蛋白转运至适合的小泡及相应的酶处，进行特异的剪切加工，随后蛋白完成折叠并转运至分泌小泡。合成的激素在氨基末端信号肽的引导下，转运进入内质网，同时信号肽被切除。在经过内质网、高尔基体时，激素受到一系列的转录后加工修饰，比如糖基化和磷酸化等，这些修饰可以改变蛋白的空间构象，调节其循环半衰期及生物学活性。

绝大多数的类固醇激素的合成是通过对前体物胆固醇进行修饰完成的。在类固醇激素如睾酮、雌二醇、皮质醇和维生素 D 等的合成过程中，酶促反应受到多项调控，而较多的合成与调控步骤使得类固醇激素的合成易受到多种遗传及获得性紊乱因素的影响。

2. 激素的分泌与降解　激素在血液中的水平由其分泌速度和循环半衰期决定。经过蛋白加工后，肽类激素（生长激素、胰岛素等）被储存在分泌颗粒内。当这些颗粒成熟后，聚集在细胞膜的周边，可随时释放进入血。在绝大多数情况下，释放因子或神经信号使得细胞内钙离子水平发生快速变化，从而导致分泌颗粒与细胞膜融合并将颗粒内容物释放至细胞外内环境和血液中。肽类激素的调节还受到其他许多因素的调控，比如微小 RNA－9 和微小 RNA－375 等参与了胰岛素的外分泌调节。近年研究证明自噬（autophagy）参与胰岛素的合成、分泌：胰岛素前体肽包装在反式高尔基体的分泌小泡－β 颗粒中，β 颗粒保存在细胞内的储存池，在高血糖等生理刺激下，这些颗粒转运到膜上，以胞吐的形式释放出胰岛素。正常情况下，β 细胞中颗粒的数目恒定并且 3～5 天更新一次。陈旧的颗粒不再胞吐分泌，通过细胞内降解再循环对胰岛素的分泌进行调节。在分泌功能受损的 β 细胞中，这种细胞内降解对维持胰岛素正常水平非常重要。分泌吞噬（crinophagy）及自噬均参与这种细胞内降解的调节。分泌吞噬只降解了分泌小泡中的颗粒，细胞膜完整回收利用，而在自噬途径中，颗粒连同细胞膜都被降解，所以自噬在细胞内降解中起了更为重要的作用。相反，类固醇激素在合成的同时便开始弥散入血液循环中，因此它们的分泌速率与合成速率几乎是平行的。

激素的转运和降解表现为激素信号衰竭的速度。有些激素（如生长激素释放抑制因子）的信号较为短暂，而其他激素的信号（如促甲状腺激素 TSH）则较为持久。生长激素释放抑制因子在每种组织都发挥作用，是由于它较短的半衰期使得它的有效浓度和作用范围可以得到局部控制。结构上的修饰可以阻碍生长激素释放抑制因子的降解，利用该修饰已经开发了长效的治疗性类似物，比如奥曲肽。另一方面，TSH 对甲状腺的作用是高度特异的。虽然 TSH 呈脉冲式释放，但因其较长的半衰期导致相对恒定的血清水平。

掌握激素的循环半衰期是进行激素生理性替代治疗的一个关键，因为定量给药的频率对于达到一个稳定的激素水平是必需的，该种稳定状态与激素的降解速度紧密相关。例如，T_4 的循环半衰期为 7 天，这就使得 T_4 达到循环稳态需要一个多月，但对于保持恒定的激素水平只需每天给药一次。相反，T_3 的半衰期只有 1 天，它的给药后血清水平变化频率及幅度较大，因此每天必须给药两至三次。绝大多数蛋白类激素［例如 ACTH、GH、泌乳素（PRL）、PTH、LH］的半衰期 <20 分钟，具有分泌和降解的峰值。在一定时间内（8～24 小时）频繁测量它们血中的浓度水平（每 10 分钟测量一次）能准确地描述这些激素释放脉冲频率和变化幅度。由于在临床设定调整方面上述方法并不实用，因而采用了另一种方法，即大约每隔 30 分钟取样一次，共取 3～4 个血样，结果发现激素脉冲式的分泌释放使得建立一个小幅变化的正常范围较为困难。在某些临床情况中，快速的激素降解是很有临床应用价值的。比如，PTH 较短的半衰期可用于手术中确定是否已将腺瘤成功摘除。在甲状旁腺增生症伴发多发性内分泌肿瘤（MEN）或肾功能不全时，PTH 也具有特殊的诊断价值。某些激素的临床应用必须模拟生理脉冲给药，譬如 GnRH 治疗下丘脑性性腺发育不良一定是脉冲输入，否则会相反抑制性腺功能。

许多激素与血浆蛋白结合，包括：①T_3 和 T_4 与甲状腺素结合球蛋白（TBG）、白蛋白和甲状腺素前白蛋白（TBPA）结合；②皮质醇与皮质醇结合球蛋白（CBG）结合；③雄激素和雌激素与性激素结合球蛋白（SHBG）（也称为睾酮结合球蛋白，TeBG）结合；④IGF－1 和 IGF－2 与多种 IGF 结合蛋白（IGF－BPs）结合；⑤GH 与生长激素结合蛋白（GHBP）相互作用，该蛋白为生长激素受体胞外结构域的循环片段；⑥苯丙酸诺龙与促卵泡素结合。这些相互作用为激素提供了一个贮存池，防止了未结合激素的快速降解，限制了激素与特定位点（比如 IGFBPs）结合，并调控维持未结合激素，即游离激素的水平。虽然可以检测到各种各样的结合蛋白紊乱，除了给临床诊断带来一定困难外，绝大多数没有不良的临床后果。例如，TBG 缺乏可以极大地减少总的甲状腺素水平，但游离的 T_3、T_4 水平仍保持正常。肝脏疾病和某些药物治疗也可以影响结合蛋白水平（比如雌激素可以增加 TBG 的血浆含量）或者将激素从结合蛋白上替换下来（如双水杨酯取代 TBG 上的 T_4）。只有游离的激素可与受体相互作用产生生物学效应。短暂的干扰激素与蛋白的结合，可改变游离激素的浓度，进而导致通过反馈环进行代偿调节。在妇女体内 SHBG 的改变是自我纠正机制外的一个特例。SHBG 减少是由于胰岛素抵抗或雄激素过多引起，当游离的雄激素浓度增高，可能导致妇女多毛症的发生。游离雄激素水平的升高没有引起足够的反馈代偿，这是由于雌激素是生殖轴的主要调节者，而非雄激素。

（奚　珏）

第二节　激素的受体

（一）膜受体

依据结合的激素，膜受体主要可分为以下几类：①7 次跨膜的 G 蛋白偶联受体（GPCRs）；②酪氨酸激酶受体；③细胞因子受体；④丝氨酸激酶受体。

G 蛋白偶联受体家族可结合多种激素，包括大分子蛋白（如 LH、PTH）、小肽（如 TRH、生长激素抑制素）、儿茶酚胺类（肾上腺素、多巴胺）以及无机离子（如钙离子）。GPCRs 在细胞外具有可变的结构域，是大分子激素的主要结合位点，激素与之结合后诱导这些区域发生构象变化，并将结构变化传递进入细胞内成为 G 蛋白锚定的区域。G 蛋白为异三聚体，包括 α 催化亚基和 β、γ 调节亚基。Gα 亚基具有许多亚型。Gsα 亚基激动腺苷酸环化酶产生第二信使环磷酸腺苷，激活蛋白激酶 A；Giα 亚基则抑制腺苷酸环化酶。Gq 亚基与磷脂酶 C 偶联，产生二酯酰甘油和三磷酸肌醇，激活蛋白激酶 C 和释放细胞内钙。

络氨酸激酶受体转导胰岛素和许多生长因子信号转导，比如 IGF－1、表皮生长因子（EGF）、神经生长因子、血小板衍生因子及成纤维细胞生长因子等。半胱氨酸富集的配体结合结构域含有生长因子结合位点。在配体结合后，这类受体通过自身磷酸化，诱导与细胞内接头蛋白的相互作用，例如 Shc 及胰岛素受体底物 1 至 4。酪氨酸激酶受体在细胞生长、分化以及中间代谢中发挥重要的作用。

GH 和 PRL 受体属于细胞因子受体家族，与酪氨酸激酶受体类似，当配体与受体结合后诱导受体与细胞内激酶——酪氨酸激酶（JAKs）的相互作用，JAKs 使得信号转导和激活转录（STAT）家族成员磷酸化，活化的 STAT 蛋白转移进入细胞核内，刺激靶基因的表达。

丝氨酸激酶受体介导的苯丙酸诺龙、转化生长因子－β、苗勒（氏）抑制物质（MIS，也称为抗苗勒管激素，AMH）及成骨蛋白（BMPs）等的活性作用。该家族受体（由Ⅰ和Ⅱ亚基组成）的信号转导是由 smads 蛋白完成。正如 STAT 蛋白一样，smads 蛋白扮演着受体信号转导和转录因子的双重角色。这些生长因子主要以局部方式发挥作用（旁分泌或自分泌）。

（二）核受体

核受体家族成员已经接近 100 个，其中大部分成员的配体有待鉴定，因而被归为孤儿受体。虽然所有的核受体最终均导致基因转录的增加或减少，但是有些核受体（例如糖皮质激素受体）主要定位在细胞质内，与配体结合后转移至细胞核内，而其他的（如甲状腺素受体）则始终位于细胞核内。核受体具有特定功能的高度保守的结构域，比如锌指 DNA 结合结构域。

根据与 DNA 结合位点的特异性，核受体家族被分为结合类固醇的Ⅰ型受体（GR、MR、AR、ER、PR）和结合甲状腺激素、维生素 D、视黄酸或脂质衍生物等的Ⅱ型受体（TR、VDR、RAR、PPAR）。对于Ⅱ型受体，在没有配体结合时与辅助抑制子结合，沉默基因表达；当激素结合，诱导受体空间构象改变，促发辅助抑制子从受体上释放并诱导募集共同转录激活因子，促发基因转录。

近年研究证实某些类固醇激素可与细胞膜受体结合而发挥作用，如注射黄体酮后数分钟即可增加细胞内腺苷酸环化酶量。

（奚　珏）

第三节　激素的功能

（一）生长发育

生长过程受到多种激素和营养因子的调节。比如身材矮小，可能与 GH 缺乏、甲状腺功能低下、Cushing 综合征、青春期性早熟、营养不良、慢性疾病或者因影响骨骺生长板的基因异常（如 FGR3 或 SHOX 突变）有关。其中，许多激素可以刺激生长（GH、IGF－1、甲状腺素），而其他一些激素（性激素）则可导致骨骺闭合。了解激素之间的相互作用对诊断和治疗生长异常具有重要的意义。

（二）保持内环境稳定

理论上所有的激素都可以影响稳态，但以下几种激素最重要：

（1）甲状腺激素在大部分组织中控制着大约 25% 的基础代谢。

（2）皮质醇除了自身直接作用外，对其他激素有允许性作用。

（3）PTH 调节钙和磷的水平。

（4）血管加压素通过控制肾脏自由水清除率来调节血清渗透压。

（5）盐皮质激素控制血管容量和血清电解质浓度（Na^+，K^+）。

（6）胰岛素维持空腹和餐后正常血糖水平。

低血糖的反应是神经内分泌系统调控多种激素协同作用的结果。当空腹状态下血糖下降时，机体通过抑制胰岛素分泌，减少葡萄糖的摄取，增强糖原、脂肪和蛋白质分解和糖异生来动用能量储备。假如出现低血糖（使用胰岛素或磺酰脲类等降糖药物），将引发精确的对抗反应——胰高血糖素和肾上腺素分泌迅速增加。低血糖的感觉部位在下丘脑的腹内侧区（VMH），该区损伤后低血糖不能刺激胰高血糖素和肾上腺素的分泌。VMH 有两种血糖感知神经元：葡萄糖抑制（GI）和兴奋性（GE）神经元，低血糖激活 GI 的 AMP 激酶，导致负调节反应增加，同时抑制 GE 神经元 AMP 敏感的钾离子通道，致 GABA 释放及 GI 神经元减少，因而 AMPK－K 兴奋性增加。另外，CRH 和 CRH 受体 1 结合，从而增加升糖效应，而尿皮质醇 3 与 CRH 受体 2 结合则抑制升糖效应。GH 和皮质醇在数小时内逐渐提高血糖水平并拮抗胰岛素的作用。新近研究证明肝脏的糖原分解和糖异生还受“肠－脑－肝”轴的调控。

肾脏对自由水清除率主要受抗利尿激素（血管加压素）的调节，但糖皮质激素和甲状腺激素可影响肾小管对抗利尿激素的反应性。当尿崩症并发腺垂体功能不足时，补充糖皮质激素，尿崩症状会加重。PTH 和维生素 D 以相互依赖的方式调节钙代谢。PTH 刺激肾脏合成 1，25－$(OH)_2D$，而维生素 D 可以增加胃肠道钙吸收并增强 PTH 在骨骼中的作用。钙浓度的升高，可与维生素 D 一起反馈抑制 PTH 分泌，从而维持血钙平衡。

根据应激强度及快慢的差别，多条内分泌和细胞因子通路得以激活，并产生相应的生理反应。在急性严重应激如创伤或休克时，交感神经系统激活，儿茶酚胺被释放，引起心输出量增加和骨骼肌肉系统的预先激动。儿茶酚胺同时增加平均动脉压并刺激葡萄糖产生。多种刺激引发的信号传导在下丘脑整合，促发了多种激素的释放，包括抗利尿激素和促肾上腺皮质激素释放激素。这些激素加上细胞因子（肿瘤坏死因子－α，IL－2 IL－6）可以增加 ACTH 和 GH 的产生。ACTH 可刺激肾上腺，提高皮质醇血浓度，从而维持血压并减轻炎症反应。抗利尿激素水平的升高增加了水的潴留。

（三）生殖

生殖阶段包括：①胚胎发育过程中性别的决定；②青春期性成熟；③受精、怀孕、泌乳、分娩和抚养后代；④绝经后生殖能力的终止。每一个阶段均由多种激素的精细的协同作用完成。28 天一次的月经周期是一个表现激素水平动态变化的典型实例。在早期卵泡阶段，LH 和 FSH 的脉冲式分泌可以刺激卵巢卵泡成熟。这导致雌激素和孕激素水平逐渐升高，引发下丘脑对 GnRH 敏感性增加，最终与 GnRH 分泌水平升高一起触发 LH 激增和成熟卵泡的破裂。抑制素是一种颗粒细胞分泌的蛋白，可促进卵泡生长并通过对下丘脑的选择性的反馈，抑制 FSH，但不影响 LH。生长因子如 EGF 和 IGF－1 参与调节卵泡对促性腺激素的敏感性。血管内皮生长因子和前列腺素在卵泡血管化和破裂中发挥其作用。

怀孕期间，升高的泌乳素及胎盘衍生的类固醇类激素（如雌激素和孕激素）可启动哺乳。雌激素诱发孕激素受体产生，并增加受体对孕激素的敏感性。另外，神经系统和催产素参与吮吸反射和乳汁释放生理过程。

（奚　珏）

第四节　激素的调控

反馈调节，包括正反馈和负反馈，是内分泌系统的基本特性。下丘脑－垂体－激素轴的每个重要组成部分均受负反馈控制，从而使激素水平维持在较窄的范围内。下丘脑－垂体负反馈的例子包括：①TRH－TSH 轴上的甲状腺素；②CRH－ACTH 轴上的糖皮质激素；③GnRH－LH/FSH 轴上的性腺类固醇类激素；④生长激素释放激素（GHRH）－GH 轴上的 IGF－1。

调节环路包括了正反馈部分和负反馈部分，并对激素水平进行精细的调节。比如，甲状腺激素水平轻微的下降可以触发 TRH 和 TSH 的快速分泌，刺激甲状腺增加甲状腺激素的释放。当甲状腺激素达到正常水平时，通过负反馈机制，抑制 TRH 和 TSH，并达到新的稳态。反馈调节同样适用于不涉及垂体的内分泌系统，如钙对 PTH 的反馈、葡萄糖对胰岛素分泌的抑制以及脂联素对下丘脑的反馈。

正反馈调节的一个实例就是月经中期雌激素水平的逐渐升高导致 LH 迅速增加。这种效应的发生，涉及下丘脑 GnRH 脉冲发生器的激活和促性腺细胞对 GnRH 敏感性增加。

（一）自分泌与旁分泌

经典的内分泌途径是指激素由一个腺体分泌并作用于远处另外一种靶腺体。但并非所有的腺体或腺体释放的因子都是通过经典的内分泌途径完成的。旁分泌主要是指由一种细胞分泌的因子可以作用在同一组织中邻近的细胞：比如，胰岛 δ 细胞分泌的生长抑素可以抑制邻近 β 细胞胰岛素分泌。同一细胞分泌的因子作用自身过程则称自分泌。IGF－1 作用于分泌细胞自身，包括软骨细胞、乳腺上皮细胞和性腺细胞。

腺体之间的解剖位置也影响激素之间作用：胰岛中 α、β、δ、PP 细胞有序的排列维持了胰岛素、胰高血糖素、生长抑素、胰多肽之间的相互调节；下丘脑释放激素通过下丘脑－垂体的门脉系统调控垂体功能；睾丸间质细胞间的并排联系维持了输精管内部高浓度的睾酮环境。

（二）激素的节律

季节变换、昼夜更替、睡眠、饮食和应激均属于影响激素节律的环境因素。为适应环境因素的变化，激素反馈调节系统也形成了相应的节律。几乎所有的垂体激素的节律都与睡眠和昼夜节律有关，形成了 24 小时循环模式：比如，HPA 轴中 ACTH 和皮质醇分泌在清晨达到最高峰，而在夜间降到最低值。掌握这些节律对内分泌激素测定和治疗具有重要的意义。例如，Cushing 综合征患者皮质醇节律消失。睡眠节律的破坏可以影响激素的作用。比如，睡眠剥夺可以引起轻度的胰岛素抵抗和高血压，但可以在短期内逆转。

许多肽类激素呈数小时一次的脉冲式分泌。分泌 LH 和 FSH 的细胞对 GnRH 脉冲式释放非常敏感。垂体对 GnRH 的敏感性依赖于间断脉冲式释放的 GnRH，如果 GnRH 持续释放则引发垂体对 GnRH 的脱敏。故持续的 GnRH 的输入可治疗中枢性青春期早熟；而 GnRH 缺乏的性功能不全则需要 GnRH 间歇性的输入治疗。

在测定血清激素水平时应注意激素节律性和脉冲式释放的特点。注意样本的收集或通过特定的标记物来测定某些激素，可避免激素波动所导致的误差。如 24 小时尿测定皮质醇可反映昼夜总的激素水平；

糖化血红蛋白（HbA1c）表示2～3个月来血糖水平的高低；IGF－1测定可以敏感地反映GH的水平和作用。

评价某种激素水平需要参考其他相关激素或物质水平。比如，PTH水平通常与血清钙离子浓度同时测定。高血钙伴PTH水平升高提示甲状旁腺功能亢进，而PTH水平不高则提示其他恶性疾病和导致高血钙的因素。因反馈抑制作用，当T_3、T_4浓度下降时TSH应该升高，否则应考虑下丘脑－垂体－甲状腺轴上其他的异常，如有垂体水平的缺陷，TSH不能反馈升高，可能为继发性甲状腺功能低下。

（奚　珏）

第五节　病理生理机制

内分泌系统疾病可以分为三种类型：①激素过多；②激素缺乏；③激素抵抗。

（一）激素过多

激素过多一般由内分泌肿瘤、自身免疫系统异常和外源性激素过量引起。良性内分泌肿瘤包括甲状旁腺、垂体和肾上腺的腺瘤，腺瘤通常保留分泌激素的功能。许多内分泌肿瘤对反馈机制中的“调定点”存在一定的缺陷。比如，在Cushing综合征中ACTH的分泌存在负反馈抑制缺陷伴自主高功能。同样的“调定点”缺陷也存在于典型的甲状旁腺腺瘤和自主性高功能性甲状腺结节。

某些内分泌肿瘤的分子标志为肿瘤发生提供了重要的线索，如多发性内分泌肿瘤（MEN）包括MEN_1，MEN_{2A}，MEN_{2B}。MEN_1主要特点是甲状旁腺、胰岛和垂体肿瘤三联征。MEN_2则容易出现甲状腺髓样癌、甲状腺C细胞增生、嗜铬细胞瘤和甲状旁腺功能亢进。MEN_1基因位于染色体11q13，被公认为抑癌基因——menin。当易感的个体继承了突变的MEN_1基因，受到“二次打击”时，正常MEN_1基因功能丧失（通过删除或点突变），随后发生肿瘤。

与MEN_1基因和大多数遗传性肿瘤综合征中肿瘤抑制基因的失活不同的是，MEN_2的产生与单个等位基因突变的激活有关。这种情况下，RET原癌基因（编码一种酪氨酸激酶受体）的激活，导致在出现甲状腺髓样癌之前，儿童期甲状腺C细胞增生。阐明发病机制有助于对MEN_2高危个体进行基因筛选，可考虑进行预防性甲状腺切除。

某些G蛋白偶联受体的突变可以激活受体信号途径。比如，LH受体的突变激活可以引起显性转导型男性发病型青春期早熟，主要反映在睾丸间质细胞中睾酮合成的早熟刺激。在这些G蛋白偶联受体中的激活突变主要分布在跨膜区域，即使在没有激素条件下仍然可以诱导受体与Gsα的偶联。结果，出现与激素作用相同的腺苷酸环化酶激活和cAMP水平升高。类似的现象同样可以来自Gsα的激活突变。当这些突变在发育早期出现时，可导致Mc－Cune－Albright综合征。当发生在分泌生长激素的细胞中时，Gsα的激活突变可引起GH分泌性肿瘤和肢端肥大。

在Graves病中，TSH受体抗体（TRAb）与TSH受体结合，模拟TSH的作用，引起甲状腺激素的过度分泌。与TSH受体突变激活的效应一样，TRAb引发TSH受体构象改变，激活TSH受体，促使受体与G蛋白偶联。

（二）激素不足

大多数激素减少与自身免疫、手术、感染、梗死、出血或肿瘤浸润等引起的腺体破坏有关。自身免疫对甲状腺（桥本甲状腺炎）和胰岛β细胞（1型糖尿病）的损伤破坏是这两种内分泌疾病的主要原因。另外，激素、激素受体、转录因子、酶以及通道的突变同样可以在某些内分泌疾病中导致激素缺乏。

（三）激素抵抗

绝大多数较为严重的激素抵抗综合征与膜受体、核受体以及它们介导的受体信号通路的遗传缺陷有关。表现为激素水平升高，但激素的作用却下降。在完全性雄激素抵抗中，虽然患者的LH和睾酮水平升高，但由于雄激素受体的突变，导致基因型为男性（XY）的患者具有女性（XX）表型特点。除了这类罕见的基因异常外，更常见的为获得性功能性激素抵抗，包括2型糖尿病的胰岛素抵抗、肥胖的脂联素抵抗。功能性抵抗的发病机制涉及信号通路中受体下调和受体后脱敏；功能性抵抗通常可以被逆转。如上所述，许多内分泌肿瘤因为产生和分泌过多的激素而导致临床亢进的症状，但有些内分泌肿瘤并非增加激素的合成或分泌，但也可导致临床症状。如无功能垂体瘤因为肿瘤组织压迫附近组织或细胞导致视神经压迫症状。甲状腺癌不过多产生甲状腺激素，但甲状腺癌可转移到全身他处。

许多酶可激活激素全体，产生过多的激素，因此产生该激素临床亢进的症状。而有些酶则作用相反导致某激素功能下调或失活。甲状腺素5′脱碘酶3（D_3）脱去甲状腺激素内环的碘离子，产生无活性3，3′T_2及rT_5，导致甲状腺功能不足。已诊断因为产生D3的肿瘤而导致的甲状腺功能减退被称为消耗性甲状腺功能减退（consumptive hypothyroidism）。

（奚 珏）

第六节 诊断原则

在内分泌病史采集和体格检查中，须考虑内分泌系统与其他生理系统之间存在的相互作用。由于大多数腺体在体外无法触及，所以主要通过观察激素过多或减少引起的临床表现和检测激素水平，来判断腺体的功能。对甲状腺和性腺应做仔细的直接检查。由于以上原因，所以必须对患者的症状（尤其是与反映激素活性相关的症状）、系统回顾、家族史和个人史、服用影响内分泌系统的药物史以及与反映激素活性相关的体征等进行综合分析。另外随着科学技术的发展，诸如CT、MRI等检测更为普及，临床医师不要满足于看报告，而应尽可能自己读片，并请教有关专家，以便获得更多信息。

（一）内分泌疾病的基本诊断流程

1. 内分泌功能的判断　内分泌功能主要通过相关激素的生物活性来体现，活性的高低也必然会在症状和体征中逐渐表现出来。因此，临床症状和体征是患者最基础的资料，尽管先进检测手段的灵敏度和特异性很高，也必须与临床资料结合分析，是否一致，避免偏差。

放射免疫法使用抗体来检测特定的激素，其灵敏度之高足以检测到皮摩尔与纳摩尔水平之间的激素浓度，同时也易于辨别结构上相关的蛋白，比如鉴别PTH与PTHrP（甲状旁腺素相关肽），为临床诊断提供了特异、灵敏和翔实的数据，因此该方法是目前内分泌学检查最重要的手段之一。近年来建立的免疫放射测定（IRMAs）提高了肽类激素的特异性。还有其他一些用于检测特定激素的技术，包括质谱技术、色谱法和酶学法。而生物学鉴定法很少使用。

大多数激素水平是通过血浆或血清样本进行测定，然而尿中某些激素水平的测定仍具有一定的价值。许多激素的血浆水平在一天内不断变化，通过收集24小时尿液可以全面地评价激素及其代谢产物的生成量。要确保收集完整的24小时尿样，同时检测肌酐为尿样中某些激素的标准化提供可靠的内参。24小时尿游离皮质醇测定基本上可以反映一天内未结合皮质醇的总量，为该激素生物活性的评价提供了一个可靠的指标。其他从尿液中检测的激素包括：17－羟皮质类固醇、17－酮甾类、3－甲氧基4－羟基扁桃酸（VMA）、3－甲基肾上腺素、儿茶酚胺类、5－羟吲哚乙酸（5－HIAA）等。

激素的正常范围不仅有波动，同时存在性别和年龄的差异。因此，对某些激素的测定需建立不同年龄和性别的标准数据库，如IGF－1。同时必须考虑激素的脉冲释放以及影响它们分泌的其他因素比如睡眠、饮食和思考等。例如皮质醇的水平从午夜到黎明增加近5倍；生殖激素在月经周期中发生明显的变化。

促激素和释放激素的测定有助于下丘脑－垂体－靶腺体的功能判断和定位诊断。例如，低水平的睾酮和升高的LH水平提示原发性的生殖腺病变，而当两者都低时很可能是下丘脑－垂体功能紊乱。TSH水平是判断甲状腺功能的敏感指标。TSH水平升高多为甲状腺功能减退引起，而TSH水平降低绝大多数是由甲状腺功能亢进所致。并且可以通过进一步检测游离甲状腺素水平加以确诊。血钙和PTH两者水平的升高提示原发性甲状旁腺功能亢进症，而由恶性肿瘤或肉芽肿性疾病所致的高血钙则可以抑制PTH的水平。

病理状态下内分泌激素的基线水平与正常范围之间存在重叠。动态监测（兴奋实验和抑制实验）有助于鉴别。这些方法多是基于内分泌轴反馈调节的原理。抑制实验常用于内分泌高功能状态评估，例如地塞米松抑制实验用于Cushing综合征和单纯性肥胖的鉴别。激发实验则用来评价内分泌腺的低功能状态，例如，ACTH激发实验用于评价肾上腺对ACTH的反应能力。下丘脑释放的因子（如TRH、GnRH、CRH及GHRH等）评价垂体激素的储存水平及垂体的储备功能。胰岛素诱导的低血糖可以激发GH和ACTH的释放。某些抑制试验已经很少使用，比如2－双（3－吡啶）1－丙酮抑制皮质醇合成，氯米芬抑制雌激素的反馈调节。

2. 定位诊断　影像学检查是确定内分泌腺病变部位的重要手段，特别是可以进行手术治疗的功能亢进的内分泌疾病。高分辨率的MRI和CT常用于垂体或肾上腺皮质或髓质肿瘤的定位检查。B超常用于甲状腺、卵巢、睾丸、胰腺等器官的检查。放射性核素检查用于甲状腺与肾上腺显像及功能测定。超选择性静脉插管采血有助于分泌激素的内分泌腺肿瘤定位，如岩下窦血取样并测定ACTH可有助于明确垂体ACTH瘤与异位ACTH分泌的鉴别诊断；颈部或胸部静脉血取样PTH测定有助于异位PTH瘤的定位；肠系膜静脉采血测定胰岛素可作为胰岛素瘤的定位等。

3. 病因诊断　下列技术有助于临床病因分析：

（1）细胞学和免疫细胞化学技术：应用于垂体瘤和肾上腺瘤的手术标本、甲状腺细针穿刺及手术标本，可以进一步明确病变的良恶性以及分泌激素的种类，以选择治疗措施。

（2）放射性受体分析法、重组DNA技术等：用于遗传性受体缺陷的检测。

（3）DNA杂交技术：用于内分泌肿瘤样本基因检测。

（4）各种自身免疫抗体的检测：有助于明确内分泌腺的自身免疫性疾病。

（二）常见内分泌紊乱和疾病的筛查和鉴定

由于许多内分泌紊乱和疾病主要发生在成年人，临床医生在常规体检中应当关注高患病率的内分泌代谢性疾病；对筛选出来的高危人群建议进行实验室检查。

（奚　珏）

第二章

内分泌疾病常用检查

第一节　内分泌代谢疾病的诊断原则

一、根据症状和体征做出初步判断

内分泌代谢疾病具有许多特有的症状和体征，在询问病史过程中，应注意寻找对疾病诊断有用的依据，根据这些症状和体征做出初步判断，然后再进行必要的各项检查，做出诊断。

（一）多饮多尿

（1）糖尿病：由于胰岛素分泌绝对不足或相对不足出现血糖升高，导致渗透性利尿，出现多尿、口渴、多饮、多食、乏力、消瘦等症状，尿比重升高。

（2）垂体性尿崩症：由于各种原因引起抗利尿激素（ADH）缺乏或不足，导致尿浓缩障碍，出现多尿，且尿量很多，每日尿量及饮水量可达5 000～10 000mL，尿比重大多数低于1.005。原发性者病因不明，可能与自身免疫有关。继发性者多见于下丘脑－垂体肿瘤、垂体柄及神经垂体损伤、炎症、手术、外伤，浸润等。有的为永久性，有的为暂时性。

（3）肾性尿崩症：由于肾小管对ADH反应性下降，导致尿浓缩障碍所致。多饮多尿的程度较轻。如由于肾脏疾病引起肾小管功能障碍，回吸收水的能力下降，可出现多尿及低比重尿。

（4）精神性多饮：由于精神、情绪因素所致，多见于成年女性。多饮而导致尿量增多，饮水量减少后尿量也减少，主动限水有效。

（5）高尿钙、高尿钾：各种疾病引起的高尿钙、高尿钾也可造成多饮多尿，高尿钙的病因多见于甲状旁腺功能亢进，有骨痛、骨骼畸形、高血钙等表现；高尿钾的病因多见于原发性醛固酮增多症、失钾性肾病等，导致高尿钾、低血钾等表现。

（二）乏力

多种疾病均可引起乏力，但要判断乏力的原因，需进一步弄清与乏力有关的症状和体征。

（1）糖尿病：除乏力以外，还有多饮多尿、多食、消瘦等症状，查尿糖阳性、血糖升高。

（2）甲状腺功能亢进：有心悸、出汗、食欲亢进、大便次数多、消瘦乏力等，测定甲状腺激素水平升高。

（3）甲状腺功能减退：乏力出现较早且明显，随着病情加重出现手足发胀、便秘、皮肤粗糙、浮肿、体重增加等表现，测定甲状腺激素水平降低。

（4）库欣综合征：有多血质面容、皮肤紫纹、向心性肥胖、高血压、低血钾、骨质疏松、乏力等表现，测定血皮质醇升高。

（5）艾迪生病：原发性肾上腺皮质功能减退，出现乏力、食欲减退、皮肤色素沉着，有低血压、低血糖、低血钠等表现，测定血皮质醇降低。

（三）消瘦

消瘦是指由于各种原因造成体重低于正常低限的一种状态。广义上讲体重低于标准体重的10%，或者男女体重指数分别低于21及20，就可诊断为消瘦。引起消瘦的常见原因如下：

（1）营养不良：由于机体摄入及利用的能量不足所致，临床上常见由进食过少或由多种的慢性消耗性疾病所致。

（2）甲状腺功能亢进：可有多食、消瘦、多汗、心悸、便频、甲状腺肿、突眼等。

（3）艾迪生病：消瘦并伴有低血糖、低血压、乏力、食欲缺乏、皮肤黏膜色素沉着、抵抗力下降等表现。

（4）神经性厌食：年轻女性多见，多有怕胖或其他精神因素，刻意控制进食，消瘦明显，体重多低于标准体重的25%，常伴有闭经。经治疗体重恢复到一定水平后，月经可以恢复。

（四）肥胖

肥胖是指体内脂肪组织积聚过多，尤以三酰甘油为主的体脂成分在体内的储存量达到一定程度所构成的一种状态。正常人体脂含量因年龄性别而不同。成年男性体脂约为体重的10%～15%，成年女性体脂约为体重的15%～22%，如在成年男性体脂比例超过25%，成年女性体脂比例超过30%，则应视为肥胖。许多内分泌疾病可伴有肥胖，简述如下：

（1）单纯性肥胖：是临床上最为常见的一种肥胖，其临床特点为常有家族史及营养过剩史，多为均匀性肥胖，腹部脂肪堆积较为明显，并可排除其他疾病引起的肥胖。

（2）甲状腺功能减退：除了体重增加外，还有表情呆板、畏寒少汗、皮肤干燥、便秘、非凹陷性水肿等表现，测定血甲状腺激素水平降低。

（3）库欣综合征：体重增加不很明显，可有典型的向心性肥胖、四肢相对瘦、皮肤紫纹、多血质面容、高血压、低血钾等表现，可伴糖尿病、骨质疏松等疾病。测定血皮质醇增高。

（4）卵巢综合征：可有肥胖，同时伴有月经减少或闭经、多毛、不育等表现，测定血黄体生成素增高，B超卵巢可不增大伴多发囊肿。

（5）下丘脑性肥胖：多由肿瘤、感染、外伤、放射治疗等原因累及下丘脑区域，出现一组以内分泌代谢障碍为主，伴有自主神经系统症状和神经、精神症状的综合征，出现饮食、运动习惯的改变而导致肥胖，多为均匀性肥胖，可伴体温调节功能失调、睡眠障碍、自主神经功能紊乱、性功能障碍、多食多饮、精神失常等。

（6）肢端肥大症：因垂体瘤生长激素分泌增多所致，肌肉、骨骼和内脏增生导致体重增加。临床有典型的肢端肥大表现，可伴发糖尿病、高血压，垂体瘤压迫时出现头痛、视力障碍等表现。测定血生长激素升高。

（五）皮肤紫纹

皮肤紫纹是指因皮下组织断裂、透过菲薄的皮肤显露出的紫色条纹，常见于库欣综合征，因体内皮质醇增多，加速蛋白质的分解，使皮肤菲薄，皮下弹力纤维断裂，毛细血管脆性增加，易发生瘀斑，出现紫纹。典型的紫纹为两头尖，中间粗，似火焰状，多见于下腹部、臀部两侧及大腿。此外，重度肥胖者也可出现紫纹，但多为淡红、浅粉或白色，且较细。

（六）皮肤色素沉着

皮肤色素沉着是指皮肤或黏膜色素加深或有异常的颜色沉着。

（1）艾迪生病：即原发性慢性肾上腺皮质功能减退症。此症时90%以上患者具有色素沉着，表现为全身皮肤黏膜色素加深、发黑，尤以暴露、受压、摩擦部位及掌纹、乳晕和疤痕处明显。除色素加深外，患者还有乏力、食欲不振、低血压、低血钠、低血糖等糖皮质激素缺乏的表现。

（2）ACTH依赖性库欣综合征：色素沉着一般较轻，同时伴有皮质醇增多的表现。

（3）奈尔森综合征（Nelson syndrome）：是库欣综合征在行肾上腺切除后肾上腺皮质激素分泌减少，引起继发性的ACTH分泌增多，发生了垂体ACTH分泌瘤所致。患者有色素沉着，同时有肾上腺皮质激素缺乏的表现。

（4）先天性肾上腺皮质增生：是由于先天性肾上腺皮质激素合成酶缺乏所致，如21α－羟化酶、

11β－羟化酶、17α－羟化酶缺乏，导致皮质醇合成障碍，对垂体的反馈抑制作用减弱，使ACTH分泌增多，出现皮肤色素沉着。

（5）血色病：由于铁代谢障碍，过多的铁沉积于器官和组织，使皮肤出现色素沉着，皮肤呈青灰色或灰棕色，以面部、四肢远端瘢痕处明显，同时可伴有肝大、心脏扩大和糖尿病等。

（6）黄褐斑：常见于育龄妇女，在面部有黄褐色和深棕色的斑块，可能由于雌激素或孕激素刺激黑色素细胞分泌黑色素增多所致。

（七）骨痛

可见于多种代谢性骨病，如甲状旁腺功能亢进症、佝偻病、原发性骨质疏松症、畸形性骨炎等疾病，也可见于各种疾病引起的继发性骨质疏松，如库欣综合征、糖尿病、甲状腺功能亢进症、肢端肥大症等。

（八）眼球突出

眼球突出有真性眼球突出和假性眼球突出。眼球突出度大于16mm，或进行性突出以及伴有视力、视野的改变时，多为真性眼球突出；而由于眼外肌麻痹导致肌力松弛，或因眼睑退缩、高度近视导致眼球突出，多为假性眼球突出。单侧眼球突出多见于眼部肿瘤、炎症、出血等。双侧眼球突出多见于内分泌性突眼、转移瘤等。急性眼球突出多为眶部组织急性炎症所致。搏动性眼球突出多由外伤引起。间歇性眼球突出见于眶内静脉瘤。

（九）泌乳

多见于泌乳素瘤及高泌乳素血症，少数在正常育龄妇女也可出现。甲状腺功能减退可引起泌乳，少数肿瘤分泌泌乳素可导致泌乳。许多药物可引起泌乳如镇静安眠药、甲基多巴、利舍平、H_2受体阻断剂等。泌乳素瘤时在泌乳的同时可伴有闭经。

（十）多毛

多毛的原因很多，有的是先天获得性多毛，有的在颅脑外伤、脑炎后引起多毛。内分泌疾病如甲状腺功能亢进或功能减退时也可出现多毛。由于雄激素过多引起的多毛常见的疾病有多囊卵巢综合征、妊娠期多毛、卵巢雄激素分泌瘤、先天性肾上腺皮质增生、高泌乳素血症、肢端肥大症、库欣综合征等疾病。还有无明显内分泌疾病所致的特发性多毛。

（十一）身材矮小

最常见的病因是垂体生长激素缺乏性侏儒，由于生长激素缺乏，患者身高一般不超过140cm。还有的身高矮小者与家族遗传有关，但身高一般能超过140cm。幼儿甲状腺功能减退可引起呆小症。

（十二）高血压

高血压可见于多种疾病，常见的导致高血压的内分泌代谢疾病有以下几种：

（1）垂体生长激素瘤：由于生长激素分泌增多，使机体各器官组织增生肥大，引起巨人症或肢端肥大症，同时可伴有高血压，糖尿病或糖耐量异常。通过生长激素测定及垂体的X线检查可确诊。

（2）原发性醛固酮增多症：由于肾上腺皮质醛固酮瘤所致。醛固酮分泌增多，保钠排钾，出现高血压、低血钾，表现为典型的高醛固酮、低肾素，肾上腺CT或MRI可以显示肾上腺肿瘤。

（3）嗜铬细胞瘤：为肾上腺髓质的肿瘤，也可生长在肾上腺外，分泌肾上腺素及去甲肾上腺素，使血压升高，同时伴有交感神经系统兴奋的症状。查血、尿儿茶酚胺升高，X线检查示肾上腺肿瘤。

（4）甲状腺功能亢进症：由于甲状腺激素水平的升高，使心肌收缩力增强，收缩压升高，脉压增大，还可伴有颈动脉搏动和水冲脉、枪击音等周围血管征。在收缩压升高的同时还伴有甲状腺功能亢进的其他高代谢的症状，查甲状腺激素升高。

（5）肾动脉狭窄：肾动脉狭窄时，使肾血流量减少，随之肾素分泌增高，导致高肾素性高血压，血管造影可显示肾动脉狭窄的表现。

二、根据临床表现结合实验室检查做出诊断

（一）功能诊断

（1）典型的临床表现。

（2）代谢紊乱的证据：如尿液检查以及血电解质、血脂、血糖测定等。

（3）激素分泌异常证据：①尿中激素及其代谢产物排泄量：如24h尿中17－羟和17－酮皮质类固醇、游离皮质醇、醛固酮、雌激素、儿茶酚胺、VMA等。②血中激素浓度测定：如TY3、Tr4、FT_3、FT_4、sTSH、ACTH、F、FSH、LH、E、T、P、PRL、GH、ALD、PTH、胰岛素等。

（4）内分泌动态功能试验：①兴奋试验：如ACTH、TRH、LRH、CRF兴奋试验等；②抑制试验：如地塞米松抑制试验、糖试验、胰升糖素试验等；③拮抗试验：如水负荷、钠负荷试验等。T_3抑制试验等；④激发试验；如胰岛素低血如酚妥拉明试验、螺内酯试验等。

（5）放射性同位素检查：如甲状腺吸^{131}I率试验、过氯酸盐释放试验等。

（6）细胞学检查：阴道涂片、精液检查等。

（7）骨密度测量。

（二）定位诊断

（1）影像学检查：如蝶鞍平片、骨片等，垂体、肾上腺、甲状腺、胰腺CT、MRI等。

（2）B超检查：甲状腺、腹腔B超等。

（3）同位素扫描：如甲状腺扫描、肾上腺扫描等。

（三）病因诊断

（1）免疫学检查：如甲状腺球蛋白抗体和微粒体抗体、血清TSH受体抗体检测等。

（2）病理诊断：组织、细胞学鉴定等。

（3）遗传学检查：如细胞染色体、HLA鉴定等。

（于德娟）

第二节　内分泌疾病的实验室检查

内分泌疾病诊断的步骤首先是确定内分泌的功能状态。检测体内激素水平的高低，是确定内分泌功能状态的一项重要手段。但体液中绝大多数激素的含量很低，用一般的生物法和化学比色法很难检测到。1956年，Yalow和Berson建立的RIA应用于体液中的激素、微量蛋白质及药物等的测定。1966年，Nakane等首次建立了用酶取代放射性核素标记抗体与底物显色的方法，标志着EIA的诞生，为日后酶免疫分析法的发展奠定了基础。RIA和EIA在临床内分泌代谢疾病诊断中的推广和应用，为内分泌等生命科学领域的发展起到巨大的推动作用。虽然RIA测定方法具有灵敏度高、测定方法特异性强等优点，但由于存在放射性污染、标记试剂的放射性强度随时间而衰变等因素的制约，近年来，RIA已逐步被时间分辨荧光免疫分析法（time－resolved fluorescence immunoassay，TRFIA）、化学发光免疫分析法（chemiluminescence immunoassay，CLIA）、电化学发光免疫分析（electrochemiluminescence immunoassay，ECLIA）等方法所替代。

一、内分泌疾病实验室检查原理

（一）RIA基本原理

RIA的基本原理是放射性核素标记抗原和非标记抗原对限量的特异性抗体进行竞争性结合反应，RIA反应式如图2－1。

$$\begin{array}{ll} \quad Ag & \\ \quad + & \\ Ag^{*}+Ab & \rightleftharpoons Ag^{*}\cdot Ab+Ag^{*} \\ \quad \updownarrow & \\ Ag\cdot Ab+Ag & \end{array}$$

图 2－1　RIA 反应式

Ag* 为放射性核素标记抗原（试剂），Ag 为非标记抗原（待测成分），Ab 为限量抗体，Ag*·Ab 为标记抗原与抗体形成的复合物；Ag·Ab 为非标记抗原与抗体形成的复合物

在反应体系中 Ag*·Ab 形成的量受 Ag·Ab 的量所制约。当待测样品中 Ag 含量高，则对限量抗体 Ab 的竞争能力强，未标记抗原抗体复合物的形成量就增多，标记抗原抗体复合物的形成量相对减少，反之亦然。

（二）ELISA 测定原理

酶联免疫吸附测定（enzyme－linked immunosorbent assay，ELISA）是在免疫酶技术的基础上发展起来的一种新型的免疫测定技术，ELISA 过程包括抗原（抗体）吸附在固相载体上称为包被，加待测抗体（抗原），再加相应酶标抗人 IgG 抗体（或相应抗体），生成抗原（抗体）－待测抗体（抗原）－酶标记抗体的复合物，再与该酶的底物反应生成有色产物。借助酶标仪计算抗体（抗原）的量。待测抗体（抗原）的量与有色产物的产生成正比。ELISA 的基础是抗原或抗体的固相化及抗原或抗体的酶标记。结合在固相载体表面的抗原或抗体仍保持其免疫学活性，酶标记的抗原或抗体既保留其免疫学活性，又保留酶的活性。在测定时，受检标本（测定其中的抗体或抗原）与固相载体表面的抗原或抗体起反应。用洗涤的方法使固相载体上形成的抗原－抗体复合物与液体中的其他物质分开。再加入酶标记的抗原或抗体，也通过反应而结合在固相载体上。此时固相上的酶量与标本中受检物质的量呈一定的比例。加入酶反应的底物后，底物被酶催化成为有色产物，产物的量与标本中受检物质的量直接相关，故可根据呈色的深浅进行定性或定量分析。由于酶的催化效率很高，间接地放大了免疫反应的结果，使测定方法达到很高的敏感度。

（三）ECLIA 基本原理

ECLIA 是电化学发光和免疫测定相结合的产物，是一种在电极表面由电化学引发的特异性化学发光反应。ECLIA 测定具有检测灵敏度高、线性范围广、反应时间短的特点，是其他免疫分析技术无法比拟的。

（四）CLIA 基本原理

CLIA 是将具有高灵敏度的化学发光测定技术与高特异性的免疫反应相结合，用于各种抗原、半抗原、抗体、激素、酶、脂肪酸、维生素和药物等的检测分析技术。是继放免分析、酶免分析、荧光免疫分析和时间分辨荧光免疫分析之后发展起来的一项最新免疫测定技术。

二、激素的实验室测定

（一）甲状腺激素的测定

甲状腺激素的测定方法及参考值见表 2－1。血清中 99.9% 的 T_4 及 99.6% 的 T_3 与甲状腺结合球蛋白（tbyroid－binding globulin，TBG）结合，不具生物活性。在 TBG 正常情况下，总 T_3（total T_3，TT_3）、总 T_4（total T_4，TT_4）浓度可反映甲状腺功能，TBG 浓度的增减均可影响其测定结果。游离 T_4（freeT_4，FT_4）和游离 T_3（freeT_3，FT_3）不受血清中 TBG 变化的影响，直接反映了甲状腺的功能状态。其敏感性和特异性均高于 TT_3 和 TT_4。

表 2-1 甲状腺激素的测定方法与参考值

项目	测定方法		
	TRFIA	CLIA	ECLIA
TT_3	$1.3 \sim 2.5^{A}$	$1.34 \sim 2.73^{A}$	$1.30 \sim 3.10^{A}$
TT_4	$69.0 \sim 141.0^{A}$	$78.4 \sim 157.4^{A}$	$66.0 \sim 181.0^{A}$
FT_3	$4.7 \sim 7.8^{B}$	$3.67 \sim 10.43^{B}$	$2.8 \sim 7.1^{B}$
FT_4	$8.7 \sim 17.3^{B}$	$1.2 \sim 20.1^{B}$	$12.0 \sim 22.0^{B}$
促甲状腺素（TSH）	$0.63 \sim 4.19^{C}$	$0.2 \sim 7.0^{D}$	$0.27 \sim 4.20^{D}$

注：浓度单位 A 为 nmol/L；B 为 pmol/L；C 为 μU/ml；D 为 mIU/L。

（二）甲状旁腺激素（PTH）的测定

PTH 以 ECLIA 法测定，测定的参考值：1.6～6.9pmol/L。在测 PTH 的同时应测钙离子，二者一并分析有助于临床诊断和治疗。由于厂商的产品不同以及各地区的实验室差异，各实验室均建有自己的参考值。

（三）肾上腺激素的测定

由于 ACTH 和皮质醇的分泌有昼夜节律性，甲状腺激素的测定值（表 2-2）因测定方法、测定时间不同而各异。在测定 ACTH 和皮质醇时，应准确记录取血时间。

表 2-2 肾上腺激素的测定方法与参考值

项目	测定方法			
	RIA	CLIA	ECLIA	测定时间
醛固酮	$9.4 \sim 35.2^{A}$			24h
肾素	$(0.55 \pm 0.09)^{E}$			1h
血管紧张素Ⅱ	$(26.0 \pm 0.9)^{E}$			
ACTH	$2.64 \sim 13.2^{E}$			6～10h
		$0.17 \sim 0.44^{F}$		8h
皮质醇		$0.06 \sim 0.25^{F}$		16h
			$71.0 \sim 536.0^{A}$	7～10h
			$64.0 \sim 340.0^{A}$	16～20h

注：浓度单位 A 为 nmol/L；E 为 pg/mL；F 为 μmol/L。

（四）性腺激素测定

不同生理状态黄体生成素（LH）、促卵泡素（FSH）、雌二醇（E_2）、黄体酮（P）采用 TRFIA、CLIA、ECLIA。三种方法测定的参考值见表 2-3～表 2-5。

表 2-3 TRFIA 测定的性腺激素参考值

性腺激素	生理状态					
	青春期	卵泡期	排卵期	黄体期	绝经期	成年男性
LH（V/L）		1.6～9.3	13.8～71.8	0.5～12.8	15～640	1.8～8.4
FSH（V/L）	<2.5	2.4～9.3	3.9～13.3	0.6～8.0	31～134	<2.0
E（nmol/L）2		0.08～2.10	0.7～2.1	0.08～0.85	0～0.09	0.013
P（nmol/L）		1.3～3.4	1.7～2.4	11.6～68.9	0～3.0	0.7～3.0

表 2-4　CLIA 测定的性腺激素参考值

性腺激素	生理状态				
	卵泡期	排卵期	黄体期	绝经期	成年男性
LH（nmol/L）	2~30	40~200	0~20	40~200	5~20
FSH（nmol/L）	5~20	12~30	6~15	20~320	5~20
E_2（U/L）	0.18~0.27	0.34~1.55	0.15~1.08	0.01~0.14	0.19~0.24
P（μg/L）	0.2~1.2	0.6~2.6	5.8~22.1	0.2~0.9	0.4~1.1

表 2-5　ECLIA 测定的性腺激素参考值

性腺激素	各生理状态测定的参考值				
	卵泡期	排卵期	黄体期	绝经期	成年男性
LH（nmol/L）	2.4~30	14.0~95.6	1.0~11.4	7.7~58.5	1.7~8.6
FSH（nmol/L）	3.5~12.5	4.7~21.5	1.7~7.7	25.8~134.8	1.5~12.4
E_2/（U/L）	0.09~0.72	0.24~1.51	0.15~0.96	0.04~0.15	0.05~0.22
P（μg/L）	0.6~4.7	2.4~9.4	5.3~86.0	0.3~2.5	0.7~4.3

儿童及不同性别者睾酮（T）、催乳素（PRL）和绒毛膜促性腺激素（HCG）的参考值见表 2-6。

表 2-6　三种性激素的测定方法与参考值

激素及测定方法		参考值		
		男	女	儿童
T/（nmol/L）	TRFIA	8.7~33.0	0~30	
	CLIA	9.4~37.0	0.18~1.78	
	ECLIA	9.0~27.8	0.22~2.90	0.42~38.50
FRL	TRFIA/（ng/mL）	2.3~11.5	2.5~14.6	
	ECLIA/（mIU/L）	86.0~390.0	72.0~511.0	
HCG/（nmol/L）	TRFIA		<50 岁：0~0.27 ≥50 岁：0~5.36	
	CLIA		<50（成年）	
	ECLIA		<6（成年）	

（五）胃肠内分泌激素测定

以 RIA 法测定胃泌素和胰泌素时，空腹时的参考值分别是：25~160pg/mL 和 3~15pg/mL。

（六）胰腺内分泌激素测定

以 CLIA 方法测定空腹时胰岛素水平是 4.0~15.6U/L，ECLIA 测定值为 17.8~173.0pmol/L。ECLIA 法测定的 C 肽水平为 250.0~600.0pmol/L。

（于德娟）

第三节　内分泌疾病的病理检查

病理学是一门研究疾病的病因、发病机制、病理改变和转归的医学基础科学。组织病理学是内分泌疾病病理诊断的基础，病理标本的常规染色和光镜检查仍然是大多数内分泌疾病（尤其是炎症和肿瘤性疾病）的最常用诊断方法。

一、免疫组化染色方法

免疫组化具有特异性强、灵敏度高、定位准确等特点，且能将形态研究与功能研究有机地结合在一起，所以，这门新技术已被广泛地应用于生物学和医学研究的许多领域。在病理学研究中，免疫组化技术的作用和意义更为重要。以肿瘤研究为例，在免疫组化技术出现以前，对肿瘤的诊断和分类还局限于细胞水平，而引入免疫组化技术后，则使研究的深度提高到了生物化学水平、分子水平。

（一）免疫金法

免疫金法是将胶体金颗粒（直径大于20nm）作为呈色示踪物标记在第二抗体或SPA（葡萄球菌A蛋白）上，反应过程中不需要经过显色步骤。但免疫金液的浓度要高，否则不易显示出光镜下可见的抗原抗体反应。

（二）多重免疫组化法

在内分泌病理中，应用最多的是多重免疫组化法。多重免疫组化法是根据多个染色系统显色剂的差异加以组合，以不同的颜色反应来代表不同的阳性定位和/或定量。激素分泌细胞的分布和激素种类等的鉴定，主要采用双重染色。近几年已有报道用三重或四重染色获得成功。各种免疫组化染色方法的敏感性和特异性直接影响着诊断的敏感度和特异度。SP法（链霉菌抗生物素蛋白－过氧化物酶连结法）由于链霉菌抗生物素的等电点近中性，不与组织中的内源性物质发生非特异性结合，因此背景清晰，放大效果好，所需抗体量小，敏感性较ABC（卵白素－生物素法）高4～8倍，比PAP（辣根过氧化物酶－抗辣根过氧化物酶法）高25～50倍，其应用最为广泛。

二、免疫组织化学的应用

将病变组织制成切片，或将脱落细胞制成涂片，经不同的方法染色后用显微镜观察，从而千百倍地提高了肉眼观察的分辨能力，组织切片最常用伊红染色法（hematoxylin－eosin staining，HE染色）。迄今，这种传统的方法仍然是研究和诊断疾病最常用的基本方法。如仍不能诊断或需进行更深一步的研究，可以采用一些特殊染色和新技术（如电子显微镜）。一般认为特殊染色的目的是通过应用某些能与组织细胞化学成分特异性结合的显色试剂（即组织化学染色），显示病变组织细胞的化学成分（如蛋白质、酶类、核酸、糖类、脂类等）的改变，特别是对一些代谢性疾病的诊断有一定的参考价值。例如戈谢（Gaucher）病，是由于β－葡萄糖脑苷脂酶缺乏，致使大量葡萄糖脑苷脂酶在细胞内堆积，可用组织化学染色证实。在肿瘤的诊断和鉴别诊断中有的特殊染色方法十分简单实用，如过碘酸Schiff反应可用来区别骨内Ewing肉瘤和恶性淋巴瘤。前者含有糖原而呈阳性，而后者不含糖原呈阴性；又如磷钨酸苏木素染色在横纹肌肉瘤中可显示瘤细胞胞浆内有横纹；多巴反应可诊断黑色素瘤等。

通过特定抗体标记出细胞内相应抗原成分，以确定细胞类型。如角蛋白是上皮性标记，前列腺特异性抗原仅见于前列腺上皮，甲状腺球蛋白抗体是甲状腺滤泡型癌的敏感标记，而降钙素抗体是甲状腺髓样癌的特有标记。表皮内朗格汉斯细胞、黑色素细胞、淋巴结内指突状和树突状网织细胞等细胞在光镜下不易辨认，但免疫组化标记却能清楚显示其形态。

利用某些细胞产物为抗原制备的抗体，可作为相应产物的特殊标记，如内分泌细胞产生的各种激素，大多数可用免疫组化技术标记出来，据此可对内分泌肿瘤作功能分类，检测分泌异位激素的肿瘤等。一些来源不明的肿瘤长期争论不休，最后通过免疫组化标记取得共识。如颗粒性肌母细胞瘤，曾被认为是肌源性的，但该肿瘤肌源性标记阴性，而神经性标记阳性，证明为神经来源（可能来自神经鞘细胞）。免疫组织化学被广泛应用于病理学研究和诊断，而且发展迅猛，它除了可用于病因学诊断（如病毒）和免疫性疾病的诊断外，更多的是用于肿瘤病理诊断。其原理是利用抗原与抗体的特异性结合反应来检测组织中的未知抗原或抗体，借以判断肿瘤的组织来源或分化方向，从而进行病理诊断和鉴别诊断。

将抗原－抗体结合、受体－配体结合、激素－激素结合蛋白结合、DNA（RNA）单链－配对链结合的原理以及单克隆抗体和免疫 PCR（immuno polymerase chain reaction，IM－PCR）技术的原理应用于病理学诊断，迅速拓展了免疫组织化学的领域，也不断提高了免疫组化法的敏感性和特异性。过去对于肿瘤形态学有争议疑难病例，在应用免疫组化技术后大部分都可获得统一而正确的诊断。免疫组化还可用于肿瘤或其他疾病预后的判断与治疗指导。例如，雌激素受体阳性乳腺癌者的预后优于阴性者，阳性者对内分泌激素治疗有较好反应。类似的情况在所谓的“激素依赖性肿瘤”中屡见不鲜，如甲状腺癌、子宫内膜癌、乳腺癌、卵巢癌、前列腺癌、垂体瘤和睾丸肿瘤等。

三、病理学与 CT、MRI 以及核素显像的联合应用

MRI 和 CT 具有分辨力强、空间定位准确等优点，但在同组织密度条件下，难以分辨轻微和微小病变。由于内分泌腺体积小，且多与周围组织缺乏密度差，故难以发挥其优点。增强对比可提高对部分病变的分辨力，若采用放射示踪剂标记特异的内分泌细胞或组织，则明显提高其对疾病的诊断率。如用 ^{131}I联合 CT（或 MRI）可清晰地显示异位甲状腺、卵巢甲状腺肿组织，用^{111}铟造影剂可清晰显示胃、肠、胰的神经内分泌肿瘤。

将激素、激素结合蛋白、激素受体、癌基因蛋白等用核素标记做显像检查或定量分析，有助于内分泌肿瘤的分型、鉴别。甲状腺滤泡细胞癌对生长抑素受体有高的表达量，用^{111}铟造影剂显像可了解肿瘤所表达生长抑素受体的量，并对肿瘤病灶有放射治疗作用。

上皮细胞来源的癌肿与肿瘤细胞表达 EGF 受体和 TGF 受体有关，用放射核素标记的抗 EGF 受体抗体或抗 TGF 受体抗体与癌细胞结合，可达到靶向放疗的目的。同样，根据肿瘤细胞的表达特征，采用放射免疫靶向治疗可使许多患者的疗效明显提高。

四、超微病理

超微病理学是利用电镜研究细胞的超微结构及其病变，它不仅研究细胞超微结构的损伤和变化，而且还有助于临床对某些难以确诊的疾病作出诊断，其从亚细胞水平探讨疾病的发病机制、对未分化肿瘤的分类有协助作用。在确定瘤细胞的分化程度、鉴别肿瘤的类型和组织发生上，超微结构的研究常常起到重要作用。

虽然迅速发展的免疫组化病理在某些方面取代了电镜在病理学上的应用，但是，由于免疫病理有许多固有缺点（交叉免疫反应、假阳性和假阴性等），而电子显微镜较光学显微镜的分辨力高千倍以上，在观察亚细胞结构（如细胞器、细胞骨架等）或大分子水平的变化方面有明显优势。一般用电镜、免疫电镜来弥补单独免疫病理之不足。多数情况下可提供更多的诊断信息，如果常规病理检查怀疑的诊断需要超微结构特征来佐证，或缺乏特异的免疫组化标志物时，电镜可发挥独到的诊断作用。

（于德娟）

第四节　内分泌腺超声检查

超声显像检查自二十世纪四五十年代初开始应用于临床，由于超声显像技术具有实时动态、灵敏度高、无特殊禁忌证、可重复性强、无放射性损伤等优点。使得这一诊断技术成为现今内分泌疾病的检查、诊断和治疗中不可或缺的重要手段之一。随着电子技术和生物工程学的飞速发展，具有细微组织分辨力和高敏感血流检测能力的超声诊断仪研制成功，其功能越来越完善，提供的诊断信息也越来越丰富。超声显像检查与 CT、SPECT、MRI 和 PET 已成为内分泌疾病的五种重要的影像诊断技术，它们各有所长，大大地提高了临床诊断水平。而超声检查在体外操作，观察体内脏器的结构及其活动规律，是一种操作简便、安全无痛的检查方法。

一、超声诊断原理

超声诊断仪是利用人体不同类型组织之间、病理组织与正常组织之间的声学特性差异，或生理结构

在运动变化中的物理效应，经超声波扫描探查、接收、处理所得信息，并以图像、图形或数字形式为医学诊断提供依据的技术设备。

二、常用超声诊断法

（一）B 型超声诊断法

B 型超声诊断法又称 B 超诊断法，是将人体组织器官界面的反射回声变成强弱不同的光点，根据超声探头的不断移动扫查，使反射光点连续出现在示波屏上，显示出组织脏器及其病变的切面图像。它是一种非侵入性诊断技术，已用于多种脏器病变的探测，对于肝脏疾病的诊断有较高的临床价值。

（二）多普勒超声诊断法

常用的多普勒超声诊断有脉冲波多普勒和连续波多普勒两种。脉冲波多普勒能定点检测血流，但无检测 2m/s 以上高速血流的能力；连续波多普勒则能检测 10m/s 以内的高速异常血流，但不能提供距离信息，无定位检测能力。临床一般两者并用，各取所长。

（三）彩色多普勒血流显像

彩色多普勒血流显像（color doppler flow image，CDFI）是在二维切面声像图的基础上，采用自相关技术将所获得的血流信息转变成可视影像，不同方向的血流以不同的颜色表示。

三、超声诊断检查前的准备

大多数内分泌腺的超声检查无须特殊准备，但有时为了获得内分泌腺更清晰的图像，需做好检查前的准备工作。

（一）胰腺检查

检查前，要求患者空腹 8～12h，即晨起禁食，前一天要少吃油腻食物，检查前 8h（即检查前一天晚餐后）不应再进食，以减少胃内食物引起过多气体，干扰超声传入。对腹腔胀气或便秘的患者，睡前可服缓泻剂，展起排便或灌肠后进行超声检查。如检查时胃内仍有较多的气体，胰腺显示不清楚时，可饮水 500～800mL，让胃内充满液体作为透声窗，便于显示胰腺。若患者同期还要接受胃肠或胆囊的 X 线造影，超声检查应安排在它们之前，或在胃肠钡餐三日之后、胆管造影两日之后进行。

（二）卵巢与子宫检查

为了避免肠道内气体的影响，检查前 2～3h 应停止排尿，必要时饮水 500～800mL，必须使膀胱有发胀的感觉。必要时口服或注射利尿药使膀胱快速充盈。适度充盈膀胱的标准以能显示子宫底部时为宜，过度充盈则可使子宫位置发生改变，不利于图像观察。如果是在怀孕初期，则不必饮水，以免膀胱过度充盈而压迫子宫。如果经腹壁扫查，卵巢显示不满意或肿块来源不明显时，可采用经阴道超声检查，此时则无须特别饮水。但对体积较大的盆腔肿块则不适于做经阴道超声检查，同时对未婚、月经期、阴道畸形、炎症等妇女的使用亦受限制。经阴道检查时，应严格注意消毒，防止交叉感染。

（三）睾丸检查

睾丸超声检查时，为了避免交叉感染，应在检查时将探头套一个极薄的塑料膜，在塑料膜与探头之间涂耦合剂，不影响图像质量。做睾丸检查时，可采用仰卧位或站立位。

（四）肾上腺检查

由于肾上腺位置较深，一般彩色多普勒血流图对深部组织的显示效果差，故对肾上腺的检查不必强调采用彩色超声仪。肾上腺的超声检查，也应在空腹 8h 后进行，腹部胀气患者需用轻泻剂、灌肠或消胀片才能得到较好的效果。

（五）甲状腺检查

甲状腺的超声检查，无须做特殊的准备，必要时可嘱患者做吞咽动作，以确定甲状腺与病变的关系。

四、超声检查的优点与适应证

（一）超声检查的优点

超声诊断作为形态学检查方法之一，具有以下优点：

（1）超声声像图是切面图，其图像直观，对内部结构显示良好，即使腺体丰富，病灶仍清晰显示。

（2）属于非侵入性检查，对患者无痛苦。

（3）穿透性强、指向性好、分辨率高，且无X线辐射，无须应用造影剂，一般无须特殊的检查前准备。

（4）操作时间短，诊断快速。

（5）实用、简便、无创伤并可重复检查反复用于追踪观察与疗效评价。

（6）容易鉴别囊性抑或实质性病变，对良恶性肿块的判断亦具有一定价值。

（7）可测量某些内分泌腺的大小，估测其体积，评价其功能并可以清晰地显示其病灶的轮廓和形态。

（8）可提供内分泌腺的血流信息。

（9）费用相对低廉，易于普及。

（二）超声检查主要适应证

（1）甲状腺：弥漫性甲状腺肿、非毒性甲状腺肿、结节性甲状腺肿、甲状腺功能低下、甲状腺炎、甲状腺肿块。

（2）甲状旁腺：甲状旁腺瘤、甲状旁腺增生、甲状旁腺癌。

（3）胰腺：胰岛素瘤、胰腺炎、胰腺囊肿、胰腺癌。

（4）肾上腺：皮质腺瘤和腺癌、肾上腺性征异常症、皮质功能不全、新生儿肾上腺血肿、嗜铬细胞瘤、髓样脂肪瘤、肾上腺囊肿。

（5）睾丸；睾丸肿瘤、睾丸萎缩、附睾炎、附睾结核。

（6）卵巢：多囊卵巢综合征、黄体囊肿、畸胎瘤、卵巢实质性肿块。

（7）异位甲状腺、肾上腺外嗜铬细胞瘤。

（8）甲状腺功能亢进性心脏病、糖尿病周围血管疾病和肾脏病变等。

（于德娟）

第五节　骨密度测量

骨质密度测量是用来检查是否患有骨质疏松症，骨质疏松症（osteoporosis，OP）是一种以骨量降低、骨折风险增加为特征的疾病。通过骨密度测定，分析骨骼中骨矿物质含量的多少，了解早期骨量减少，预测骨折发生的可能性和检测给予防治药物或措施后的骨量改变。可为诊断、治疗及疗效观察提供依据。

一、骨密度测量概况与基本原理

常用的骨密度（bone mineral density，BMD）即骨矿盐量/骨面积测量方法有：单光子吸收法（single photon absorptiometry，SPA）、双光子吸收法（dual photon absorptiometry，DPA）、双能X线吸收法（dual energy X－ray absorptiometry，DEXA）和QCT等。骨量测定是目前准确性最高的骨折危险性的预测指标，测量任何部位的BMD，对身体各部位骨折都是一项有效的预测指标。

BMD测定仪主要有光子吸收法、定量超声法、X线吸收法和定量CT测定法等类型，其原理是利用γ射线、超声波或X线穿过人体骨骼后发生衰减或吸收，来测量穿透后射线或声波的强度变化，经过数据处理，将软组织的影响扣除，得到人体骨骼中矿物质的含量和人体骨骼的疏松程度。放射学方法测定体内骨矿物质含量（bone mineral content，BMC）和BMD是目前评估骨质疏松的重要手段。

光子吸收法是利用核素产生的单光子或双光子能量——γ射线作为放射源，通过放射源和探测器平行移动，探测晶体进行检测计数，计算机分析处理获得BMC和BMD。

超声骨密度仪是利用超声波穿过机体不同组织时发生衰减量不同进行测定。此种仪器通过超声波传导速度和振幅衰减来定量，以检测骨矿含量、骨结构及强度。其特点是无创，无辐射和携带方便。

X线吸收法的原理基于X线穿透人体骨组织时，对于不同骨矿含量组织X线吸收量的不同，经计算机将穿透骨组织的X线强度转换为骨矿含量数值。

定量CT测定法是利用常规CT机扫描，选择特定部位测量骨密度，放射剂量相对较大，价格高，临床上不常用。

二、DEXA测量

DEXA是一种能准确测量BMD的仪器，其根据X线的差别吸收特性（即X线穿过机体时，不同密度的组织对X线吸收量不同）进行BMD测量。其具有测量准确性高、校正性稳定及辐射剂量低等优点。

DEXA是目前公认测量BMD的最佳方法，选择性测量部位也较多，其结果可代表80%的BMD变化。

三、DEXA的临床应用

（一）妇产科

（1）监测绝经后的妇女是否出现骨质疏松。

（2）检查早期子宫切除术或卵巢切除术的妇女是否因术后雌激素水平降低而导致骨量减少。

（3）未生育的妇女雌激素水平降低，重新建立骨形成的能力降低，测量BMD可观察骨丢失的程度，可帮助选择相应的治疗方案。

（二）骨科

（1）观察人工关节置换术后，与人工假体接触的骨组织密度，以了解患者是否能适应人工假体的安置及对不适应者的治疗效果进行观察。

（2）可用于骨延长术后患者的观察，帮助医生选择撤掉钢板的最佳时间。

（3）在临床使用钢丝固定术之前，一定要测量局部骨组织的BMD，为医生提供手术的适应证。

（4）测量股骨颈中轴长度，预测髋部骨折的危险。

（5）X线片提示压缩性骨折、不明原因的骨折和骨量减少的患者，均需做BMD检查以判断骨疏松程度。

（三）内分泌科

过量使用糖皮质类固醇药物、性腺功能减退、脑垂体疾病、糖尿病、甲状腺毒症、甲状旁腺功能亢进的患者均有出现骨质疏松症的可能，利用骨密度测量仪可了解这类患者是否有骨质疏松症的发生。

（四）儿科

对患有某种可引起骨代谢疾病的病症或使用某些药物导致BMD降低时，需要使用骨密度测量仪定期观察骨量。

（五）内科

患有慢性肾脏疾病、慢性肺部疾病、肠道疾病、风湿性疾病的患者均有继发骨质疏松的可能，需要定期监测这些患者的骨量。DEXA可早期发现关节炎受累关节的BMD改变，并可作为痛风性关节炎诊断与病情观察的评价指标。

DEXA 是 BMD 测定的金标准。BMD 检测对早期诊断骨质疏松症，预测骨折危险性和评估干预措施的效果有重要意义。

四、骨组织形态计量与微损伤分析

骨组织计量学是一种应用数学和几何的方法研究骨组织水平的质（骨结构）和量（骨量）等形态学静态特性测量技术。是对骨组织形态进行定量分析的研究领域，属体视学、生物医学组织形态计量学中的一个特殊分支，这种方法能将形态学观察到的骨组织结构改变，用定性、定量的计量方法获得细胞水平、组织水平以及器官水平上的活的信息。

骨形态计量学方法可测量骨小梁之间的距离、小梁的厚度以及破骨细胞穿孔所留下的窗孔数量，以判定在显微结构水平上的骨丢失情况。此方法目前主要用于骨质疏松的研究，它是唯一能将细胞活性与细胞数量变化区分开来的方法，其测定的结果能提供骨组织中骨基质、骨小梁及细胞活动的各种参数值，为骨质疏松症作出正确的判断。

骨组织形态计量主要用于下列研究：①骨骼病变，如骨质软化等的诊断和骨转换率的评价；②评价骨质疏松症的发病机制和病变过程；③评估药物治疗的效果，与骨密度（BMD）或骨矿物质含量（BMC）测量相比，具有早期诊断和敏感性高等优越性；④骨量的评估；⑤骨组织工程和替代材料的研制与性能评价。另外，应用骨组织形态计量可明确骨病变的特征，为进一步的病因研究提供方向和思路。例如，髋关节病患者髋关节囊内股骨颈骨折的发病率要明显低于一般患者，提示髋关节病对股骨颈骨折有某种保护作用。

骨的微损伤分析用于临床，对损伤是否采取早期干预以及预后有一定意义。骨具有应力－应变关系，骨的应力－应变特征取决于与负荷方向有关的骨微结构。皮质骨在纵向（骨单位的排列方向）的强度比横向要大，硬度也较强。负荷力与骨单位方向垂直时，易于发生骨损伤。疲劳性微损伤是一种正常现象，而且是促进骨重建的一种刺激因素，但如果负荷过大，负荷时间过长，或骨的微结构紊乱则可导致微损伤积蓄。无弹性的应力－应变曲线对于纵向排列的骨单位来说，可反映骨结构的不可逆性的微损伤。骨微损伤能启动骨重建，骨重建障碍而导致微损伤积蓄可引发骨折。长期应用二磷酸盐对骨的微结构和骨微损伤积蓄以及骨小梁的生物力学特性有明显影响，由于骨吸收功能的长期抑制，微损伤积蓄增加，但也因为 BMD 增加和骨微结构的改善而使增多的微损伤被代偿，故骨的脆性和骨折风险不一定增加。

（于德娟）

第六节　诊断试验膳食

诊断试验膳食是指在临床诊断或治疗过程中，短期内暂时调整患者的膳食内容以避免膳食中某些因素的干扰，配合和辅助临床诊断或观察疗效的膳食。其包括胆囊造影检查膳食、胃肠运动试验膳食、肌酐试验膳食、葡萄糖耐量试验膳食、潜血试验膳食以及钙、磷代谢试验膳食等。另外，随着物理诊断仪的发展与改进，诊断试验膳食也在发生变化，如 CT 扫描检查膳食；胰腺 B 超检查膳食。诊断试验膳食的主要目的是排除膳食对试验结果的影响或限制某种营养素对试验结果的影响，而有利于临床医师对实验结果做出客观的评价。所以，诊断试验膳食总是伴随着临床实验项目而存在和发展的。

一、内分泌疾病诊断试验膳食

内分泌疾病诊断试验膳食较多，根据试验目的的不同，可分为反映胰腺内分泌功能的试验膳食，如葡萄糖耐量试验膳食及馒头餐试验；反映甲状腺功能检查的 ^{131}I 试验膳食；反映甲状旁腺功能检查的低钙正常磷膳食，低蛋白－无肌酐－正常钙、磷膳食，限磷代谢膳食及钙滴注试验膳食；反映肾上腺皮质功能的试验膳食如钾、钠定量试验膳食，限钠试验膳食及钠负荷试验膳食等。

二、胰腺功能试验膳食

葡萄糖耐量试验：适用于血糖高于正常范围而又未达到诊断糖尿病标准者。

膳食原则及方法：检查前三天碳水化合物摄入量不少于250g，有正常的体力活动至少3天。晨行检查前，过夜空腹10~14h。上午8：30以前抽空腹血，然后饮用含75g葡萄糖的水250~300mL，5min内饮完。若空腹血糖大于15.0mmol/L或1型糖尿病、有酮症倾向者。以100g面粉馒头替代，10~15min内吃完。分别于饮糖水或吃完馒头后0.5h，1h、2h、3h各抽血一次，测定血糖值。试验前禁用酒、咖啡、茶，保持情绪稳定。

三、甲状腺功能试验膳食

吸碘试验膳食：用于甲状腺功能异常的诊断。适用于甲状腺功能亢进和甲状腺功能减退症。协助同位素检查，以排除干扰明确诊断，检查后恢复原膳食。

膳食原则及方法：检查前2个月需禁食海带、海蜇、紫菜、贝类等海鲜类食物。检查前2周，停用一切影响甲状腺功能的药物如碘制剂、甲状腺激素、抗甲状腺药物。

四、甲状旁腺功能试验膳食

（一）低钙正常磷膳食

用于甲状旁腺功能亢进的诊断。

测尿钙。正常人服用低钙膳食后尿钙排出量迅速减少，而甲状旁腺功能亢进患者则不然。试验膳食为五天，前三天为适应期，后两天为试验期，每日膳食中钙含量不超过150mg，磷含量为600~800mg。试验最后一天测尿钙。

（二）低蛋白正常钙磷膳食

测肾小管回吸收磷功能。肾小管回吸收磷的正常值大于80%，若低于此值则为不正常。试验膳五天，前三天为适应期，后两天试验期，每日膳食中钙含量为500~800mg，磷含量为600~800mg，蛋白含量不超过40g，忌食各种肉类用以测定内生肌酐清除率。

（三）限磷试验膳食

已有明显的高血钙、低血磷的甲状旁腺功能亢进症患者不宜做此试验。否则有诱发甲状旁腺危象的危险。

膳食原则及方法：限磷试验膳食为期6天。分别测试验膳食前1天及试验膳食第1、3、6天空腹血钙、磷及24h尿磷进行比较。

五、肾上腺皮质功能试验

钾钠定量试验膳食：受试者接受正常钾、钠固定膳食2周，膳食适应2~3天后留24h尿测定钾、钠，同时测定血钾、血钠及二氧化碳结合力。完成尿、血钾、钠等测定后即给予口服螺内酯，每次80~100mg，每日4次，连续服用5天。服药5天后留24h尿测定钾、钠，并同时测定血钾、钠及二氧化碳结合力。要求每日膳食固定供给钾60~100mol，钠150~160mol。

六、其他试验膳食

（一）胰B型超声检查膳食

用于检查胰腺有无病变及肿块。检查前三天膳食中不含动物性食物及其制品，烹调用油亦应严格限制。膳食原则是低脂肪、富碳水化合物及维生素。禁食有刺激性食物如辣椒、咖啡、浓茶、酒等。要求全日膳食中脂肪应小于40g，碳水化合物占全日总热能比例在70%左右。

（二）CT 检查试验膳食

CT 检查试验膳食用于腹部各器官电子扫描检查。

腹部扫描前 4h 禁食、扫描前三天不吃含金属元素的药物如铁、锌、钙、钠、钾、铋等制剂及含金属元素丰富的食物如牛奶、豆腐、动物血、咸菜等；同时应限制产气的食物如黄豆、洋葱、薯类、甜食等。这些食物易产生人工伪影而影响检查结果，发生误诊。

（于德娟）

第三章

碳水化合物代谢病

第一节　糖原累积病Ⅰ型

（一）概述

糖原累积病Ⅰ型（glycogen storage disease typeⅠ，GSDⅠ）是由于葡萄糖－6－磷酸酶系统缺陷所致的糖原代谢障碍性疾病，1929 年首先由 Von Gierke 报道，又称 Von Gierke 病。葡萄糖－6－磷酸酶系统对于维持血糖稳定发挥重要作用。主要有两种亚型：GSDⅠa 和 GSDⅠb，GSDⅠa 亚型（MIM 232200）因葡萄糖－6－磷酸酶（glucose－6－phosphatase，G6PC）催化亚单位先天性缺陷所致；GSDⅠb 亚型（MTM 232220）因葡萄糖－6－磷酸酶转运体（glucose－6－phosphatase transporter，G6PT）缺陷所致。两种亚型患者主要表现为生长落后、肝脏肿大、空腹低血糖、高乳酸血症、高脂血症等。GSDⅠb 患者同时有中性粒细胞数量减少和（或）反复感染症状。目前尚未确认其他亚型（Ⅰc 和Ⅰd）的存在。

（二）流行病学

GSDⅠ型的活产儿中发病率约为 1 ∶ 100 000，约占肝糖原累积病的 30%，其中 GSDⅠa 约占 80%。中国人的发病率尚不清楚，是肝糖原累积病中最常见类型。

（三）发病机制

G6PC 和 G6PT 均为细胞内质网膜蛋白，G6PT 可将葡萄糖6 磷酸（glucose－6－phosphate，G6P）从细胞胞质转运到内质网腔，并被 G6PC 分解成葡萄糖和磷酸。G6PC 是糖异生和糖原降解的限速酶，仅在肝脏、肾脏、小肠、胰腺等组织中表达，而 G6PT 在人体各种组织中均有表达，但 G6PT 仅在 G6PC 存在下转运 G6P 的功能才明显，故两者对维持血糖稳定均发挥重要作用。

G6PC 和 G6PT 先天性缺陷使糖原仅能分解到 G6P 水平，糖异生途径也受阻。当外源性葡萄糖消耗殆尽时，血糖水平迅速下降，血糖降低使升糖激素分泌增多，过多的 G6P 转化为丙酮酸的旁路亢进，丙酮酸继续酵解产生的大量乳酸；其次患者单糖和双糖利用障碍，单糖和双糖通过旁路代谢为乳酸，导致高乳酸血症。长期高乳酸血症可导致生长迟缓。另一方面，低血糖使脂肪大量动员，脂肪分解的中间代谢物乙酰辅酶 A、丙酮、游离脂肪酸等升高，导致高脂血症、脂肪肝等，患者高三酰甘油血症较高胆固醇血症严重，据统计 73% GSDⅠa 和 43% GSDⅠb 均伴有严重三酰甘油血症，以及 VLDL、LDL 等脂蛋白增高，HDL 降低，这都是动脉粥样硬化的危险因素，但患者并发动脉粥样硬化并不多见，其机制可能与以下几点有关：①患者 apoE 较正常人群高，apoE 能将三酰甘油高通量地转运出血管内皮细胞，并以胆汁酸的形式排泄；②血管清道夫——尿酸水平升高，有助于拮抗内皮粥样斑块形成；③血小板凝聚功能下降。G6PC 的底物 G6P 堆积使戊糖代谢旁路活跃，产生过量嘌呤，嘌呤分解产生大量尿酸；同时体内其他有机酸如乳酸、丙酮酸等异常增多对尿酸在肾小管上皮的主动分泌存在竞争性抑制，两方面因素导致高尿酸血症。长期高尿酸血症可对肾脏造成损害。此外，Mundy 报道戊糖旁路的中间产物磷酸丙糖积聚，合成过量甘油二酯，蛋白激酶 C 信号传导通路被激活，肾素－血管紧张素－醛固酮系统持续性兴奋是肾功能进行性不全原因之一。

（四）遗传学

常染色体隐性遗传，G6PC 基因位于染色体 17q21，长约 12.5kb，包含 5 个外显子，编码含 357 个氨基酸 36kD 的蛋白，共有 9 个跨膜单位。构成酶活性中心的 5 个氨基酸残基分别为 Lys76、Arg83、His119、Arg170 和 His176，G6PC 跨膜区段也是稳定酶活性的关键部位。迄今，共报道 G6PC 致病突变有 85 种，多数为错义突变（64%）。G6PC 突变有明显人种和地区差异，白种人中 R83C 和 Q347X 分别占总突变的 33% 和 18%；犹太人中 R83C 突变占 98%，亚洲人种 c.648G→T 是常见突变，日本人中 92% 以上突变为 c.648G→T，中国人中 c.648G→T 占 54%。

G6PT 基因位于染色体 11q23，约 4.5kb，包含 9 个外显子，编码 492 个氨基酸 37kD 蛋白，10 个跨膜亚单位。迄今，hgmd 报道 G6PT 致病突变有 80 余种，40% 为错义图版。G6PT 突变虽有显著差异，但部分位突变依旧呈现出相对集中的趋势，高加索人群 1211 – 1212del CT 和 G339C 报道约占 20.7%。

（五）临床表现

典型的 GSD Ⅰa 患儿常在生后甚至出生时开始出现症状，主要表现为新生儿或婴儿早期低血糖和乳酸中毒，但新生儿期因其对治疗反应良好或者很容易被控制使许多患者导致患者延误诊断，婴儿早期患者首发症状可仅表现为严重的酸中毒。出生时常有肝大，肝脏肿大常进行性肿大至平脐或入盆，但无脾脏肿大。超声常发现肾脏肿大。患儿可表现为明显腹部膨隆及所伴随的脊柱前凸和步态不稳。随着年龄增长，腹部膨隆渐好转。患儿生长落后，表现为匀称性矮小。由于面颊部脂肪沉积出现娃娃脸表现，四肢肌力小，而且瘦弱。

GSD Ⅰa 患儿低血糖症状常在生后 3～4 个月开始当夜间吃奶减少时出现，表现为低血糖所致的易激惹、苍白、多汗、睡眠不稳甚至惊厥，或表现为清晨的呕吐和惊厥，在喂养或给予葡萄糖后缓解，频繁喂养可减少发作。随着婴儿长大和活动量增加，低血糖症状出现的频率会增加。部分患者可导致惊厥和永久性神经系统损伤。但多数患儿对低血糖能较好耐受，血糖甚至低到通常认为可致惊厥的水平临床却无明显异常，智力发育受累的情况并不常见，可能的原因一方面在于慢性低血糖不会导致血糖水平的剧烈变化和表现，另外还与患儿父母及本身大概能感知低血糖的耐受程度有关，也可能与脑能够利用乳酸和酮体有关。部分患者无临床症状，仅仅在偶然体检中发现肝大才被诊断。多数患者喜食淀粉类食物，而且食量大。

出血也是本病的一个主要表现，主要表现为鼻出血，出血量可相当大，甚至需要外科止血和干预。原因可能与血小板功能障碍有关，检查可发现出现时间和血小板黏附功能以及胶原和血小板凝集功能缺陷。

患者也可有反复间歇性腹泻，便次增多。这可能影响葡萄糖的吸收，但并无有研究显示单糖、双糖和脂肪的吸收受影响。小肠活检并未显示有感染。

可在臀部、肘关节、膝关节等处发生皮下黄色瘤，这与三酰甘油升高的程度相关。高脂血症也可导致视网膜黄斑处分散和黄色的病变，但不影响视力。多数患者有骨质疏松，X 形腿或 O 形腿，甚至发生骨折。年长儿可因尿酸升高出现肾结石、痛风发作和皮下尿酸结节。

50% 以上患者可有发育延迟和骨龄落后。成年女性患者可出现多囊卵巢综合征。

诸多长期并发症中肝腺瘤恶变、进行性肾功能不全最为突出。肝腺瘤阳性率在低年龄组（0.6～29 岁）患者中平均达 22%，高年龄组（18～43 岁）中可近 75%。所有患者肝腺瘤首诊平均年龄为 15 岁。近 2/3 患者表现为多发肝腺瘤，随访发现，只要将代谢水平控制良好，肝腺瘤可长期静止甚至缩小。肝腺瘤的患者常有严重的缺铁性贫血。但肝腺瘤有恶变倾向，Nakamura 报道 19 名 727g→t 纯合子 GSD Ⅰa 患者中 3 例发生肝细胞癌、1 例发生胆管细胞癌、7 例发生肝脏腺瘤，肝细胞癌平均发生年龄 48 岁，肝腺瘤和肝癌患者常规生化指标差异无显著性。故建议定期肝脏 B 超监测肝腺瘤发生。局部腺瘤病灶不能手术者和可疑恶变者可行肝脏移植。GSD Ⅰ 患者婴儿期肾球滤过率就有异常增高，平均 13 岁时 31% 患者可出现尿微量蛋白阳性，平均 16 岁时 13% 患者可出现尿蛋白阳性，大于 25 岁时尿微量蛋白和尿蛋白阳性率分别达到 100% 和 50%。长期合理饮食和药物治疗，可使近端肾小管功能保持正常，但无法逆转远端肾小管功能进行性下降。严重的高三酰甘油血症可诱发胰腺炎的发生，虽然并不导致动脉粥样硬化和心血管并发症的增加。肺动脉高压是严重而少见的并发症，预后会很差。

GSDⅠb型患儿除上述典型的GSDⅠa特征外，常出现中性粒细胞和（或）单核细胞减少和功能障碍，可导致复发性细菌感染，口腔溃疡，感染性肠炎（Crohn's病）常见，77%的成人患者可表现为腹泻、持续腹痛、发热、肠道出血和肛周病变。与Ⅰa型患者不同，GSDⅠb型患者常合并脾大，尤其是那些接受人重组粒－单核细胞集落刺激因子治疗的患者。

（六）实验室检查

1. 生化异常　低血糖，血乳酸明显升高甚至乳酸酸中毒，明显高三酰甘油血症和高胆固醇血症，高尿酸血症，肝功能异常，酮尿症的程度轻。

2. 口服糖耐量试验　空腹测定血糖和血乳酸，给予葡萄糖2g/kg（最多50g）口服，服糖后30、60、90、120、180分钟测定血糖和血乳酸，正常时血乳酸升高不超过20%，基础值明显升高而在服糖后血乳酸明显下降提示GSDⅠ型。

3. 胰高血糖素刺激试验　空腹和餐后2小时，肌内注射胰高血糖素30～100μg/kg，于注射后15、30、45、60分钟测定血糖。空腹刺激试验，正常时45分钟内血糖可升高超过1.4mmol/L，而患者血糖无明显升高，但乳酸可升高。餐后刺激试验，正常时可诱导餐后血糖进一步升高，而GSDⅠa患者无血糖升高。

4. 肝组织活检和酶活性测定　肝组织可见HE染色的空泡变性，PAS染色阳性物增多，可有广泛脂肪沉积；电镜见胞质糖原增多。组织酶活性降低，糖原含量增加但糖原结构正常。由于该方法有创目前较少应用。

5. 外周血白细胞DNA分析　进行基因诊断和产前诊断。

（七）诊断和鉴别诊断

主要诊断依据是肝脏肿大、空腹低血糖、高乳酸血症、高尿酸血症、高脂血症；次要诊断依据是生长迟缓、娃娃脸、中心性肥胖、腹泻、反复鼻出血。初诊为GSDⅠ的患者结合有无粒细胞减低和反复感染症状分为Ⅰa和Ⅰb型，再分别进行G6PC和G6PT的基因检测，但有报道指出GSDⅠb型亦可无粒细胞减少。若基因突变检查为阴性，GSD其他亚型的患者可有低血糖等症状，此时需进行其他类型相关基因检测或者做肝组织酶活检才能确诊。产前诊断必须明确先证者的两个致病突变，一般在母亲怀孕12～18周时采集绒毛或羊水进行产前基因诊断。

多数患者婴儿期可以明确诊断，典型的临床表现结合特征性的实验室检查多可提示糖原累积病Ⅰ型。年龄大的患者由于对空腹低血糖的耐受性提高导致诊断相对困难一些。需要与其他类型的糖原累积病相鉴别，GSDⅢ型的患者空腹的乳酸和尿酸多正常，转氨酶却明显高于Ⅰ型，对于Ⅵ型和Ⅸ型中的重型患者也需要进行鉴别诊断。原发性肝脏肿瘤和肝母细胞瘤可以通过临床和超声及病理进行鉴别。

（八）治疗

GSDⅠ治疗的总目标是维持血糖正常，尽可能抑制低血糖所继发的各种代谢紊乱，减少长期并发症，提高患者生活质量。

1. 饮食治疗　摄入热量不足将不足以纠正低血糖和代谢紊乱，而治疗过度则导致糖原过度负荷、肝大、高脂血症和肥胖。膳食结构上碳水化合物需占总能量的60%～65%，蛋白质供能占10%～15%，脂肪摄入占20%～30%，以亚油酸等不饱和脂肪酸为主。应该限制乳糖、果糖、蔗糖等摄入，但仍应补充适量水果和乳制品满足生长发育所需。

饮食治疗主要通过增加进餐次数维持血糖水平正常。只要维持血糖水平正常，高乳酸血症、高脂血症、高尿酸血症可以明显改善，并发症风险也大大降低。糖摄入不足则不能纠正代谢紊乱，导致生长迟缓；而补充过多则加重肝糖原累积、肝大、高脂血症和肥胖。因此需要根据生化代谢水平和实时监测血糖水平，制订个体化治疗方案。1984年，Chen等提出采用生玉米淀粉（uncooked cornstarch，UCS）的饮食疗法，使患者生活质量有明显改善。婴儿期可每 2 ~ 3 小时母乳或麦芽糊精按需喂养，也可胃管持续鼻饲葡萄糖或者采用胃导管法（gastric drip feeding，GDF）将葡萄糖或葡萄糖聚合物通过胃微造瘘口注入胃肠道，9 ~ 12 个月后可逐渐改用 UCS 替代麦芽糊精。幼儿期：UCS 每次 1.6g/kg，间隔 4 ~ 6 小时一次。学龄前和学龄期：UCS 每次 1.7 ~ 2.5g/kg，4 ~ 6 小时一次。成人：UCS1.7 ~ 2.5g/kg，睡前一次。白天可采用多餐饮食法，夜间可口服 2 ~ 3 次 UCS。小于 6 月龄患儿因胰淀粉酶尚未成熟推荐胃导管法治疗方法，但需行胃微造瘘术，易并发感染，故 GSD Ⅰb 宜口服 UCS 为主。GSD Ⅰa 和 GSD Ⅰb 患者出现发热，腹泻，呕吐时，需增加外源性葡萄糖摄入维持血糖浓度，经静脉滴注疗效更佳。GSD Ⅰ患者对空腹耐受性低，进食间隔时间延长或过度运动都可能导致急性代谢紊乱，处理原则是尽快恢复血糖水平和纠正酸中毒。

2. 辅助治疗　辅助治疗包括补充维生素（维生素 D 和维生素 B_1 等）、钙（限制牛奶摄入所致）、铁（有贫血时）即使饮食治疗很到位，高乳酸血症、高三酰甘油血症、高尿酸血症仍可存在。因此，仍需结合其他治疗措施改善症状。血三酰甘油大于 10mmol/L 应服用降脂药物，因鱼肝油能加速脂蛋白氧化促进动脉粥样硬化，故应避免常规添加。29% 患者有血尿酸升高，宜加用嘌呤抑制剂别嘌呤醇和碱化尿液制剂。微量蛋白尿若持续 3 个月就应加用血管紧张素转化酶抑制剂，可改善患者肾功能，血压升高则应加用降血压药物，妊娠患者应立即停用。生长发育延迟者不宜采用生长激素和性激素治疗，这可能影响最终成人身高。部分对饮食和药物治疗不敏感者，可行肝移植，可显著改善代谢紊乱，但无法纠正肾脏并发症。最近有报道肝肾共移植可获得较满意的疗效。

GSD Ⅰb 患者可使用人重组粒细胞集落刺激因子（granulocyte colony - stimulating factor，G - CSF）纠正粒细胞减少，减少细菌性感染发生频率和控制感染性肠炎，每 2 ~ 3 周使用一次，每次 5μg/kg。G - CSF 的治疗需要密切监测，注意一些意外的不良反应：脾大、血小板减少和肾脏肿瘤，接受治疗的患者应密切观察脾脏大小，血细胞计数和骨密度等。

（九）长期预后

早期饮食治疗可以有效降低致死和致残率，多数患者可以通过治疗过正常人生活。如果血糖能够维持在正常水平，除了血脂外的多数代谢和临床指标能够获得明显改善，肝脏腺瘤发生率明显减低，但肾脏病变不能避免。在治疗反应不理想或者持续矮小的患者可能需要做肝移植或肝肾联合移植。GSD Ⅰb 患者由于复发感染和肠炎，代谢指标的控制会更困难。

（王　丽）

第二节　糖原累积病Ⅱ型

（一）概述

糖原累积病Ⅱ型（glycogen storage disease typeⅡ，GSDⅡ，MIM 232300）也称为酸性 α - 葡糖苷酶缺乏症（acid α - glucosidase deficiency，GAA，MIM 606800），或酸性麦芽糖酶缺乏症（acid maltase deficiency）。1932 年，荷兰病理学家 Pompe 首次报道本病，故常称为庞贝病（Pompe disease）。GSDⅡ是一种罕见、进展性溶酶体贮积病，是唯一属于溶酶体贮积病的糖原累积病。由于溶酶体内酸性 α - 葡萄糖苷酶基因突变导致活性缺乏或显著降低，糖原分解障碍并主要沉积在骨骼肌、心肌和平滑肌细胞溶酶体内，导致细胞及脏器功能损害，引起一系列的临床表现。2006 年人重组酸性 α - 葡萄糖苷酶（rhGAA）正式应用于 GSDⅡ治疗后，患者预后明显改善。

（二）流行病学

该病发病率在荷兰及纽约约 1 ∶ 40 000，但存在种族及地区差异，如荷兰人婴儿型发病率约 1/138 000，而中国台湾新生儿筛查结果提示婴儿型发病率为 1/（40 000 ~ 50 000）。

（三）发病机制

溶酶体内 GAA 活性缺乏或显著降低，细胞溶酶体内的糖原不能被降解而沉积在骨骼肌、心肌和平滑肌等细胞内，导致溶酶体肿胀、细胞破坏及脏器功能损害，并引起一系列临床表现。

（四）遗传学

常染色体隐性遗传，编码基因 GAA 位于 17q25.2 – q25.3，长约 20kb，包含 20 个外显子，其中第 1 外显子不参与编码。GAA 基因的突变引起 GAA 蛋白的缺陷，从而导致疾病的发生。目前国际报道 GAA 突变近二百余种，报道主要来自西方国家、日本与中国台湾省。GAA 基因突变具有种族差异，某些基因型与表型有一定关系。GAA 基因多态性位点 c.1726G→A（p.G576S）与 c.2065G→A（p.E689K）在亚洲人群中携带率约 3.9%，这两种多态性位点会降低正常人 GAA 活性，但并不导致疾病发生，称为假性缺陷等位基因，在新生儿疾病筛查及产前诊断时应注意。

（五）临床表现

根据发病年龄、受累器官和疾病进展速度，临床上分为婴儿型、迟发型两大类。

1. 婴儿型　患儿于 1 岁内起病，主要累及骨骼肌和心肌，GAA 活性严重缺乏。典型患者于新生儿期～生后 3 个月内起病，四肢松软，运动发育迟缓，喂养及吞咽困难。体检肌张力低下、心脏扩大、肝脏肿大及舌体增大。心脏超声显示心肌肥厚。常伴有体重不增、反复吸入性肺炎、呼吸道感染、胃 – 食管反流、胃排空延迟等，亦可见眼睑下垂或斜视。病情进展迅速，常于 1 岁左右死于心力衰竭及呼吸衰竭。约 25% 婴儿型患儿交叉免疫反应物质（cross – reactive immunologic material，CRIM）阴性，提示体内 GAA 蛋白完全缺乏。少数不典型婴儿型患儿起病稍晚，病情进展较慢，心脏受累较轻，又称非经典婴儿型。

2. 迟发型　患者于 1 岁后起病，可晚至 60 岁发病，根据起病年龄不同，又可分儿童型和成年型（20 岁后起病）。主要累及躯干肌、四肢近端肌群及呼吸肌。首发症状主要为疲劳、无力，少数以突发呼吸衰竭起病。临床表现以缓慢进展的近端肢体肌无力，下肢较上肢受累明显，跑步、仰卧起坐、上下楼梯、蹲起困难，行走无力。也可表现为选择性肌肉无力，如膈肌、肋间肌、腹肌可较早受累及，表现为咳嗽无力、呼吸困难、夜间睡眠呼吸障碍、晨起后头痛、思睡等。躯干肌受累常导致腰背痛、脊柱弯曲和脊柱强直。少数患者伴有基底动脉瘤、脑血管病等，心脏一般不受累。通常起病越早，疾病进展越快，常死于呼吸衰竭。

（六）实验室检查

1. 血清肌酶测定　肌酸激酶（CK）升高是 GSDⅡ的敏感指标，常 4～10 倍升高，但无特异性。婴儿型 CK 几乎均升高，可达 2 000IU/L，95% 的迟发型患者 CK 升高，常伴有门冬氨酸转移酶（AST）、丙氨酸转移酶（ALT）、乳酸脱氢酶（LDH）升高。

2. 心脏检查　对婴儿型患者，胸部平片及心电图可作为初步筛查，胸部 X 线检查提示心脏扩大，心电图提示 PR 间期缩短，QRS 波群电压增高。超声心动图提示心肌肥厚，左室肥大，早期伴或不伴左室流出道梗阻，晚期表现为扩张型心肌病。迟发型患者心脏无明显受累。

3. 肺功能测定　用力肺活量（FVC）低于预测值的 80% 提示呼吸功能下降，同时检测坐位及仰卧位 FVC 有助评估膈肌功能。与坐位 FVC 比较，仰卧位 FVC 下降 10% 提示膈肌无力，下降 30% 为严重膈肌无力。最大吸气压、最大呼气压、呼吸末肺残留量及咳嗽峰流速等可反映腹肌力量。血氧饱和度监测及动脉血气分析可反映肺通气功能，PCO_2 升高及血浆 HCO_3^- 升高，提示 CO_2 慢性潴留、肺通气功能不足。

4. 针极肌电图检查　多为肌源性损害，可出现纤颤电位、复合性重复放电、肌强直放电，运动单位电位时限缩短、波幅降低。检查近端肌肉阳性率高。有时肢体肌肉针极肌电图正常，但脊旁肌异常。针极肌电图正常不能排除诊断。神经传导检测正常。

5. 肌活检　病理特点是肌纤维空泡变性，空泡大小和形态各异，糖原染色阳性，溶酶体酸性磷酸酶染色强阳性。婴儿型患儿肌纤维结构破坏严重，迟发型患者个体差异较大，与发病年龄、病程、临床表现、肌肉活检部位等有一定关系，肌肉活检正常不能排除诊断。晚发型患者常取有肌无力表现而萎缩不严重的肌肉进行活检，可选择三角肌、肱二头肌、股四头肌和腓肠肌等。婴儿型患者因麻醉风险高，不建议肌肉活检。由于肌肉活检为有创性，且易出现假阴性，诊断明确的迟发型患者可不进行肌肉活检。

6. 肌肉影像学检查 晚发型患者可进行肌肉 CT、MRI 或超声检查，了解肌肉受累情况，但无特异性。

7. GAA 活性测定 外周血淋巴细胞、皮肤成纤维细胞或肌肉组织测定 GAA 活性是诊断 GSD Ⅱ的金标准。干血滤纸片和外周血白细胞进行 GAA 活性测定具有方便、快速、无创等优点，是 GSD Ⅱ常用的一线诊断方法。

8. GAA 基因突变分析 可以明确诊断。

（七）诊断和鉴别诊断

临床怀疑 GSD Ⅱ者，根据发病年龄选择实验室辅助检查，以便尽早明确诊断，评估病情，指导治疗。婴儿型根据典型的临床表现，如婴儿早期起病、肌无力、肌张力低下、心脏扩大、心肌肥厚、血清 CK 升高等，应高度怀疑 GSD Ⅱ。宜尽早取外周血滤纸片或白细胞进行 GAA 活性测定，GAA 活性缺乏即可明确诊断。晚发型患者起病隐匿，临床表现类似其他肌肉病。缓慢进展的肌无力，近端重于远端，骨盆带肌重于肩胛带肌，较早出现脊柱弯曲、肺功能下降或呼吸衰竭，肌肉活检发现空泡性肌肉病理改变，应考虑晚发型 GSD Ⅱ，宜常规进行外周血滤纸片或白细胞 GAA、活性测定以明确诊断。必要时可选择下列检查进一步确诊：①GAA 基因突变分析；②培养的皮肤成纤维细胞或肌肉活检组织 GAA 活性测定。

婴儿型 GSD Ⅱ应注意与心内膜弹力纤维增生症、Danon 病、GSD Ⅲ及Ⅳ型、脊髓性肌萎缩Ⅰ型、先天性甲状腺功能减低症、原发性肉碱缺乏症等鉴别，以上疾病均可表现不同程度的肌无力、肌张力低下和（或）心肌病，GAA 活性测定有助鉴别。晚发型患者应注意与肢带型肌营养不良、多发性肌炎、线粒体肌病、强直性肌营养不良、GSD Ⅲ、Ⅳ、Ⅴ型等鉴别。

（八）治疗

GSD Ⅱ是一个多系统受累的疾病，需要多学科综合治疗。随着 rhGAA 的应用，成为可治疗的罕见遗传病，早期诊断和早期治疗是改善预后的关键。

1. 对症支持治疗

（1）心血管系统：主要表现为心肌病、心力衰竭及心律失常，以婴儿型患者多见。在疾病早期可表现为左室流出道梗阻，应避免使用地高辛及其他增加心肌收缩力的药物、利尿剂及降低后负荷的药物如 ACE 抑制剂，以免加重流出道梗阻，但在疾病后期出现左室功能不全时可适当选用。

（2）呼吸系统：评估呼吸功能，包括睡眠呼吸功能评估。积极清理呼吸道分泌物，积极控制呼吸道感染，当出现睡眠呼吸障碍时给予持续正压通气（CPAP）或双水平气道正压通气（BiPAP）治疗。如果动脉血 $PCO_2 \geq 45mmHg$，仰卧位 $FVC \leq 50\%$ 预期值，或睡眠时血氧饱和度 $<88\%$ 持续 5 分钟，应给予 BiPAP 通气治疗。出现严重呼吸功能衰竭时给予侵入性机械通气治疗。

（3）消化系统：吞咽困难、胃食管反流等常导致营养摄入不足，可采用视频荧光镜评估吞咽和胃食管反流，确定是否需要鼻胃管喂养。建议高蛋白、低碳水化合物饮食，并保证足够的能量、维生素及微量元素的摄入。

（4）运动和康复治疗：随着骨骼肌损害的逐渐加重、运动能力下降、姿势及体位改变，可导致关节活动受限、变形和骨质疏松等，应定期评估心肺功能、肌肉力量及活动能力，鼓励力所能及的运动和功能训练，加强吞咽、语言、肢体运动训练等，防止失用性萎缩。应避免高强度、对抗性运动及过度劳累。

（5）其他：麻醉风险高，应尽量减少全身麻醉。如果需要麻醉，推荐使用氯胺酮，因该药不影响心脏前、后负荷，可避免发生心脏缺血缺氧。不宜使用异丙酚及氯化琥珀胆碱。另外，按时进行预防接种，注意手卫生，预防感染。

2. 酶替代治疗 婴儿型及晚发型 GSD Ⅱ患者均可使用 rhGAA（如 Myozyme），剂量 20mg/kg，每 2

周一次缓慢静脉滴注。婴儿型患者一旦确诊，应尽早开始酶替代治疗，可显著延长生存期、改善运动发育和心脏功能。晚发型患者出现症状、体征前，应每隔 6 个月评估肌力和肺功能，一旦出现肌无力和（或）呼吸功能减退或 CK 升高，应尽早开始酶替代治疗，可显著改善运动功能及呼吸功能。CRIM 阴性（Western 印迹法未检出内源性 GAA 蛋白）患者酶替代治疗预后不良，可能与用药后体内产生较高的药物相关抗体滴度有关。

酶替代治疗前，医生应对患者进行系统评估，与患者及其家属共同确立治疗目标，制定个体化的治疗及随访方案。治疗后每 3 ~6 个月进行一次营养、运动、肺功能评估，了解治疗效果。rHGAA 静脉输注可能发生输液相关反应（如发热、皮疹、颜面水肿等）和过敏反应，应在密切的临床监护下进行酶替代治疗，当出现严重的过敏反应如过敏休克应立即停止输注。

（九）预防

本病为常染色体隐性遗传病，先证者父母再次生育再发风险为 25%。应对所有先证者及其家庭成员提供遗传咨询，对高风险胎儿进行产前诊断。由于假性缺陷等位基因的存在，产前诊断时应优先选择基因分析。如果不能进行基因突变分析或未发现明确突变位点，可选择绒毛或经培养的羊水细胞进行 GAA 活性测定。由于假性缺陷等位基因可致酶活性明显降低，单纯采用 GAA 活性测定进行产前诊断需谨慎。

早期诊断，尤其是症状前诊断，早期酶替代治疗可显著改善婴儿型 GSDⅡ的预后，中国台湾省及部分欧美国家已经开展 GSDⅡ的新生儿筛查，作为扩大的新生儿筛查的一部分，多采用串联质谱法或荧光法检测干血滤纸片 GAA 活性。对于筛查阳性者，采集外周血白细胞或淋巴细胞进行 GAA 测定，如果 GAA 活性降低，则应进行 GAA 基因突变分析以明确诊断。确诊为婴儿型 GSDⅡ者，立即开始多学科临床评估、酶替代治疗并长期随访。诊断为晚发型者，每 6 ~12 个月随访一次，评估临床表现，当出现肌无力和（或）呼吸功能减退或 CK 升高即开始酶替代治疗。

（王　丽）

第三节　糖原累积病Ⅲ型

（一）概述

GSDⅢ型（glycogen storage diseaseⅢ，GSDⅢ，cori disease，MIM 232400）是由于糖原脱支酶（glycogen debrancher enzyme）缺陷引起，可分成 a、b、c、d 等四个亚型。Ⅲa 型约占 85%，肝脏和肌肉均受累；15% 约占Ⅲb 型，仅肝脏受累；其余两个类型罕见。GSDⅢ患者在婴儿和儿童期以肝大和空腹低血糖为主要表现，但青春期后肝脏症状和低血糖明显减轻，而肌肉无力和（或）心肌病变逐渐出现并进行性加重，表现为进行性肌无力、肌萎缩、心肌病、心室肥大和心功能衰竭等。

（二）流行病学

美国 GSDⅢ发病率为 1 ∶ 100 000，中国香港 GSDⅢ发病率为 1 ∶ 25 650。Ⅲ型约占已经分型明确的糖原累积病十余个类型中的 25%，是除Ⅰ型外患者最多的一种类型。

（三）发病机制

糖原主链是以 α－1，4 糖苷键连接，分支则以 α－1，6 糖苷键连接到主链上。在糖原分解过程中，在糖原磷酸化酶作用下分解下 1 个葡萄糖基，生成 1－磷酸葡萄糖。磷酸化酶只能分解 α－1，4 糖苷键，对 α－1，6 糖苷键无分解作用。当糖链上的葡萄糖基逐个磷酸水解至离分支点约 4 个葡萄糖基时，磷酸化酶不能再发挥作用。这时需要脱支酶的葡聚糖转移酶活性将 3 个葡萄糖基转移到邻近糖链的末端，仍以 α－1，4 糖苷键连接。剩下一个以 α－1，6 糖苷键与糖链形成分支的糖基被脱支酶的 α－1，6 葡萄糖苷酶水解成游离葡萄糖。除去分支后，磷酸化酶即能继续发挥作用，糖原分解得以继续。

GSDⅢ型患者糖原分解过程中由于脱支酶活性的缺乏，糖原链除去分支过程受阻断，磷酸化酶无法继续发挥作用，支链糖原大量堆积于肝脏、肌肉组织，而出现相应组织受累表现如肝大、肌肉酸痛、肌萎缩、肌无力、心肌肥厚。过去认为由于磷酸化酶能分解 α-1，4 糖苷键，糖原分解仍能生成少量的游离葡萄糖，并且 GSDⅢ型患者仍能通过糖异生途径获得葡萄糖，所以Ⅲ型患者临床症状较Ⅰ型患者为轻。但目前有学者认为，GSDⅢ型患者的低血糖发作甚至可能比Ⅰ型患者更严重，可导致昏迷甚至脑损伤及死亡。由于不能充分动员肝糖原维持血糖供能，促进了脂肪的 β 氧化，出现高脂血症、高胆固醇血症。当酮体生成超过肝外组织利用的能力，引起血中酮体升高，引起酮尿。GSDⅢ患者葡萄糖-6-磷酸酶活性及其转运是正常的，因而患者的血乳酸及尿酸水平常正常的。GSDⅢ型患者糖酵解途径受抑制，且乳酸糖异生途径正常，低血糖时机体糖异生活跃，所以 GSDⅢ型患者的血乳酸维持在基本正常水平。但仍有一些 GSDⅢ型患者出现无法解释的血乳酸和尿酸的轻度升高。机制尚不清楚。

（四）遗传学

AGL 基因定位于染色体 1p21，DNA 全长 85kb，包含 35 个外显子。根据不同剪切起始点，AGL 基因至少可形成 6 种剪切异构体，其中异构体 1 在各种组织中表达最广泛，编码分子量为 160kD 的 1 532 个氨基酸的单体可溶性蛋白。该蛋白有两个独立的活性位点，分别发挥 α-1，4 葡萄糖基转移酶和淀粉 1，6-葡萄糖苷酶作用。AGL 基因突变有显著的异质性，目前国外已报道的脱支酶基因已经有 90 余种不同的突变，大部分是无义、错义、缺失、插入和剪切突变，以无义突变最为多见。不同种族同地理来源的人群有不同的突变类型。在亚洲人的报道中，IVS14 +1G > T 现次数较多，推测此突变可能为亚洲地区较为常见的突变。在国内外报道的突变中，有的是不同亚型所特有，如发生在外显子 3 的 Q6X、17delAG 为 GSDⅢb 型的特异突变位点，有的突变却是在 a、b 型中均有报道如 R864X、R1228X、p. W1327X。

（五）临床表现

GSDⅢ型患者的临床表常与 GSDⅠ型临床表现类似但较轻。可表现为肝大、低血糖、高脂血症、矮小。低血糖和高脂血症常见，但与Ⅰ型 GSD 不同，可有轻度脾大，但肾脏大小正常。

GSDⅢ型患者低血糖表现常不显著，但空腹血糖常轻度降低，部分患者尤其是婴儿期可有严重低血糖甚至昏迷。部分患者可有低血糖所致的智力发育落后。10 岁以后空腹血糖逐渐升高，多数成人可以耐受空腹。虽然患者空腹所致酮尿症，但多不至于引起酮症酸中毒。大部分Ⅲ型患者随着年龄增长，肝大会逐渐改善，青春期或成人后肝脏大小可正常，但长期并发症如肝纤维化、肝硬化、肝功衰竭、肝腺瘤、肝细胞癌均有报道，但研究发现 44 例Ⅲ型患者 30 岁以后仅 2 例因肝衰需要肝移植。GSDⅢ型患者生长发育可以完全正常，但也有部分患者有明显矮小。也有肾小管酸中毒的报道。

GSDⅢ型患者空腹 12 小时候可出现脂肪酸分解代谢增强和酮体生成增多。患者血脂会升高，但升高程度不如Ⅰ型。随着年龄增长血脂趋于下降，一般不会发生黄色瘤，肝酶升高和酮症较Ⅰ型更加明显，但血乳酸和尿酸水平正常或轻度升高。患者肝酶升高的情况也会随年龄而减轻。

迟发性肌病在 GSDⅢa 型患者比较多见，肌病除了表现为肌无力外，还可表现为肌张力低和肌肉萎缩。患者虽不能耐受剧烈运动，但常无肌肉痉挛和肌红蛋白尿现象。部分患者在儿童期肌无力症状较轻，到 30~40 岁出现进行性肌无力，并随年龄的增长而恶化。肌电图可有肌肉纤颤的肌源性病变，神经传导速度正常。血清肌酸激酶水平常升高，肌酸激酶升高用来判断肌肉是否受累，但正常不能完全排除肌肉该酶缺陷。可有进行性胸部和脊柱畸形。也有部分患者有肌束震颤提示有运动神经元疾病和周围神经病变。

患者也可有心肌病表现，虽然心电图和心脏彩超常发现有双心室肥厚，却罕见心脏症状。30 岁后患者心脏受累的症状会变得更为突出，也有充血性心力衰竭、呼吸困难、胸痛和猝死的报道。虽本病也有多囊卵巢的报道，但并不影响患者的受孕。

（六）实验室检查

1. 生化异常　低血糖、血脂升高，肝功能异常，血清肌酸激酶升高，血乳酸和尿酸水平多正常或轻度升高。

2. 口服糖耐量试验　空腹测定血糖和血乳酸，给予葡萄糖 2g/kg（最多 50g）口服，服糖后 30、60、90、120、180 分钟测定血糖和血乳酸，血乳酸可轻度升高。

3. 胰高血糖素刺激试验　空腹和餐后 2 小时，肌内注射胰高血糖素 30～100μg/kg，于注射后 15、30、45、60 分钟测定血糖。空腹刺激试验，正常时 45 分钟内血糖可升高超过 1.4mmol/L，而患者血糖无明显升高。餐后刺激试验可诱导餐后血糖进一步升高。

4. 肝组织活检和酶活性测定　肝组织光镜可见 PAS 染色阳性物增多；肝脏组织学变化为特征性的普遍性肝细胞扩张和纤维间隔，存在肝纤维化和脂肪变性少是与Ⅰ型相鉴别之点，电镜见胞质糖原增多。

5. 外周血白细胞 DNA 分析　进行基因诊断，家庭如需生育第二胎，可进行产前基因诊断。

（七）诊断和鉴别诊断

肝大，空腹酮性低血糖和肝酶升高及 CK 升高均为 GSDⅢ型的特点，但患者 CK 也可不升高。血乳酸正常和天冬氨酸氨基转移酶和丙氨酸氨基转移酶升高为本病的诊断线索。胰高血糖素刺激试验可进一步辅助诊断。AGL 基因分析可明确诊断。

鉴别诊断主要包括与其他类型糖原累积病相鉴别，青少年后以肌病为主要表现的患者需要与其他代谢性肌病的病因相鉴别。

（八）治疗

增加进餐次数和生玉米淀粉饮食治疗在婴儿和儿童早期是 GSDⅢ维持血糖正常的重要手段。婴儿期主要治疗为高蛋白饮食和频繁喂养（每 3～4 小时一次）以保证血糖在正常范围，少数患者需要夜间胃管喂养。由于果糖和乳糖能够利用，故无须给予特殊配方奶。一岁左右时开始可每天给予 4 次生玉米淀粉，每次 1～2g/kg 以维持血糖正常，同时推荐蛋白摄入量为 3g/（kg·d）。由于Ⅲ型蛋白质经糖异生产生葡萄糖的通路是正常的，生长迟缓和肌病患者可进行高蛋白饮食（蛋白可达每天总热量 20%～25%，碳水化合物达 40%～50%），有报道高蛋白或口服丙氨酸［0.25～2.0g/（kg·d）］可以明显改善肌肉症状。对严重肝纤维化、肝衰竭和肝癌的患者可行肝移植，但肝移植会加重肌病和心肌病。

（九）预防

（1）避免近亲结婚。

（2）对有先症者病史的家庭，产前咨询及产前诊断是一项重要措施。对有本病家族史的夫妇及先证者可进行 DNA 分析，家族成员 DNA 分析也可检出杂合子携带者，进行遗传咨询。再次妊娠可进行产前诊断。

（王　丽）

第四节　糖原累积病Ⅳ型

（一）概述

糖原累积病Ⅳ型（GSD typeⅣ，MIM 232500）是由于糖原分支酶基因 GBE1 突变致肝脏或其他组织糖原分支酶（glycogen branching enzyme）缺乏导致的疾病，临床表现主要分为两类：经典型，肝脏受累为主，最早由 Andersen 在 1956 年首次报道。另一类则以神经肌肉受累为主。1966 年发现此病是由肝脏 α－1，4－葡聚糖分支酶缺乏所致，1996 年致病基因 GBE1 被定位。

（二）发病机制

α－1，4－葡聚糖分支酶主要作用是将短链葡萄糖在 α－1，6－糖苷处与大分子糖原相连接，产生水溶性更高的分支聚合物。至今为止此病的发病和分子机制尚不全清楚，推测由于 α－1，4－葡聚糖分支酶缺乏造成细胞内可溶性较差的、结构异常的（分支少、支链长）多葡聚糖堆积，导致肝脏、心脏和肌肉细胞出现渗透性水肿和死亡。

常染色体隐性遗传，编码 α－1，4－葡聚糖分支酶 GBE1 基因定位于 3p14，全长 118kb，含 16 个外显子，702 个氨基酸。至今已报道的突变超过 42 种，包括错义突变 32 个、无义突变 4 个、剪切突变 4

个、移码突变 2 个等。

（三）临床表现

1. 经典型　肝脏受累为主，患儿在 1.5 岁前出现生长发育落后、肝硬化和肝脾大，进行性发展为严重的门脉高压和肝功能衰竭，常在 5 岁前死亡。极少数不典型患儿可以起病较晚、病程较长。

2. 致死性围产期神经肌肉型　患儿出生时即有严重水肿，肌张力明显减弱，先天性多关节屈曲挛缩，不伴有肝硬化和肝功能衰竭。常于新生儿期死亡。

3. 先天性神经肌肉型　患者母亲妊娠期可有羊水过多和胎动减少。患儿生后即起病，表现为不同程度的肌肉无力，严重者出现呼吸困难；常于婴儿早期死于呼吸循环功能衰竭。此型应与脊髓性肌肉萎缩症鉴别。

4. 儿童神经肌肉型　儿童期起病，患儿表现为不同程度肌肉无力或运动不耐受，可因心肌受累出现心肌病，严重者死于性功能衰竭。

5. 成人神经肌肉型　成年起病，表现为慢性神经源性肌肉无力，伴感觉缺失和尿失禁，部分患者出现痴呆表现。

（四）实验室检查

此病临床表现差异较大，要根据不同年龄和临床表现选择相关实验室检查。经典型患者肝功能检查可见转氨酶、总胆红素、结合胆红素、血氨等升高。腹部超声可见肝硬化、脾大、门脉高压等。神经肌肉型患者肌电图可有神经源性损害。肌肉活检可见结构异常的糖原堆积。

（五）诊断和鉴别诊断

本病确诊方法包括受累组织糖原分支酶活性测定和（或）GBE1 基因突变分析。

本病鉴别诊断范围较广，经典型患者的鉴别包括所有可以导致婴幼儿肝硬化和门脉高压的疾病。致死性围产期神经肌肉型的鉴别诊断包括所有能导致胎儿严重水肿的疾病。神经肌肉型患者的鉴别诊断包括所有可以导致神经肌肉受累的疾病。

（六）治疗

典型肝脏受累患儿选择肝脏移植可以延长寿命。神经肌肉型患者主要采取对症治疗。

（七）预防

患者如果通过基因突变分析发现 2 个致病突变，则母亲再次怀孕可以通过绒毛穿刺或羊水穿刺提供产前诊断，避免第二个患者出生。

（王　丽）

第五节　糖原累积病Ⅴ型

（一）概述

糖原累积病Ⅴ型（glycogen storage disease type Ⅴ，GSDⅤ，MIM 232600）是由于 PYGM 基因突变所致。McArdle 医生首先描述了一例运动后肌痛、肌痉挛等症状的病例，并提出该病的病因是糖原分解代谢的异常。因此又被称为 McArdle 病。病理生理机制为肌肉磷酸化酶缺陷，导致糖原分解为葡萄糖的代谢途径异常。

（二）流行病学

本病临床十分罕见，Haller 于美国 Dallas - Fort Worth、Texas 地区进行的调查显示其发病率为 1/100 000。

（三）发病机制

肌肉磷酸化酶的主要作用是在肌肉糖原分解开始时，将 α - 1，4 - 葡萄糖残基从糖原外侧枝上分解开，以释放葡萄糖－1－磷酸，进而产生葡萄糖供肌肉使用。当 PYGM 突变时，肌肉磷酸化酶活性明显降低，葡萄糖－1－磷酸不能从大分子糖原上被分解出来，肌肉得不到足够的能量，导致肌肉无力。

常染色体隐性遗传，PYGM 基因位于 11q13.1，全长 14kb，20 个外显子，共 841 个氨基酸。至 2012 年，PYGM 基因突变已报道约 140 余种突变。p. Arg50X、p. Gly205Ser 为欧美最常见的突变。亚洲人群以日本的相关报道较多，p. Phe710del 的缺失最常见。

（四）临床表现

临床症状存在很大的异质性，轻症者仅有乏力、运动耐力差等表现，少数严重的、快速进展的类型也可生后不久即起病。典型患者一般于 20～30 岁出现症状。

（1）短时剧烈运动不耐受，一般在剧烈运动后 1～2 分钟内出现严重肌痛、肌肉僵直或痉挛。而对长时间轻体力运动如快走等能很好耐受。

（2）运动后继减现象：GSD Ⅴ型患者在剧烈运动后出现乏力、肌痛和肌肉痉挛，稍作休息后或补充一定的葡萄糖再运动时，对运动的耐受性将有所恢复，可以继续进行中等强度的运动，称之为继减现象（second wind phenomena）。与运动后局部肌肉的血供增加，提供了一定量的糖及脂肪酸等能量代谢底物有关。继减现象为诊断本病的重要线索。

（3）肌红蛋白尿：患者在剧烈运动后可能出现茶色或可乐颜色样尿，该症状的出现提示可能存在横纹肌溶解或肌肉的大量破坏，即肌红蛋白血症，严重时可导致肾功能衰竭。有报道认为约 50% 的 GSD Ⅴ型患者可以出现肌红蛋白尿，其中有 1/2 患者可引起急性肾功能衰竭。

（4）约 1/3 的患者可有非进行性肌肉无力表现，多数近端肌肉受累，成年 GSD Ⅴ型患者随年龄进展而病情进展，60～70 岁可出现进行性近端肌肉无力、肌萎缩，累及四肢近端肌、抬头肌等，少数文献报道可累及呼吸肌。

（五）实验室检查

1. 血清 CK 水平　约 93% 的患者有血清 CK 水平的升高，在运动后尤为明显，但 CK 升高的程度不同。

2. 肌电图　可以是正常或肌源性损害。

3. 乳酸前臂缺血试验　为诊断肌糖原累积病的重要试验。正常人在运动后 1 分钟及 3 分钟时血乳酸值较基线值升高 3～5 倍，然后逐渐下降至正常值。GSD Ⅴ型患者前臂缺血试验运动后乳酸浓度无明显升高，而血氨浓度升高，或乳酸/血氨比值下降。前臂缺血试验对诊断肌糖原累积病的敏感性及特异性均较高。但除 GSD Ⅴ型患者，其他类型糖原累积病如磷酸果糖激酶缺乏，前臂缺血试验也会有阳性发现。同时，在操作方法不当与患者配合欠佳时，前臂缺血试验会有假阳性结果。该检查对患者有一定的痛苦，会引起肌痉挛和肌痛，存在诱发横纹肌溶解，筋膜室综合征，引起肾功能衰竭的风险。

4. 蹬车试验　出现继减现象支持该病诊断。一项病例对照研究显示，中等强度的蹬车试验对本病的诊断提供了特异、敏感、简单可行的方法。

5. 肌肉活检　光镜下可见肌纤维大小不一、排列紊乱，有核内移、肌细胞再生坏死等非特异性肌源性损害表现。特征性改变为肌膜下空泡，过碘酸希夫（periodic acid schiff，PAS）染色阳性，提示空泡为堆积的糖原，但也有一些病例的肌肉活检常规染色为阴性。电镜下该病可表现为肌纤维间和肌膜下有大量的糖原聚集。

6. 肌肉磷酸化酶活性测定　肌肉匀浆组织该酶的生物活性明显降低具有确诊意义。

7. PYGM 基因突变分析　检测到 2 个致病突变具有确诊意义。

（六）诊断和鉴别诊断

根据典型临床表现，结合血 CK 水平升高和乳酸前臂缺血试验等，高度疑诊 GSD Ⅴ时可以选择肌肉磷酸化酶活性测定或 PYGM 基因突变分析以明确诊断。鉴别诊断包括：

（1）与糖原累积病Ⅶ型鉴别，PFKM 基因突变致磷酸果糖激酶缺乏所致的 GSD Ⅴ，临床表现与Ⅴ型极其相似。糖原累积病Ⅶ型在儿童更多见，肌痉挛更严重，更容易由高碳水化合物饮食诱发。前臂缺血试验不能鉴别，相关酶活性测定或基因突变分析可以确诊。

（2）肉碱棕榈酰转移酶Ⅱ（carnitine palmitoyltransferase Ⅱ，CPT Ⅱ）缺乏症是一种脂肪酸氧化酶缺陷病，也可有运动诱发肌痉挛、肌痛、肌红蛋白尿等表现。与糖原累积病Ⅴ型区别包括患者可以耐受短时剧烈运动，但不耐受长时间轻体力运动，没有运动后继减现象，空腹可以诱发肌无力，而高碳水化合物低脂饮食可以减少肌无力发作。确诊必须靠生化检测 CPT Ⅱ的活性或基因突变分析。

（3）其他：如线粒体肌病、甲状腺功能减退相关肌病。前者的诊断有赖于肌活检特征性的破碎红边纤维（ragged red fiber，RRF）及细胞色素氧化酶（cytochrome oxidase，COX）染色，后者则予相关内分泌指标如甲状腺功能的检查即可明确诊断。

（七）治疗

本病无特效治疗，以对症治疗为主：适度有氧运动训练有助于提高部分患者的运动耐力以及循环功能。Amato 等研究显示适度有氧运动训练结合运动前蔗糖的补充对患者有益，一项临床试验显示服用大剂量肌酸使部分患者的运动不耐受有所改善。Quinlivan 等对 GSD Ⅴ型患者的治疗进行了系统回顾，认为无证据显示任何药物、营养物对本病的治疗取得明显效果；小剂量肌酸补充对一些患者有益，运动前蔗糖的补充对部分患者有助于提高运动耐力，但是对于持续性运动无效；富含碳水化合物食物可能对患者有益。

（八）预防

运动前补充蔗糖，避免进行无氧运动或高强度持续运动。必须行全身麻醉时应采取措施避免肌肉缺血、横纹肌溶解等并发症的发生。GSD Ⅴ型患者或基因携带者，服用他汀类降脂药物应谨慎药物诱发的肌病的可能性。

（王　丽）

第六节　糖原累积病Ⅵ型

（一）概述

糖原累积病Ⅵ型（glycogen storage. disease type Ⅵ，GSD type Ⅵ，Hers disease，MIM 232700）是由于 PYGL 基因突变致肝脏糖原磷酸化酶缺乏所致，于 1959 年被首次报道。患者典型临床表现包括肝脏增大和生长发育落后，低血糖症状较轻，常由于患其他疾病时食欲差和长时间空腹而发生低血糖。1998 年致病基因 PYGL 被定位。

（二）流行病学

据估计糖原累积病Ⅵ型和Ⅸ型总发病率 1/100 000。

（三）发病机制

肝脏糖原磷酸化酶是一种同型二聚体，具有调节和催化功能，可以分解糖原分子支链上的 α（1→4）糖苷键产生葡萄糖 -1- 磷酸。其调节功能区含有磷酸化多肽和 AMP 结合位点，能与磷酸化激酶、变构效应物和磷酸酶相互作用。催化功能区则与糖原结合。当肝脏糖原磷酸化酶缺乏时，葡萄糖 -1- 磷酸不能从糖原分子上分解出来，大分子糖原在肝脏中累积造成肝脏肿大，另一方面由于葡萄糖分解障碍出现低血糖。

糖原累积病Ⅵ型属常染色体隐性遗传病，肝脏糖原磷酸化酶的编码基因 PYGL 定位于 14q21 - q22，全长 39. 298kb，含有 20 个外显子，847 个氨基酸。已报道的突变超过 78 种，包括 63 个错义突变、4 个无义突变、11 个剪切突变等。至今为止国内尚无基因诊断明确的病例报道。

（四）临床表现

患者临床表现相对较轻。婴儿期常有肝脏增大和生长发育落后，空腹低血糖症状常不明显，当同时出现其他疾病而明显影响进食时才容易出现低血糖表现。极少数患者可以有肝脏增大伴明显空腹低血糖表现。患儿智力正常，但运动发育有时稍落后。成人患者通常没有症状。

（五）实验室检查

血生化检查可见空腹酮体升高，空腹血糖常正常或轻度降低；转氨酶和血脂可轻度升高；肌酸激酶、乳酸和尿酸常正常。腹部 B 超可见不同程度的肝脏增大。肝脏穿刺病理检查见糖原含量增加，肝细胞磷酸化酶活性明显降低。值得注意的是肝细胞磷酸化酶活性在糖原累积症Ⅸ患者也降低，如果患者是男性，鉴别有赖于基因突变分析，如果是女性则糖原累积症Ⅵ型可能性大。

（六）诊断和鉴别诊断

当患儿有不明原因的肝脏增大伴生长发育落后时，糖原累积病Ⅵ型即在进一步鉴别诊断范围之内。由于肝脏穿刺肝细胞磷酸化酶活性测定为有创检查，而且目前酶活性检测方法又受数种因素影响，所以 PYGL 基因突变分析可以作为确诊的主要方法。此病的鉴别诊断主要包括其他类型的糖原累积症。

（七）治疗

原则是预防低血糖和改善生长发育。患者即使没有空腹低血糖，也建议晚上睡前口服生玉米淀粉（每次 1.5～2g/kg）一次，以改善体力。对于有空腹低血糖表现的患者，建议平时少量多餐，口服生玉米淀粉（每次 1.5～2g/kg）每天 1～3 次，以维持血糖和避免酮体升高。

（八）预防

患者如果通过基因突变分析发现 2 个致病突变，则母亲再次怀孕可以通过绒毛穿刺或羊水穿刺提供产前诊断，避免第二个患者出生。

（王　丽）

第七节　糖原累积病Ⅶ型

（一）概述

糖原累积病Ⅶ型（glycogen storage disease typeⅦ，GSDⅦ，Tarui disease，MIM 232800）是由于肌肉型磷酸果糖激酶基因（phosphofructokinase，muscle type gene，PFKM）突变致肌肉磷酸果糖－1－激酶缺乏的一种遗传病。1965 年，日本医师 Tarui 首次报道了一家系 3 个兄妹均有运动不耐受的表现，并发现该病患者肌肉中磷酸果糖激酶活性缺乏。

（二）流行病学

本病临床罕见，各型发病率不详。Raben 和 Sherman 曾报道 IVS5＋1G→A 剪切突变在 Ashkenazi 患者中占 68%。

（三）发病机制

肌肉磷酸果糖－1－激酶是一个糖原分解的限速酶，主要是在果糖－6－磷酸进一步磷酸化为果糖－1，6－双磷酸的过程中起催化作用。当肌肉缺氧或需氧增加时，磷酸果糖－1－激酶功能下降，肌糖原不能分解并最终产生 ATP，造成肌肉无力。

常染色体隐性遗传性代谢性肌病，肌肉磷酸果糖－1－激酶 PFKM 基因位于 12q13.11，全长 30kb，24 个外显子，共 779 个氨基酸。基因产物同时在肌肉和红细胞中表达。

（四）临床表现

根据临床表现共分 4 型：

1. 经典型　患者表现为运动不耐受，运动时肌肉痉挛和疼痛，运动后继减现象，严重时出现骨骼肌溶解、黄疸、肌红蛋白尿伴高胆红素血症、高肌酸激酶血症、高尿酸血症和网织红细胞升高。大多数患者没有肌肉无力的症状和体征。

2. 晚发型　患者在儿童时期运动能力一直较差，青春期前后出现运动后肌肉痉挛和疼痛，50 岁后出现轻度肌肉无力，并进行性发展导致严重肌肉功能丧失。

3. 婴儿型　患者在婴儿期表现为松软儿，可伴有指趾远端关节屈曲和智力落后，常于一岁以内死亡。

4. 溶血型　患者表现为遗传性非球形细胞性溶血性贫血，不伴有肌肉无力的表现。

（五）实验室检查

1. 血生化　以肌肉症状为表现的患者，大多数在无症状时既有持续性高 CK 水平，在发作时血 CK 明显升高，甚至可高达 10 000U/L 以上。血尿酸和网织红细胞也可升高，血红蛋白正常。

2. 肌电图　可以是正常或肌源性损害。

3. 乳酸前臂缺血试验　为诊断肌糖原累积病的重要试验。正常人在运动后 1 分钟及 3 分钟时血乳酸值较基线值升高 3 ~5 倍，然后逐渐下降至正常值。GSD Ⅶ型患者前臂缺血试验运动后乳酸浓度无明显升高。肌肉活检：光镜下肌肉过碘酸希夫（periodic acid schiff，PAS）染色轻度增加；部分患者呈现非特异性改变。肌肉匀浆组织中糖原含量增加。电镜下可见肌纤维间和肌内膜下有糖原聚集。

4. 肌肉磷酸果糖 -1 -激酶活性测定　肌肉匀浆组织中该酶的生物活性明显降低，为正常值的 1% ~5%。具有确诊意义。

5. PFKM 基因突变分析　检测到 2 个致病突变具有确诊意义。

6. 其他　对于婴儿型和溶血型患者，首先要与其他相对常见疾病鉴别，PFKM 基因突变分析是重要的确诊方法。

（六）诊断和鉴别诊断

经典型和晚发型患者，根据临床表现，结合血 CK 水平升高和乳酸前臂缺血试验等，高度疑诊 GSD Ⅶ时，有条件的医院可以选择肌肉磷酸果糖 -1 -激酶活性测定，或者 PFKM 基因突变分析明确诊断。鉴别诊断包括：

1. 糖原累积症Ⅴ型　由于 PYGM 基因突变所致遗传性肌肉糖原累积病，其临床表现与Ⅶ型极其相似，但糖原累积症Ⅴ型在儿童更少见，肌痉挛程度较轻，较少由高碳水化合物饮食诱发。相关酶活性测定或基因突变分析可以鉴别。

2. 肉碱棕榈酰转移酶Ⅱ型（carnitine palmitoyltransferase Ⅱ，CPT Ⅱ）　缺乏症是一种脂肪酸氧化酶缺陷病，也可由运动诱发肌痉挛、肌痛、肌红蛋白尿等表现。与糖原累积症Ⅶ型区别包括患者空腹可以诱发肌无力，而高碳水化合物低脂饮食可以减少肌无力发作。确诊必须靠生化检测 CPT Ⅱ的酶活性或基因突变分析。

3. 其他　如线粒体肌病、甲状腺功能减退相关肌病。前者的诊断有赖于肌活检有特征性的破碎红边纤维（ragged red fiber，RRF）及细胞色素氧化酶（cytochrome oxidase，COX）染色，后者则予相关内分泌指标如甲状腺功能的检查即可明确诊断。

（七）治疗

本病以对症治疗为主。

（八）预防

部分患者高碳水化合物可以诱发肌肉痉挛，所以适当避免高碳水化合物饮食有可能减少发作。

（王　丽）

第八节　糖原累积病Ⅸ型

（一）概述

糖原累积病Ⅸ型（glycogen storage disease typeⅨ，GSD typeⅨ，MIM 300798），也称磷酸化酶激酶缺乏症（phosphorylase kinase deficiency，PHK）或磷酸化酶激酶 b 缺乏症（phosphorylase b kinase deficiency），是由于糖原磷酸化酶激酶（phosphorylase kinase，PhK）缺陷所致的一组糖原累积性疾病。临床上此型疾病主要包括以肝脏受累为主的肝脏磷酸化酶激酶缺乏症和以肌肉受累为主的肌肉磷酸化酶激酶缺乏症。磷酸化酶激酶由α、β、γ和δ四个亚单位构成，根据其组织中表达程度不同至今已发现有8个基因与疾病有关，其中研究较明确的致病基因包括导致肝脏磷酸化酶激酶缺乏症的PHKA2、PHKG2、PHKB和导致肌肉磷酸化酶激酶缺乏症的PHKA1。

（二）流行病学

国内没有相关研究。国外文献报道肝脏PhK缺乏症的总发病率1∶100 000，占所有糖原累积症的25%。

（三）发病机制

磷酸化酶激酶由α、β、γ和δ四个亚单位组成，α、β和δ亚单位共同调节γ亚单位上具有催化活性的功能部位。α亚单位包括肌肉和肝脏2个异构体，其中肝脏异构体是由PHKA2基因编码（突变可致最常见的X连锁遗传性肝脏PhK缺乏症），肌肉异构体是由PHKA1基因编码（突变可致罕见的X连锁遗传性肌肉PHK缺乏症）。β亚单位同样有肌肉和肝脏2个异构体，均由PHKB基因编码（突变可致常染色体隐性遗传性肝脏和肌肉PHK缺乏症）。γ亚单位仅有肝脏异构体，由PHKG2基因编码。δ亚单位是一种钙调节蛋白，可以由CALM1、CALM2和CALM3基因编码。

当PHKA2和PHKG2基因突变致肝脏PHK缺陷时，肝糖原不能被分解，一方面在肝脏中累积致肝大和肝功能损害，另一方面导致空腹血糖降低。而当PHKB基因突变所致肝脏和肌肉中PhK缺陷时，也以肝脏受累为主要表现，肌肉受累表现很轻或没有。

肝脏磷酸化酶激酶缺乏症目前已明确主要致病基因有三个，其中PHKA2基因突变导致α亚单位异常为X连锁遗传性PhK缺乏症，在临床上最常见。PHKB和PHKG2基因突变导致β和γ亚单位异常的PhK缺乏症则为常染色体隐性遗传。

PHKA2基因定位于Xp22.2－p22.1，全长91.3kb，含33个外显子，1 235个氨基酸。至今已报道的突变超过76种，其中以错义突变为主（62个），其他类型的突变包括无义突变，剪切突变等。

PHKB基因定位于16q12－q13，全长239kb，含31个外显子，1 093个氨基酸。至今已报道的突变超过98种，其中86种为错义突变，另有无义突变、剪切突变和移码突变等。

PHKG2基因定位于16p12.1－p11.2，全长9kb，含10个外显子，5 532个碱基，406个氨基酸。至今已报道的突变超过36种，其中错义突变33种，另有无义突变、剪切突变和移码突变。

（四）临床表现

不同基因突变所致肝脏受累的表现没有区别。患儿一岁以内即有肝脏增大和生长发育落后，部分患者有空腹低血糖表现。少数患儿可有语言发育稍落后和青春期延迟。女性患者多囊卵巢发生率增高。大多数患者临床表现随年龄增加而减轻。PHKB基因突变所致肌肉表现在儿童期几乎没有症状，所以PHKA2、PHKB和PHKG2基因所致的疾病临床表现几乎没有区别。

（五）实验室检查

生化检查提示转氨酶升高，可有空腹低血糖伴酮体增加，血尿酸和乳酸常在正常范围。腹部B超可见不同程度的肝脏增大，偶见肝硬化和肝腺瘤。肝脏穿刺病理检查可见糖原含量明显增加、纤维化和轻度炎性改变。

大多数患者肝脏、红细胞和白细胞中磷酸化酶激酶活性明显降低。少数患者外周血红细胞和白细胞中磷酸化酶激酶活性在正常范围或高于正常范围，而肝脏磷酸化酶激酶活性明显减低。值得注意的是，关于磷酸化酶激酶活性测定的结果有假阳性和假阴性的可能性，最好进行基因突变分析明确诊断。PHKB基因突变还可同时导致肌肉磷酸化酶激酶活性明显降低。

（六）诊断和鉴别诊断

当临床上高度怀疑肝脏磷酸化酶激酶缺乏症，首先考虑行外周血红细胞或白细胞磷酸化酶激酶活性测定，如果明显降低，再根据患者性别和家族史选择不同的基因分析明确诊断。如果是男性患者首选PHKA2基因进行分析。如果是女性患者或家族史提示常染色体隐性遗传病，则进行PHKG2和PHKB基因突变分析。如果外周血红细胞或白细胞磷酸化酶激酶活性正常，则进一步可选择肝脏活检磷酸化酶激酶活性测定或基因分析。在没有条件进行酶活性测定时，可以直接进行基因突变分析以确诊。

此病鉴别诊断包括：

1. 糖原累积病Ⅵ型　是由于肝脏糖原磷酸化酶缺乏（liver glycogen phosphorylase deficiency）所致，此病不仅在临床表现上与肝脏磷酸化酶激酶缺乏症相同，而且，由于肝脏磷酸化酶激酶具有激活糖原磷酸化酶的功能，当肝脏磷酸化酶激酶缺乏时糖原磷酸化酶的活性也降低。所以，在检测肝脏磷酸化酶活性时要同时测定磷酸化酶激酶的活性，或者基因突变分析进行鉴别。

2. 糖原累积病Ⅰ型和Ⅲ型　见相关章节。

（七）治疗

治疗原则与其他糖原累积病相同，主要是预防空腹低血糖。可以口服生玉米淀粉（每次0.6～2.5g/kg，每6小时一次），或频繁喂食高复合碳水化合物和蛋白质食物（总热量的15%～25%）。对症治疗包括肝硬化等的治疗。

（八）预防

已有一个患者的家庭，如果通过基因突变分析发现致病突变，则可以通过绒毛穿刺或羊水穿刺提供产前诊断，避免第二个患者出生。

（王　丽）

第九节　糖原累积病O型

（一）概述

糖原累积病O型（glycogen storage disease type O，GSD type O，MIM 240600）是由于GYS2基因突变致肝脏糖原合成酶缺陷所致。与经典的肝糖原累积病不同，此型患者虽有空腹低血糖，但不伴肝脏增大。其他生化改变包括空腹酮体升高、餐后高血糖和高乳酸血症。糖原累积症O型1963年被首次报道，1990年发现此病是由于肝脏糖原合成酶缺乏所致，1998年致病基因GYS2被定位。

（二）发病机制

肝脏糖原合成酶为一限速酶，在将UDP－葡萄糖上的葡萄糖分子转移到糖原分子末支时起催化作用，使葡萄糖分子链延长以形成糖原。通常饮食中的一部分碳水化合物是以糖原的形式储存在肝脏，在糖原合成酶缺乏的情况下，进食碳水化合物饮食后，由于肝脏不能将葡萄糖合成糖原，一方面可导致餐后高血糖，另一方面，葡萄糖直接通过糖原分解旁路代谢而造成餐后高乳酸血症和高脂血症。而空腹时则由于脂肪酸氧化出现酮症性低血糖。由于空腹时血酮体明显增高，中枢神经系统获得了一定程度的能量替补，所以患儿常没有明显的低血糖表现。

（三）遗传学

糖原累积症O型是由于GYS2基因突变所致常染色体隐性遗传病。此基因定位于12p12.2，含有16个外显子。已报道的致病突变共17种，包括错义和无义突变13种、剪切突变2种、大片段缺失突变1种和缺失/插入突变1种。国内尚未见基因诊断明确的病例报道。

（四）临床表现

糖原累积病O型的患者在断奶之前通常没有症状，但是，家长会发现给孩子在夜间断奶较困难。夜间断奶后，患儿可发生早餐前酮症性低血糖或易激惹。大多数儿童常常由于胃肠道疾病或患其他疾病伴随胃肠道症状时出现纳差而偶然被发现低血糖，进而被诊断为此病。由于糖原累积病O型的临床表现常常较轻，患者可以因为矮小、喂养困难、高脂血症或转氨酶升高而就诊。文献报道仅有30%的患者在2岁前得到确诊。至目前为止，其他类型糖原累积症的远期并发症（肝腺瘤、肝硬化、肾功能衰竭和肌肉无力等）还没有在糖原累积病O型的患者中发现。

（五）实验室检查

当临床上考虑此病时，即患者是肝脏大小正常的低血糖时，首先检查空腹血糖和尿酮体。当明确患者存在空腹酮症性低血糖时，进一步检查餐后血糖和乳酸水平。如果餐后血糖和血乳酸水平同时升高，则高度怀疑此病。GYS2基因突变分析是目前确诊此病的唯一方法。肝脏活检病理分析由于缺乏特征性改变不能确诊此病。

（六）诊断和鉴别诊断

鉴别诊断主要包括其他可以导致酮症性低血糖的疾病。餐后胰高糖素刺激实验可以提供基本鉴别。空腹胰高糖素刺激实验时所有酮症性低血糖疾病（包括糖原累积症O型）患者血糖均不升高。餐后胰高糖素刺激实验能使其他原因所致的酮症性低血糖患者血糖升至正常；而糖原累积病O型患者血糖升高至正常或出现高血糖（60%），除此之外，患者血乳酸水平在刺激后也明显升高，此为糖原累积病O型患者区别其他原因所致酮症性低血糖疾病的重要生化改变。

（七）治疗

治疗目的是预防空腹低血糖，和减轻由于空腹高酮体和餐后高乳酸所致的代谢性酸中毒。饮食指导包括高蛋白饮食，选择复合性低糖指数碳水化合物。因为患者有正常的糖原异生功能，所以补充的蛋白质能作为糖原异生的前体物质供内源性葡萄糖生成。同时，由于高蛋白使血糖达到正常，机体对脂肪氧化分解的依赖减少，脂肪酸和酮体产生也减少。避免单糖类碳水化合物的摄入就是为了减少其直接升高血乳酸的作用。值得注意的是，在婴幼儿期，高蛋白饮食未必可以有效地维持血糖在正常范围之内，可以考虑给予生玉米淀粉每次1～1.5g/kg口服。

（八）预防

已有一个患者的家庭，如果通过基因突变分析发现2个致病突变，则可以通过绒毛穿刺或羊水穿刺提供产前诊断，避免第二个患者出生。

（王　丽）

第十节　半乳糖血症

（一）概述

半乳糖血症（galactosemia，OMIM 200400）是半乳糖代谢中酶的功能缺陷所引起的一种常染色体隐性遗传代谢性疾病。人体内，半乳糖在半乳糖激酶（galactokinase，GALK）、半乳糖-1-磷酸尿苷酰转移酶（galactose-1-phosphate uridyltransferase，GALT）以及尿苷二磷酸-半乳糖-4'-差向异构酶（uridine diphosphate galactose-4-epimerase，GALE）先后作用下生成1-磷酸葡萄糖进入糖酵解途径为机体提供能量。其中任何一个酶缺陷均可引起半乳糖代谢阻滞，半乳糖及其旁路代谢产物在体内堆积，引起半乳糖血症。根据相应的酶缺陷，半乳糖血症分为三型：GALT缺乏型（OMIM 200400），GALK缺乏型（OMIM 200200），GALE缺乏型（OMIM 200350）。通常所说的经典半乳糖血症是GALT缺乏引起的半乳糖血症。本章主要介绍经典型半乳糖血症。

（二）流行病学

经典的半乳糖血症在高加索人群中的发病率约为1/40 000～1/60 000，而中国台湾省筛查显示当地的半乳糖血症发病率约为1/400 000，日本报道的发病率约为1/100 000。

（三）发病机制

人体内半乳糖的主要代谢途径是Leloir途径。Leloir途径中，半乳糖在GALK的催化下生成1-磷酸半乳糖（galactose-1-phosphate，Gal-1-P），Gal-1-P与尿苷二磷酸葡萄糖（uridine diphosphate

Glucose，UDP－Glc）在 GALT 的催化下生成 1－磷酸葡萄糖（Glucose－1－Phosphate，Glc－1－P）及尿苷二磷酸半乳糖（uridine diphosphate galactose，UDP－Gal），而生成的 UDP－Ga1 则在 GALE 的催化下生成 Glc－1－P，补充消耗的 UDP－Glc。Glc－1－P 则作为供能物质，经糖酵解途后可以进入三羧酸循环来提供能量。GALK、GALT、GALE 是 Leloir 途径中的三个必需酶，任何一个酶缺乏均可以引起半乳糖代谢阻滞。

GALT 是管家酶，在肝脏、红细胞及其他组织中均有表达。经典的半乳糖血症中，GALT 活性近乎完全缺失。当 GALT 缺乏时，体内出现半乳糖、半乳糖醇、半乳糖酸以及 Gal－1－P 堆积，并伴随 UDPGal 的缺乏。UDPGal 是组织内糖蛋白及糖脂形成的前体物质，此时的 UDPCal 是通过葡萄糖内生而成。目前 GALT 的致病机制尚不明确，但是据推测 Gal－1－P 的堆积可能是引起 GALT 长期并发症的原因。Gal－1－P 可抑制 UDP－Glu 焦磷酸化酶、糖原磷酸化酶以及 G6PD 的活性。高 Gal－1－P 也可引起卵泡刺激素（FSH）及转铁蛋白异常。

肝脏是 GALT 的主要受累器官。主要表现为肝细胞受到脂肪小滴的影响，外周胆管增生，但是早期未见到纤维增生。在未得到治疗的患者中出现如酒精性肝硬化的改变。中枢神经系统的病变也很明显。肾脏可以排出大量的半乳糖、半乳糖醇及半乳糖酸，并出现可逆性的氨基酸尿。眼部病变初起可为晶状体内的小滴病变，晶状体上皮细胞凋亡，最终形成白内障。女性患者中可出现条索状卵巢或者卵泡细胞减少。动物实验表明，患半乳糖血症的大鼠中出现了原始生殖细胞无迁移。有研究发现，女性半乳糖血症的患者中，FSH 出现低糖基化的现象，这种低糖基化的 FSH 较正常 FSH 易于与受体结合，但是却不能发挥功效。新生儿期，GALT 患儿的白细胞上缺乏一种对革兰阴性菌包膜上的糖脂高度亲和的蛋白，从而可能引起新生儿期的革兰阴性菌败血症。

（四）遗传学

半乳糖血症是常染色体隐性遗传。GALT 基因定位于 9p13，基因全长约 4.3kb，编码启动子和 11 个外显子，mRNA 全长约 1.2kb，编码 379 个氨基酸。自 Reichardt 和 Woo 等人首先报道了此基因的突变，目前已经发现的 GALT 突变超过 200 种，其突变类型包括无义突变、框移突变、插入/缺失突变、剪切突变、错义突变。目前报道的基因突变中主要以错义突变为主。

（五）临床表现

典型的 GALT 缺乏的半乳糖血症患儿常常在围生期即发病，进食奶类后出现呕吐、拒食、体重不增、呕吐、腹泻、嗜睡和肌张力减低等症状，随后出现黄疸及肝脏肿大。如未得到及时诊治，患儿可出现腹腔积液、肝功能衰竭、出血等终末期症状。如果用裂隙灯检查，患儿生后数周就可以见到较轻微的单侧白内障。此类患儿也常伴有大肠杆菌性败血症报道。如未得到及时的诊断及治疗，患儿多于新生儿期即夭折。半乳糖血症的上述症状一般在限制半乳糖饮食后可以得到明显的改善。但是，由于 Gal－1－P 具有细胞毒性，它在组织中沉积会引起长期后遗症。GALT 缺乏的长期后遗症，包括智力落后、语言障碍、生长发育迟缓、共济失调。在女性患者中会出现卵巢功能障碍，表现为月经稀少，初潮后数年出现继发性闭经，而表现为条索卵巢的患者则出现原发性闭经。

（六）实验室检查

1. 常规生化检查　可出现转氨酶异常、高胆红素血症、凝血功能异常、低血糖、氨基酸尿及糖尿、尿中还原糖增加等表现，在年长女性患者中可检测其 FSH 水平。

2. 新生儿筛查　目前欧美等国及日本、韩国、中国台湾省均将半乳糖血症列入了新生儿筛查的范围。新生儿筛查通过足跟采血，滴于专用滤纸片后晾干，寄送到筛查中心，应用 Beutler 试验测定 GALT 活性，也可采用 Paigen 试验或者串联质谱测定半乳糖及相关代谢产物。从而达到早期诊断，早期治疗，避免新生儿期死亡，尽量减少远期并发症的目的。

3. 基因突变分析　基因突变分析可用于筛查阳性患者并确诊，或者用于高危人群的半乳糖血症诊断以及半乳糖血症先证家庭的遗传咨询。

（七）诊断和鉴别诊断

典型的 GALT 缺乏的半乳糖血症患儿常在围生期即发病，其临床表现无特异性，主要依赖实验室检查来确诊。可以通过 GALT 酶活性测定或其相应代谢产物检测协助诊断 GALT 缺乏型半乳糖血症，基因诊断可以确诊本病。

本病需与引起肝脏异常 NICCD 及其他诸如尼曼匹克病 C 型、肝豆状核变性等代谢性疾病鉴别。这类疾病可以通过 GALT 活性检测或基因分析鉴别。

（八）治疗

由于新生儿及婴儿的饮食中含有大量奶制品，因此本病多于新生儿或者婴儿期即发病，轻度酶缺陷的患者可能于成人后才出现相关临床表现，或者终身不出现症状。一旦考虑到本病，应立即停止母乳及普通配方奶粉的摄入，改用不含乳糖的奶粉，以减少体内半乳糖及其旁路代谢产物的积聚，可以使本病急性期症状得到极大的改善。并发症可予以相应对症处理，如果出现低血糖，可予持续葡萄糖输注来维持血糖浓度，葡萄糖可控制在 6～9mg/（kg·min）。如果出现继发性肝功能衰竭的出血倾向，可输注新鲜冰冻血浆。高胆红素血症的治疗则需要依靠光疗。为了预防继发性疾病，需补钙及维生素 D。建议新生儿期补钙量为 750mg/d，其后则需大于 1 200mg/d，并且需补充维生素 D_3 1 000IU/d 以减少骨质钙化不全。女性患儿从 12 岁的时候则应该开始小剂量的雌激素治疗。有报道接受重组 FSH 治疗的女性患者可有正常的卵巢发育。

由于 Gal－1－P 是一种毒性物质，因此需要监测患儿红细胞中 Gal－1－P 浓度。患儿也应该每年监测维生素 D 和钙的水平。对于有生长障碍或者预计身高低于其靶身高的患儿，需要检测 IGF－1、IGFBP3、游离 T_4、TSH 水平。对于存在运动、语言以及认知缺陷的患儿建议进行神经心理学评估。每年应该进行眼科检查。对于语言发育迟缓的患儿应该尽早进行语言治疗。

（九）预防

由于本病三个类型均为常染色体隐性遗传病，因此，半乳糖血症的预防要避免近亲结婚，进行遗传咨询及产前诊断，避免缺陷儿的出生。开展新生儿筛查，可早期发现患儿，早期治疗，降低伤残率。

（王　丽）

第四章

氨基酸代谢病

第一节　苯丙氨酸羟化酶缺乏症

一、概述

高苯丙氨酸血症（hyperphenylalaninemia，HPA）病因两大类：苯丙氨酸羟化酶缺乏症（phenylalanine hydroxylase deficiency，PAH）和辅酶四氢生物蝶呤缺乏症（tetrahydrobiopterin deficiency，BH4）。本节主要描述苯丙氨酸羟化酶缺乏导致的苯丙酮尿症（phenylketonuria，PKU，MIM 261600）。苯丙氨酸羟化酶缺乏症是造成儿童智力损害的常染色体隐性遗传病，1934 年因 Folling 发现患者尿中含有大量的苯丙酮酸而得名 PKU。1947 年 Jervis 对患者进行苯丙氨酸负荷实验，揭示 PKU 发病的生化基础是肝脏苯丙氨酸代谢障碍。1953 年德国的 Bickel 首先报道用低苯丙氨酸奶方治疗 PKU 患者获得成功。1961 年 Guthrie 开展了 PKU 新生儿筛查，此后新生儿筛查在各国推广，中国于 1981 年开展 PKU 新生儿筛查。1983 年 Woo 克隆了 PKU 的致病基因苯丙氨酸羟化酶基因，为基因诊断和产前诊断开辟了道路。

二、流行病学

PKU 的发病率有种族和地区的差异。美国约为 7.1/10 万，北爱尔兰约为 22.7/10 万，德国约为 17.3/10 万，日本约为 1.3/10 万。根据中华预防医学会新生儿筛查学组收集的 1 796 万各地新生儿筛查数据，我国平均发病率为 8.5/10 万。

三、发病机制

根据我国新生儿筛查和高苯丙氨酸血症鉴别诊断数据，高苯丙氨酸血症病因中 85% ~90% 为 PAH 缺乏症，10% ~15% 为 BH4 缺乏症。

苯丙氨酸（phenylalanine，Phe）是人体必需氨基酸，食入体内的 Phe 一部分用于蛋白质的合成，一部分通过苯丙氨酸羟化酶作用转变为酪氨酸，用于合成甲状腺激素、黑色素、多巴、肾上腺素以及多种神经递质，仅有少量的 Phe 经过次要的代谢途径在转氨酶的作用下转变成苯丙酮酸。苯丙氨酸代谢途径见图 4 – 1。

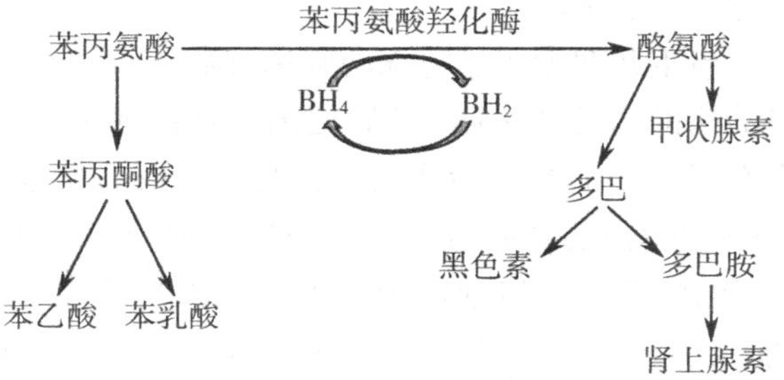

图 4 – 1　苯丙氨酸代谢途径

PAH 缺乏症因 PAH 基因突变导致 PAH 活性降低或缺乏，苯丙氨酸不能转化为酪氨酸（tyrosine，Tyr），酪氨酸及正常代谢产物合成减少，血 Phe 含量在体内积聚增加。Phe 增高影响中枢神经系统发育，导致智力发育落后，出现小头畸形、抽搐等神经系统症状。高浓度的 Phe 及其异常代谢产物抑制酪氨酸酶，可使黑色素合成减少，临床出现皮肤毛发色浅；高浓度的 Phe 刺激转氨酶发育，次要代谢途径增强，生成苯丙酮酸、苯乙酸和苯乳酸，并从尿中大量排出，苯乳酸使患儿尿液具有特殊的鼠尿臭味。

四、遗传学

PAH 基因位于染色体 12q23.2，全长约 90kb，有 13 个外显子和 12 个内含子，成熟 mRNA 约 2.4kb，转录后的 mRNA 含 1 353 个碱基，翻译成 451 个氨基酸的酶单体，4 个单体聚合形成具有功能的 PAH。

自 PAH 基因被定位并克隆以来，国际上已经报道 600 余种 PAH 基因突变类型，突变具高度遗传异质性。PAH 基因突变研究结果表明，所有外显子、内含子、5’－UTR 和3’－UTR 区都有突变存在，但以外显子 7 的突变较为集中，且突变不能单从 CpG 位点解释。突变类型多样，包括氨基酸置换、翻译提早终止、mRNA 剪切异常、阅读框架移位等，其中 60% 为单个碱基置换的错义突变。另外，突变呈现高度种族和地区差异。根据目前的资料，PKU 热点突变在不同种族、不同地区均有不同。2003 年 Zschocke 综述了欧洲的常见突变：按地区划分，东欧最常见的突变为 R408W－H2（>80%），西北欧是 IVS12＋1G→A（21%），南欧是 IVS10－11G→A（30%）。按国家划分，各国的突变谱又不尽相同，德国的突变谱中，以下 5 种突变为该国的热点：R408W（22%）、IVS12＋1G→A（9.6%）、IVS10－11G→A（9.6%）、Y414C（6.1%）和 R261Q（6.1%）；西班牙 195 例 PKU 突变分析结果显示，IVS10－11G→A（9%）、A403V（7%）、V388M（4.5%）和 I65T（9.5%）是最常见的 4 种突变。Guldberg 通过对 147 例美国 PKU 患者的突变分析，发现该国最常见的突变是 R408W－H2（18.7%）、IVS12＋1G→A（7.8%）和 Y414C（5.4%），突变谱与欧洲相似。

亚洲 PKU 热点突变与欧美国家存在很大差异，且不同国家之间的发病率和突变分布也有不同。日本的发病率为 1 ∶ 78 400，最常见的突变是 R413P（30.5%）、R243Q（7.3%）、R241C（7.3%）、IVS4－1G→A（7.3%）和 T2781（7.3%）；韩国发病率为 1 ∶ 41 000，常见的突变是 R243Q（12%）、IVS4－1G→A（10%）、EX6－96A→G（10%）；中国台湾省 PKU 的发病率为 1/55 077，突变以 R241C（32%）、R408Q（14%）和 R243Q（6%）为最常见。某些 PAH 基因突变类型与 BH4 反应性 PKU/HPA 相关。

五、临床表现

PAH 缺乏症通常根据治疗前最高的血 Phe 浓度或天然蛋白摄入足够情况下血 Phe 浓度分类：血 Phe≥1 200μmol/L（≥20mg/dl）为经典型 PAH 缺乏症；血 Phe 360～1 200μmol/L（6～20mg/dl）为轻型 PAH 缺乏症，血 Phe（120～360）μmol/L（2～6mg/dl）为轻度 HPA。此外，还可根据血 Phe 浓度对 BH4 的治疗反应分为 BH4 反应性及 BH4 无反应性 PAH 缺乏症。研究发现 BH4 反应性患者在临床上往往为轻中度 PKU 及轻度 HPA，经典型 PKU 少见。

患儿出生时大多表现正常，新生儿期无明显特殊的临床症状，部分患儿可能出现喂养困难、呕吐、易激惹等非特异性症状。未经治疗的患儿 3～4 个月后逐渐表现出典型症状，头发由黑变黄，皮肤白，全身和尿液有特殊鼠臭味，常有湿疹。随着年龄增长，患儿智力落后越来越明显，年长儿约 60% 有严重的智能障碍（IQ<50）。2/3 患儿有轻微的神经系统体征，如肌张力增高、腱反射亢进、小头畸形等。约 1/4 患儿有癫痫发作，常在 18 个月以前出现，可表现为婴儿痉挛性发作、点头样发作或其他形式。PKU 患者除了影响智能发育外，可出现一些行为、性格的异常，如忧郁、多动、自卑、孤僻自闭等。

六、实验室检查

1. 血苯丙氨酸测定

（1）荧光定量法：正常血 Phe 浓度 <120μmol/L（2mg/dl）。

（2）串联质谱法：血 Phe 浓度 >120μmol/L 及 Phe/Tyr >2.0 诊断为 HPA。由于可同时检测血 Phe、Phe/Tyr，使检测结果更为可靠，用于新生儿疾病筛查可显著降低假阳性率和召回率。

2. HPLC 尿蝶呤谱分析　10ml 晨尿加入 100mg 维生素 C，酸化尿液后，滴在 8cm×10cm 新生儿筛查滤纸上，使滤纸浸湿、晾干，寄送相关实验室分析。依靠 HPLC 测定尿中新蝶呤（N）和生物蝶呤（B）。PAH 缺乏者尿新蝶呤及生物蝶呤均增高；BH4 缺乏症中各酶缺乏的尿蝶呤谱详见“四氢生物蝶呤缺乏症”。

3. 四氢生物蝶呤负荷试验　为 BH4 缺乏症的辅助诊断方法及 BH4 反应性 PKU/HPA 的判断方法，需在留取尿蝶呤标本后进行。临床实践提示 24 小时 BH4 负荷试验是鉴别 BH4 缺乏症较可行的辅助诊断方法。当新生儿基础血 Phe >400μmol/L（6~7mg/dl），直接给予口服 BH4 片 20mg/kg，BH4 服前，服后 2、4、6、8、24 小时分别取血作 Phe 测定，服后 4~8 小时也可留尿复做蝶呤谱分析。大多数经典型 PKU 患者因苯丙氨酸羟化酶缺乏，血 Phe 浓度无明显变化。PTPS 缺乏所致 BH4 缺乏者，血 Phe 浓度在服用 BH4 后 4~6 小时下降至正常，具体详见“四氢生物蝶呤缺乏症”。2 天或更长 BH4 负荷试验有助于鉴别 BH4 反应性 PKU/HPA。Blau 等建议口服 BH4（20mg/kg）后 8、16、24 小时测定血 Phe，连续 2 天，2 天口服 BH4 后 8~24 小时血 Phe 均下降 30% 以上，则判断为 BH4 反应性 PAH 缺乏症；无反应者可延长 1~2 周试验仍无反应，判断为 BH4 无反应性。

对 Phe 轻度增高者，建议正常蛋白质饮食 3 天，血 Phe 增高后再做 BH4 负荷试验，不推荐做 Phe + BH4 联合负荷试验。对基础血 Phe 浓度正常者不做 Phe + BH4 联合负荷试验，易导致假阳性。

4. 基因诊断　是 HPA 病因的确诊方法，建议常规进行，可发现患者是 PAH 基因纯合或者复合杂合突变，父母为致病基因携带者。

5. 脑电图　约 80% 患儿有脑电图异常，可表现为高峰节律紊乱、灶性棘波等，一般不作为常规检查。随着治疗后血 Phe 浓度下降，异常脑电图改变会逐步好转。

6. CT 和 MRI 检查　根据疾病的严重程度，患者头颅 CT 或磁共振影像（MRI）可无异常发现，也可发现有不同程度脑发育不良，表现为脑皮质萎缩和脑白质脱髓鞘病变，后者在 MRI 的 T_1 加权图像上可显示脑室三角区周围脑组织条形或斑片状高信号区。

7. 智力测定　评估智力发育程度。

七、诊断和鉴别诊断

1. 新生儿筛查　新生儿期的 PAH 缺乏症患儿无任何临床表现，随着预防医学科学的发展，高苯丙氨酸血症的新生儿疾病筛查已成为常规技术普遍开展。新生儿筛查可使患儿在临床症状尚未出现，而其生化等方面的改变已出现时得以早期诊断、早期治疗，能避免智力落后的发生。目前，典型的 PAH 缺乏症在我国大中城市已经罕见，PKU 的预防取得了良好的效果。新生儿筛查通过对出生 72 小时（哺乳 6~8 次以上）新生儿足跟采血，滴于专用滤纸片后晾干，寄送到筛查中心测定血苯丙氨酸浓度，筛查血 Phe 浓度 >120μmol/L，或同时伴有 Phe/Tyr >2.0（串联质谱方法），需召回复查。召回复查建议采用定量法（荧光法或串联质谱法）测定血 Phe、Tyr 浓度，计算 Phe/Tyr 比值，排除其他原因所致的继发性血 Phe 增高，例如酪氨酸血症、希特林蛋白缺乏症等。血 Phe 浓度 >120μmol/L 及 Phe/Tyr >2.0 确诊为 HPA。

临床有一过性高苯丙氨酸血症，可能由于 PAH 未成熟，导致血中苯丙氨酸浓度升高，但随着年龄的增长，血苯丙氨酸浓度可降至正常。

2. 临床诊断　经典型 PAH 缺乏症主要表现有智力发育落后、皮肤和毛发色浅淡，汗液和尿液有鼠臭味，结合血 Phe 浓度及 Phe/Tyr 升高，排除四氢生物蝶呤缺乏症后即可诊断。

3. 鉴别诊断　对所有经新生儿筛查及高危检测发现的 HPA 患者，在治疗前必须进行尿蝶呤谱分析、血二氢蝶啶还原酶活性测定，以鉴别 PAH 缺乏症和四氢生物蝶呤缺乏症。BH4 负荷试验可协助诊断；基因突变分析明确诊断。

八、治疗

1. 治疗原则　PAH 缺乏症是第一种可通过饮食控制治疗的遗传代谢病。天然食物中均含一定量苯丙氨酸，低蛋白饮食将导致营养不良，因此要用低苯丙氨酸饮食治疗，原则如下：

（1）患者一旦确诊，应立即治疗，轻度 HPA 可不治疗，但需要定期检测血 Phe 水平，若超过 360μmol/L 则需要治疗。开始治疗的年龄越小，预后越好，新生儿早期治疗者智能发育可接近正常人。晚治疗者都有程度不等的智能低下。3～5 岁后治疗者，可减轻癫痫发作和行为异常，智能障碍可有部分改善。由于新生儿筛查在我国已逐步推广和普及，筛查出的患者往往能在出生一个月内，甚至二周之内得到确诊和治疗，为患儿的健康成长提供了保证。

（2）苯丙氨酸是一种必需氨基酸，为生长和体内代谢所必需。患者低苯丙氨酸饮食治疗后需检测血 Phe，使血 Phe 控制在相应年龄理想范围，以满足其生长发育的需要。避免过度治疗导致苯丙氨酸缺乏，患儿出现嗜睡、厌食贫血、腹泻甚至死亡。

（3）由于每个患儿对苯丙氨酸的耐受量不同，故在饮食治疗中，仍应根据患儿具体情况调整食谱，个体化治疗。治疗至少持续到青春发育成熟期，提倡终生治疗。

（4）家长的积极合作是成功的关键因素之一。如果家长充分了解治疗原则，饮食控制得比较合理，患儿的智力发育往往正常，反之，即使早期治疗，患者仍有后遗症。

（5）对成年女性 PKU 患者如果不控制饮食就怀孕，其后代虽然不是 PKU，但母亲增高的血苯丙氨酸对胎儿造成影响，出生后仍可出现智力落后、小头畸形、先天性心脏病、出生低体重儿等，称为母源性 PKU 综合征。为避免此类事件发生，应告知女性 PKU 患者怀孕之前 6 个月起直至分娩需严格控制血 Phe 浓度在 120～360μmol/L。

2. 治疗方法

（1）低或无苯丙氨酸饮食治疗：PKU 患者一经诊断，应暂停天然饮食。母乳是婴儿最理想的天然食品，对哺乳期患儿在确诊后虽应暂停母乳喂养，但切勿断奶，以便在控制血 Phe 浓度后可添加母乳。

患者需给予无苯丙氨酸特殊奶方治疗，特殊奶方含无苯丙氨酸的混合氨基酸、脂肪、碳水化合物、多种维生素、常量和微量元素等，基本能满足儿童生长发育需要。剂量按每千克体重需要的蛋白质量计算，多数无苯丙氨酸奶方产品每 100g 干粉含氨基酸 15g。治疗后血苯丙氨酸一般在 4 天左右明显下降。待血浓度降至控制浓度范围时，可逐渐少量添加天然饮食，其中首选母乳，因母乳中血苯丙氨酸含量仅为牛奶的 1/3。较大婴儿及儿童可选用无 Phe 蛋白粉或（和）奶粉，减少天然蛋白质，添加食品应以低蛋白、低苯丙氨酸食物为原则，其量和次数随血苯丙氨酸浓度而定。每位患者能添加的食物种类与量因人而异，与酶的缺陷严重程度有关。较轻患者的血苯丙氨酸浓度较易控制，而严重缺乏者则不容易增添天然食品。

（2）BH4 治疗：对 BH4 反应性 PAH 缺乏症，尤其是饮食治疗依从性差者，国外报道口服 BH4 5～20mg/（kg·d），分 2～3 次，或联合低 Phe 饮食，可提高患者对 Phe 的耐受量，适当增加天然蛋白质摄入，改善生活质量及营养状况。目前我国批准的 BH4 药物的适应证为 BH4 缺乏症，对 BH4 反应性 PAH 缺乏症的治疗经验有限。

3. 随访　建议空腹或喂奶 2 小时后采血监测血 Phe 浓度，使血 Phe 浓度在理想控制范围内。患儿特殊奶粉治疗开始后每 3 天测定血 Phe 浓度，以及时调整饮食，添加天然食物，代谢控制稳定后，Phe 测定可适当调整：小于 1 岁每周 1 次，1～12 岁每 2 周～每月 1 次，12 岁以上每 1～3 个月测定 1 次。如有感染等应急情况下血 Phe 浓度升高或血 Phe 波动，或每次添加或更换食谱后 3 天，需密切检测血 Phe 浓度。年长儿入托、入学后的饮食治疗会有一定难度，需要家长、学校的积极配合，同时做好患者的心理辅导工作 6 患者需定期进行体格发育评估，在 1 岁、3 岁、6 岁时进行智力发育评估。

九、预防

1. 遗传咨询　避免近亲结婚。家族成员基因突变检测也可检出杂合子携带者，进行遗传咨询。

2. 产前诊断　对 PAH 缺乏症高危家庭产前诊断是优生优育，防止同一遗传病在家庭中重现的重要措施。对有本病家族史的夫妇及先证者可进行基因突变检测，明确患者突变类型。产前诊断于孕 10 ~ 13 周取绒毛膜或 16 ~ 22 周取羊水细胞进行 DNA 分析。由于遗传多态性连锁分析不是直接检测基因突变，因此在应用中必须注意临床诊断的准确性，不能将非 PAH 基因突变的患者当成 PAH 缺乏症来进行连锁分析诊断。在产前诊断中还必须严防样品污染，尤其是母源性有核细胞污染。

3. 新生儿疾病筛查　开展和普及新生儿疾病筛查，及早发现 PAH 缺乏症患儿，尽早开始治疗，防止发生智力低下。

（王　丽）

第二节　四氢生物蝶呤缺乏症

（一）概述

四氢生物蝶呤缺乏症（tetrahydrobiopterin deficiency，BH4D）是属于常染色体隐性遗传病，由于苯丙氨酸（phenylalanine，Phe）等芳香族氨基酸羟化酶辅助因子 - 四氢生物蝶呤（tetrahydrobiopterin，BH4）其合成或代谢途径中某种酶的先天性缺陷导致一些芳香族氨基酸代谢障碍，影响脑内神经递质合成，患儿出现严重的神经系统损害症状体征和智能障碍。较常见的 BH4D 由于 6 - 丙酮酰四氢蝶呤合成酶缺乏症（6 - pyruvoyl tetrahydropterin synthase deficiency，PTPS，MIM 261640）及二氢蝶啶还原酶缺乏症（dihydropteridine reductase deficiency，DHPR，MIM 261630）所致，少见为鸟苷三磷酸环水解酶缺乏症（guanosine triphosphate cyclohydrolase deficiency，GTPCH）（MIM 233910）、蝶呤 - 4α - 二甲醇胺脱水酶缺乏症（pterin 4α - carbinolamine dehydrogenase deficiency，PCD，MIM 264070）及墨蝶呤还原酶（SR）缺乏症（MIM 182125）。

（二）流行病学

至今已发现在 BH4 合成或代谢途径中主要有 5 种酶缺乏导致 BH4D，根据最新 BIODEF 数据统计，全世界注册 BH4D 病例数 675 例：其中 PTPS 缺乏共 358 例（占 53%，其中严重型占 82%），DHPR 220 例（占 32.6%，其中严重型占 92%），GTPCH 缺乏症 31 例（占 4.6%，严重型占 90%），SR 缺乏 43 例（占 6.4%，严重型占 81%），PCD 缺乏症 23 例（占 3.4%，暂时型占 74%）。各国家 BH4D 在高苯丙氨酸血症（HPA）中比例不一，白种人 1% ~2%；东南亚地区中日本占 4%，韩国占 10%，泰国占 17%，菲律宾占 23%，马来西亚较高占 64%。至今中国大陆累积 BH4D 近 300 例，南方 BH4D 的发生率高于北方，北方约占 6% ~7%，中部占 14%，南部较高占 29%。DRD 为常染色体显性遗传的 GTPCH 缺乏所致，占儿童运动障碍 5% ~10%。

（三）发病机制

四氢生物蝶呤（BH4）是苯丙氨酸、酪氨酸、色氨酸羟化酶的辅酶。BH4 合成和代谢途径（图 4 - 2）。BH4 与 Phe 通过一种 GTP 环化水解酶 I 反馈调节蛋白（GFRP）起着调节 GTPCH 作用，BH4 负反馈抑制 GTPCH，苯丙氨酸（Phe）可增加 GFRP 作用，因此当血 Phe 增高时，通过增强 GTPCH 作用使新蝶呤和生物蝶呤的合成也相应增高。三磷酸鸟苷（GTP）在 GTPCH、PTPS 和 SR 三种合成酶作用下合成无活性的四氢生物蝶呤，后者与芳香族氨基酸羟化过程中释放的氧分子结合生成蝶呤 - 4α - 二甲醇胺，然后经 PCD 作用后生成醌，二氢生物蝶啶（BH2），在二氢生物蝶啶还原酶（DHPR）作用下生具有生物活性的 BH4，发挥重要的生理作用。BH4 代谢途径中任何一种合成酶或还原酶缺乏均可导致 BH4 生成不足或完全缺乏；GTPCH 缺乏，新蝶呤和生物蝶呤的合成均受阻；此外，GTPCH 缺乏也可导致常染色体显性遗传的多巴反应性肌张力障碍（dopa - responsive dystonia，DRD）（又称 Segawa 病）

（MIM 128230），不伴血苯丙氨酸增高；PTPS 缺乏时，酶阻断前质新蝶呤增加，而生物蝶呤合成障碍；DHPR 缺乏则新蝶呤形成无影响，生物蝶呤堆积；PCD 缺乏，使尿中 7 – 蝶呤（7 – substituted pterin）生成增加。BH4 缺乏不仅影响了苯丙氨酸羟化酶的稳定性，从而使酶活性下降，阻碍了苯丙氨酸的代谢，导致血 Phe 浓度增高，出现类似于经典型 PKU 的代谢异常，而且由于降低了酪氨酸、色氨酸羟化酶活性，导致神经递质前质左旋多巴胺（L – DOPA）和 5 – 羟色氨酸（5 – hydroxytryptophan，5 – HTP）生成受阻，从而影响了脑内神经递质（多巴胺、5 – 羟色胺）的合成，患者出现严重的神经系统损害的症状和体征，故未治疗者其临床症状比经典型 PKU 更严重，预后更差。

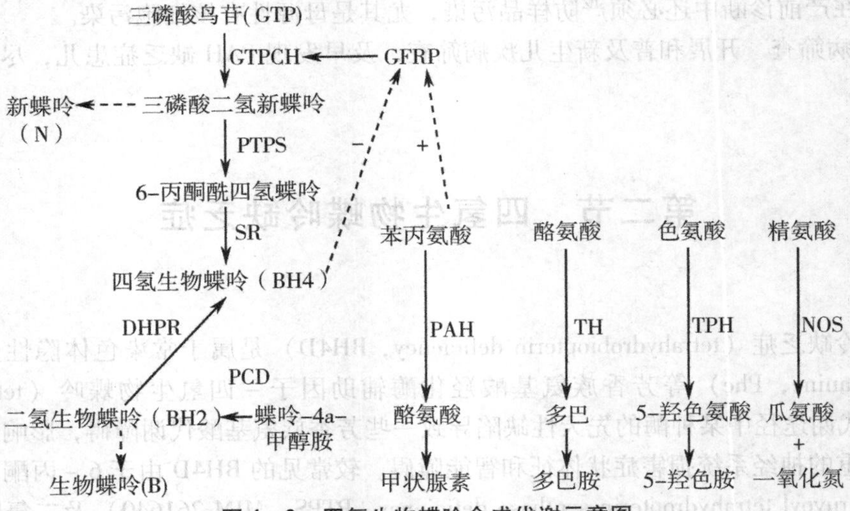

图 4 – 2　四氢生物蝶呤合成代谢示意图

GFRP：GTP 环化水解酶 I 反馈调节蛋白；GTPCH：GTP 环水解酶；PTPS：6 – 丙酮酰四氢蝶呤合成酶；SR：墨蝶呤还原酶；PCD：蝶呤 – 4α – 甲醇胺脱水酶；DHPR：二氢蝶啶还原酶；PAH：苯丙氨酸羟化酶；TH：酪氨酸羟化酶；TPH：色氨酸羟化酶；NOS：一氧化氮合成酶

（四）遗传学

四氢生物蝶呤缺乏症属于常染色体隐性遗传病。1987 年 Dahl 等从鼠肝和人肝中分离出 DHPR，克隆人 DHPR 的 cDNA 编码蛋白，编码区为 244 个氨基酸，DHPR 基因 QDPR 位于 4p15.3，含 7 个外显子；Hartakeyama 等克隆了鼠肝 GTPCH 基因 GCH1，cDNA 编码序列全长为 222 个氨基酸，基因位于 14q22.1 ~ q22.2，含 6 个外显子；Thony 等从成人肝细胞克隆了 PTPS 的基因 PTScDNA，PTPS 的 cDNA 编码序列全长为 500 多个核苷酸，人类 PTS 基因位于 11q22.3，全长 2kb，6 个外显子；另从鼠肝和人肝中分离出 PCD 酶基因户 PCBD，编码 103 个氨基酸，基因位于 10q22；SR 酶基因 SPR 位于 2p14 – p12，含 3 个外显子。

根据最新 BIOMBD 数据库显示，220 余种基因突变与 BH4 缺乏症有关，其中已知 114 种 GCH1 基因突变（占 51%），94% 基因突变与 DRD（不伴 HPA）有关，极少数突变导致常染色体隐性遗传的 GT-PCH 缺乏；52 种 PTS 突变（占 24%）、35 种 QDPR 基因突变（占 16%）、13 种 SPR 基因突变及 9 种 PCBD 基因突变。东亚地区已发现 43 种 PTS 基因突变类型（21 种新基因突变），c.155A→G（p.N52S）、c.259C→T（p.P87S）、c；272A→G（p.K91R）、c.286G→A（p.D96N）和 c.84 – 291A→G 是东亚患者常见突变；中国大陆 143 例 BH4D 患者的基因突变类型分析结果发现 32 种 PTS 基因突变，其中 c.155A→G、c.259C→T、c.286G→A 和 c.IVS1 – 291A→G 为热点突变（占 76.9%），c.259C→T 在中国南北方多见，c.155A→G 则多见于南方患者；c.155A→G、c.259C→T、c.286G→A 可导致严重型 PTPS 缺乏有关，c.166G→A（V56M）及、c.IVS1 – 291A→G 可能与轻型 PTPS 缺乏症有关。至今中国已发现 14 例 DHPR 缺乏症，已发现 10 种 QDPR 基因突变。

（五）临床表现

新生儿期的 BH4D 患儿，除了血 Phe 增高外，无任何临床表现，往往在生后 1 ~ 3 个月后出现类似

PKU的临床症状外，主要表现儿茶酚胺及5-羟色胺缺乏症状，多巴胺缺乏相关症状如运动障碍、嗜睡、肌张力低下、眼震颤、吞咽困难及口水增多，5-羟色胺缺乏相关症状如面无表情、反应迟钝、抑郁、失眠等，去甲肾上腺素缺乏相关症状如躯干肌张力低下、眼睑下垂、小脑发育障碍等，其他症状如顽固性抽搐、反复发热，至幼儿或儿童期仍不能独坐、站、行走，全身瘫软，智能发育严重障碍。

典型PTPSD者，因胎内发生脑损伤，其未成熟儿和低出生体重儿发生率较高，临床症状出现也较早，小头畸形发生率较高。PTPS缺乏临床上分为3型，即典型型或严重型、部分型或外周型、暂时型。严重型者，其PTPS完全缺乏，脑脊液中神经递质代谢产物水平有不同程度的下降，表现有严重神经系统症状（极少数可有正常的神经系统发育）；而部分型或外周型者PTPS轻度缺乏，脑脊液中神经递质代谢产物水平正常（个别患者暂时性下降），故患者仅表现为苯丙氨酸羟化酶功能不足而出现HPA，无其他神经系统症状；由于临床上不能常规进行脑脊液中神经递质代谢产物水平测定，缺乏某一生化检测指标来明确区别严重型与外周型，有些患者开始诊断为外周型，随着年龄增长而转变为严重型。可以借助PTS基因分析，查询已报道的基因与临床表型提供轻、重型的诊断依据；暂时型者为PTPS成熟延迟所致，随着酶的完全成熟，临床表现逐渐消失。

DHPR缺乏者除了与PTPS相似表现外，因存在免疫功能低下而较易反复感染，由于叶酸代谢受抑制，伴有基底神经节、脑白质和灰质血管周围钙化灶及脑萎缩导致明显小头畸形、抽搐等症状。常染色体隐性遗传GTPCH缺乏者也可出现免疫功能的紊乱。

常染色体显性遗传GTPCH缺乏导致DRD患者无苯丙氨酸增高，仅导致多巴胺神经递质缺乏，而无5-羟色胺神经递质缺乏，可表现为肢体乏力或肌力减低、步态不稳、足内或外翻、动作缓慢、迟钝、语言障碍（发声困难或口齿不清），其运动障碍可有昼夜改变，晨起或休息后症状减轻，傍晚及运动后加重。疾病表型变异较大，同一家庭中患者可无临床症状。

（六）实验室检查

临床上通过新生儿筛查或临床高危筛查测定血苯丙氨酸（Phe）及Phe/Tyr比值增高诊断为高苯丙氨酸血症（HPA），大部分BH4D患者均伴有HPA，但常染色体显性遗传的GTPCH缺乏（多巴反应性肌张力低下症）、SR缺乏症及DHPR缺乏症患者，血Phe可正常而未能被新生儿筛查检出而遗漏。对临床高危患者，常规进行串联质谱氨基酸分析以早期诊断HPA。对所有诊断为HPA者，应在低Phe饮食治疗前常规进行尿蝶呤谱分析、干滤纸血片DHPR活性测定以进行BH4D鉴别诊断。BH4负荷试验有助于BH4D的快速辅助诊断及鉴别BH4反应性PKU/HPA。

1. 血苯丙氨酸（Phe）、酪氨酸（Tyr）测定　新生儿筛查或临床高危筛查测定血苯丙氨酸（Phe）增高者，通过荧光法或串联质谱仪进行氨基酸分析，以排除酪氨酸血症（Phe及Tyr增高，Phe/Tyr正常）、瓜氨酸血症Ⅱ（Citrin蛋白缺陷）导致新生儿肝内胆汁淤积症（新生儿早期可有瓜氨酸、苯丙氨酸、精氨酸、苏氨酸增高）。BH4缺乏症患者血Phe及Phe/Tyr增高，血Phe增高程度变异大，可轻度增高，或类似经典型PKU。

2. 尿蝶呤谱分析

（1）方法：是目前世界上公认的BH4D筛查手段，尤其对BH4合成酶缺乏（PTPS及GTPCH缺乏症）诊断较可靠。新鲜尿液收集后马上加入抗坏血酸（每ml尿液加10～20mg抗坏血酸），避光下混合均匀后-70℃保存或浸透5cm×5cm大小专用滤纸片上，避光晾干后邮寄。采用高效液相色谱仪（HPLC）进行尿新蝶呤（neopterin，N）、生物蝶呤（biopterin，B）定量分析，从而得出两者之比例和生物蝶呤百分率［B/（B+N）×100%］。

（2）结果判断：PTPS缺乏时，尿新蝶呤（N）明显增加，生物蝶呤（B）明显降低，B%<10%（多<5%）；对于尿新蝶呤明显增高，尿生物蝶呤正常或略低，B%介于5%～10%，诊断需谨慎，可结合BH4负荷试验协助诊断。还原酶DHPR缺乏时，尿新蝶呤可正常或稍高，生物蝶呤明显增加，B%增高，但部分DHPR缺乏患者可有正常尿蝶呤谱；GTPCH缺乏者，尿新蝶呤、生物蝶呤均极低，B%正常；PCD缺乏者在生物蝶呤峰后出现7-生物蝶呤波峰（需要有特异内标）；SR缺乏症尿蝶呤谱可

正常。

3. 酶学分析 红细胞二氢蝶啶还原酶（DHPR）活性测定是DHPR缺乏症的确诊方法。由于常规尿蝶呤谱分析和BH4负荷试验并不能完全对DHPR缺乏症进行鉴别，有些DHPR缺乏者其尿蝶呤谱正常、BH4负荷（20mg/kg）阴性，需要通过红细胞DHPR活性测定以确诊。外周血滴于干滤纸片（至少8mm），采用双光束分光光度计测定DHPR活性，DHPR缺乏症患者该酶活性极低。此外，有条件单位通过采用红细胞或皮肤成纤维细胞作、PTPS活性测定，PTPS缺乏者，该酶活性降低。肝活检或被刺激过的单核细胞做GTPCH活性测定、肝活检测定PCR活性等从酶学水平明确诊断。

4. BH4负荷试验 BH4负荷试验是一种快速而可靠的BH4缺乏症辅助诊断试验，也是鉴别BH4反应性PKU/HPA的有效方法。如今可采用人工合成BH4药物（二盐酸沙丙蝶呤，Kuvan）（每片100mg）进行BH4负荷试验。试验前先留尿做尿蝶呤谱分析，血Phe＞600μmol/L（新生儿＞400μmol/L），可在喂奶前30分钟给予口服BH4片（20mg/kg）（BH4片溶于水中），BH4服前，服后2、4、6、8、24小时分别取血作Phe、Try测定，服后4～8小时留尿做尿蝶呤谱分析。Phe（100mg/kg）＋BH4联合负荷试验不推荐，可能导致假阳性判断。BH4缺乏者，当给予BH4后，因其苯丙氨酸羟化酶活性恢复，血Phe明显下降，临床经验提示，PTPS缺乏者，血Phe浓度多在服用BH4后4～6小时下降80%～90%或降至正常；DHPR缺乏者血Phe下降缓慢，类似部分BH4反应性PKU/HPA。

5. 脑脊液蝶呤和神经递质代谢产物测定 脑脊液中加入一定量的维生素C以保存，其蝶呤分析方法与尿蝶呤相一致。此外，可用气相色谱法测定脑脊液中神经递质代谢产物如3－甲氧基－4－羟苯乙二醇、高香草酸和5－羟基吲哚乙酸。严重型BH4D者其脑脊液中神经递质代谢产物水平有不同程度的下降，而外周型或轻度BH4D者其剩余的酶活性所产生的BH4尚能满足脑内神经递质合成，脑脊液中神经递质代谢产物水平可正常。

6. 头颅影像学检查

（1）头颅MRI：有助于BH4缺乏症患者脑损伤的评估，MRI检查T_1加权成像发现在豆状核对称性钙化灶、脑沟脑回深，皮质下囊性变，T_2加权成像显示脱髓鞘病变导致的脑室周围脑白质高信号改变。

（2）头颅MR波谱分析：质子核磁波谱是分析脑内代谢产物的非损伤性的检查方法，测定N－乙酰天冬氨酸（N－acetylaspartate，NAA）与肌酸比例、NAA与胆碱比例、NAA与肌醇比例、肌醇与胆碱比例等，发现一些患者由于脱髓鞘及皮质下囊性改变导致脑损伤，使胆碱或肌酸降低，从而导致脑NAA/Cr、NAA/胆碱比值增高；有些患者可发现增高的乳酸峰，可能与神经递质紊乱导致脑局部代谢异常及脱髓鞘改变有关。

（3）头颅CT：可显示脑发育不良、脑萎缩、基底神经节等钙化灶等。

（七）诊断和鉴别诊断

1. 诊断 新生儿和出生3个月内BH4缺乏症患儿除了血Phe增高外，无明显BH4缺乏的临床表现，易被误诊为PAH缺乏所致PKU或HPA，但如给予低（无）Phe奶粉治疗后，患儿血Phe浓度虽很快下降，但却逐渐出现神经系统损害症状，主要表现为躯干肌张力低下、四肢肌张力增高等，延误了BH4缺乏症的诊治时机。早期治疗（出生2个月内）明显改善预后。因此，对所有HPA者，应在低Phe饮食治疗前进行尿蝶呤谱分析、干滤纸血片DHPR活性测定，或联合BH4负荷试验以及早进行BH4D诊断。

2. 鉴别诊断

（1）BH4合成代谢中主要酶缺乏之间的鉴别：临床表现相似，主要依靠实验室检查鉴别。

1）PTPS缺乏症：出生体重多偏低，尿新蝶呤（N）明显增加，生物蝶呤（B）明显降低，B%小于10%（多＜5%），BH4负荷试验其血Phe浓度在服用4～6小时下降至正常，PTS基因突变分析证实诊断。

2）DHPR缺乏症：因叶酸代谢受阻而出现基底神经节、脑白质和灰质血管周围钙化灶、脑萎缩，小头畸形严重；尿生物蝶呤多明显增高，红细胞DHPR活性极低，QDPR基因分析明确诊断。

3）GTPCH缺乏症：尿新蝶呤、生物蝶呤均极低，B%正常；但常染色体显性遗传性GTPCH缺乏所致多巴反应性肌张力低下症（DRD）主要表现为多巴胺递质缺乏，而无 5 - 羟色胺递质缺乏症状及高苯丙氨酸血症，以一侧或双侧肢体运动障碍，逐步影响至其他肢体，晨起或休息后症状好转，呈昼间波动现象。苯丙氨酸负荷试验显示苯丙氨酸羟化酶活性降低导致负荷试验后血苯丙氨酸下降缓慢，尿蝶呤谱分析可显示新蝶呤、生物蝶呤偏低。单纯多巴治疗效果显著。GCH1 基因突变分析明确诊断。

（2）与 PAH 缺乏性 PKU/HPA 鉴别：典型 PKU 患者特点为头发、皮肤颜色浅淡、尿鼠臭和不同程度的智能发育障碍。血 Phe 浓度 > 360μmol/L 诊断 PKU，血 Phe 浓度 120 ~ 360μmol/L 诊断轻度 HPA，尿蝶呤谱分析显示尿新蝶呤和生物蝶呤水平多增高，B% 正常，红细胞 DHPR 活性正常；BH4 负荷试验后部分患者试验 2 天血 Phe 浓度均下降 > 30%（BH4 反应性 PKU），部分无反应。PAH 基因突变确诊。

（3）与其他导致肌无力遗传代谢病鉴别：如重症肌无力、线粒体肌病、戊二酸血症Ⅱ型、糖原累积病Ⅱ型等，除表现各种程度的肌无力外，有其各自的特异性临床表现，血苯丙氨酸浓度正常，肌酶明显增高，肌电图及肌活检有助诊断。

（八）治疗

BH4 缺乏症的治疗主要取决于酶缺乏类型及脑脊液中神经递质缺乏程度。大多数 BH4 缺乏症都需要神经递质前质多巴（L - DOPA/cabidopa）及 5 - 羟色氨酸（5 - HTP）联合 BH4 或低苯丙氨酸饮食治疗。

1. 几种酶缺乏的治疗原则　GTPCH 缺乏症伴有 HPA 者需要 BH4 联合神经递质前质治疗；DRD 者仅给予 L - DOPA 4 ~ 12mg/（kg · d）/cabidopa 治疗；PTPS 轻型者可单纯 BH4 治疗，但需要密切随访神经系统症状；严重型者给予 BH4 联合神经递质前质治疗；DHPR 缺乏症者目前认为 BH4 治疗可导致 7，8 - 二氢生物蝶呤堆积，对芳香族氨基酸羟化酶及 NO 合成酶产生负面影响，故建议采用低苯丙氨酸饮食治疗降低血 Phe 浓度，同时需要神经递质前质及四氢叶酸（如亚叶酸钙）10 ~ 15mg/d 治疗；PCD 缺乏症可能归属于非疾病，不需要治疗或仅采用 BH4 治疗。

2. 四氢生物蝶呤（BH4）治疗　BH4 治疗主要目的降低血苯丙氨酸浓度。目前国内采用的进口 BH4 药物是二盐酸沙丙蝶呤（Kuvan，100mg/片）。常染色体隐性遗传 GTPCH 缺乏症、PTPS 缺乏症、PCD 缺乏症患者在普食下，给予 BH4 以降低血 Phe 浓度达正常水平，BH4 剂量 2 ~ 5mg/（kg · d），分 2 ~ 3 次口服，根据血 Phe 浓度调节剂量，可增加剂量至 10mg/（kg · d）。根据临床资料显示 PTPS 缺乏症患者给予 BH4 1 ~ 2mg/kg，治疗多能使血 Phe 浓度维持正常水平。

3. 低或无苯丙氨酸特殊饮食　DHPR 缺乏者用低或无 Phe 特殊奶粉或蛋白粉等饮食治疗，方法同 PKU；对于因各种原因（如经济困难）无法接受其他类型 BH4 缺乏症者，可通过特殊饮食治疗，使血 Phe 浓度接近正常水平 120 ~ 240μmol/L。

4. 神经递质前质治疗　大多数 BH4 缺乏症都需要神经递质前质多巴（L - DOPA/cabidopa）及 5 - 羟色氨酸（5 - HTP）联合治疗。carbidopa 可减少 L - DOPA 在脑外周组织经脱羧而转变为多巴胺，使更多的 L - DOPA 进入血脑屏障，在脑内脱羧形成多巴胺，发挥其生理作用，临床上多用美多芭或息宁（L - DOPA/cabidopa = 4 ：1）。药物剂量随年龄增长而增加，L - DOPA 剂量：新生儿期：1 ~ 3mg/（kg · d），<1 ~ 2 岁：4 ~ 7mg/（kg · d），>1 ~ 2 岁：8 ~ 15mg/（kg · d），分 3 ~ 4 次口服。5 - HTP 剂量：新生儿期：1 ~ 2mg/（kg · d），<1 ~ 2 岁：3 ~ 5mg/（kg · d），>1 ~ 2 岁：6 ~ 9mg/（kg · d），分 3 ~ 4 次口服。L - DOPD 及 5 - HTP 药物开始治疗剂量从 1mg/（kg · d），每周增加 1mg/（kg · d），至治疗剂量，以减少药物所致的胃肠道不良反应或药物不耐受，如对多巴不良反应可出现运动障碍、不自主异常动作或抽动症样、兴奋失眠等，尤其是儿童患者初始治疗时易发生，减少多巴剂量或总量分多次服用可改善上述症状；此外，L - DOPA 治疗中往往会出现 On - Off 现象，即间歇性出现精神萎靡不振、软弱无力、嗜睡等，可在 1 天中出现几次，持续数天或长达几周，这种精神运动状态改变与较短的 L - DOPA 半衰期有关，可将 1 天药物总剂量分成 6 ~ 8 次服用可减少 On - Off 现象。5 - HTP 可导致呕吐、腹泻等肠胃道紊乱症状，重者可减少剂量或暂时性停药。一些患者，尤其是幼儿或儿童期患者单独用多巴治疗即可。

根据临床症状，有条件可根据脑脊液神经递质代谢产物水平来调节药物剂量。由于多巴胺可抑制下丘脑垂体 PRL 的产生和释放，5－羟色胺是松果体激素（褪黑激素）的前质，故典型的 BH4D 者，由于多巴胺和 5－羟色胺合成减少可导致高 PRL 血症和褪黑激素（melatonin）缺乏，因此，在不能测定脑脊液神经递质代谢产物水平的情况下，血 PRL 可作为 DOPA 剂量调节的一个有用指标，同样用褪黑激素（melatonin）来衡量 5－羟色氨酸剂量足够与否。

5. 其他辅助治疗　DHPR 缺乏症者可补充四氢叶酸 10～15mg/d；有研究者提出一些 BH4 缺乏症患者需要较大剂量的神经递质前质治疗或药物不良反应较大，可联合使用 L－deprenyl，一种单胺氧化酶 B 的抑制剂（MAOi）如司来吉兰（selegiline）［0.1～0.3mg/（kg·d）］及儿茶酚－O－转甲基酶抑制剂（COMTi）如恩他卡朋（entacapone）［30mg/（kg·d）］治疗可提高脑内神经递质合成，减少神经递质前质的剂量，以减少不良反应及"ON－Off"现象发生。近来报道采用多巴胺受体激动剂如培高利特（pergolide）0.006～0.75mg/（kg·d）可减少神经系统症状。

（九）预防

1. 新生儿筛查　出生 3 天采集干滤纸血片进行血 Phe 浓度测定以筛查 HPA，对所有 HPA 者进行尿蝶呤谱分析及血 DHPR 活性测定进行 BH4 缺乏症鉴别，以早期治疗，避免神经系统损害和智力障碍发生。然而也有患者尽管新生儿期早期治疗仍有严重神经系统损害，一项对 BH4D 患者长期随访结果显示 26 例 PTPS 缺乏者早（出生 2 个月内）、晚治疗后其智力发育延迟比例分别占 35% 与 44%，10 例 DHPR 缺乏症者早、晚治疗其智力发育延迟比例占 50% 与 100%。

2. 产前诊断　对先症者通过基因突变分析明确诊断者，于 18～20 周采集羊水进行基因分析进行产前诊断，阻止患者出生。

（王　丽）

第三节　枫糖尿病

（一）概述

枫糖尿病（maple syrup urine disease，MSUD，OMIM 248600）是常染色体隐性遗传性支链氨基酸代谢病，由于支链酮酸脱氢酶复合体（branched chain keto acid dehydrogenase complex，BCKAD）缺陷导致各种支链氨基酸的酮酸衍生物氧化脱羧作用受阻，大量支链氨基酸及其相应酮酸衍生物在体内蓄积，对脑组织产生神经毒性作用，干扰正常氨基酸脑转运，使谷氨酸、谷氨酰胺及 γ－氨基丁酸降低；脑苷脂等合成不足，抑制髓鞘形成，导致严重的脑发育障碍等一系列神经系统损害。经典型患者可在出生数天发病，发展迅速，在出生 7～10 天出现昏睡、昏迷、角弓反张及中枢性呼吸衰竭；血浆亮氨酸、异亮氨酸、缬氨酸和别异亮氨酸浓度异常升高；因尿中排出大量的支链 α－酮酸，具有特殊的枫糖气味而得名。

（二）发病机制

MSUD 为常染色体隐性遗传病，由于支链酮酸脱氢酶复合体（BCKAD）缺陷导致支链氨基酸（亮氨酸、异亮氨酸、缬氨酸）代谢受阻，其相应酮酸衍生物在体内蓄积（图 4－3），对脑组织产生神经毒性作用。BCKAD 复合体由支链 α－酮酸脱羧酶（E1）（包括 E1α、E1β）、双氢脂酰转环酶（E2）、脱氢酶（E3）及两个特异性调节蛋白（激酶及磷酸酶）等不同蛋白组成。任何一种蛋白异常可导致 BCKAD 复合体功能障碍。多数情况下机体具有 9%～13% 的 BCKAD 活性即可满足支链氨基酸正常的代谢。根据蛋白质缺陷的不同，将 MSUD 分为：E1α 缺陷为 MSUDⅠA 型，E1β 缺陷为 MSUDⅠB 型，E2 缺陷为 MSUDⅡ型，E3 缺陷为 MSUDⅢ型。目前为止，尚无 MSUD 患者 BCKAD 激酶及磷酸酶基因缺陷报道。

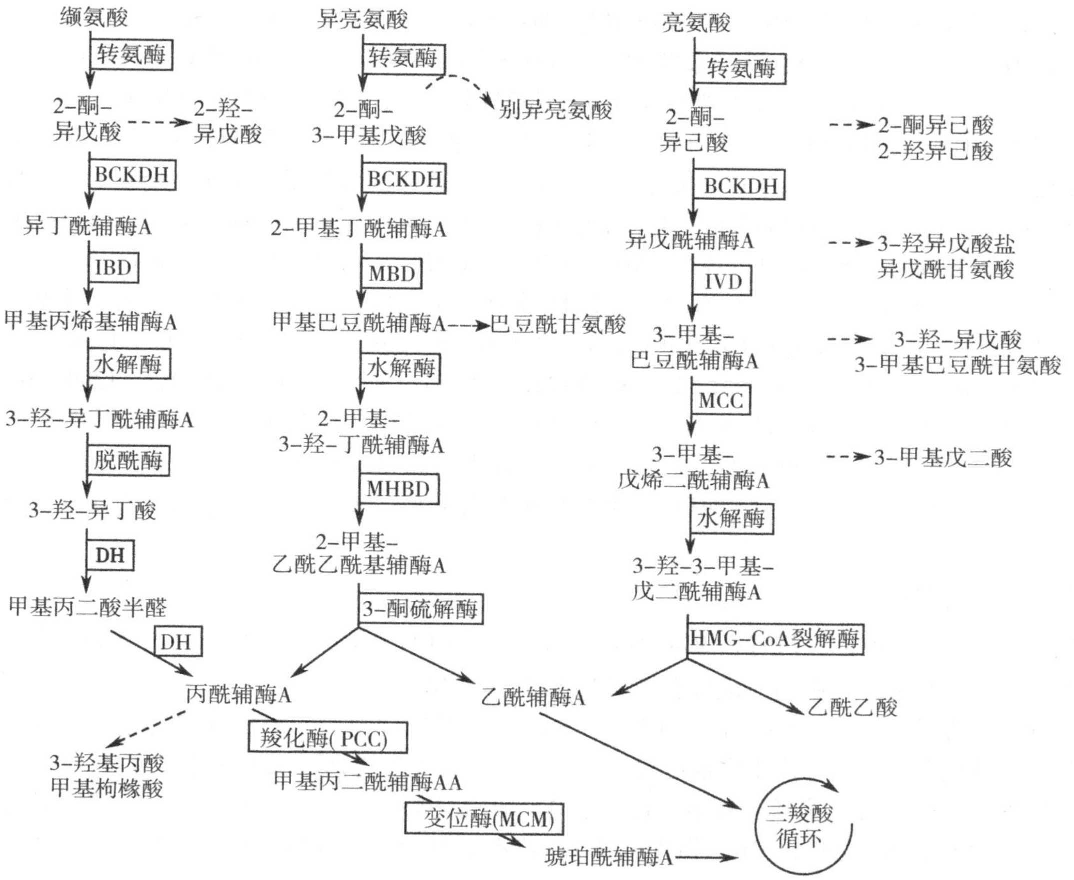

图4-3 支链氨基酸代谢示意简图

BCKDH：支链酮酸脱氢酶；DH：脱氢酶；IBD：异丁酰辅酶A脱氢酶；MBD：甲基丁酰辅酶A脱氢酶；IVD：异戊酰辅酶A脱氢酶；MCC：3-甲基巴豆酰辅酶A羧化酶；MHBD：2-甲基-3-羟基丁酰辅酶A脱氢酶；PCC：丙酰辅酶A羧化酶

亮氨酸和α-酮异己酸（αKIC）干扰神经递质合成、神经元生长以及髓磷脂合成，α-酮异己酸和其他BCKAs干扰肌肉和大脑的转氨基反应。MSUD患儿在生理应激如感染、创伤等情况下，肌肉分解蛋白增加，产生BCAAs及其酮酸产物，肌肉中高浓度α-酮异己酸（αKIC）经细胞基质转氨酶逆反应产生亮氨酸，同时消耗大量丙氨酸和其他氨基酸。亮氨酸通过大分子氨基酸转运体2（LAT2）与其他氨基酸（Tyr、Phe、Trp、Ile、His、Val、Met、Gln、Thr）竞争，干扰其他中性氨基酸通过血脑屏障，使脑中色氨酸、甲硫氨酸、酪氨酸、苯丙氨酸、组氨酸、缬氨酸、苏氨酸减少，从而影响脑的生长、神经递质（多巴胺、去甲肾上腺素、5-羟色胺）和脑中主要的甲基供体S-腺苷甲硫氨酸（S-AdoMet）的合成。aKIC通过一元羧酸转运体（monocarboxylate transporter，MCT）进入脑中，它经大脑转氨酶（cerebral transaminases，TA）反应产生亮氨酸α-酮戊二酸（αKG），同时消耗脑中主要的神经兴奋性和抑制性的递质谷氨酸、GABA和谷氨酰胺。NADH/NAD比率增高，导致脑乳酸浓度增高。

（三）遗传学

枫糖尿病属于常染色体隐性遗传病，MSUD有3个相关基因：编码E1α的BCKDHA基因缺陷（占45%），编码E1β的BCKDHB基因缺陷（占35%），编码的E2的DBT基因缺陷（占20%）。BCKDHA（OMIM 608348），定位于19q13.2，含9个外显子，分子量约45.5kD。Old Order Mennonite人群中Tyr393Asn突变率高达1/358，该突变导致E1成分聚集异常，不能形成正常四聚体。葡萄牙吉普赛人中c.117delC是主要的突变形式，突变频率达1.4%。国内外报道的其他突变有：Gly245Arg，Phe364Cys，

Argy220Trp，Gly204Ser，THR265ARG，CYS219TRP，Gln69Stop，IVS6 - 1G→C，IVS8 - 2A→G，Gln125Glu，Ala253Thr，Arg287Stop，Gly290Arg，Arg297His，Ala328Thr，R40GfsX23，D302A，H37VfsX3，A220V，D152N，413H，后三者可能导致非经典型 MSUD。Thr211Met 突变可导致经典型 MSUD。

BCKDHB（OMIM 248611）定位于 6q14.1，含 11 个外显子，包含 342 个氨基酸，分子量为 37.6kD，德系犹太人中携带 Arg183Pro 突变频率达 1/113。其他国内外报道的突变有：11 - BPdel，exon 1；His156Tyr；Va169Gly；Arg285Stop；Tyr383Stop；Arg111Stop；Cys188Stop；Glu230Stop；Ala91Val；Arg183Trp；Ser339Leu；P200X；1214K；Q267X；P356L Ala221frl7X；IVS3［+3］delA 等。

DBT（OMIM 248610）定位于 1p21.2，含有 11 个外显子。目前研究认为硫胺素有效型患者只存在 E2 变异。国内外报道的突变有：Phe215Cys，Ter422Leu，Ile37Met，Gly323Ser，His391Arg，Ser133Ter，Met263Arg，Ile401Thr，IVS 8 - 1G→A，K313N，Y122LfsX2，D390G，L398P，P411Q，c.1209 +5G→C 等。

上海交通大学医学院附属新华医院对 16 例 MSUD 患者进行基因分析，共检出 20 种突变（16 种未见报道），4 例患者中发现 BCKDHA 突变，8 例患者中发现 BCKDHB 突变，3 例检测到 DBT 突变，得出维生素 B_1 无效型患者存在 BCKDHA 及 BCKDHB 基因突变，维生素 B_1 有效型患者多存在 DBT 基因突变。

（四）临床表现

根据临床症状出现时间、进程，BCKAD 酶活性、对蛋白的耐受性及对维生素 B_1 的反应性，将枫糖尿病分为经典型、轻型、间歇型、硫胺有效型及脂酰氨脱氢酶缺乏型五型。

1. 经典型　最常见，占 75%，由于 E1α、E1β 或 E2 基因突变导致酶活性仅为正常人 0 ~ 2%。发病早、往往在新生儿筛查结果出来之前已发病，病情严重，发展迅速。患儿多于生后 4 ~ 7 天出现哺乳困难、阵发性呕吐、厌食、嗜睡、昏迷、惊厥发作、肌张力增高、酮症酸中毒、低血糖等症状，出生 12 ~ 24 小时尿液或汗液有特殊气味（枫糖浆味），若不及时治疗多数患儿在生后数天死于严重的代谢紊乱。

2. 轻型（中间型）　酶活性约为正常人 3% ~ 30%，任何年龄均可发病，表现生长、智能发育落后，可无神经系统的体征，应激情况下也可表现为严重的代谢紊乱和脑损伤，甚至致死。

3. 间歇型　酶活性约为正常人 5% ~ 20%，呈间歇发作，间歇期无症状，生长发育正常；多在感染、手术等应急情况下诱发，表现为发作性共济失调和酮症性酸中毒，严重者可引起死亡；少数出现智能低下。

4. 硫胺有效型　临床表现与轻型类似，酶活性为正常的 2% ~ 40%，除智能发育轻度落后外，无明显神经系统症状。用维生素 B_1 治疗可使临床及生化指标得到明显改善。

5. 脂酰胺脱氢酶缺陷型　很罕见，类似轻型，酶活性为正常人的 0 ~ 25%，但往往伴有严重的乳酸血症，也可有神经系统受损，如生长发育延迟、肌张力低下等。

此外，MSUD 患儿还可表现为认知与精神发育迟滞；有研究发现患儿语言记忆和学习功能一般都低于正常儿童。低血糖及高氨血症在各型患者中并不常见。其他非中枢神经系统症状有：贫血、四肢皮炎、脱发、生长障碍、头颅生长停滞、厌食、骨质疏松、念珠菌病等。

（五）实验室检查

1. 血浆氨基酸检测　采用氨基酸分析仪可检测血中亮氨酸、异亮氨酸、别异亮氨酸及缬氨酸浓度。串联质谱技术只能检测血中亮氨酸（包括异亮氨酸）及缬氨酸浓度。经典型患儿血浆中亮氨酸水平增高，伴异亮氨酸及缬氨酸水平增高，异亮氨酸及别异亮氨酸是诊断金指标，Schadewaldt 等报道血浆中别异亮氨酸 >5μmoL/L 对于 MSUD 诊断具有特异性。

2. 尿支链 α - 酮酸测定　采用气相色谱 - 质谱（gas chromatography - mass spectrometry，GC/MS）测定发现枫糖尿病患者尿中亮氨酸、异亮氨酸和缬氨酸的代谢产物：2 - 酮异己酸、2 - 酮 - 3 - 甲基戊酸（产生气味）、2 - 酮异戊酸排出增多。

3. 三氯化铁及 2，4 二硝基苯肼（DNPH）试验　非特异性，生后 48 ~ 72 小时患儿，当血浆亮氨酸浓度达到 1 000μmoL/L，两种试验可阳性。

4. 生化检测　血糖可降低或正常，尿酮体阳性，血氨可增高，代谢性酸中毒，阴离子间隙增加。

5. BCKAD 复合体酶活性及基因突变分析　可采集外周白细胞、皮肤成纤维细胞、淋巴母细胞、肝组织、羊水细胞、绒毛膜细胞等测定 BCKDH 复合体酶活性。外周血白细胞提取 DNA 进行相关基因分析，以从分子生物学水平明确诊断。

6. 头颅 MRI　亮氨酸毒性作用可导致患者脑髓鞘发育异常和脑性水肿。严重的脑水肿和神经系统损伤与血浆增高的亮氨酸及血浆渗透压下降有关。肾脏排出 BCKAs 可伴随钠盐丢失、摄入低渗甚至等渗液体也是导致低钠血症和严重的脑水肿的原因之一。

（六）诊断和鉴别诊断

1. 诊断

（1）枫糖尿病的诊断要点

1）出生 2～3 天出现喂养困难、酮尿，继之在 1～2 周出现严重的脑病症状如昏睡、呼吸暂停、角弓反张、刻板运动、昏迷和中枢性呼吸衰竭；轻型者在婴儿后期或儿童期在空腹、感染等应急情况下出现症状，生长、发育迟缓。

2）尿及汗液中有特殊的烧焦枫糖味。

3）血亮氨酸、异亮氨酸、别异亮氨酸及缬氨酸浓度升高；别异亮氨酸检出是诊断特异性依据。

4）尿支链氨基酸及其相应的酮酸增多。

5）尿二硝基苯肼试验及三氯化铁试验可阳性（血亮氨酸浓度明显增高时），该试验可阴性，故不能作为筛查方法。

6）BCKDH 复合体酶活性及基因突变分析，以从分子生物学水平明确诊断。

7）临床上对所有患儿都应进行维生素 B_1 负荷试验进行有效性判断：给予大剂量维生素 B_1 200～300mg，同时低蛋白饮食治疗至少 3 周，血亮氨酸及缬氨酸水平下降大于 30%，临床症状改善，判断为维生素 B_1 有效型。

（2）新生儿筛查：串联质谱技术（MS/MS）新生儿筛查能通过一滴血筛查 40 余种遗传代谢病（包括 MSUD）。在美英德天等发达国家已将串联质谱新生儿筛查列入法定筛查项目。上海交通大学医学院附属新华医院于 2003 年采用该技术对 10 万名新生儿进行筛查后，发现首例枫糖尿病，至 2011 年筛查共发现了 3 例 MSUD。

2. 鉴别诊断

（1）新生儿脑病：如窒息、低血糖、癫痫持续状态、核黄疸、脑膜炎及脑炎等。

（2）其他导致新生儿脑病的遗传代谢性疾病：β－酮硫解酶缺陷病、尿素循环缺陷、甘氨酸脑病及丙酸血症或甲基丙二酸血症。

（3）新生儿败血症：新生儿 MSUD 发病初期在临床上常表现精神萎靡、拒食、呕吐等非特异性症状，极易误诊为败血症。败血症患儿 C－反应蛋白和血常规有异常、尿液无焦糖味、MSIMS 分析有助鉴别。此外，遗传代谢病可继发败血症，需要排除遗传代谢病的可能。

（七）治疗

1. 目标

（1）入院 24 小时内血浆亮氨酸浓度降低大于 750μmol/L。

（2）给予充足的异亮氨酸、缬氨酸，急性发作期其浓度保持在 400～600μmol/L。

（3）尽量减少低张液体的摄入，保持血清钠离子浓度 138～145mmol/L。

（4）保持尿量 2～4ml/（kg·h），尿渗透压 300～400mmol/L。

2. 一般治疗

（1）去除诱发因素如感染、发热。

（2）足够能量供给，新生儿约 1 700kcal/（m^2·d），儿童约 1 500kcal/（m^2·d），成人 1 200kcal/（m^2·d）。

（3）给予不含 BCAA（亮氨酸、异亮氨酸、缬氨酸）的必需和非必需氨基酸 2.5～3.5g/（kg·d）；代谢危象时提供其他特殊氨基酸如异亮氨酸和缬氨酸各 20～120mg/（kg·d），谷氨酰胺和丙氨酸各 150～400mg/（kg·d），可根据年龄和临床表现做调整。

3. 急性期治疗　目的是排除积存在组织及体液中的分支氨基酸及其代谢产物，改善代谢环境，并促进蛋白合成、抑制蛋白分解。腹膜透析是急性期治疗的最佳方法。在急性失代偿期也可行持续血液透析，24 小时血亮氨酸清除率应大于 750μmol/L，在确诊后 2～4 天内将血亮氨酸水平降至 400μmol/L 以下。同时应补充必需与非必需氨基酸，蛋白质量 3～4g/（kg·d），异亮氨酸和缬氨酸分别 80～120mg/（kg·d），谷氨酰胺和丙氨酸分别 250mg/（kg·d）；静脉 10% 及 25% 葡萄糖，注意检测血糖，必要时补充胰岛素；保证患儿足够热量［120～140kcal/（kg·d）］，脂肪摄入占总热量的 40%～50%；血钠维持 140～145mmol/L，异亮氨酸和缬氨酸水平维持 400～600μmol/L，避免缺乏。试用最大剂量维生素 B_1 治疗，每日 100～300mg，口服。

脑水肿预防及处理：每天血浆渗透压降低超过 8mmol/L 可导致致命性脑疝。需要加强监测，注意监测头围、囟门大小、有无颅内压增高的迹象（如视盘水肿、定向障碍、意识减低、难治性呕吐、反射亢进、心动过缓性高血压）及脑疝迹象（如瞳孔不对称、眼肌麻痹等）。为预防脑水肿，可抬高头部，监测体重或尿量、适时调整电解质和水的摄入，保持血液渗透压 290～300mmol/L，尿液渗透压 $<$ 300～400mmol/L，尿比重 $<$ 1.010。已发生脑水肿者应及时治疗：呋塞米 0.5～1mg/kg，每 6 小时一次，预防水潴留；甘露醇 0.5～1.0g/kg，3%～5% 高渗盐水 5～10mmol/kg，血钠维持 140～145mmol/L。

4. 慢性期治疗　目的是供给足够的热能和营养以满足其生长发育所需，给予无支链氨基酸特殊奶粉喂养，必要时适当补充亮氨酸 60～90mg/（kg·d）、异亮氨酸和缬氨酸 40～50mg/（kg·d），以及其他必需氨基酸，控制血亮氨酸浓度在 100～300μmol/L。患儿需定期检测发育商、智商等。青少年和成人 MSUD 出现注意缺陷，多动障碍（ADHD）、抑郁、焦虑的风险增加，给予精神兴奋药和抗抑郁药有效。维生素 B_1 有效者，每日 100～300mg，口服，长期治疗。

Strauss 报道利用选择性肝移植成功治疗 11 例经典型 MSUD，使这些患者无须限制支链氨基酸饮食治疗，避免了急性代谢紊乱的发生。Mazariegos GV 等研究了 37 位因 MSUD 进行肝移植的随访患者，（4.5±2.2）年移植存活率达 100%，BCAAs 水平在术后数小时下降正常，并保持稳定，亮氨酸耐受性提高 10 倍。但由于原位肝移植导致的手术风险、免疫抑制剂的终身使用、供体来源不足等因素限制了其在临床中的应用。肝移植不能逆转慢性脑损伤如认知和运动障碍。

MSUD 患者在诊断和治疗过程中存在氧化应激，L－肉碱能通过提高抗氧化酶活性、降低脂质和蛋白质的氧化，从而抵抗 BCAAs 蓄积所致的氧化应激，故 L－肉碱可作为保护神经系统的辅助治疗。

患有 MSUD 的孕妇，需进行血浆氨基酸浓度和胎儿生长情况的监测，并严格控制代谢，以避免由于亮氨酸过高导致胎儿畸形和必需氨基酸缺乏等危险。

（八）预防

开始治疗的时间早与晚会影响预后。经典型 MSUD 最佳治疗时机是 7 天以内，早期治疗者 1/3 智力评分可达正常。出生 14 天后开始治疗者预后较差，生后数周内死于代谢紊乱和神经功能障碍，存活者存在智力低下、痉挛性瘫痪等神经系统后遗症。故早期诊治十分重要。新生儿遗传代谢病筛查可得到早期诊断，早期治疗，预防严重的代谢危象发生，降低死亡率；产前基因诊断可阻止患儿出生，达到二级预防目的。

（田　源）

第四节　酪氨酸血症

（一）概述

酪氨酸血症（tyrosinemia）是由于酪氨酸分解代谢途径中酶的缺陷，所导致的血浆酪氨酸明显增高（图4－4）。根据酶缺陷的种类不同，分为三型：酪氨酸血症Ⅰ型（tyrosinemia type 1，HT－Ⅰ，OMIM 276700）又称为肝－肾型酪氨酸血症，是由于延胡索酰乙酰乙酸水解酶（fumarylacetoacettate hydrolase，FAH）缺陷，导致延胡索酰乙酰乙酸不能分解为延胡索酸和乙酰乙酸，从而引起以肝、肾和周围神经病变为特征的代谢性疾病；酪氨酸血症Ⅱ型，又称眼－皮肤型酪氨酸血症，是由于酪氨酸氨基转移酶（tyrosine aminotransferase，TAT）缺陷，所导致的以角膜增厚、掌跖角化、发育落后为特征的代谢性疾病；酪氨酸血症Ⅲ型是由于4－羟基苯丙酮酸双加氧酶（4－Hydroxyphenylpyruvate dioxygenase，4－HPPD）缺陷所导致的一类以神经精神症状为主要表现的临床综合征，轻者可无临床症状，重者可表现为严重的精神发育迟缓等神经系统异常。此外，餐后采血、各种原因引起的肝功能衰竭也可以出现血浆酪氨酸水平增高；在牛奶喂养的未成熟新生儿中也可出现一过性的酪氨酸血症，是由于4－HPPD暂时性的功能不成熟所致，一般不会出现临床症状，通常无须处理即可自行缓解，缓解后也不遗留任何功能损害。

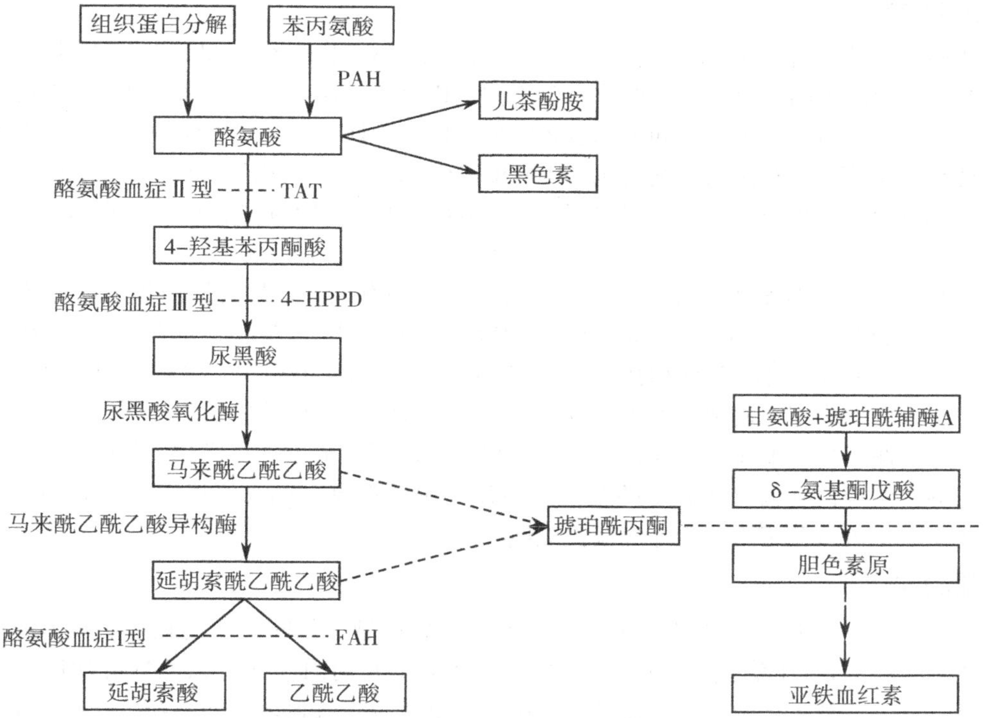

图4－4　酪氨酸分解代谢及酶缺陷示意图

PAH：苯丙氨酸羟化酶；TAT：酪氨酸氨基转移酶；4－HPPD：4－羟基苯丙酮酸双氧化酶；FAH：延胡索酰乙酰乙酸水解酶

在酪氨酸血症中，HT－Ⅰ由于其临床和病理表现多样，病例报道数量众多，而受到广泛关注。本章将重点介绍HT－Ⅰ的病因、发病机制、临床表现及诊断和治疗。英国学者Baber MD报道了一例9个月大的男性患儿，表现为肝脾大、肝硬化和范可尼综合征，被认为是对HT－Ⅰ的首次描述，但作者并未推测该患儿病因与酪氨酸代谢异常有关。1957年日本学者描述了一例2岁大患儿，临床及生化特征为高酪氨酸血症、酪氨酸尿症、肝硬化和肾性佝偻病，首次提出病因是先天性酪氨酸分解代谢通路中酶的障碍，并推测缺陷可能来自4－HPPD6 1977年瑞典学者Lindblad B等发现患者肝脏和红细胞中的δ－

氨基酮戊酸（δ－Amino levulinic acid）脱水酶被异常增高的琥珀酰丙酮（succinylacetone）和琥珀酰乙酰乙酸（succinylacetoacetate）所抑制，从而推断FAH缺陷是HT－Ⅰ的病因。这一推断在1979年和1981年分别被瑞典和荷兰学者以酶活性测定法证实。20世纪90年代初，科学家们成功克隆人类PAH基因，定位于染色体15q25.1。

（二）发病机制

酪氨酸是体内的半必需氨基酸，来源为必需氨基酸苯丙氨酸羟化或组织蛋白分解，是合成儿茶酚胺、甲状腺素和黑色素的起始物质，也可在TAT、4－HPPD、FAH等酶的催化下最终生成延胡索酸和乙酰乙酸，参与糖和脂肪酸代谢。HT－Ⅰ是一种常染色体隐性遗传病，先天性FAH缺陷是HT－Ⅰ的病因，FAH基因的纯合突变或复合杂合突变均可致病。FAH是含有419个氨基酸残基的二聚体，主要在肝脏和肾脏表达。由于先天性FAH缺陷，延胡索酰乙酰乙酸（fumarylacetoacetate，FAA）不能分解为延胡索酸和乙酰乙酸，FAA及其上游产物马来酰乙酰乙酸（maleylacetoacetate，MAA）堆积，FAA和MAA及其衍生物琥珀酰丙酮和琥珀酰丙酮A构成了主要的毒性中间代谢产物。主要表现为：①抑制△－氨基酮戊酸脱水酶活性，使胆色素合成受阻，△－氨基酮戊酸堆积，引起类似卟啉症样改变，可导致神经轴突变性，甚至脱髓鞘改变；②琥珀酰丙酮A可能通过其不稳定的羰基对DNA的烷化作用，及其对DNA连接酶的抑制作用，诱发细胞癌变；③琥珀酰丙酮和琥珀酰丙酮A与蛋白的巯基结合，导致细胞损伤。

（三）遗传学

PAH基因位于常染色体15q25.1，包括14个外显子，DNA长度约35kb。迄今为止，已报道约50余种突变类型。依地区不同，热点突变的分布也不同：IVS12＋5G－A是法国－加拿大人群最常见的热点突变，在欧洲、巴基斯坦、土耳其和美国也较常见；IVS6－1G－T是地中海地区和西班牙的常见突变类型；其他具有明显地域分布倾向的突变包括1009G－to－A（斯堪的纳维亚）、192G－to－T（巴基斯坦）、D233V（土耳其）、W262X（芬兰或北欧）、c.709C→T（沙特阿拉伯）等。我国目前仅有一例基因诊断的报道。

HT－Ⅰ的临床表现差异显著，除了与基因突变类型不同有关外，患者肝组织的“镶嵌现象”也格外令人关注。“镶嵌现象”是指在具有部分突变（IVS12＋5G→A、G337S、Q64H和Q279R）患者的肝组织中，同时存在对FAH抗体有反应的组织和对FAH抗体无反应的组织，这些组织相互拼接，两者比例的多少在一定程度上决定了病情的严重程度。对FAH抗体有反应的组织表现出部分FAH酶活性，可以缓解各种有毒代谢产物的堆积。目前认为，这种现象的出现是由于有毒代谢产物的堆积所形成的细胞环境压力，使突变的等位基因自我修复的结果。揭开“镶嵌现象”的最终成因不仅有助于深化对疾病发病机制的认识，也为从分子水平治疗疾病提供线索。

（四）临床表现

HT－Ⅰ一般依发病年龄可分为急性型、慢性型和亚急性型。不同类型的临床表现差异较大。急性型最常见，约占全部HT－Ⅰ病例的80%，多在生后几天至几周内起病，以急性肝功能衰竭为主要表现，临床上可见肝大、黄疸、贫血、出血倾向、厌食、呕吐及生长迟缓。如不经治疗常在生后1岁以内死亡。亚急性和慢性型在6个月～2岁起病，除肝功能损害表现外，还表现为肾小管功能损害及神经系统功能损害。临床上可见肝硬化、肾性糖尿、氨基酸尿、低磷血症性佝偻病、易激惹或嗜睡、角弓反张伴剧烈疼痛等。部分患者可出现以严重出血倾向为主要表现的“肝病危象”，以痛性伸肌张力增高、呕吐和肠梗阻、肌无力和自残为表现的“神经危象”。肝病危象和神经危象常间歇发作，严重时可危及生命。神经危象可继发呼吸道感染，常需要借助机械辅助通气治疗。神经危象缓解期一般不遗留功能损害。慢性型患者尚可在肝硬化基础上，逐渐进展为肝细胞癌。在已知的遗传代谢病中，HT－Ⅰ是肝癌风险最高的疾病，40%的患者可在2岁前发现肝细胞癌变。其他如心肌病、特殊气味也有报道。

（五）实验室检查

1. 常规实验室检查　血浆谷丙转氨酶、谷草转氨酶常轻度或中度增高，部分患者可无改变，而凝血功能障碍表现突出；转氨酶明显增高常提示急性肝损害。AFP 增高极为常见，慢性患者 AFP 明显增高，常提示肝细胞癌可能。贫血、血小板减少、碱性磷酸酶增高、低磷血症也较常见。尿液常规检查可见糖尿、蛋白尿。24 小时尿磷测定可见尿磷排出增加。大部分患者肾小球滤过率降低。

2. 血浆氨基酸分析　可见酪氨酸、琥珀酰丙酮浓度明显增高。新生儿早期可无酪氨酸增高，部分患者可表现为高蛋氨酸血症。

3. 尿有机酸分析　可见琥珀酰丙酮排出明显增多。此外，4－羟基苯复合物，如 4－羟基苯丙酮酸、4－羟基苯乳酸、4－羟基苯乙酸也常检出。尿素酶前处理法可见以酪氨酸为主的多种氨基酸排泄。

4. 酶学及基因突变分析　淋巴细胞、红细胞、皮肤成纤维细胞、肝、肾组织均可检测 FAH 活性，但是由于肝脏“镶嵌现象”的存在，仅检测肝组织 FAH 酶活性可能导致漏诊。对患者血样进行基因突变分析可获得确诊。

5. 影像学检查　B 超可见肝大、肝内密度不均或局灶样损害，脾大、肾脏增大或回声增强也很常见。对于亚急性或慢性型 HT－Ⅰ患者，腹部 CT 或 MRI 有助于发现早期肝细胞癌病变。头颅 CT 或 MRI 有助于发现神经脱髓鞘病变。长骨 X 线摄片可见典型佝偻病样改变。

6. 其他　急性神经危象发作时，可见尿卟啉、△－氨基酮戊酸明显增高。

（六）诊断和鉴别诊断

诊断 HT－Ⅰ有赖于临床表现和实验室检查。HT－Ⅰ以肝大及肝功能损害、肾性佝偻病和多神经病变为临床特征。急性型 HT－Ⅰ以生后早期出现急性肝损害甚至肝功能衰竭为主要表现，可表现为出血倾向、黄疸及喂养困难。生化检查常见与轻度至中度增高的转氨酶和胆红素不一致的显著的凝血功能异常，伴 AFP 明显增高。尿液分析可见糖尿、蛋白尿等小管损害表现，由于起病时间早，佝偻病体征和多神经病变可不明显。亚急性型 HT－Ⅰ患儿肝大及肾小管损害显著，多神经病变常反复发作。慢性型以肝硬化、生长迟缓、显著的佝偻病体征、早期出现肝细胞癌为临床特征。血、尿琥珀酰丙酮检测，特别是血浆氨基酸分析检测琥珀酰丙酮是目前实验室诊断 HT－Ⅰ的“金标准”，有条件的实验室还可以开展酶学及基因分析以明确诊断。特别对于急性型 HT－Ⅰ，如果发现临床难以解释的肝大、出血倾向，又合并肾小管功能异常的患儿，应尽快行血浆氨基酸分析和尿有机酸分析，以免误诊。

急性型 HT－Ⅰ要注意与其他可能导致早期急性肝损害的疾病鉴别，如先天或后天获得性感染性肝病、其他以肝损害为主要表现的代谢性疾病，如 citrin 缺陷所致新生儿肝内胆汁淤积症（NICCD）、遗传性果糖不耐受、半乳糖血症、线粒体疾病、脂肪酸氧化缺陷等。亚急性和慢性型 HT－Ⅰ的佝偻病体征及肾小管功能不全表现突出，应注意与原发性范可尼综合征、肾小管性酸中毒、抗维生素 D 性佝偻病、胱氨酸尿症、眼－脑－肾综合征、肝豆状核变性等鉴别。

（七）治疗

治疗的原则是减少酪氨酸的摄入和有毒代谢产物的堆积，治疗并发症，恢复和维持机体正常功能。

1. 饮食治疗　低苯丙氨酸和低酪氨酸饮食可以降低血浆酪氨酸的水平，从而减少异常的中间代谢产物。但是单纯饮食治疗仅能改善患者的肾小管功能，而对肝脏病变和神经系统病变无益，也不能降低肝细胞癌的发生率。而过度严格的限制蛋白饮食不仅不利于儿童的正常生长发育，而且由于组织蛋白分解增加，同样也会使血浆酪氨酸水平增高。目前推荐对于婴儿患者，每天天然蛋白摄入量约 2g/kg；而对于 1 岁以上的儿童，每天天然蛋白摄入量约 1g/kg。不含苯丙氨酸和酪氨酸的营养添加剂也推荐使用，使患儿蛋白摄入量能够满足生长发育需要，即 2 岁以下儿童，每天蛋白总量能达到 3g/kg；3～5 岁儿童，每天蛋白总量能达到 2.5g/kg；10 岁以上儿童，每天蛋白总量能达到 2g/kg。此外，由于饮食限制，患儿常缺乏多种维生素和矿物质，也应补充。同时还应定期复查血浆酪氨酸水平，随时调整饮食结构。

2. 4－HPPD 抑制剂的使用　尼替西农（NTBC）是一种 4－HPPD 抑制剂，通过阻止 4－羟基苯丙酮酸向尿黑酸转化，减少异常中间代谢产物如琥珀酰丙酮 A、琥珀酰丙酮的产生，而发挥治疗作用。自 1991 年应用以来，极大地改善了 HT－Ⅰ患者的预后。HT－Ⅰ诊断一旦成立，应立即给予 NTBC 治疗。

对急性型患儿，其肝、肾及神经系统症状常在数天内即可明显改善，尿琥珀酰丙酮消失，凝血功能常在1周内恢复正常；对已经并发肝硬化的慢性或亚急性患儿，肝功亦可趋于稳定。临床报道NTBC患儿耐受性好，不良反应较少，较常见的不良反应有皮疹及一过性的粒细胞及血小板减少等。目前推荐的初始剂量为每天1mg/kg，分2~3次服用。目标血药浓度是使NTBC能维持在40~60μmol/L，能使99%的4-HPPD被有效抑制。但是也有少数患者在这一血药浓度下仍可在尿中检查到琥珀酰丙酮，提示可能需要更高的血药浓度以抑制毒性中间代谢产物的生成。由于4-HPPD被抑制，使酪氨酸水平增高，长期随访显示可能导致神经心理受损如学习困难等，还可能导致眼科并发症如角膜混浊。因此，在使用NTBC期间应定期检测血浆酪氨酸水平，使其稳定在400~500μmol/L为宜。

3. 肝移植　尽管NTBC为HT-Ⅰ的治疗带来了革命性的成果，使绝大多数患者不必进行肝移植也能长期存活，但是也有一部分患儿疗效不佳，特别是治疗大于2岁时。一般出现以下情况时需考虑肝移植：①已经确诊患有肝细胞癌的患者；②暴发性肝功能衰竭患者；③饮食控制及NTBC治疗失败时，表现为：凝血功能异常无法纠正、肾小管功能不能改善、AFP持续增高、血或尿液检测有毒代谢产物持续存在等。低白蛋白血症、年幼、男性患儿是肝移植失败的危险因素。

（八）预防

（1）避免近亲结婚。

（2）新生儿筛查：新生儿期的HT-Ⅰ患儿血、尿酪氨酸水平可不增高，但脐血中显著增高的AFP，提示肝损害在出生前就已经发生。目前最可靠的新生儿筛查方法是用琥珀酰丙酮法测定FAH活性或用于血滤纸片法测定血浆琥珀酰丙酮浓度。如果上述方法能作为新生儿筛查项目的一部分，早期使用尼替西农治疗将极大改善HT-Ⅰ患者的预后。

（3）产前诊断：目前有三种方法用于产前诊断。首先开展的是检测羊水中的琥珀酰丙酮，直到现在仍在使用；随后采用酶学法，有在孕龄10~12周取绒毛膜细胞进行FAH活性测定的直接法，也有通过检测经培养的羊水细胞或绒毛膜细胞中δ-氨基酮戊酸脱水酶活性以反映有无受到琥珀酰丙酮抑制的间接法；对羊水脱落细胞或绒毛膜绒毛样本进行基因突变分析最准确的产前诊断方法，但首先要获得先证者及其父母的基因突变类型。

（田　源）

第五节　同型半胱氨酸血症

（一）概述

同型半胱氨酸血症（homocysteinemia，HCY）是含硫氨基酸蛋氨酸（甲硫氨酸）代谢过程中由于某种酶缺乏导致血浆同型半胱氨酸（Hcy）浓度增高，而Hcy是动脉粥样硬化、急性心肌梗死、脑卒中、冠状动脉病变以及与外周血管病变等发病的独立危险因子。该病属于常染色体隐性遗传性疾病。临床表现多种多样，主要表现为晶状体脱位、血管病变、骨骼异常和智力低下。同型胱氨酸血症可因胱硫醚β合成酶（cystathionine beta-synthase，CBS）缺乏（MIM 236200）、甲钴胺素（维生素B_{12}）代谢缺陷导致甲硫氨酸合酶（methionine synthase，MS）缺乏（MIM 250940）（包括甲基丙二酸血症合并同型胱氨酸尿症）及亚甲基四氢叶酸还原酶（methylenetetrahydrofolate reductase，MTHFR）（MIM 236250）缺乏所致，前两者较多见。

（二）流行病学

英国CBS缺陷发病率达1/60 000~1/100 000，在近亲婚配地区和爱尔兰人中有较高的发病率。新生儿筛查发生率为1/200 000~1/350 000。

（三）发病机制

同型半胱氨酸（Hcy）是一种含硫氨基酸，来源于甲硫氨酸（methionine）的分解而成。正常人体内20%为游离Hcy，70%~80%与清蛋白结合。Hcy通过两条途径代谢：①甲基化过程：5，10-亚甲基四氢叶酸经 MTHFR 作用生成 5 - 甲基四氢叶酸，后者经 MS 或称甲基四氢叶酸同型半胱氨酸甲基转移酶（methylfolate homocysteine methyltransferase，MTR）或称甜菜碱 - 同型半胱氨酸甲基转移酶及辅酶维生素 B_{12} 作用生成四氢叶酸，MS 酶需经甲硫氨酸合成还原酶还原激活。该过程是脑组织唯一的同型半胱氨酸甲基化过程。②转硫过程：Hcy 及丝氨酸在维生素 B_6 依赖的胱硫醚 β 合成酶（cystathionine β - synthase，CBS）作用下生成胱硫醚的过程（图 4 - 5）。S - 腺苷甲硫氨酸（S - adenomethionine，SAM）是调节 Hcy 的甲基化过程和转硫过程的重要物质。因此，上述代谢途径中任何一种代谢缺陷，如 CBS 缺乏、MS 或辅酶甲钴胺素（维生素 B_{12}）（cb1C、cb1D、cb1E、cb1F 及 cb1G 缺陷）及 MTHFR 缺乏均可造成 Hcy 在体内蓄积，导致 Hcy、cb1C、cb1D 和 cb1F 缺陷不仅影响甲钴胺素合成，还影响腺苷钴胺素合成，后者导致 HCY 合并甲基丙二酸血症。Hcy 是多功能损伤因子，可破坏细胞的完整性，导致细胞结构和功能的损伤，诱导血管局部的炎症细胞释放多种炎症因子，使血管局部功能损伤等。

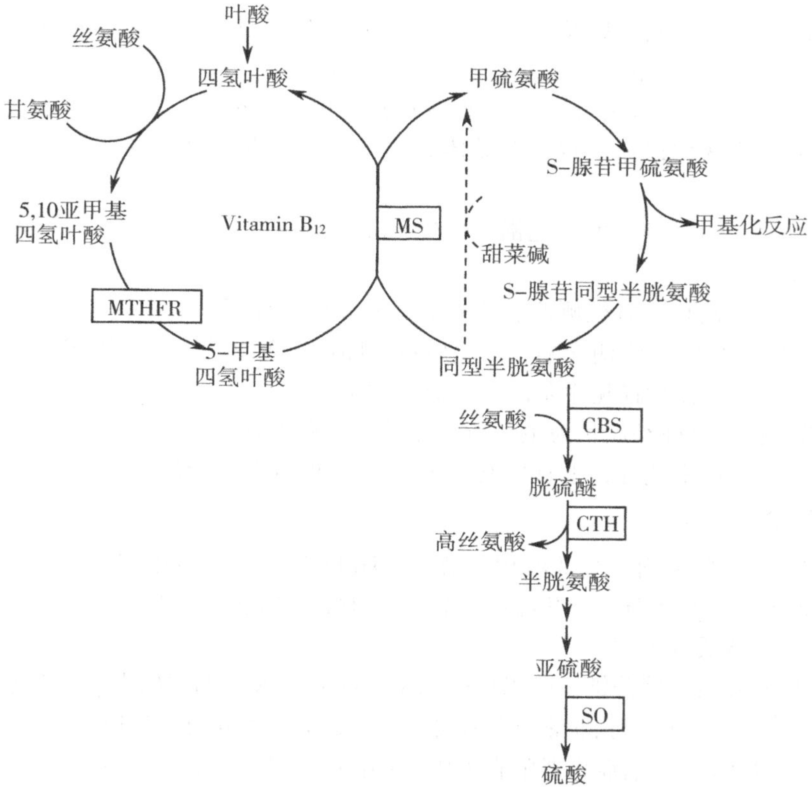

图 4 - 5　甲硫氨酸、同型半胱氨酸代谢途径

MS：甲硫氨酸合成酶；MTHFR：亚甲基四氢叶酸还原酶；CBS：胱硫醚 β 合成酶；CTH：胱硫醚 γ 裂合酶；SO：亚硫酸氧化酶

（四）遗传学

1. CBS 基因　CBS 定位于 21q22. 3，含 23 个外显子，主要表达在肝脏和胰腺，脑、肾、心、肺中有少量表达。目前已知 150 余种突变，英国 G307S 突变占 21%，对维生素 B_6 治疗无效；I278T 占 29%，对维生素 B_6 治疗有效。

2. MS 酶基因 MTR　MTR 定位于 1q34，含 33 个外显子；已报道的基因突变类型包括 PR01173LEU、HIS920ASP、3378insA、ARG585TER、GLU1204TER、ALA410PRO 等。

3. 甲钴胺素 cb1C、cb1D、cb1E、cb1F 及 cb1G 缺陷　cb1C、cb1D 和 cb1F 基因缺陷详见甲基丙二酸血症。

4. 甲硫氨酸合成还原酶基因 MTRR　MTRR 基因定位于 5p15. 31；加拿大人中 A66G 纯合子突变率达 25% ~30%。

5. 亚甲基四氢叶酸还原酶基因 MTHFR　MTHFR 定位于 1p36. 22，C677T 纯合子突变在北美洲白人、日本、韩国人达10%~15%，西班牙人达25%，中国北部20%（北部到南部地区呈递减趋势），墨西哥32%。有研究认为C677T是血管疾病的独立危险。A1298C突变在加拿大人和荷兰人中纯合子概率达10%；A1298C和C677T突变共存时可致MTHFR活性更低、Hcy水平升高、叶酸水平降低。

6. 基因型与生化表型　CBS、MTHFR的纯合子缺陷导致重度Hcy血症（>100μmol/L），MS缺乏、CBS、MTHFR杂合子、等位基因重组的遗传缺陷导致中度Hcy血症（30~100μmol/L），等位基因重组的遗传缺陷、微小基因缺陷导致轻度Hcy血症（16~30μmol/L）。

（五）临床表现

1. CBS缺乏　新生儿到青春期均可发病，生长发育迟滞。主要特点包括严重的血管、眼睛、神经系统及骨骼异常。

（1）心血管系统异常：表现为血管栓塞及动脉粥样硬化，在大、小血管，包括脑、肺、肾、皮肤等血管出现栓塞，出现瘫痪、冠心病及高血压等，大约有30%的心血管病患者存在高Hcy血症。Hcy浓度升高5%时发生心肌梗死的危险性增加3倍，尤其是中青年，若未经及时治疗，50%患者多由于心肌梗死、卒中、肺栓塞。中国人群中Hcy是心血管病独立危险因素。

（2）眼部异常：多在3岁以后出现，有晶体脱位、继发性青光眼、白内障、视网膜脱落、视力下降甚至失明。

（3）神经系统损害：运动神经发育迟滞、智能低下、癫痫、步态不稳等，严重导致脑卒中、帕金森、精神分裂症、忧郁症等。

（4）骨骼异常：骨质疏松、脊柱侧弯、膝外翻、蜘蛛样指趾等。

2. 甲钴胺素（维生素B_{12}）代谢缺陷　出生后数月即可出现呕吐、喂养困难、嗜睡、肌张力低下和发育延迟。合并甲基丙二酸血症详见甲基丙二酸血症章节。

3. MTHFR缺陷　临床以神经症状为主，新生儿呼吸暂停发作和阵挛性痉挛导致死亡；可有小头畸形、智能障碍、抽搐、精神紊乱等，也有早发性血管疾病和周围性神经疾病表现。

（六）实验室检查

1. 血浆Hcy测定　空腹采血，高效液相色谱法（HPLC）测定血浆中Hcy浓度（正常Hcy浓度5~15μmol/L）。CBS缺陷者：血浆Hcy、甲硫氨酸增高，但胱硫醚降低。维生素B_{12}及MTHFR缺陷症：血浆Hcy增高、甲硫氨酸减低或正常。

2. 尿液检测　Hcy升高，硝普钠试验以检验尿中含硫氨基酸，如尿出现红色或紫红色为阳性。

3. 血常规检查　MS或辅酶甲钴胺素（维生素B_{12}）缺陷症患儿可出现巨幼红细胞性贫血。

4. 脑脊液检查　MTHFR缺陷症患者脑脊液中5-甲基-四氢叶酸明显减低。

5. 脑电图和颅脑CT　脑电图可有异常，MS缺陷者CT显示有脑萎缩的表现。

6. 基因分析或相关酶活性测定　相关酶学及基因分析以从分子生物学水平明确诊断。

（七）诊断和鉴别诊断

1. 诊断

（1）新生儿筛查：对出生3天做新生儿采用串联质谱技术测定干滤纸血片中甲硫氨酸浓度，以筛查CBS缺乏，但最可靠的方法测定血浆Hcy浓度。西欧、澳大利亚、美国、日本等国家已开展了对HCY的新生儿筛查。

（2）临床诊断：血串联质谱分析及血浆Hcy浓度进行诊断。CBS缺乏者血同型半胱氨酸和甲硫氨酸增高，血浆中胱氨酸浓度下降或测不出；MS或维生素B_{12}缺乏者及MTHFR缺乏症者，血浆HCY增高、甲硫氨酸减低或正常，但MS或维生素B_{12}缺乏者有巨幼红细胞贫血，MTHFR缺乏症不伴巨幼红细胞贫血，而叶酸降低。如cb1C、cb1D和cb1F缺陷不仅导致HCY，伴有甲基丙二酸血症。

2. 鉴别诊断

（1）马方综合征：患者身材瘦长，四肢细长，蜘蛛指趾，常有心脏瓣膜等心血管病变可导致猝死，患者也可有晶状体脱位。不同的是其脱位方向向上，出现早，而同型胱氨酸尿症患者的晶状体脱位方向是向下且为进行性，常先表现为近视；其指趾细长出生早期即有，而同型胱氨酸尿症患者系生后数年才出现；实验室检查相关的生化指标可加以鉴别。

（2）高甲硫氨酸血症：血甲硫氨酸增高，血浆 Hcy 正常。

（八）治疗

1. CBS 缺陷 一经诊断应立即治疗：①CBS 缺陷者可给予大剂量维生素 B_6（100～1 200mg/d）试验性治疗，也有推荐维生素 B_6 300～600mg/d，同时给予叶酸 10mg/d，约 40%～50% 患者为维生素 B_6 反应型；治疗数周无效则为维生素 B_6 无反应型，应控制饮食甲硫氨酸的摄入，并同时补充胱氨酸。②甜菜碱 100～250mg/（kg·d），可增加至 6～9g/24h，使同型半胱氨酸甲基化形成蛋氨酸，从而降低血同型半胱氨酸的水平。③维生素 C 100mg/d，以改善内皮细胞功能。④维生素 B_{12} 1mg/（kg·d）；⑤二磷酸盐补充改善骨密度。治疗目的是使血同型半胱氨酸降至＜30～60μmol/L。

2. 维生素 B_{12} 代谢障碍及 MTHFR 缺陷 补充维生素 B_{12}，其他可给叶酸、甜菜碱、甲硫氨酸；对伴有甲基丙二酸血症者，通常给予维生素 B_{12} 有效。

（九）预防

新生儿早期诊治者，血 Hcy 控制较好＜11μmol/L，可预防智力障碍。有报道 19 例新生儿筛查诊断治疗，近 84% 患儿平均 IQ 为 106 分，治疗依从性差者平均 IQ 为 81 分，2 例未治疗者 IQ 52 分。因此，新生儿遗传代谢病筛查可使患者得到早期诊断，早期治疗，预防疾病导致的严重后遗症发生，降低死亡率；产前基因诊断可阻止患儿出生，达到二级预防目的。

（田 源）

第六节 高甲硫氨酸血症

（一）概述

单纯性高甲硫氨酸血症（isolated hypermethioninemia，MIM 250850）是由于体内甲硫氨酸降解过程受阻导致血甲硫氨酸过多引起疾病。肝脏疾病、酪氨酸血症Ⅰ型、经典型同型胱氨酸血症、过多摄入甲硫氨酸等也可引起继发性高蛋氨酸血症。本节描述的原发性高甲硫氨酸血症主要由于甲硫氨酸 S－腺苷转移酶（methionine adenosyltransferase Ⅰ/Ⅲ，MAT Ⅰ/Ⅲ）缺乏（MIM 250850）所致，甘氨酸 N－甲基转移酶（glycine N－methyltransferase，GNMT）缺乏（MIM 606664）及 S－腺苷同型半胱氨酸水解酶（S－adenosylhomocysteine hydrolase，AHCY）缺乏（MTM 613752）也可导致高甲硫氨酸血症。呈常染色体隐性遗传，少数为常染色体显性遗传。多数患者无临床表现，少数有智力减退及其他神经系统症状。发病率很低，国内外报道极少。

（二）流行病学

原发性高甲硫氨酸血症发病率很低，国内外报道极少。台湾报道 1 701 591 名新生儿筛查统计单纯性高甲硫氨酸血症的发生率 1/106 349。

（三）发病机制

甲硫氨酸代谢途径包括转硫与转氨两个过程。甲硫氨酸产生同型半胱氨酸（Hcy）的转硫代谢途径（图 4－6）：甲硫氨酸通过 S－腺苷基转移酶（MAT Ⅰ/Ⅲ）转变为 S－腺苷甲硫氨酸（S－adenosylmethionine，SAM/AdoMet），后者是细胞代谢中重要的甲基化供体，SAM/AdoMet 经甘氨酸 N－甲基转移酶（GNIVIT）转变成 S－腺苷同型半胱氨酸（S－adenosylhomocysteine，AdoHcy），AdoHcy 再经 S－腺苷同型半胱氨酸水解酶（AHCY）生成同型半胱氨酸。上述代谢途径中任何一种酶相关基因突变，导致酶活性降低，影响甲基化反应，血中甲硫氨酸水平增高，而同型半胱氨酸降低。甲硫氨酸转氨途径中甲硫氨酸转氨酶或 2－酮－4－甲基硫代丁酸氧化脱羧酶缺乏影响转氨，后者导致甲硫氨酸增高。文献报道，婴儿期后血浆甲硫氨酸浓度超过 300～350μmol/L，才会导致转氨基代谢产物异常蓄积。本节描述转硫代谢途径的酶缺乏所致高甲硫氨酸血症。

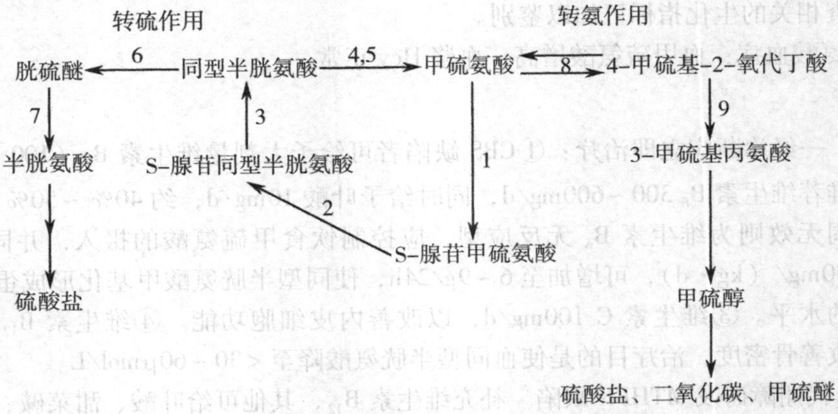

图4－6　甲硫氨酸代谢途径

1. 甲硫氨酸S－腺苷基转移酶；2. 多种甲基转移酶；3. S－腺苷同型半胱氨酸水解酶；4. 甜菜碱－同型半胱氨酸S－甲基转移酶；5. N5－甲基四氢叶酸同型半胱氨酸S－甲基转移酶；6. 胱硫醚合成酶；7. 胱硫醚裂解酶；8. 甲硫氨酸转氨酶（被谷氨酰胺转氨酶催化）；9. 2－酮－4－甲基硫代丁酸氧化脱羧酶（被支链2－酮酸脱氢酶催化）

（四）遗传学

原发性高甲硫氨酸血症由于甲硫氨酸生成Hcy转硫过程中酶相关基因MTIA、CNMT和AHCY基因突变所致，属于常染色体隐性遗传病。

1. MATLA基因突变　MATLA基因（MIM 610550）定位于10q23.1，表达在肝脏，包含9个外显子，编码395个氨基酸的MATⅠ（α1亚基的四聚体）或MATⅢ（α1亚基的二聚体）；国内外已报道15余种基因突变，多为错义突变：I322M、A55D、P357L、L305P、539insTG、R356Q、R199C、R264K、R264H、R264L、R264D、R264E、827insG、1043－1044delTG及G378S。中国台湾省报道，近50%单纯性高甲硫氨酸血症患者中检出MAT1A基因突变，P357L突变最常见。

2. GNMT基因突变　GNMT基因（MIM 606628）定位于6p21.1，编码GNMT酶，已报道基因突变极少，如Leu49Pro、His176Asn、AsnL40Ser。

3. AHCY基因突变　AHCY基因（MIM 180960）定位于20q11.22，编码AHCY酶。已报道基因突变极少，Tyr143Cys Trp112X（氨基酸合成提前终止致序列缩短）及Ala89Val突变导致AHCY活性降低或丢失。

（五）临床表现

大多数无明显表现，少数患儿出现神经系统异常表现，如生长发育延迟、甘蓝样气味、呼吸有恶臭味。AHCY缺乏者表现为智力和运动发育迟缓、生长滞后、张力减低、新生儿胆汁淤积、牙齿和头发异常、心肌病等。

（六）实验室检查

1. 氨基酸测定　患者血浆甲硫氨酸浓度可达正常上限的10倍以上，血同型半胱氨酸浓度降低。也可测定血浆S－腺苷甲硫氨酸（AdoMet）浓度；尿中甲硫氨酸浓度、4－甲硫基－2－氧代丁酸增高。AHCY缺乏者血浆AdoMet/AdoHcy明显增高。

2. 头颅MRI　头颅MRI检查可发现大脑脱髓鞘病变。

3. 确诊性检查　肝脏活检MATⅠ/Ⅲ活性测定和（或）基因突变检测。MATⅠ/Ⅲ缺乏者其活性低下或测不出。

（七）诊断和鉴别诊断

1. 诊断　生长发育延迟、甘蓝样气味、呼吸有恶臭味，应高度怀疑此病，婴儿血甲硫氨酸浓度持续增高（>60μmol/L），血同型半胱氨酸降低或正常，排除其他原因导致者可诊断；血甲硫氨酸浓度增高，AdoMet 浓度正常或降低可诊断 MAT Ⅰ/Ⅲ缺乏症。进一步基因检测明确诊断。

2. 鉴别诊断

（1）遗传性酪氨酸血症Ⅰ型：临床表现多样，生长迟缓、呕吐、黄疸、肝大、肝硬化腹水、凝血功能障碍、出血、佝偻病、低血糖、肾小管病变、肝功能衰竭等。血 AFP 明显增高、血酪氨酸、甲硫氨酸水平升高，血琥珀酰丙酮增高是特异性诊断指标。尿大量 4－羟基苯乳酸、4－羟基苯乙酸和 4－羟基苯丙酮酸排出。

（2）胱硫醚 β 合酶（CBS）缺陷型同型半胱氨酸血症：表现近视、抽搐、智力低下、血管栓塞形成、骨质疏松、蜘蛛样指趾等。血同型半胱氨酸及甲硫氨酸均增高。

（3）腺苷激酶（ADK）缺陷：表现为全身发育迟缓、早期癫痫发作、轻度异性特征（包括巨头畸形、额部隆起、鼻间距增宽、四肢纤细）、进行性肌无力和消瘦。血浆甲硫氨酸增高，合并血浆 AdoMet/AdoHcy 增高，而同型半胱氨酸正常。尿检腺苷分泌增多；脑 MRI 显示大脑萎缩合并大脑白质非特异性退化。肝脏活检提示肝组织纤维化。

（4）其他原因：如早产儿摄入富含甲硫氨酸奶粉或高甲硫氨酸饮食导致暂时性高甲硫氨酸血症；citrin 缺乏所致的新生儿肝内胆汁淤积、肝脏疾病也会导致继发性甲硫氨酸增高。

（八）治疗

MAT Ⅰ/Ⅲ缺陷者是否需要饮食限制甲硫氨酸的摄入仍有争议，支持者认为高浓度的甲硫氨酸会竞争性抑制其他中性氨基酸进入大脑而影响脑髓鞘化。也有建议给予 AdoMet，有报道患者使用后大脑髓鞘重新形成。摄入肌酸和胆碱可为辅助治疗。

（九）预防

新生儿串联质谱遗传代谢病筛查可早期发现血甲硫氨酸浓度增高。

（田　源）

第七节　非酮性高甘氨酸血症

（一）概述

非酮性高甘氨酸血症（non－ketotic hyperglycinemia，NKH）又称甘氨酸脑病（glycine encephalopathy，GE，MIM 605899），因甘氨酸裂解酶系统（glycine cleavage system，GCS）缺陷导致甘氨酸降解障碍，在体内各器官组织，尤其是脑脊液中异常蓄积而引起脑病症状。

（二）流行病学

芬兰发病率 1/55 000，英属哥伦比亚和加拿大发病率为 1/63 000。国内尚无发病率的统计。

（三）发病机制

本病为常染色体隐性遗传疾病。丝氨酸经甲基转移酶（SHMT）催化产生甘氨酸（可逆反应），SHMT 作用下使甲基化受体四氢叶酸（THF）转变为甲基四氢叶酸（MTHF）。甘氨酸也是主要的抑制性神经递质，经线粒体甘氨酸裂解酶系统（GCS）最终产生 $NH_3 + CO_2$。甘氨酸的降解对维持正常的生长发育和大脑、脊髓的神经细胞功能具有重要作用。GCS 是分布于人体肝、脑、肾、睾丸组织的一种由四种蛋白（P、H、T、L）组成的线粒体多酶复合体：P 蛋白即甘氨酸脱羧酶（glycine decarboxylase，GLDC）、T 蛋白即四氢叶酸依赖的氨甲基转移酶（aminomethyltransferase，AMT）、H 蛋白即甘氨酸裂解酶系统 H蛋白（glycine cleavage system H protein，GCSH）（载体蛋白）及 L 蛋白即二氢硫辛酰胺脱氢酶。P、T、H 蛋白为 GCS 内在蛋白，mRNA 存在于胶质样细胞和神经元中，这三种蛋白的缺陷是导致本病的主要病因；而 L 蛋白还存在于其他代谢系统中如 α－酮酸脱氢酶复合体和支链酮酸脱氢酶复合体。

（四）遗传学

非酮性高甘氨酸血症属于常染色体隐性遗传。编码 P 蛋白的 GLDC 基因（MIM 238300）定位于

9p24.1，NKH 中 80% 是由于此基因突变所致。目前已发现 40 多种突变，其中 Ser56411e、F756del、ARG515SER、GLY761ARG、ALA802VAL、ALA389VAL、ARG739HIS、2607C－A 等突变导致甘氨酸脱羧酶活性降低或无活性。在芬兰人中最常见的突变为 Ser564Ile，占 GLDC 突变的 70%。

编码 T 蛋白的 AMT 基因（MIM 238310）定位于 3p21.31，其基因缺陷改变了 AMT 的结构和功能，占甘氨酸脑病的 10%～15%。目前报道的突变有 G269D、G47R、R320H、H42R、183delC、ASP276HIS、Q192X、IVS7，GoA→1、N145I、C95V、E211K、H14R、G19R、Y197C、V184A。

编码 H 蛋白的基因 GCSH（MIM 238330）定位于 16q23.2，突变报道极少。

（五）临床表现及分型

临床上分两型：新生儿型和迟发型。

1. 新生儿型　最常见，一般出生后不久出现神经系统症状。典型表现有进行性乏力、喂养困难、肌张力减低、肌阵挛、偏身颤搐、窒息、嗜睡和昏迷。大多数患儿几周内死亡，幸存者病情进展为严重的精神运动发育迟缓、难治性癫痫。男性患儿比女性患儿更易存活，生长发育影响更小。

2. 迟发型　在新生儿期可无症状和体征，新生儿期后可出现不同程度的神经系统症状，也可在童年和成人期出现症状。其中最常见的一种为婴儿型，患儿在出生 6 个月后出现生长迟缓和癫痫，进而发展为智障、运动和行为问题。

（六）实验室检查

1. 血浆及脑脊液甘基酸测定　患者血甘氨酸浓度增高，新生儿型血甘氨酸范围 460～2 580μmol/L，迟发型者 340～920μmol/L（正常值：120～375μmol/L）；患者脑脊液浓度不同程度增高 33～440μmol/L（正常：3～10μmol/L）。脑脊液/血浆甘氨酸浓度比值 >0.08（正常：<0.02），新生儿型患者该比值范围 0.09～0.25，迟发型 0.06～0.10；一些变异酶缺陷也可导致脑脊液甘氨酸与血浆甘氨酸之比 0.02～0.08。

2. 尿气相色谱分析　阴性，无酮体排出。

3. 肝脏活检或淋巴母细胞中 GCS 活性测定　确诊性检查，患者 GCS 活性降低或缺乏。

4. 头颅 MRI　胼胝体 T_1 加权像高密度，T_2 加权像低密度，DWI 高信号。

5. 基因检测　GLDC、AMT、GCSH 基因检测以确诊，GLDC 基因突变为疾病的主要原因。联合 MLPA（multiplex ligation－dependent probe amplification）分析技术提高了基因突变检测率。

6. ^{13}C－甘氨酸呼气检查　快速非侵袭性酶活性检查方法，口服 ^{13}C－甘氨酸 10mg/kg（最大剂量为 100mg）后 15、30、45、60、90、120、180、240、300 分钟分别收集 150～250ml 的气体，用红外线 $^{13}CO_2$ 分析机检测呼吸样本中 $^{13}CO_2$ 量，从而推测 GCS 的活性。健康新生儿在 5 小时后 $^{13}CO_2$ 恢复 21.5% ± 4.3%，有报道 NKN 患儿 5 小时后 $^{13}CO_2$ 恢复仅 8.3% ±2.3%。

（七）诊断和鉴别诊断

1. 诊断　血浆和脑脊液中甘氨酸水平增高，且脑脊液/血浆甘氨酸比升高，尿酮体阴性，GCS 活性下降，可诊断非酮性高甘氨酸血症。非典型患者保留一定程度的 GCS 活性，且脑脊液/血浆甘氨酸比值上升比较缓和，确诊则依赖于肝脏或淋巴细胞中的 GCS 活性测定。

2. 鉴别诊断

（1）酮症性高甘氨酸血症：酮症性高甘氨酸血症由于其他有机酸代谢病如丙酰辅酶 A 羧化酶、甲基丙二酰辅酶 A 变位酶、β－酮硫解酶或异戊酰辅酶 A 脱氢酶缺陷所致，间歇性酮症酸中毒和高氨血症，但脑脊液甘氨酸浓度正常。原淋巴细胞 GCS 活性和脑脊液/血浆甘氨酸比值有助鉴别。

（2）一过性高甘氨酸血症：出生时高甘氨酸血症，脑脊液/血浆甘氨酸比值增高，但 GCS 活性正常。一段时间后血甘氨酸浓度可降低至正常范围，大多数此型患儿生长发育正常，但也有些患儿即使甘氨酸水平正常，仍可出现智力落后和癫痫发作。

（八）治疗

缺乏有效的治疗方法。控制蛋白质饮食无效；吗啡类镇静药右美沙芬 5～20mg/（kg·d），苯甲酸钠 250 ~ 750mg/（kg · d），可降低血浆甘氨酸浓度；四氢叶酸 15mg/d。

（九）预防

1. 产前诊断　测定绒毛膜 GCS 活性，进行产前诊断。
2. 新生儿串联质谱筛查　早期发现血甘氨酸增高以及早诊断和治疗，改善预后。

（田　源）

第八节　高组氨酸血症

（一）概述

高组氨酸血症（histidinemia，MIM 235800）是组织中的组氨酸酶缺陷导致血组氨酸升高、尿组氨酸及组氨酸的转氨产物排出增加、血尿及皮肤细胞中尿刊酸浓度减低为特征的一种常染色体隐性遗传疾病，多属于良性疾病。1961 年首先由 Ghadimi H 报道。临床表现从无症状到不同程度的智力低下和行为异常。

（二）流行病学

高组氨酸血症是一种罕见遗传病，发病率约为 1/15 000，日本发病率最高为 1/8 400，1/46 为杂合子；纽约 1/180 000；瑞典的发病率很低为 1/37 000。上海新华医院新生儿筛查中心曾对 274 598 名新生儿组氨酸血症筛查，未发现病例。

（三）发病机制

组氨酸是婴儿期的一种必需氨基酸。正常情况下，组织中的组氨酸除被用于蛋白质的合成外，可在组氨酸酶的催化下，非氧化脱氨成尿刊酸，然后进一步代谢生成谷氨酸。高组氨酸血症患者由于肝脏和皮肤等组织中的组氨酸酶缺陷，一方面造成生理情况下组氨酸脱氨生成尿刊酸的代谢途径受阻，引起组氨酸积聚，血液及脑脊液组氨酸浓度升高，从尿中排出的组氨酸增多；另一方面引起其他代谢路径的活跃，以组氨酸的转氨、甲基化居多。大量的组氨酸经旁路代谢产物咪唑丙酮酸、咪唑乳酸和咪唑乳乙酸等从尿中排出（图 4 – 7）。

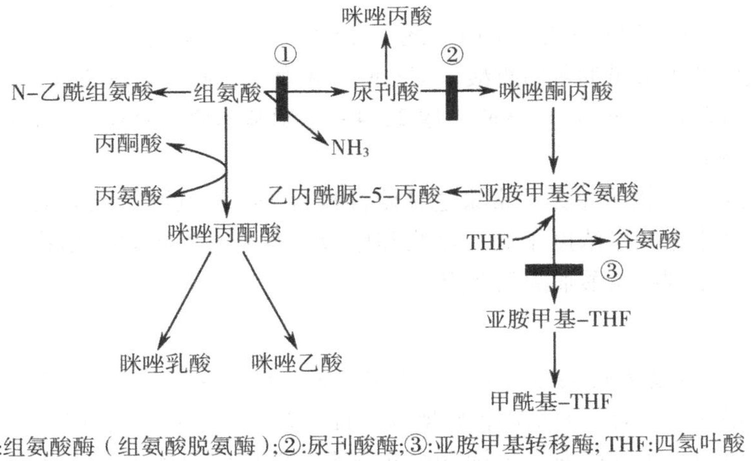

①:组氨酸酶（组氨酸脱氨酶）;②:尿刊酸酶;③:亚胺甲基转移酶; THF:四氢叶酸

图 4 – 7　组氨酸代谢途径

（四）遗传学

高组氨酸血症属于常染色体隐性遗传，编码组氨酸酶的基因 HAL（MTM 609457）定位于 12q22 – q24，25kb，含 21 个外显子。外显子 1 仅编码肝脏组氨酸酶 mRNA 的 5’非转录序列；蛋白质编码从外显子 2 开始；内含子 20 中包含与人类 P450 基因相似的外显子一内含子交接序列（开始于 5’GC）；外显子 16 存在多态性（c. 1315A→G）改变。一些肝脏和皮肤特异性转录因子结合位点在 5’端非翻译区，包含 C/EBP、NFIL6、HNF5、AP2/KER1、MNF 等。HAL 邻近基因的缺失也有可能是导致神经系统发育缺陷的原因。KawaiY 等人报道了在 50 名经新生儿筛查诊断的组氨酸血症患者中发现了 4 个错义突变：R322P、P259L、R206T、R208L 及一些多态性改变。

（五）临床表现

根据皮肤组氨酸酶活性的高低，临床分为经典型与非经典型。前者多见，酶活性较低，后者较少见，酶活性相对较高。组氨酸血症患者的临床表现差异很大，多无症状。患者新生儿期可无临床表现，婴儿期易感染；部分患者可存在智力低下，表现为神经发育障碍、言语障碍、认知困难以及生长运动发育迟缓、身材矮小，其他的临床表现包括行为异常（如撞头、咬手和破坏性行为）、情感障碍、孤独症、反复呼吸道感染和异位性皮炎等，也有报道小脑共济失调、脑积水、先天再生不良、血小板减少性紫癜等。以往有学者研究智商与血浆组氨酸浓度没有直接关系。

（六）实验室检查

1. 氨基酸测定　正常人血组氨酸浓度不超过 2mg/dL，尿刊酸/组氨酸比值在 1 左右。以往用纸层色谱法或 Guthrie 细菌抑制法测定血组氨酸浓度，如今可采用串联质谱测定干滤纸血片中组氨酸浓度，或氨基酸分析仪测定。患者血浆、尿及脑脊液中组氨酸浓度增高，尿刊酸降低。

2. 尿液代谢产物测定　3 – 甲基组氨酸较正常增高 2 倍以上可作为分解代谢增强的标志。组胺、N – 甲基组胺（N – MeHA）（大于正常值的 10 倍）、咪唑乙酸（ImAA）、咪唑乳酸及咪唑丙酮酸排出增多，与血浆组氨酸水平高低相关。此外，尿 $FeCl_3$ 试验及尿 2，4 – 二硝基苯肼试验可阳性（咪唑丙酮酸增高），但无特异性；尿 Cuprizone 试验阳性：Cuprizone 能与铜缓冲液中铜离子反应生成蓝色复合物，组氨酸能抑制此反应，故当组氨酸增多达一定程度时，不能出现蓝色反应物。

3. 酶活性检测　肝脏或皮肤角质层组氨酸酶活性降低。

（七）诊断和鉴别诊断

1. 诊断　根据血液中组氨酸水平增高，往往超过正常的 4 ~ 10 倍，组氨酸尿和尿中有咪唑丙酮酸异常排出（尿 $FeCl_3$ 试验及尿 2，4 – 二硝基苯肼试验阳性），可初步诊断组氨酸血症。肝脏或皮肤酶活性缺乏或明显降低以确诊。

2. 鉴别诊断

（1）苯丙酮尿症：是由于肝脏缺乏苯丙氨酸羟化酶活性，不能将苯丙氨酸转化为酪氨酸，导致苯丙氨酸增高，旁路代谢产生大量的苯丙酮酸、苯乙酸、苯乳酸。临床表现皮肤白、头发黄，尿液和汗液有鼠尿臭味及智能发育落后。尿 $FeCl_3$ 试验、尿 2，4 – 二硝基苯肼（DNPH）试验可阳性。血苯丙氨酸及酪氨酸测定可明确诊断。

（2）尿刊酸酶缺乏症：极为罕见的常染色体隐性遗传病。尿刊酸酶缺陷时导致尿刊酸向咪唑酮丙酸转化受阻，引起尿液中尿刊酸浓度增高，血浆和尿液中组氨酸浓度也可增高，尿咪唑丙酮酸排泄增多。尿刊酸浓度增高是鉴别组氨酸血症的要点。

（八）治疗

一般无须治疗，仅 1% 患者可能需要治疗。大多数患儿在减少饮食组氨酸摄入或给予低组氨酸特殊饮食后能使血浆组氨酸水平下降，有效的治疗既要保证正常生长发育所需的蛋白质，又要适当控制血浆组氨酸水平。奥地利维也纳大学曾对自该国新生儿筛查诊断的组氨酸血症患儿进行长期随访，其中 58 例患者接受饮食治疗，43 例未治疗，治疗者血组氨酸水平下降，但 IQ 并不高于未治疗组。由此得出，饮食治疗并未给患者带来益处。日本曾报道对 1 500 名诊断为组氨酸血症的患者进行长期随访，结果显示未给予饮食治疗者均无症状，生长发育正常。

（九）预防

由于组氨酸血症多属于良性疾病，无须治疗。很多国家已经取消了新生儿组氨酸血症的筛查。

（田　源）

第九节 高脯氨酸血症

（一）概述

高脯氨酸血症（hyperprolinemia）也叫脯氨酸血症或脯氨酸尿症，是由于脯氨酸降解过程中的脯氨酸氧化酶或吡咯啉－5羧酸脱氢酶活性障碍导致的脯氨酸代谢疾病，临床主要表现为神经系统症状和发育迟缓。由Efron等于1962年首先报道。

（二）流行病学

由于高脯氨酸血症较罕见，目前尚无流行病学资料。

（三）发病机制

高脯氨酸血症分为1型和2型高脯氨酸血症两种类型。1型高脯氨酸血症（MIM 239500）是由于PRODH基因编码的脯氨酸氧化酶活性降低或缺乏所致，该酶催化脯氨酸降解反应第一步，脯氨酸氧化酶活性障碍导致脯氨酸不能被降解，出现血清和尿液中脯氨酸浓度升高。2型高脯氨酸血症（MIM number：239510）是由于ALDH4A1基因编码的1－吡咯啉－5羧酸脱氢酶活性降低或缺乏所致，该酶催化脯氨酸降解反应第二步，1－吡咯啉－5羧酸脱氢酶活性减低导致脯氨酸降解反应的中间产物吡咯啉－5羧化物（P5C）不能被降解为谷氨酰胺，产生高脯氨酸血症。

（四）遗传学

高脯氨酸血症属常染色体隐性遗传病，由PRODH及ALDH4A1 2个基因突变所致。基因PRODH位于22q11.2染色体上，主要在肝脏、肾脏和大脑中表达。

（五）临床表现

约有1/3的高脯氨酸血症患者为PRODH基因杂合子，其血液中脯氨酸轻度升高，但并不引起临床症状；ALDH4A1杂合子血液脯氨酸并无升高。

1. 1型高脯氨酸血症　血清脯氨酸浓度是正常人群的3～10倍。特征表现是血液中脯氨酸浓度增高，而尿液中无P5C排出。多数患者无临床症状。部分患者可有为癫痫发作、智力发育受限、生长发育延迟、精神分裂症等神经系统症状，肾脏、视力也可有不同程度的损伤。

2. 2型高脯氨酸血症　脯氨酸浓度较正常人群高10～15倍，P5C水平增高。这一类型较为罕见，可在任何年龄均可发病，常见症状包括癫痫发作、惊厥和智力障碍。

高脯氨酸血症也可继发于其他疾病，如营养不良和肝脏疾病等。尤其多见于高乳酸血症的患者，因为乳酸可抑制脯氨酸分解，因此高乳酸血症患者多合并有高脯氨酸血症。

（六）实验室诊断

1. 基因检测　22q11.2染色体微缺失，PRODH或ALDH4A1基因突变均可导致该病。通常患者的父母均为只有一条基因突变的常染色体隐性携带者。

2. 血清学检测　1型高脯氨酸血症患者血清脯氨酸浓度升至正常人群的3～10倍，而2型高脯氨酸血症：脯氨酸浓度是较正常人群高10～15倍，P5C水平增高。血清脯氨酸正常范围＜271μmmol/L。

3. 尿液检测　1型高脯氨酸血症尿液P5C呈阴性，而Ⅱ型高脯氨酸血症P5C阳性。尿脯氨酸正常值：＜19mmol/L。

除外继发性疾病后，根据基因检测及血清学检测可明确高脯氨酸血症，根据尿液P5C是否阳性可分为1型或是2型高脯氨酸血症。产前诊断对高危父母进行染色体和基因突变分析，对高危胎儿进行羊水穿刺可进行早期诊断，指导妊娠。

（七）诊断与鉴别诊断

临床诊断主要进行血脯氨酸测定，测定方法目前主要为串联质谱，神经系统受累的表现可作为辅助诊断，22q11.2染色体微缺失分析、PRODH或ALDH4A1基因突变分析有助于确诊本病。癫痫发作、智力发育低下、精神分裂症表现者则需与相关谱系疾病鉴别，通常情况下此类疾病血脯氨酸水平正常。

（八）治疗

饮食疗法：限制食物中脯氨酸摄入可适度降低血清脯氨酸浓度，但是临床症状并无改善，因此限制食物中脯氨酸摄入是否有必要尚需进一步研究。部分患者维生素 B_6 每天 50mg 口服可能改善癫痫症状。

（田 源）

第十节 羟脯氨酸血症

（一）概述

羟脯氨酸血症（hydroxyprolinemia，MIM237000）是由于体内的羟基 – L – 脯氨酸氧化酶（hydroxy – L – proline oxidase）缺陷所致。

（二）流行病学

由于羟脯氨酸血症较罕见，目前尚无流行病学资料。

（三）发病机制

羟脯氨酸是人体血浆中正常存在的一种氨基酸，可由内源性途径产生或从摄入的胶原转化而来。患者血浆中羟脯氨酸浓度升高（增加 5 ~ 10 倍，正常值小于 50μmol/L）。羟脯氨酸是胶原的主要成分，由内源性或外源性胶原转化而来，游离羟脯氨酸可被氧化分解为丙酮酸和乙醛酸盐。羟脯氨酸血症是由于体内的羟基 – L – 脯氨酸氧化酶（hydroxy – L – proline oxidase）缺陷所致。该酶催化代谢通路的第一步，将羟脯氨酸氧化为△ – 吡咯啉 – 3 – 羟基 – 5 – 羧酸，由于其活性减低导致羟脯氨酸体内水平的增高。

（四）遗传学

羟脯氨酸血症的致病基因目前尚未定位及克隆，依据病例分析，此病属于常染色体隐性遗传。

（五）临床表现

有关该病的临床特征报道并不一致，Efron 等在 1962 年报道一例严重智力落后的女性患儿的血清和尿液中羟脯氨酸浓度显著增高。1970 年有报道一对兄妹血浆中羟脯氨酸浓度增高并未出现明显的临床症状。Kim 等报道异卵双生姐妹其中之一在新生儿筛查中发现有高羟脯氨酸血症（血清和尿液中羟脯氨酸分别高出 10 倍和 100 倍），而另一婴儿筛查无异常，对这对姐妹进行跟踪随访发现，两者的生长发育均正常。神经系统检测患儿也在正常范围内，但在口头表达方面略好于健康的一胎，在视觉测试方面略差于其健康姐妹。因此认为羟脯氨酸血症不会引起身体和认知方面的缺陷，但是尚不能除外是否对视觉功能有影响。

（六）实验室检查

由于羟脯氨酸、亮氨酸及异亮氨酸有相同的分子量，血滤纸片串联质谱检测会出现亮氨酸峰值假性增高（正常值 40 ~ 280μmmol/L），类似枫糖尿病，采用茚三酮氨基酸定量检测方法，则可以发现亮氨酸处于正常范围，血羟脯氨酸浓度显著增高（正常值 <91mmol/L）。尿液羟脯氨酸与肌酐比值显著增高（正常 <1 437mmol/mol），尿液有机酸正常。

（七）诊断与鉴别诊断

智力或认知缺陷，经检查血羟脯氨酸、尿液羟脯氨酸与肌酐比值显著增高可诊断本病，如同时存在血亮氨酸峰值增高，需采用茚三酮氨基酸定量检测方法排除血假性亮氨酸峰值增高。鉴别诊断主要与神经智力发育异常类疾病鉴别。

（八）治疗

羟脯氨酸不是必需氨基酸，饮食限制并不能控制这一亚氨基酸的蓄积。有报道通过服用甘氨酸或脯氨酸和甘氨酸复合物可以降低患者的羟脯氨酸浓度。一般认为羟脯氨酸血症是一良性疾患无须治疗。

（田　源）

第十一节　尿黑酸尿症

（一）概述

尿黑酸尿症（alkaptonuria，AKU），又称褐黄病（ochronosis），是因尿黑酸1，2－双加氧酶基因（homogentisate 1，2 dioxygenase，HGD，MIM 612349）突变导致的一种罕见的常染色体隐性遗传病。尿黑酸作为苯丙氨酸和酪氨酸的一种中间代谢产物，由于不能被HGD酶氧化分解，在血液中大量蓄积并从尿中排出。尿黑酸在空气中被氧化变为黑色，尿液也随之变黑，故称尿黑酸尿症。早在1584年即有患者久置尿液如墨汁般漆黑的报道。1859年，Boedeker命名为尿黑酸尿。1866年希腊医师Virchow观察同类患者结缔组织时发现有大量褐黄色色素沉积，故该病又命名为褐黄病（ochronosis）。1902年英国的加罗德爵士发现褐黄病与尿黑酸在体内的蓄积有关，并在1908年伦敦皇家医学院的克鲁年讲座上发表了著名的演讲，第一次使用了“先天性代谢缺陷病”的概念来描述四种罕见的疾病：白化病、尿黑酸尿症、戊糖尿症和胱氨酸尿症，因此尿黑酸尿症是最早被定义的遗传代谢病之一。1958年发现该病是由尿黑酸1，2－双加氧酶缺陷引起。1993年Pollak揭示了尿黑酸症基因定位于3q21－23位点，1996年Fernandez证实了人HGD基因并报道了第一例HGD基因突变。该病出生时即存在，但是潜伏期很长，在儿童时期除了尿黑酸尿外没有任何明显的症状，直到30～40岁以后才发病，这是该病不容易被发现和治疗的原因之一。

（二）流行病学

至2011年大约40个国家626名AKU患者被报道。AKU在大多数国家发病率较低，约1∶10万～25万。法国的发病率约1∶68万。某些国家发病率较高，在斯洛伐克，发病率达到1∶19 000。在多米尼加共和国，关于黑尿症的报道明显高于其他国家，显示黑尿病发病率也较高，但是目前还没有明确的发病率统计数字。

（三）发病机制

尿黑酸尿症是苯丙氨酸或酪氨酸代谢中缺乏尿黑酸1，2－双加氧化酶的结果。正常情况下，苯丙氨酸或酪氨酸的代谢中间产物尿黑酸通过尿黑酸1，2－双加氧酶氧化为马来酰基乙酰乙酸通过尿液排出。缺乏尿黑酸氧化酶将使尿黑酸无法被氧化，致使过多的尿黑酸由尿排出，并在空气中氧化为黑色。黑尿症在出生时即发病，但是很长时间里由于90%的尿黑酸可以通过尿液排出，并不会造成明显的症状。成年之后由于尿黑酸长期沉积及肾脏清除尿黑酸能力下降开始显现症状。约在30～40岁，由于血中尿黑酸长期增加，沉积于各种结缔组织，特别是软骨，使之颜色变暗，从而引起褐黄病。

（四）遗传学

AKU的致病基因HGD基因位于3q21－23。HGD基因有54 363bp，有14个外显子，长度在35～360bp之间，成熟mRNA约17 715bp，编码445个氨基酸。HGD基因仅在肝脏、肾脏、小肠、结肠和前列腺表达。

2011年Andrea综述了世界各国的HGD基因突变，报道了115种突变，33种HGD多态性。突变在外显子6、8、10和13较为集中。其中错义突变占66.37%。小缺失和插入突变引起的框移突变各占12.2%。无义突变占6%。其中23种常见的突变占72.8%。

欧洲最常见的突变是M368V，其他在世界各地常见的突变包括R58fs、V300G和P230G。某些突变具有地区特异性，如IVS5＋1G→A仅见于斯洛伐克和捷克共和国，H371fs仅见于斯洛伐克，C120W见于多米尼加共和国。

（五）临床表现

尿黑酸尿症的主要临床表现是尿黑酸尿、褐黄病、关节炎。褐黄病出现在30岁以后，其他临床表现包括色素沉积、心脏瓣膜钙化或病变、肾结石和前列腺结石。

（1）尿黑酸尿：新生儿期即可由尿排出大量尿黑酸。新鲜尿的颜色正常，放置空气中则变为棕色或黑色。尿黑酸的排出量与苯丙氨酸和酪氨酸的摄入量有关。患儿并无其他不适。患者尿布或内裤上尿黑酸的黑色污渍，首先引起患儿家长或患者的注意。

（2）成年以后可出现褐黄病，由于老化及肾脏清除尿黑酸能力下降，约在40岁，血中尿黑酸长期增加，沉积于各种结缔组织，特别是软骨，致使耳郭、巩膜、鼻、颊等变为褐色或蓝黑色，从而引起褐黄病。色素也出现在耵聍和汗液中，引起衣服变色。

（3）晚期可伴有骨关节炎：黑尿症对患者最主要的伤害在于尿黑酸的长期沉积。这种沉积首先会对软骨组织造成伤害，形成骨关节炎症，特别是在脊柱部位，导致患者出现背痛的现象。患者主要受累的部位是脊柱和大关节，表现为受累部位的疼痛和僵硬。关节软骨被破坏后间隙变窄，在后期出现类似强直性脊柱炎的症状。该病症在骨关节沉积会使关节软骨受累后变色、变脆，小的破碎软骨片可以脱落进入关节腔内，并发生骨质增生，最终发生继发性退行性骨关节病。临床上称为褐黄病性关节炎或尿黑酸症性关节病。很多患者在相对较年轻的时候即必须进行关节置换手术。患者多为40～50岁，处于骨关节疾病的好发年龄段，所以极容易和其他骨关节病混淆，对那些有严重关节病而诊断不清者应想到此病。某些病例仅在患者因慢性关节痛就医或外科手术中发现关节软骨色素沉着时才诊断出尿黑酸尿症。

（六）实验室检查

1. 生化检测　通过GCMS检测尿中尿黑酸的浓度可诊断尿黑酸尿症。尿黑酸尿患者每天尿中尿黑酸的含量约1～8g。正常人每天尿尿黑酸的含量约20～30mg。

2. 影像学检查　X线检查可见脊柱生理曲度消失或过度弯曲，椎体边缘的骨刺形成，多发椎间隙变窄，椎间盘钙化，有的还可有肌腱和关节周围软组织的钙化。MRI可显示跟腱的增厚。冠状动脉CT可显示冠状动脉的钙化，超声心动图显示心脏瓣膜的病变。B超可以发现肾结石和前列腺结石。

3. 基因检测　通过HGD基因突变分析诊断。

（七）诊断和鉴别诊断

通过特定部位色素沉积、尿液颜色改变及影像学特征性，是目前临床上能够早期确诊的公认方法。尿GCMS检测尿黑酸水平升高和HGD基因突变检测也可以诊断该病。

长期使用石炭酸、抗疟药atabrine，抗生素四环素或皮肤光亮剂对苯二酚可能引起继发性的褐黄病样色素沉着，临床上应注意不要把这种医源性色素沉着与褐黄病相混淆。褐黄病性关节炎需与强直性脊柱炎、风湿性关节炎和骨关节炎等相鉴别。

（八）治疗

本病目前尚无有效的治疗方法，尚无证据表明苯丙氨酸和酪氨酸的饮食限制疗法有效。有报道大剂量维生素C静脉滴注可减少尿中尿黑酸水平，但不能阻止关节病的发生。另外一种新药是尼替西农（nitisinone），可有效减少尿黑酸的生成而用于治疗尿黑酸症，相关研究还在进行当中，而且此药国内尚未引进。这种药物可以抑制尿黑酸的产生，其主要不良反应是引起血中酪氨酸水平升高和对眼角膜有刺激作用，同时其他不良反应还不十分确定。发生褐黄病后则无有效治疗方法，目前只能以对症治疗为主，如应用非甾体类抗炎药（NSAID）、维生素C和关节内类固醇注射。重度骨关节病变考虑行关节镜下清创术、滑囊切除术、部分或全部关节成形术。

本病的存活期可以很长，但是患者的生活质量有影响，后期由于关节或脊柱的骨关节病症可能会导致患者残疾。

（九）预防

本病为常染色体隐性遗传性疾病，因此最重要的预防方法是避免近亲结婚。如果已经发现有该致病基因的家庭，可以通过分子遗传学手段进行产前诊断。

（田　源）

第十二节 白化病

（一）概述

白化病（albinism）是由于黑色素合成减少或缺乏而导致的多种遗传性疾病的总称，主要表现为皮肤、毛发以及眼部的色素减退。多种基因的突变均可以导致白化病的症状。根据患者的临床表型和基因型，白化病可以分为非综合征性白化病和综合征性白化病两大类。非综合征性白化病包括眼白化病（ocular albinism type1，OA1，MIM 300500）及眼皮肤白化病（oculocutaneous albinism，OCA）两种。OCA 进一步可分为 OCA 1 型（MIM 203100）、OCA 2 型（MIM 203200）、OCA 3 型（MIM 203290）、OCA 4 型（MIM 606574）四种；综合征性白化病包括 Hermansky – Pudlak 综合征、Chediak – Higashi 综合征、Griscelli 综合征等。本节主要介绍非综合征性白化病。

（二）流行病学

OA1 在丹麦新生儿中的患病率为 1/60 000，在美国新生儿中的患病率为 1/50 000。OCA1 在世界大多数人群中的患病率为 1/60 000，OCA1 致病基因携带者频率为 1/100。OCA2 在非洲人群的患病率较高，约为 1/1 500 ~ 1/8 000。在世界其他人群中的患病率为 1/38 000 ~ 40 000，致病基因携带者频率为 1/100。CA3 主要见于非洲人群，具体患病率不详。OCA4 在世界大多数人群中的患病率为 1 ：100 000。OCA1 是中国人 OCA 中最常见的类型，约占 70. 1%；OCA2 和 OCA4 分别占有 10. 2% 和 12. 6%。

（三）发病机制

酪氨酸酶是黑色素合成过程中的限速酶，至少具有酪氨酸羟化酶和多巴氧化酶两种活性。酪氨酸酶活性降低将阻断黑色素合成路径，在任何黑色素细胞中均无黑色素形成，导致皮肤及毛发色素减少。

（四）遗传学

OA1 呈 X 连锁隐性遗传，是白化病中唯一与性染色体连锁的类型。色素减低仅发生在眼部。OA1 基因 GPR143 位于 Xp22. 2，长约 40kb，由 9 个外显子和 8 个内含子组成，编码 404 ~ 424 个氨基酸残基构成的 G 蛋白偶联受体。已经发现的突变超过 61 种，包括错义突变、剪切突变、小的缺失和插入、大的缺失。在中国 OA1 患者中发现的突变有第 1 及 2 外显子缺失、c. 849delT、c. 238_ 240delCTC、c. 658 + 1G→A、c. 353G→A、g. 1103_ 7266de16164 以上及 g. 25985_ 26546de1562。

OCA1 呈常染色体隐性遗传，OCA1 基因 TYR 编码含有 529 个氨基酸残基的酪氨酸酶，酪氨酸酶是黑色素合成过程中的限速酶，至少具有酪氨酸羟化酶和多巴氧化酶两种活性。TYR 定位于 11q14. 3，由 5 个外显子和 4 个内含子组成。已报道的突变超过 237 种。在中国 OCA1 患者中，81. 1% 的突变位于外显子 1 和 2 中；10 个最常见的突变（c. 896G→A，c. 929insC，c. 832C→T，c. 232insGGG，c. 1199G→T，c. 346C→T，c. 71G→A，c. 164G→A，c. 230G→A，c. 1037 – 7T→A + – 10delTT）占所有中国人已知突变的 74. 6%。OCAIA 由 TYR 的无义突变引起，编码的多肽链完全失活或只有部分酪氨酸酶活性，这将阻断黑色素合成路径，在任何黑色素细胞中均无黑色素形成。OCAIB 往往由 TYR 的次形态突变引起，编码的多肽链的酪氨酸酶活性减弱，但不会消失。

OCA2 呈常染色体隐性遗传，OCA2 基因定位于 15q12 – q13，包含有 25 个外显子与 24 个内含子（其中的 1 个外显子不具有编码功能），编码 838 个氨基酸残基组成的蛋白，具有调节黑色素小体 pH 的作用。已报道超过 85 种突变。大多数的亚撒哈拉非洲裔种群具有一个常见的 2. 7kb 的纯合缺失突变。V4431 错义突变是北欧人群中最常见的突变。中国人中已发现的突变有：c. 168delC，c. 406C→T，c. 465G→T，c. 593C→T，c. 727C→T，c. 860 883de124，c. 962A→C，c. 980insT，c. 1290T→A，c. 1349C→A，c. 1363A→G，c. 1663C→T，c. 2180T→C，c. 2327C→A，c. 2344G→A 及 c. 2351_ 2376de126。

OCA3 呈常染色体隐性遗传，是由于编码酪氨酸酶相关蛋白酶 1 的基因 TYRP1 突变导致的。TYRP1 基因定位于 9q23，长 15 ~ 18kb，包括 8 个外显子与 7 个内含子。成熟的酪氨酸酶相关蛋白酶 1 是一种跨膜糖蛋白，它是由 537 个氨基酸残基组成。全世界已报道超过 17 种突变。该病主要见于非洲人群，但在中国人中已发现两名 OCA3 患者，突变类型为 c. 780 − 791del/c. 1067G→A 和 c. 625G→TT/c. 643C→T。

OCA4 呈常染色体隐性遗传，致病基因为膜相关转运蛋白基因 SLC45A2，定位在 Sp13，长 40kb，有 7 个外显子和 6 个内含子，编码 530 个氨基酸残基组成的蛋白。目前已经发现超过 42 种突变。在中国 OCA4 患者中，已发现的突变有：c. −5_ 5delTGGCCATGGG，c. 328G→A，c. 463delG，c. 469G→A，c. 478G→C，c；452T→C，c. 699T→A，c. 798C→G，c. 1045G→A，c. 1102G→A 及 c. 1256C→T；其中 55. 6% 的突变是 c. 478G→C。

（五）临床表现

1. OA1　婴儿期眼球震颤，视敏度减低，虹膜色素上皮和眼底色素减退，中央凹发育不良，严重的屈光不正，双目协调功能减低，成像异常，斜视。该病并无进行性加重趋势，视敏度终生保持稳定，在青少年期时往往可有缓慢改善。

2. OCA1　患者皮肤、头发和眼部色素减退，眼球震颤，虹膜色素减退，虹膜半透明，视网膜色素减退，中央凹发育不良，视敏度减低至 20/100 ~ 20/400，视神经生长异常导致交替性斜视和减退的立体视觉。按照疾病严重程度，可以分为 OCA1A 和 OCA1B 两型。OCA1A 患者有白头发，白皮肤，皮肤不能晒黑。完全透明的虹膜不能随着年龄而加深。OCA1B 患者出生时有白色或者淡黄色的头发，随着年龄可以加深。白皮肤可以随着年龄加深，也可以晒黑。蓝色虹膜随着年龄可以变为绿色/淡褐色，或者棕色/黄褐色。视敏度可以高于 20/60。

3. OCA2　患者皮肤、头发色素减低，眼部改变包括眼球震颤、虹膜色素减退、虹膜半透明、视网膜色素减退，检眼镜检查可见到脉络膜血管。中央凹发育不良，视敏度减低，视神经生长异常导致交替性斜视，减退的立体视觉以及改变的视觉诱发电位。患者视力保持稳定，皮肤色素可从极少数量到接近正常。新生儿头发颜色可从淡黄色至金黄色或棕色。头发颜色可以随着年龄而加深。

4. OCA3　见于南部非洲黑人群体。皮肤和头发表现为亮铜红色。

5. OCA4　临床表现类似于 OCA2。仅依靠表型特征不能区分 OCA2 和 OCA4。

（六）实验室检查

（1）皮肤活检组织行光镜或电镜检查：在大多数的 OA1 男性患者和女性携带者中，光镜或电镜下观察皮肤活检组织，可以见到角质形成细胞及黑色素细胞中存在有巨大黑色素小体。但是，随着基因诊断技术的开展，皮肤活检的诊断方式已经较少应用。

（2）目前针对 OA1 和 OCA 均已建立了相应的基因诊断技术方法，并在临床工作中获得了不同程度的应用。具体包括如下：

1）OA1：超过 90% 的男性 OA1 患者可以通过基因诊断的方式明确致病突变类型。目前应用的技术有直接测序，即将 GPR143 基因的 9 个外显子及其周围区域扩增后进行序列分析、SSCP、Southern blot 检测缺失突变、多重连接探针扩增技术（MLPA）、变性高效液相色谱（DHPLC）技术。在中国人中应用的技术有直接测序及 SSCP。

2）OCA1：目前应用的技术有直接测序及 SSCP。大约 85% 的致病突变可以通过直接测序的方式明确。直接测序及 SSCP 技术也在中国 OCA1 患者中得到应用。

3）OCA2：目前应用的技术有直接测序及 SSCP。在中国人中应用的技术有直接测序及 SSCP。直接测序技术也已经应用于中国人产前诊断领域。

4）OCA3：目前应用的技术有直接测序及 SSCP。在中国人中应用的技术有直接测序。

5）OCA4：目前应用的技术有直接测序及 SSCP。在中国人中应用的技术有直接测序及 SSCP。

（七）诊断和鉴别诊断

1. 诊断　根据患者皮肤毛发和眼部的临床表现，结合基因诊断的结果，可以确诊不同类型的非综合征性白化病。

2. 鉴别诊断　临床上需要与多种具有白化病表型特征的疾病鉴别：

（1）Hermansky – Pudlak 综合征（HPS）：其临床表现包括眼皮肤白化病、出血倾向、肺纤维化、肉芽肿性结肠炎。整体电镜下观察可见血小板内的致密体缺失。目前，全世界已经确定的 HPS 亚型有 9 种，即 HPS1 –9，分别由 9 个不同的基因突变引起，其中 HPS1 约占全部 HPS 病例的 1/2。Hermansky – Pudlak 综合征在世界大多数人群中的患病率为 1 ∶ 500 000 ~ 1 ∶ 1 000 000。在波多黎各西北部，Hermansky – Pudlak 综合征 1 型患病率为 1 ∶ 1 800。

（2）Chediak – Higashi 综合征（CHS）：主要临床表现包括眼皮肤白化病、畏光、眼球震颤，在原始粒细胞和早幼粒细胞中可见大的嗜酸性、过氧化物酶阳性的包涵体。

（八）治疗

目前没有根治白化病的方法，主要是对症处理。多数患者视力低下，不宜从事对视力要求较高的工作。可以使用太阳镜或特殊滤光镜改善成像异常，使用棱镜改善头部姿势异常。减少天晒时间，可以使用护肤剂保护皮肤。户外活动时注意穿戴帽子及长袖外衣。由于特殊的外貌，患者容易出现多种心理问题，在学习、工作、婚姻、生育等方面均存在有不同程度的困难。可以寻求白化病患者组织的帮助及心理医师的治疗。

（九）预防

通过产前基因诊断和植入前遗传学诊断（PGD）的方式，可以避免部分白化病患儿的出生。OA1 表现为 X 连锁隐性遗传，得到 GPR143 致病基因的男孩可以患病，但是女孩一般不患病，只是致病基因携带者。故 OA1 的患者基本为男性。通过产前影像学诊断选择性淘汰男性胎儿即可以预防 OA1 患儿的出生。或通过更为准确的基因诊断的方式，选择性淘汰携带 GPR143 致病基因的男性胎儿。OCA 一般表现为常染色体隐性遗传，夫妇双方都为白化病致病基因携带者，子代如果同时得到两个致病基因，就可以患病。子代不论是男是女，患病的机会是均等的。这种遗传的概率是 1/4。可以通过产前基因诊断的方式，选择性淘汰致病基因纯合子或双重杂合子患儿。

（田　源）

第五章

下丘脑-垂体疾病

第一节　解剖与生理概述

一、下丘脑

人的下丘脑只有4g左右，不足全脑重量的1%，但在维持人体自身稳定中起关键作用，调节水、电解质平衡，摄食，生殖，体温，内分泌及免疫反应等各种基础活动。其对内分泌的调节，除部分通过自主神经系统外，主要通过垂体。因此，下丘脑-垂体系统是神经内分泌学（neuroendocrinology）的核心部分。

（一）位置与分区

人体的下丘脑（hypothalamus）是间脑的最下部分，下丘脑组成第三脑室前下部的侧壁与底部，它前起终板及视交叉，后至乳头体的后端平面连于中脑的大脑脚底，上方为丘脑下沟及前连合，下方与垂体柄直接相连。下丘脑在矢状切面从前到后可分为四区：视前区、视上区、结节区及乳头体区。冠状切面由内向外又分为三区：室周区、内侧区及外侧区。下丘脑细胞核团边界不太明显，细胞大小不一，以肽能神经元为主，其主要核团包括：①在视上区的视上核（supraoptic nucleus，SON）、室旁核（paraventricular nucleus，PVN）；②在结节区的漏斗核、腹内侧核和背内侧核；③在乳头区的乳头体核和下丘脑后核。

（二）下丘脑神经内分泌细胞

从最基本的定义上讲，神经内分泌细胞是直接分泌物质到血液起激素作用的神经元。下丘脑神经内分泌细胞具有神经和内分泌两种特征。它和其他神经细胞一样对电兴奋、传导作用电位和起源于脑部的神经冲动起反应，对神经递质起反应。它同时具有内分泌的功能，能合成和释放神经激素。这些神经内分泌细胞又称“神经内分泌换能细胞”，能将传入的神经信号转变为激素样物质，并将其储存。当机体需要时释放进入大循环，最终到达各自靶细胞，对内分泌系统起调节作用。

下丘脑含有众多的神经元，有人从生理角度将之分为非神经分泌型细胞与神经分泌型细胞。非神经分泌型细胞与体温调节、摄食、心血管活动和行为等有关。神经分泌型细胞又可分为两型：大细胞性神经元与小细胞性神经元。

1. 大细胞性神经元　大细胞性神经元（magnus cellular neurons）产生神经垂体激素，其神经内分泌细胞体积较大，位于视上核和室旁核，其轴突形成视上核-室旁核垂体束，终止于神经垂体内，一小部分终止于正中隆起。视上核以产生血管加压素（即抗利尿激素）为主，室旁核产生催产素为主。两者略有交叉，都是直接进入神经垂体的微血管，故称下丘脑-神经垂体系统。其神经元内还共存有其他神经肽，如脑啡肽（enkephalin，ENK），内啡肽（endorphin，END）、神经肽Y（neuropeptide Y，NPY），促肾上腺皮质激素释放激素（corticotropin releasing hormone，CRH）等。

2. 小细胞性神经元　又称结节漏斗部神经元（tuberous-infundibular neurons），位于第三脑室旁下部、下丘脑正中隆起，产生八种垂体促激素的释放或抑制激素（或因子），经垂体门脉系统进入腺垂体，能促进或抑制垂体分泌垂体激素。此种神经内分泌细胞较小，呈卵圆形或圆形，散在下丘脑底部，称为“促垂体区域”，大部在结节区。其神经纤维不含或含少量髓鞘组成结节－垂体束，另有来自视上核、室旁核以及起源不明的纤维部下行终止于正中隆起及垂体柄。其神经元中常共存有其他神经肽，如ENK、缩胆囊肽（cholecystokinin，CCK）、神经降压肽（neurotensin，NT）、血管升压素、血管紧张素等。

（三）下丘脑的神经纤维联系

下丘脑的神经纤维联系复杂而广泛，有些纤维组成明显的纤维束，有些纤维则弥散而难于追踪。可分传入与传出神经纤维两部分。

1. 传入神经纤维　有内侧前脑束、海马下丘脑纤维、杏仁下丘脑纤维、网状下丘脑纤维、丘脑下丘脑纤维、视网膜下丘脑纤维和皮质下丘脑纤维等神经纤维与下丘脑联系。

2. 传出神经纤维　包括内侧前脑束、终纹与腹侧杏仁传出通路、背侧纵束、乳头体的传出纤维、下丘脑网状纤维、视上垂体束和结节垂体束，以视上垂体束和结节垂体束与神经内分泌联系最为密切。视上垂体束：自视上核与室旁核发出纤维，集合成视上垂体束，经漏斗柄终于神经垂体。结节垂体束：自结节区弓状核、腹内侧核、背外侧核以及视前区的神经内分泌小细胞、室旁核小细胞，纤维仅能追踪到正中隆起与漏斗柄，该纤维称结节漏斗束。纤维终止于垂体门脉系统（hypophysial portal system）的血窦，输送释放激素与抑制激素，以调控腺垂体激素的合成与分泌。在功能上，结节漏斗束与垂体门脉系统建立腺垂体与下丘脑间的神经激素联结。

（四）下丘脑－垂体激素分泌的调节

1. 中枢神经递质与下丘脑－垂体激素分泌的调节　在下丘脑促垂体区和正中隆起处有大量的肽能神经元胞体和（或）末梢的分布，同时也存在大量其他的中枢神经末梢，特别是多巴胺、去甲肾上腺素和5－羟色胺能神经末梢分布。这种解剖学上的关系为单胺类递质控制下丘脑神经内分泌活动提供了形态学基础。

（1）去甲肾上腺素（norepinephrine，NE）：NE对CRHACTH分泌的影响研究较多，兴奋性和抑制性作用的报道都有。一些人认为NE可能是通过α－受体抑制下丘脑CRH的分泌，从而抑制ACTH的释放。NE可促进下丘脑释放GHRH，刺激腺垂体分泌GH。还可刺激LH的分泌。NE可抑制PRL分泌。NE在TRH－TSH的诱发释放中可能通过α－受体起刺激或易化作用。

（2）多巴胺（dopamine，DA）：DA是最重要的PRL释放抑制因子（PRL inhibiting factor，PIF），它作用于PRL分泌细胞上的特异DA受体而抑制PRL分泌。吸吮刺激可抑制DA释放从而促进PRL分泌，但这种作用不能完全用DA释放的抑制来解释，可能还有其他因子参与。DA能加强促性腺激素释放激素（gonadotropin－releasing hormone，GnRH）的释放。DA可通过DA受体抑制α－MSH和β－内啡肽的释放，并调控神经垂体分泌催产素。此外，DA激动剂还可增加ADH的释放。

（3）5－羟色胺（5－hydroxytryptamine，5－HT）：有人认为5－HT刺激下丘脑分泌CRH，从而促使ACTH释放。5－HT可促进PRL分泌。

（4）乙酰胆碱（acetylcholine，Ach）：Ach可促进下丘脑CRH分泌和ACTH释放。可刺激GnH与GH的分泌。

（5）兴奋性氨基酸谷氨酸（glutamic acid，Glu）：Glu可使ACTH、PRL及GH分泌增加。Glu作用于下丘脑GnRH神经元，以调控LH的分泌。

（6）抑制性氨基酸γ－氨基丁酸（γ－aminobutyric acid，GABA）：GABA对CRH－ACTH有抑制作用。对基础GH分泌呈刺激作用，而对诱发的GH分泌呈抑制作用。抑制TSH基础分泌。对PRL的分泌有双重调节作用，即通过中枢的刺激作用和垂体的抑制作用。

（7）组胺（histamine，HA）：HA可刺激ACTH及皮质醇的释放。对GH的基础分泌无作用，但可易化GH的诱发反应。对LH和TSH基础分泌无影响，但可促进男性及女性GnRH诱发的LH分泌。可促进PRL的分泌。

（8）一氧化氮（nitric oxide，NO）：NO 可抑制氯化钾和 IL－1β 诱发的 CRH 分泌。又可抑制 GRH 诱发 GH。也可抑制 GnRH 诱发的 LH 分泌。还可抑制 PRL 释放。

2. 中枢神经对下丘脑－垂体激素分泌的调节 如寒冷可引起 TRH 的分泌。吸吮乳头可引起 PRL 的分泌。应激状态可通过高位中枢作用于丘脑下部增加 CRH 的分泌，从而促进了 ACTH 的释放。

（五）神经内分泌（类）激素

脑部等神经组织能合成及释放激素，称神经激素，尤以下丘脑内浓度最高，除抗利尿激素及催产素由下丘脑分泌后贮存于神经垂体外，由下丘脑等脑组织分泌的释放激素及抑制激素（或因子）经垂体门脉系统进入腺垂体起调节作用。凡能提纯并阐明结构式且能人工合成者称激素。此外，尚有多种神经肽亦可来自胃肠、胰岛，由于胚胎期来自同一神经嵴所致。目前已明确为释放激素（或因子）及抑制激素（或因子）者如下。

1. 促甲状腺激素释放激素（TRH） 最早由 Guillemin 及 Schally 等于 1969 年从下丘脑提取液中分离提纯的一个下丘脑释放激素，系由 P－谷组－脯－NH_2 3 肽组成，分子量为 362.39。

（1）体内分布：TRH 存在于下丘脑，以正中隆起浓度最高，下丘脑外的脑组织中含有大量 TRH，约占 70%。此外，TRH 还分布于肠胃道、胰岛及胎盘等处。

（2）生理功能：TRH 最主要的生理功能是促进垂体合成并分泌 TSH 和 PRL。下丘脑释放的 TRH，经垂体门脉系统到达腺垂体 TSH 和 PRL 细胞，与细胞膜上的特异受体结合，通过第二信使机制主要促进 TSH 和 PRL 的释放。TRH 并不刺激正常人其他垂体激素的分泌，但对肢端肥大症、肝肾功能不全、神经性厌食、重度抑郁、癔症及先天性单纯性 TSH 缺乏症等患者，则可促进 GH 的异常分泌；在一些库欣病患者中促进 ACTH 分泌；在一些性腺垂体瘤的患者中促进 FSH 分泌。TRH 对中枢神经系统具有直接兴奋作用，且能使人产生欣快感，曾试用于抗抑郁及治疗精神分裂症。TRH 还有促觉醒作用。TRH 已被发现存在于神经末梢中并有证据表明其具有神经递质的功能。另外，TRH 有调节中枢单胺类神经递质的作用，可增加脑内去甲肾上腺素及乙酰胆碱的周转，增加经多巴－帕吉林（pargyline）处理后的脑多巴胺。在人体 TRH 能抑制五肽胃泌素的泌酸作用及延续胃肠道吸收葡萄糖及木糖醇，提示 TRH 参与其他胃肠功能的调节。

（3）调节：下丘脑 TRH 的分泌受中枢神经递质调节：去甲肾上腺素、多巴胺促进 TRH 分泌，5－羟色胺则抑制其分泌。

原发性甲状腺功能减退的患者，下丘脑合成并释放 TRH 增多，作用于垂体，使基础及 TRH 激发的 TSH、PRL 水平均升高，经甲状腺素治疗后，患者 TSH、PRL 水平恢复正常。反之，在原发性甲状腺功能亢进的患者中，其基础及 TRH 激发的 TSH 水平明显降低，经抗甲亢治疗后可恢复。由此可见甲状腺激素同时对下丘脑 TRH 神经元和垂体 TSH 细胞起负反馈调节作用。TRH 的分泌也可受皮质醇、生长抑素抑制。

另外，下丘脑－垂体－甲状腺轴功能也受体温、应激、饥饿、感染及炎症等其他因素影响。

2. 促性腺激素释放激素（GnRH） 由 Schally 等分离提纯，现已人工合成，为 10 肽，其顺序为 P－谷－组－色丝－酪甘－亮－精脯－甘 NH_2，分子量为 1 182。

（1）体内分布：GnRH 神经元是弥散分布的小细胞性神经元，并不集中分布在某个神经核团，它们有细的轴突投射到正中隆起和垂体柄，释放 GnRH，通过垂体门脉循环下达腺垂体。此外，GnRH 还存在于胎盘、胃肠道及胰腺等处。

GnRH 神经元与嗅神经共同起源于中枢神经系统嗅板上皮组织，在胚胎发育中，嗅神经元的轴突经过筛板和脑膜到达嗅球，而 GnRH 神经元沿嗅神经穿过嗅球到达下丘脑。GnRH 神经元未能迁移到正确的部位，不能刺激垂体促性腺激素的分泌，这是 Kallmann 综合征的发病机制。Kallmann 综合征的患者多伴有中线缺陷，嗅球和嗅束发育不良所致嗅觉缺失。

（2）生理作用：GnRH 与垂体促性腺细胞膜受体结合，通过第二信使机制刺激其合成和分泌黄体生成素（luteinizing hormone，LH）和促卵泡激素（follicle stimulating hormone，FSH）。GnRH 呈脉冲式分泌，具有特定生理频率的 GnRH 脉冲式分泌能够诱导自身受体效应，即上调 GnRH 受体数量。相反，持续暴露于 GnRH 会下调 GnRH 受体，同时伴有 LH 和 FSH 合成和分泌的下降。

（3）调节：①中枢神经系统：精神刺激能影响 GnRH 的产生，从而影响排卵并引起月经周期的紊乱。②神经递质：多巴胺和去甲肾上腺素直接或间接地促进 GnRH 的分泌；乙酰胆碱能促进 GnRH 释放，从而使垂体的 LH 和 FSH 分泌增加；松果体分泌褪黑素能抑制 GnRH 分泌而使垂体的 LH 和 FSH 释放量下降。③反馈调节：性激素通过改变下丘脑 GnRH 脉冲频率及幅度，改变垂体促性腺细胞对 GnRH 的敏感性，进行正、负反馈调节。女性卵泡期，雌激素对下丘脑、垂体呈负反馈调节，卵泡晚期，雌激素水平大量增加，对下丘脑、垂体呈正反馈调节，引起 LH－FSH 分泌高峰，促进排卵。排卵后，黄体产生的雌、孕激素对下丘脑、垂体恢复负反馈调节，导致 LH、FSH 水平下降。男性，雄激素减少了 GnRH 脉冲分泌，同时减少了促性腺激素分泌，也降低了垂体对外源性 GnRH 的反应。在儿童，促性腺激素及性激素水平很低。进入青春期，生殖轴被唤醒，性激素对下丘脑垂体负反馈调节减弱，促性腺激素、性激素水平同时升高。最近研究提示，kisspeptin 和 GALP 神经肽系统可能触发了青春期生殖轴的启动信号。

（4）临床应用：长效 GnRH 激动剂已用于治疗某些 GnRH 分泌紊乱性疾病，包括性早熟、前列腺癌、乳腺癌、子宫纤维瘤和子宫内膜异位症等。

3. 生长激素释放抑制激素（GHIH；又称生长抑素，somatostatin，SS）　于 1972 年分离提纯，其化学结构于 1973 年阐明，为 14 肽，分子量为 1 637。此后，又发现 14 肽氨基端延长的生长抑素 28（SS－28）。两种生长抑素都来自于同一激素原，通过不同的激素原转化酶裂解而成，均为其主要生物活性型。目前有人认为 SS 及 SS－28 的生理作用不同，前者主要起神经递质作用，后者则主要参与神经体液调节作用，但仍有待进一步深入研究。

（1）体内分布：以下丘脑正中隆起浓度最高，其次为弓状核、腹内侧核、腹外侧核、室旁核及内侧视前核、乳头体等处，尚有大脑皮质、丘脑、脑干、间脑、小脑、纹状体、杏仁核等。在脊髓中，SS 存在于背角胶状质和外侧索的附近。SS 还存在于胰岛 D 细胞、胃、十二指肠、空肠上段、松果体、唾液腺、甲状旁腺、甲状腺、肾上腺、前列腺和胎盘等处。

（2）生理作用：SS 对许多内分泌器官有抑制作用。在垂体，能显著抑制垂体生长激素（growth hormone，GH）的分泌，不论体内、体外，不但能抑制基础 GH 的分泌，也能抑制经 L－多巴、茶碱、精氨酸等刺激后的 GH 分泌。SS 并不影响 GH 的储存和生物合成，可能直接作用于垂体细胞抑制 GH 的释放。SS 也能阻抑 TRH 诱发的 TSH 分泌及茶碱、钾盐对 TSH 的刺激。SS 并不抑制正常人的 PRL、LH、TSH 或 ACTH，但能抑制某些肢端肥大症患者正常或升高的 PRL 值，还能抑制 Nelson 综合征中 ACTH 的分泌。SS 对胰腺、肠道和胆囊的内外分泌功能都有抑制作用，能抑制胰岛素、胰高血糖素、胃泌素、胰泌素、胰酶素、抑胃肽、胃动素、舒血管肠肽、胃酸、胃蛋白酶及胰外分泌等。从而对机体营养物质的摄取率具有一定的控制作用，参与体内营养平衡调节体系。SS 可以阻断多种内分泌肿瘤的激素释放，包括胰岛素瘤、胰高血糖素瘤、VIP 瘤、降钙素瘤和部分胃泌素瘤。SS 对中枢神经系统主要起抑制性作用，与 TRH 相反，它有降低苯巴比妥的 LD_{50} 和延长麻醉时间并增加士的宁的 LD_{50}，诱导镇静和低温，加强 L－多巴，减少慢波睡眠，增加食欲等作用。

（3）作用机制：SS 作用于垂体细胞（GH 细胞、TSH 细胞、PRL 细胞）膜受体和细胞内细胞质与颗粒和常染色体成分。抑制 cAMP 生成（及抑制胰小岛细胞生成 cAMP），减少细胞质内 Ca^{2+} 升高，由于抑制突触体释放及摄取 Ca^{2+}，阻止 Ca^{2+} 刺激后分泌颗粒向细胞外释放（exocytosis）。

（4）临床应用：SS 类似物如奥曲肽、兰瑞肽用于治疗肢端肥大症、巨人症、消化道出血、急性胰腺炎、转移性肿瘤和血管活性肠肽（VIP）分泌肿瘤，以抑制其激素的分泌。也可用于治疗心理紊乱、癫痫、老年性痴呆等。

4. 生长激素释放激素（GHRH）　1982 年 Thorner 等报告从一肢端肥大症患者的胰腺瘤中提取、纯化，且查明为 40 或 44 肽，同年已人工合成。

（1）体内分布：GHRH 存在于下丘脑弓状核及腹内侧核，从神经轴突下达正中隆起后部，入垂体门脉系统。除下丘脑表达 GHRH 基因，它还表达于人类的卵巢、子宫和胎盘，GHRH 在这些组织中的功能尚不清楚。

（2）生理作用：GHRH主要是兴奋腺垂体GH的释放，该作用呈剂量依赖性，它与SS共同维持GH释放的双重调节。GHRH并对GH基因的转录、腺垂体细胞的增生和分化具有促进作用。GHRH对肠肽激素分泌没有影响。

（3）分泌和调节：下丘脑腹内侧区有糖感受器，低血糖可使之兴奋而导致GHRH的分泌。去甲肾上腺素刺激α-受体兴奋腹内侧核，使GHRH分泌增多，而α-肾上腺素能抑制剂如酚妥拉明则可抑制GHRH的分泌。β-肾上腺素能兴奋剂可抑制腹内侧核，使GHRH分泌减少。L-多巴经脱羧转化为多巴胺后，兴奋多巴胺能神经的弓状核而引起GHRH的分泌，且不被高血糖所抑制。氯丙嗪系节后多巴胺受体的抑制剂，能抑制GHRH的释放。边缘系统的神经末梢属5-羟色胺能，终止于正中隆起，当睡眠慢波出现时，5-羟色胺生成增多即兴奋该神经末梢而促进GHRH的分泌。致热原能促进GHRH分泌可能是通过这一系统，应激和休克时有GHRH的明显升高，也可能是通过神经因素。垂体分泌GH过多后，可通过负反馈抑制下丘脑GHRH的释放。

5. 促肾上腺皮质激素释放激素（CRH） 1981年Vale等从绵羊下丘脑提取液中分离提纯得到，为41肽结构，并已人工合成。

（1）体内分布：下丘脑投射至正中隆起，经垂体门脉系统，释放至垂体。非促垂体性CRH神经元主要位于边缘系统，掌管感觉信息和调节自主神经系统。外周，CRH分布于胎盘、淋巴细胞、自主神经和胃肠道。

（2）生理功能：CRH促进垂体合成阿片-促黑素-促皮质素元（proopiomelanocortin，POMC），POMC在垂体细胞中裂解为ACTH、β-LPH、β-EP、MSH等多肽类物质并释放入血。此效应由第二信使cAMP传导跨膜信息。CRH具有垂体外功能，它是一种脑肠肽，因此CRH除影响摄食行为外，对消化道激素的分泌和胃肠的运动也起作用。CRH可抑制胃酸的分泌，影响胃泌素、胰岛素和胰高血糖素等的分泌，抑制胃排空等。此外，CRH也可参与血压、耗氧量及血糖浓度和行为的调节。CRH可能作为应激反应的中枢调节者，各种应激刺激均可增加前CRH原mRNA水平。在应激状态下CRH增强下丘脑SS的释放，导致生长缓慢，而对生殖功能影响可能是通过POMC系统抑制LH释放。

（3）调节：①糖皮质激素对ACTH的分泌有反馈性抑制作用，其作用部位主要在垂体，对下丘脑神经元也具有抑制作用。ACTH对CRH神经元呈负反馈调节作用。②神经递质对CRH、ACTH的影响：去甲肾上腺素、肾上腺素促进下丘脑CRH释放，也能直接刺激垂体释放ACTH。GABA抑制CRH释放。③炎症因子（IL-1、IL-6、TNF-α等）可促进下丘脑CRH和AVP的合成与分泌，从而促进ACTH和皮质醇分泌。而皮质醇可减轻炎症反应，降低炎症因子水平。

6. 泌乳素调节因子

（1）泌乳素释放抑制因子（prolactin releasing inhibitory factor，PIF）：与其他垂体激素不同，PRL的分泌主要受下丘脑抑制。多巴胺是下丘脑分泌的最主要的泌乳素释放抑制因子。多巴胺在垂体门脉系统的血液浓度足以抑制PRL释放。各种内源性多巴胺受体拮抗剂，例如各种精神类药物，均能升高患者体内PRL水平。中枢神经系统病变（如颅咽管肿瘤、巨大垂体瘤）若阻断了多巴胺神经元对正中隆起的神经投射或垂体门脉系统血流，会导致垂体多巴胺浓度下降，PRL升高。

其他下丘脑因子或神经递质也起到辅助PIF作用，包括GABA、生长抑素和降钙素。

（2）泌乳素释放因子（prolactin releasing factor，PRF）：泌乳素释放因子主要有TRH、催产素、AVP、VIP。它们由投射到正中隆起的视旁下丘脑神经元产生。门脉血液的激素浓度高于外周循环，足以激活垂体PRL分泌。组氨酸异亮氨酸肽（peptide histidine methionine），与VIP结构相似，与PRL应激时分泌有关。

7. 促黑激素释放因子（MRF）及促黑激素释放抑制因子（MIF） 在动物实验中从下丘脑提取液对体外培养的垂体中间部发现有使促黑激素（MSH）释放或抑制其释放的两种不同物质即MRF和MIF。平时以MIF的作用为主。有人提出MIF为3肽即脯亮-甘氨酰胺；MRF为5肽即半胱-酪-异亮-谷-门冬氨酸。两者均以催产素为激素原。MRF和MIF通过散落在腺垂体的MSH细胞调节促黑激素的合成和分泌。

8. 抗利尿激素（ADH；亦称精氨酸加压素，AVP）　为含有一个二硫键的9肽，分子量为1 084。

（1）体内分布：ADH主要由下丘脑视上核，少量由室旁核大细胞性神经元合成，与神经垂体激素载体蛋白（neurophysin，NP）结合而以神经分泌颗粒形式沿着神经轴突的微管系统向神经垂体转运，并储存于神经垂体。ADH与催产素两者的载体蛋白不同，但两者的载体蛋白都由18个氨基酸组成，相对分子量约为10 000，乃为下丘脑神经垂体系统分泌神经元内的激素“载体”。当神经冲动传到神经末梢时，贮存的激素在Ca^{2+}的参与下经胞溢作用而将ADH与NP同时释入血中。

（2）调节：①渗透压：血浆渗透压升高可兴奋位于第三脑室附近的渗透压感受器（渴觉中枢）并刺激视上核释放ADH，血浆渗透压低则抑制ADH释放。②血容量：血容量低可兴奋位于左心房及大静脉内的容量感受器致使ADH释放，血容量扩张时则抑制其释放。③体循环动脉压：血压低可兴奋颈动脉窦和主动脉弓的压力感受器使ADH释放。④精神刺激：创伤等应激状态均可通过中枢神经系统兴奋ADH释放。⑤激素：甲状腺素、糖（盐）皮质激素及胰岛素缺少时血浆ADH升高。⑥神经递质：谷氨酰胺能促进ADH释放，GABA对其有抑制作用。

（3）生理功能：①抗利尿：ADH与远曲小管和集合管的特异性V_2受体结合成为激素受体复合物，激活腺苷酸环化酶，使ATP转变为cAMP，从而激活蛋白激酶A，使水通道蛋白－2磷酸化并表达于顶面细胞膜上，使肾小管上皮细胞对水的通透性增加，水沿着渗透梯度被动地重吸收。②升血压：ADH使血管和内脏平滑肌收缩，产生加压作用。生理情况下，存在代偿性血管舒张机制，ADH的升压效果较弱，但在一些病理情况下，例如其他血压调节机制被破坏（如自主神经功能紊乱、肾素－血管紧张素－醛固酮系统抑制）或全身血管病理性舒张（如肝硬化、败血症），ADH可表现出强大的升压作用。合成的ADH可用于治疗食管静脉曲张破裂出血。③刺激ACTH释放：室旁核部分小细胞性神经元合成ADH，并投射至正中隆起，释放ADH至垂体门脉系统，促进腺垂体ACTH合成和释放。ADH和CRH通过不同信号转导通路促进ACTH合成和释放，故两者起到互相协同作用。

9. 催产素（oxytocin）　含有一个二硫键的9肽，与ADH仅差两个氨基酸，分子质量约1 000。催产素主要由下丘脑室旁核合成，少部分由视上核合成。

（1）分泌调节：①妊娠临产时，由于子宫体受到膨胀的刺激，或宫颈受压迫和牵引，通过子宫特别是子宫颈部的神经感受器，将冲动传至下丘脑，促进催产素的释放。②吸吮乳头刺激乳房的机械或触觉感受器，神经冲动传入神经脊髓背根，沿着脊髓丘脑束上升至下丘脑反射性引起神经垂体释放催产素。③精神紧张、麻醉和乙醇抑制其释放，而促性腺激素释放激素（GnRH）和雌二醇、睾酮促进其释放。

（2）生理作用：催产素在外周作用主要见于女性：①在妊娠分娩过程中，促进子宫平滑肌收缩，能催产和防止产后出血。②催产素能促使乳腺肌上皮细胞收缩，引起泌乳。催产素对男性有何功能还不清楚，在动物试验中发现外源性催产素可促进精曲小管平滑肌收缩，促进精子的输送，该现象在人类尚未证实。中枢神经系统还存在小细胞性神经元分泌催乳素，起神经递质作用，可能参与母性行为的产生。

10. 其他神经肽　除上述促垂体激素类神经肽外，在下丘脑及脑组织中尚发现下列其他几类神经肽：①脑肠肽类：如血管活性肠肽（VIP）、缩胆囊肽（CCK）、胰高血糖素、胰岛素、垂体腺苷酸环化酶激活肽（PACAP）等。②内源性阿片肽（EOP）类：如脑啡肽（ENK）、内啡肽（END）、强啡肽（DYN）等。③垂体激素类：如腺垂体激素ACTH、GH、PRL，MSH。④另有神经肽：如神经降压素（NT）、P物质（SP）、血管紧张素Ⅱ（AT－Ⅱ）、降钙素、内皮素（ET）、神经肽Y（NPY）、心钠素（ANF）等。

（六）下丘脑生理

下丘脑的生理功能复杂，可概括为下列三方面。

（1）调节垂体激素的分泌。

（2）大脑皮质下自主神经的最高中枢在下丘脑，即交感和副交感神经受下丘脑的调节。

1）对交感神经系统的调节：交感神经的皮质下最高中枢可能在下丘脑后部。当该区受刺激时则交感神经兴奋，可引起瞳孔散大、眼裂增宽、眼球突出、心跳加快、内脏和皮肤血管收缩、血压升高、呼吸加快、支气管平滑肌松弛舒张、胃肠道蠕动和分泌功能抑制、血糖升高、凝血时间缩短、脾脏收缩等一系列反应。因此，交感神经的兴奋使机体能量消耗增加，器官功能活动增强。当下丘脑后部破坏时，则出现嗜睡、昏沉、体温降低等症状。

2）对副交感神经系统的调节：副交感神经的皮质下最高中枢可能在下丘脑的前部和中部。兴奋时引起神经末梢乙酰胆碱的分泌。表现为瞳孔缩小、唾液分泌增加、心跳减慢、血管扩张、血压降低、胃肠蠕动和消化腺分泌增加、膀胱与直肠收缩。总之副交感神经的兴奋可抑制机体的耗损，增加积储，与交感神经起拮抗作用。当下丘脑视前区破坏时则副交感受抑制。

（3）下丘脑是人体重要生命活动中枢之一，其主要功能如下：

1）能量平衡和营养物的摄取：系通过下丘脑腹内侧核饱食中枢与腹外侧核嗜食中枢进行调节。血糖在动静脉中的差异、血中游离脂肪酸的浓度、胰岛素的含量以及生长激素的水平等均可对上述两个中枢起直接的刺激或抑制作用。

2）水的平衡：水的摄取和排出决定于血浆渗透压和血容量。当血浆渗透压升高，血容量下降时可刺激下丘脑视上核及室旁核分泌 ADH 以加强水的吸收。血渗透压增高时又可刺激下丘脑口渴中枢而使饮水量增加。

3）觉醒（防御）与睡眠：当下丘脑后区大脑脚处受刺激时可引起防御反应，遭到破坏时可表现为发作性嗜睡，甚至昏睡。

4）体温调节：下丘脑的前部、前连合和视交叉之间与身体的散热可能有关，主要通过皮肤血管扩张和排汗（副交感神经）调节，而下丘脑的后侧部，则可能与保热和产热有关，主要通过肌肉的紧张性和皮肤血管收缩（交感神经）进行调节。下丘脑前部有病变则发生高热，后侧部病变可引起体温过低。现认为前部是中枢体温感受器的部位，后部可能是体温“情报”整合处理处。实验证明产热与散热反应均可由刺激下丘脑前部而引起，刺激下丘脑后部则反应不显著。

5）情感行为：下丘脑的情绪反应不仅决定于丘脑与皮质的关系，即在皮质完整时，如刺激乳头体、破坏下丘脑的后腹外核、视前核有病变时均可引起精神症状，包括兴奋、病理性哭笑、定向力障碍、幻觉、激怒以及冲动行为等。

6）性的功能、成熟和生殖：由下丘脑脊髓纤维及下丘脑垂体纤维，通过神经体液调节性的功能，使其成熟和保证生殖。当下丘脑视神经交叉前上部及弓状核、乳头体和灰结节等处受到刺激或破坏时则影响 GnRH 的分泌，可使性功能低下或性早熟。

7）调节心血管活动：下丘脑后方受刺激时，有血压升高及心率加快；下丘脑前方受刺激时则血压降低及心率减慢。当整个下丘脑均受损时，则血压的变化更为复杂，不稳定，伴心跳减慢，有时出现冠状动脉供血不足的征象。

8）生物钟（biological clocks）：在机体内有些组织、器官、系统的功能活动，呈现大约以 24 小时为界的周期性变化，如体温、血浆成分的浓度水平，内分泌激素的分泌，睡眠与觉醒等。此称为生物钟或昼夜节律。而神经系统其他部分广泛受损时则不受影响。当下丘脑损伤时，昼夜节律即严重失调和紊乱。

二、垂体

垂体（pituitary gland）是人体内分泌系统中主要的中枢性内分泌腺。垂体由腺垂体与神经垂体组成。前叶大部分为腺垂体，分泌促肾上腺皮质激素、生长激素、泌乳素、促黄体素、促卵泡素及促甲状腺激素等，作用于周围内分泌腺（靶腺）及全身各脏器及组织。后叶大部分为神经垂体，贮藏下丘脑分泌的抗利尿激素及催产素。

（一）垂体解剖概述

腺垂体来自外胚层的原始口腔，神经垂体来自外胚层的原始间脑。

垂体位于颅底蝶鞍内，外面被有坚韧的硬脑膜，顶部以硬脑膜内层形成的鞍膈与颅腔隔开，硬脑膜顶能够保护垂体免受波动的脑脊液压力的压迫。鞍膈中央有孔，直径为2～11mm，孔内通过垂体柄向上以漏斗部与下丘脑相连。垂体上方有视神经交叉、视束及第三脑室底部，视交叉及中央结构非常容易受到垂体肿瘤的压迫，因为这是抬高鞍膈抵抗力最薄弱的位置。外侧毗邻为海绵窦，海绵窦内有颈内动脉、动眼神经、滑车神经、展神经和三叉神经眼支与上颌支，因此海绵窦容易受到鞍内结构扩张的影响。后方有大脑脚、脑间池及动眼神经根部，前下方凭蝶鞍的前壁及底与蝶窦相隔开。

垂体呈卵圆形，其横径为9～12mm，前后径7～10mm，高6～9mm，重约0.5g，女子每次妊娠期腺垂体增生肥大1～2倍，故垂体较男性为大而重。

垂体的血液供应来自颈内动脉分支——垂体上动脉和垂体下动脉。垂体上动脉分支后在垂体内又汇集形成一个特殊的门静脉系统。垂体上动脉进入垂体上端后立即分支，在正中隆起处构成丰富的毛细血管丛，形成门脉的初级丛，此组血管再集合形成若干条静脉干，称为门静脉，沿垂体柄下行到前叶腺垂体，再分支形成毛细血管丛（前叶的血窦），垂体下动脉从垂体下端进入分布于神经垂体，静脉血入蝶鞍两侧的海绵窦中。

垂体的神经主要来自下丘脑，这些神经纤维的一部分终止于正中隆起的毛细血管丛，一部分直接通过漏斗部到达后叶，构成视上核及室旁核垂体束。另外，垂体也接受少量的交感神经，这些神经随动脉而来起调节血供的作用。

1. 腺垂体　是腺体的大部分，光学显微镜下示腺细胞排列成索状或团状，在细胞之间有丰富的血窦。

（1）远侧部：占垂体面积的75%，外面包有被膜。上皮细胞有下列4种。

1）滤泡细胞：具有星状突起，产生各种生长因子，包括碱性成纤维细胞生长因子（bFGF）和白细胞介素－6（IL－6）。

2）嗜酸性细胞：约占远侧部细胞总数的37%～44%，细胞体呈圆形或卵圆形，细胞质中含有大小不等的红色嗜酸性颗粒，分泌生长激素（GH）和泌乳素（PRL）。

3）嗜碱性细胞：约占远侧部细胞总数的11%，细胞体较大，呈球形或多边形，细胞质中含有许多大小不等的蓝色嗜碱性颗粒。此类细胞能生物合成和分泌促卵泡素（FSH）、黄体生成素（LH），促甲状腺激素（TSH）和促肾上腺皮质激素（ACTH）。在ACTH细胞内除合成与分泌ACTH外，还能合成其他相关肽，如β－促脂素（β－LPH）、β－内啡肽（β－END）及促黑激素（MSH）。这些物质均来自一个共同的前体——鸦片－促黑素促皮质素原（POMC）。

4）嫌色细胞：约占前叶腺细胞总数的50%，细胞较小，常聚集成群，细胞分化不清，细胞着色较淡，在光学显微镜下无颗粒，故以往认为该细胞无激素分泌功能。近年来应用电镜及过碘酸－雪夫（即PAS法）或醛复红染色后，发现腺垂体有五种细胞，细胞质中有丰富的粗面内质网和发达的高尔基体，并均有大小不等内含激素的颗粒。此五种细胞命名为：①泌乳素细胞，分泌PRL，细胞质颗粒直径最大，约400～1 200nm；②生长激素细胞，分泌GH，分两型：颗粒致密型，颗粒直径为350～450nm；颗粒稀少型，颗粒直径为100～750nm；③促肾上腺皮质激素细胞，分泌ACTH及β－LPH（促脂素），颗粒直径约250～400nm；④促性腺激素细胞，分泌GnH（包括FSH与LH），颗粒直径约100～250nm；⑤促甲状腺激素细胞，分泌TSH，颗粒直径最小，为100～200nm。目前认为嫌色细胞是一种未分化的干细胞，或是经特别强烈的分泌活动而排空了颗粒的细胞。

（2）结节部：结节部围绕神经垂体的漏斗。这部分的血液供应特别发达，前往远侧部的垂体上动脉在此分支，并合并成垂体门静脉。其中有类似远侧部细胞，有丰富的致密分泌颗粒。免疫组化证明为TSH、FSH、LH细胞。近年又发现有丰富的褪黑素。

（3）中间部：位于远侧部与神经垂体之间，在人胚胎时期有明显的裂隙，幼儿时期仍可见，但成年时期已消失。

2. 神经垂体　神经垂体包括正中隆起、漏斗柄及神经部。正中隆起位于漏斗的背部，第三脑室漏斗隐窝的周围，是脑和腺垂体在功能上起重要作用的场所。下丘脑的肽类激素、脑肽和神经递质释放至正中隆起后，可被其中的伸展细胞所摄取，转送到脑脊液再进入血液循环。另一方面，它也可从脑脊液摄取神经激素而将其送到正中隆起。所以伸展细胞是一种具有转运功能的细胞。因此，在脑脊液与垂体门静脉毛细血管之间存在双向的运输关系。神经部是由神经胶质细胞（又称垂体细胞）及神经纤维组成，由视上核和室旁核神经细胞分泌的 ADH（AVP）和缩宫素颗粒直径约 100～300nm，在神经垂体激素载体蛋白（neurophysin）帮助下沿着漏斗部到达神经部，储存于神经纤维及其末端膨大成为大小不等的球状小体，又称为赫林小体（Heringbody），当下丘脑视上核及室旁核神经元被兴奋时，储存于赫林小体内的激素可释放到血液中发挥作用。

（二）腺垂体激素

腺垂体分泌下列激素：促肾上腺皮质激素（adrenocorticotropic hormone，ACTH）、β－促脂素（β－lipotropin，β－LPH）、生长激素（growth hormone，GH）、泌乳素（prolactin，PRL）、黄体生成素（luteinizing hormone，LH）、促卵泡素（follicle stimulating hormone，FSH，LH 及 FSH 又称促性腺激素（gonadotropic hormone，GnH）、促甲状腺激素（thyroid stimulating hormone，TSH）、促黑激素（melanocyte stimulating hormone，MSH）。

1. 促肾上腺皮质激素（AGTH）及 β－促脂素（β－LPH）　鸦片－促黑激素促皮质素原（proopiomelanocortin，POMC）系由垂体内 ACTH 细胞所产生的前体蛋白，含有265 个氨基酸，包括三个组成部分：①ACTH 在分子中央；②β－LPH；③N－POMC。此外前体尚连有 26 个氨基酸残基的信息肽。POMC 在 ACTH 细胞中经激素原转化酶作用下裂解为 ACTH、β－LPH、β－EP、MSH 等多肽。

（1）体内分布：ACTH 是由 39 个氨基酸所组成的单链多肽，分子量约为 4 500，其生物活性有赖于 N 端 24 个氨基酸的完整顺序，关键活性基团似在氨基酸 5～10。ACTH 可裂解为 α－MSH（1～13），即促黑激素和类促肾上腺皮质激素中叶肽（CLIP）（18～39）。垂体内 ACTH 含量约 300μg，每天分泌量约 100μg。血浆浓度波动范围较大，呈昼夜节律，晨 8 时约为 100pg/ml，午夜 0～10pg/ml。血浆内半衰期 5～15 分钟。

（2）生理功能

1）对肾上腺皮质的作用：ACTH 的主要作用为维持肾上腺腺体大小、结构和功能，促进肾上腺皮质合成并分泌皮质激素，以肾上腺糖皮质激素为主。ACTH 也促进肾上腺源性雄激素的合成和分泌，对盐皮质激素作用较小。临床上可观察到继发性肾上腺皮质功能不全（即 ACTH 分泌不足）的患者仅表现为糖皮质激素缺乏，而原发性肾上腺皮质功能不全的患者表现为糖皮质激素和盐皮质激素同时缺乏。

2）对肾上腺以外的作用：①对内分泌系统作用：对肾上腺外类固醇代谢的影响为可使肾上腺皮质激素的降解减慢；促进垂体分泌生长激素及胰岛 β 细胞分泌胰岛素；加强肾上腺髓质中酪氨酸羟化酶和多巴胺羟化酶的作用，促进肾上腺素的合成；合成的 24 肽 ACTH 有促进 GH 分泌的作用。②对代谢作用：在脂代谢中能动员脂库中储存的脂肪，使三酰甘油水解为甘油和游离脂肪酸，使血浆中游离脂肪酸增多；可能是激活了激素敏感性脂酶的关系，ACTH 可使脂肪的氧化加速，生酮作用增强；对糖代谢能降低血糖，增加葡萄糖耐量，促进糖进入肌细胞，增加肌糖原含量；对蛋白质可促进肌细胞摄取氨基酸，抑制甘氨酸转变为尿素。③对神经系统作用：短期注射 ACTH 可使大脑活动增强，脑电图电压增高，有时甚至可引起抽搐，长期注射反使大脑活动减弱。ACTH 的片段称为 ACTH 肽类，与精神活动和学习记忆有关。ACTH 几乎对各种发育中的中枢神经均有营养作用。④对心脏和肾脏作用：ACTH 可增加心率。刺激球旁细胞，使其颗粒增多，分泌较多的肾素。⑤ACTH 具有免疫调节作用：它可通过促进皮质醇的合成和释放而间接地作用于免疫系统，也有直接作用。ACTH 对免疫系统的作用主要是抑制性的，它可抑制抗原刺激机体产生抗体的能力。

（3）分泌和调节

1）下丘脑主要通过分泌 CRH 刺激腺垂体 ACTH 的合成和释放。AVP 有协同 CRH 促 ACTH 分泌。

2）反馈调节：血浆糖皮质激素水平对 CRH－ACTH 起负反馈调节作用，皮质醇能抑制 ACTH 释放、降低 ACTH 对 CRH 的反应性，抑制 CRH 的分泌。长期暴露于糖皮质激素（>24 小时）对 HPA 轴的抑制会持续数日以上。

3）神经调节：应激性刺激如低血糖、创伤、精神刺激、抑郁、致热原等，可通过高位中枢神经递质作用于下丘脑，增加 CRH－ACTH 的分泌。

4）分泌的昼夜节律：正常人晨 6～8 时最高，午夜最低，次晨又高，24 小时呈“V”形曲线分泌。

5）神经递质和神经肽的调节：神经递质中 5－HT、NE 及 HA 可刺激 ACTH 分泌，而 GABA、DA 及 EOP 则抑制 ACTH 分泌。神经肽中 VIP 与 NPY 可使 ACTH 分泌增多而 SP 与 SS 则抑制 ACTH 分泌。

6）调节 ACTH 分泌的其他因素：①腺垂体细胞自分泌与旁分泌调节：乙酰胆碱、EGF、AT－Ⅱ、IL－6 可增加 ACTH 分泌。激活素、嗜铬粒蛋白 A 可降低 ACTH 分泌。②细胞因子对 ACTH 分泌调节：TNF－α、IL－6，IL－2、胸腺素均可增加 ACTH 分泌。

2. 生长激素（GH）　人 GH 是由 191 个氨基酸组成的单链多肽，相对分子量约为 21 500，生物活性片段位于氨基端 134 个氨基酸，羧基端的 1/3 部分无生物活性，但可能对 GH 分子有保护作用。

（1）体内分布：每个垂体贮藏 GH 约 4～8mg，血循环中还有一种分子量较大的 GH，称大 GH，占血浆免疫活性 GH 的 10%～30%。GH 的分泌受多种生理条件的影响，包括饥饿、进食、睡眠、运动、血糖水平波动等因素，昼夜间血 GH 有很大波动，在深睡 1 小时后 GH 分泌最高，且呈脉冲性分泌，成人分泌率为 0.75～3mg/d，成人基值一般不超过 3ng/ml，小儿较高，新生儿脐血可达 30ng/ml 以上，血浆中 GH 半衰期为 20～50 分钟。

（2）生理功能

1）对人体的影响：直接作用于全身的某些组织细胞，如肝、肌肉、脂肪和造血组织等或通过生长激素介质使之增生肥大；促进机体的生长。

2）对骨骼的作用：促使骨骼增长和加大（巨人症）；骨骺部加宽和外生骨疣（肢端肥大症）。GH 并不对骨骼和结缔组织起直接作用，GH 的促生长作用主要通过胰岛素样生长因子（IGFs），尤其是 IGF－1 介导。后者系一多肽，主要来源于肝脏，骨中的 IGF－1 作用还可通过旁分泌来介导。

3）对代谢的影响：①蛋白质代谢：促进蛋白质的合成，GH 在胰岛素协同作用下可促使氨基酸进入肌细胞加速细胞核内 DNA 和 RNA 的合成，或提高已合成的 RNA 的活性；②脂肪代谢：动员储存的脂肪供机体应用，故血中游离脂肪酸增加，氧耗量及生热增加，血酮增多，在胰岛素分泌不足时可引起酮症；③糖代谢：急性实验中 GH 静注后早期有胰岛素样作用，使血糖下降，但持久注射则无此作用。GH 有抑制肌细胞葡萄糖磷酸化的作用，减少外周组织对葡萄糖的利用，并使细胞对葡萄糖的摄取减少，加强肝糖原异生，使血糖升高。因此，GH 与胰岛素在糖代谢的调节中存在着相互拮抗的作用。长期过度的生长激素与高血糖对胰岛 β 细胞的持久刺激，可促使后者功能趋于衰竭，产生继发性糖尿病；④水、盐代谢：使尿中钠、钾、镁、氮和无机磷排出减少，使钙、磷代谢呈平衡，尤其在活动性肢端肥大症中，肾小管再吸收磷增加，血磷有轻度增高，有临床意义。其余电解质浓度一般正常。

4）分泌和调节：主要受下丘脑释放的 GHRH 与 GHIH（即 SS）两者的双重调节。外周胃肠黏膜神经内分泌细胞分泌的生长激素释放肽葛瑞林（ghrelin）能促进 GH 分泌。GH 作用于肝脏产生 IGF－1，IGF－1 对 GHRH－GH 轴起负反馈调节作用。低血糖可刺激下丘脑腹内侧核葡萄糖受体使 SS 减少导致 GH 的分泌增多。应激情况下 GH 升高，可能是通过神经因素。熟睡 1 小时后，GH 分泌明显升高，可超过 40ng/ml，可能与睡眠后的 5－羟色胺升高有关。在正常人多巴胺可兴奋 GHRH－GH 升高，但对肢端肥大症却能抑制 GH 的分泌。输入某些氨基酸（如精氨酸）可引起 GH 分泌增加，而有利于机体利用氨基酸合成蛋白质。血浆 GH 升高，对下丘脑分泌 GHRH 具有直接的负反馈作用。TRH 对正常人没有诱发 GH 释放的作用，但对肢端肥大症及肾衰竭患者可以显著地刺激 GH 释放，而且不被 SS 所抑制。ADH 可刺激 GH 释放，有人认为 ADH 在应激状态下可能起 GHRH 作用，而使 GH 释放。雌激素可使垂体 GH 分泌。神经递质胆碱能和阿片肽调节 GH 分泌的机制可能通过抑制 SS 的释放。神经肽 Y 对 GH 分泌的调节可能通过减少 GRH 分泌或增加 SS 的释放。甘丙肽主要通过抑制 GRH 分泌而影响 GH 分泌。垂体旁分泌调节：如 PRL 细胞和 TSH 细胞产生的 VIP 及滤泡星状细胞产生的 IL－6 对 GH 分泌都有兴奋作用。

3. 泌乳素（PRL）　1977 年才阐明人类 PRL 的氨基酸顺序为 199 肽，分子质量约为 22 000，由腺垂体 PRL 细胞所合成和分泌，在外周循环中以单体、二聚体、多聚体形式存在，单体 PRL 是最具生物活性的形式。成年男性基础值为 6.2ng/ml ±0.6ng/ml，女性为 9.0ng/ml ±0.6ng/ml，血浆 PRL 呈脉冲性波动亦呈昼夜改变，熟睡后期达高峰，可 5 倍于基值，睡时持续升高，直至次晨苏醒后迅速下降。妊娠第 8 周 PRL 即开始升高，至 38 周达高峰，产后如不授乳则 1～2 周降至正常，哺乳期可出现短暂高峰，可上升 10～20 倍。

（1）生理功能：主要促进乳腺的生长、发育和乳汁的形成，但尚需多种其他激素参与，如乳腺管生长需生长激素、糖（盐）皮质激素、雌激素。乳腺腺泡增生需雌激素、黄体酮、胎盘泌乳素。产后泌乳时尚需生长激素、催产素、胰岛素、甲状腺激素等。PRL 尚有抑制 GnH 的作用，作用水平可能在性腺及下丘脑而非垂体。人类卵巢激素的生物合成需要 PRL 的协同作用。PRL 可增强 LH 对睾丸间质细胞的作用，从而增加睾酮的生成。PRL 对体液及细胞免疫都有促进作用。PRL 还具有一定的促生长作用。

（2）调节：①一般情况下，PRL 受到以多巴胺为主的多种下丘脑 PIF 抑制，但在妊娠、分娩与产后哺乳者则 PIF 受抑制，从而垂体 PRL 大量释放；②应激情况下，通过中枢作用于下丘脑可使 PRF 分泌增加，引起 PRL 的分泌增多而导致溢乳；③吸吮乳头的机械刺激，可通过神经－内分泌反射，兴奋 PRL 和缩宫素的分泌；④药物：左旋多巴和溴隐亭等多巴胺能物质，使血浆 PRL 下降；多巴胺能阻断药如丁酰苯类的氟哌啶醇，吩噻嗪类的氯丙嗪和奋乃静，甲氧氯普胺等使血中 PRL 升高。其他中枢神经药物如地西泮、利舍平、舒必利、匹莫齐特、吗啡等均可引起 PRL 增高；⑤TRH 促进血浆 PRL 释放，雌激素促进 PRL 细胞增生和促进 PRL 分泌的作用；⑥神经递质：NE 和 5－HT 均可引起 PRL 的分泌增加。而 Ach 则使 PRL 分泌减少；⑦旁分泌或自分泌调节：AT－Ⅱ、VIP 可刺激垂体 PRL 分泌。ACTH 细胞合成和释出 Ach 通过 M 受体抑制 PRL 分泌。IL－2 抑制 PRL 分泌，而 IL－6 则促进 PRL 释出。

4. 促性腺激素（GnH） 包括 LH 与 FSH，属糖蛋白类激素，均具有 α 与 β 两个亚基，两者 α－亚基相同，均由 89 个氨基酸组成，各自激素的特异性在于 β－亚基。FSH 的相对分子量约 37 000，LH 为 28 000，FSH 和 LH 分别由 210 和 204 个氨基酸组成；它们的 β－亚基均有 115 个氨基酸。FSH 在第 7 及第 24 位的两个门冬酰胺上，LH 在第 13 及第 30 位的两个门冬酰胺上均各有一个糖基化结构。FSH 与 LH 每日呈脉冲性分泌，加以每月周期性改变，故变异范围颇大。FSH 分泌率 20～50IU/d，血浆半衰期 6 小时。LH 分泌率 500～1 000IU/d，血浆半衰期 70 分钟。

（1）生理功能

1）FSH：①在女性，与卵巢颗粒细胞上 FSH 受体结合，促使雌激素合成和分泌，促进颗粒细胞的增殖。促进卵泡发育成熟，能刺激卵泡液分泌增加。②在男性，与睾丸 Sertoli 细胞和生精小管上 FSH 受体结合，促进精子成熟。协同睾酮促进睾丸精曲小管的生长及精子生长。

2）LH：①在女性，与卵泡膜细胞上 LH 受体结合，促进卵巢源性雄激素及雌激素前体合成和分泌。协同 FSH 使卵泡成熟、排卵。随后使卵泡转变为黄体。②在男性，与睾丸间质细胞（Leydig 细胞）上 LH 受体结合，促进间质细胞增殖，并合成分泌雄激素。

3）女性 GnH 在月经周期中的变化：月经周期是由卵巢产生的性激素和下丘脑－垂体轴神经互相调节的结果。周期第 1 天，卵巢中只有小体积的卵泡，卵泡细胞只能产生少量的雌二醇。因此，对下丘脑－垂体轴的负反馈水平较低，LH 脉冲频率相对较快（每 60 分钟一次），FSH 水平比起周期其他时间只是轻度升高。FSH 促进卵泡发育，导致卵泡雌二醇产生增多，对下丘脑－垂体轴产生负反馈。负反馈作用增加使 LH 脉冲分泌降低至每 90 分钟一次左右。随着优势卵泡不断生长，分泌更多雌二醇，雌二醇的正反馈作用被触发，导致 GnRH 释放增加，LH 和 FSH 暴发式分泌，作用于发育完善的卵泡壁，并导致卵泡壁分解，使卵子排入输卵管，如果遇到精子，将发生受精。排卵后会导致卵泡壁细胞重组，产生黄体，分泌大量黄体酮和雌二醇，对下丘脑－垂体轴产生负反馈作用，LH 脉冲频率下降。如果卵子没有受精发育成胚胎分泌 hCG，黄体会在 14 天后自发退化，黄体酮和雌二醇分泌减少，减少对下丘脑－垂体轴的负反馈，使 FSH 和 LH 分泌增加。黄体酮水平下降也会导致子宫内膜剥脱出血，一个新的周期开始。

（2）调节

1）女性 GnH 的分泌调节：①下丘脑通过分泌不同脉冲频率和幅度的 GnRH 调节垂体 FSH 与 LH 的释放，而 FSH 与 LH 对下丘脑 GnRH 的分泌，可能具负反馈抑制作用。长期低浓度雌激素可负反馈调节 GnRH，而排卵前高浓度雌激素则可促进 GnRH 和 LH、FSH 释放。②神经系统，神经递质的调节：感官刺激（声、光、气味等）以及心理状态、情绪波动、外界刺激等均对 GnH 的分泌有显著影响，去甲肾上腺素及多巴胺可使下丘脑 GnRH 释放，从而促进 GnH 的分泌，而 5 - 羟色胺及褪黑素（melatonin）的作用则与之相反。③卵巢分泌的性腺肽抑制素（inhibin）对 FSH 有抑制作用，活化素（activin）对 FSH 有促进作用。

2）男性 GnH 分泌的调节：①下丘脑 GnRH 兴奋垂体分泌 LH 及 FSH。LH 可促进睾丸间质细胞分泌睾酮，睾酮及其芳香化产物雌二醇对下丘脑起反馈抑制作用；FSH 协同睾酮促使睾丸精曲小管生长及精子形成，精曲小管中 Sertoli 细胞产生一种抑制素（inhibin），对下丘脑起反馈抑制作用，男性 GnH 的分泌为持续性而不存在周期变化。②神经系统影响：精子的发生受大脑皮质 - 下丘脑、嗅脑 - 下丘脑以及上丘脑、松果体结构的控制调节。

雌激素单独或与黄体酮协同可影响腺垂体对 GnRH、DA、TRH 的反应。在女性，它们可直接影响 GnRH 神经元或间接通过神经递质如 NE、NPY、5 - HT、EOP、GABA 等，来增加下丘脑 GnRH 的合成或释放。

5. 促甲状腺激素（TSH）　TSH 属糖蛋白类激素，相对分子量为 28 300，约 15% 为糖基化成分，其蛋白质部分由 α 与 β 两个亚基组成。人 TSHα - 亚基含 92 个氨基酸（相对分子量为 13 600），与 FSH、LH 及绒毛膜促性腺激素（human chorionic gonadotropin，hCG）的 α - 亚基相同。β - 亚基含 118 个氨基酸（相对分子量 14 700），垂体内 TSH 含量约 300μg，分泌率为 109.2μg/天，半衰期 53.4 分钟，正常血浆浓度为 2ng/ml ± 1g/ml。

（1）生理功能：①促使甲状腺增生肥大，血流增加，使甲状腺滤泡上皮细胞变成高柱状；②促进甲状腺激素的释放，在 TSH 兴奋下可见甲状腺上皮细胞从顶端向滤泡腔伸出伪足吞饮胶质，形成胶质小滴，在溶酶体酶系作用下甲状腺球蛋白裂解而释放出甲状腺素（thyroxin，T_4）、三碘甲状腺原氨酸（triiodothyronine，T_3）及碘化酪氨酸；③促进甲状腺激素合成，较之上述 T_3、T_4 的释放出现较晚，TSH 促进甲状腺滤泡上皮细胞摄取碘，增强碘化物过氧化物酶的活性，促进碘的有机化，形成碘化酪氨酸，并使其偶联形成 T_3、T_4；④增进甲状腺组织的能量代谢，首先是葡萄糖的氧化和磷脂的合成加强，随后 RNA 与蛋白质（包括甲状腺球蛋白）的形成相继增加；⑤促进脂肪溶解，释放游离脂肪酸。

（2）调节：①下丘脑分泌 TRH 促进垂体 TSH 合成和分泌。下丘脑对 TSH 分泌的调控还受两个抑制因子——生长抑素和多巴胺的影响。②甲状腺激素对垂体 TSH 的分泌具负反馈作用，降低 TSH 细胞对 TRH 的反应性。其作用部位在垂体 TSH 分泌细胞核内的甲状腺激素特异性受体，此受体对 T_3 的亲和力远较 T_4 为强，可达 20 倍。因此，在垂体起反馈作用者主要是 T_3，但在垂体细胞内 T_4 可脱碘变成 T_3。③中枢神经系统：去甲肾上腺素能兴奋 TRH 的合成，从而促进垂体 TSH 的分泌，机体受冷后的 TSH 分泌增加即经此途径。④TSH 的分泌有昼夜节律变化，高峰在晚上 23：00 ~ 24：00 时，上午 11：00 时最低，此种节律似与睡醒规则有关，但机制不明。⑤激素：雌激素则升高基础 TSH 分泌。糖皮质激素可通过抑制 TRH 的释放，从而使垂体分泌 TSH 减少。

6. 促黑激素（MSH）　人腺垂体散在分布的 MSH 细胞合成和分泌 MSH。MSH 可分为 α - MSH、β - MSH、γ - MSH（γ_1 - MSH、γ_2 - MSH 和 γ_3 - MSH）。α - MSH 由 13 个氨基酸组成，相对分子量为 1 655。β - MSH 由 22 个氨基酸组成，相对分子量为 2 659。γ_1 - MSH、γ_2 - MSH 和 γ_3 - MSH 分别由 11、12 和 27 个氨基酸组成。相对分子量分别为 1 513、1 571 和 2 941。

（1）生理功能：①MSH 主要作用于黑色素细胞：黑色素细胞存在于皮肤、毛发、眼虹膜色素层、视网膜色素层以及软脑膜等处。MSH 的主要作用是促进黑色素的合成，加深皮肤和毛发的颜色。②α - MSH 通过影响 GH 分泌促进胎儿生长发育。并参与对 PRL 和 LH 分泌的调节。抑制胰岛素的释放。③MSH在心血管功能的调节中发挥重要作用，可使血压降低、心跳变慢等。④MSH 具有溶脂作用，刺激甲状腺功能，参与雄激素协同刺激皮肤皮脂腺分泌皮脂及刺激诸如包皮腺等特殊皮脂腺分泌，影响性行为有关的活性物质。⑤可调节免疫功能。α-MSH 对各种炎症都有很强的抑制作用，又有退热作用。

（2）调节：主要受下丘脑释放的 MIF 与 MRF 两者的双重调节。此外，CRH、TRH、5-HT 和 HA 可促使 α-MSH 释放，糖（盐）皮质激素 NE、E、DA 和 GABA 均可抑制 MSH 细胞释放 MSH。

（蔡志杰）

第二节　下丘脑-垂体功能检查

下丘脑神经内分泌细胞可以把传入的神经信号转变为分泌激素的功能，并将此种“下丘脑调节激素”储存，当机体需要时进行释放并经下丘脑垂体门脉循环输送，后对腺垂体的分泌功能进行调节。每一种腺垂体激素的分泌均呈脉冲式，下丘脑调节激素分别与各相应的腺垂体细胞的膜受体特异地高亲和结合，借以调节此种垂体细胞的相应促激素分泌；除泌乳素外，腺垂体促激素都受到其相应靶腺激素的反馈调节。故下丘脑-垂体轴功能测定不仅对其储备功能，而且对各个靶腺的功能状态的确定均有重要意义。当前免疫标记测定已可精确测定血浆各种垂体促激素以及各种主要的下丘脑激素：促甲状腺激素释放激素（TRH）、促性腺激素释放激素（GnRH）（即黄体生成素释放激素，LHRH）、促肾上腺皮质激素释放激素（CRH）、生长激素释放激素（GHRH）和生长激素释放抑制激素（GHIH）（即生长抑素），并已在临床上普遍应用，使下丘脑-垂体轴储备功能得以精确的判断。除此以外，此组试验对于有关靶腺疾病诊断也有重要价值；相关垂体激素的测定亦是衡量腺垂体功能的重要依据，两者必须相互配合与参照，以求得正确的判断。依据此类测定而确定的有关治疗将伴随患者一生，因此对其测定结果的判断必须仔细、慎重。

一、垂体激素测定的临床意义

（一）腺垂体激素

1. 血清 ACTH　ACTH 分泌是阵发的突然释放，导致血皮质醇急速升高。ACTH 昼夜节奏性分泌的幅度放大而非频率的增加形成了 ACTH 的昼夜节律：经过 3～5 小时深睡眠后在觉醒前后数小时分泌达高峰，然后整个上、下午从高峰上渐渐下落，傍晚可进一步下降，在熟睡后 1～2 小时达最低点。作息正常的人晨 6～8 时最高，午夜最低，然后从谷底上升，24 小时呈现“V”形的峰谷波动。有时午后与晚餐后可有脉冲式分泌，这与食物蛋白含量有关，此时其分泌曲线可呈锯齿形。下丘脑的视上核可能是导致人体生理昼夜节律性的内源性起搏点。有人给正常人持续滴注 CRH，而血浆 ACTH 分泌昼夜节律性依然存在，故 ACTH 分泌的昼夜节律并不是 CRH 所引起的。双抗体免疫放射法测定血浆 ACTH 正常值为晨 8 时 4.5～18pmol/L，下午 4 时 <4.5pmol/L，午夜 24 时（或熟睡后 1 小时）<2.2pmol/L，常可达 1.1pmol/L 以下。正常时血皮质醇受 ACTH 密切调节，两者是平行的节律性波动，但疾病时这种平行关系不复存在，因而必须结合两者的血浆测定值进行临床评价与分析。由于 ACTH 血浆半衰期甚短（5～15 分钟），且其分泌呈阵发性，故基础血浆 ACTH 测定常不能作为垂体 ACTH 储备功能的可靠指标。

2. 血清 TSH　对于原发性甲状腺功能减退诊断是十分重要的指标，常先于血清 T_4、T_3 降低之前出现升高，特别是对于隐匿性原发性甲状腺功能减退。但是单次 TSHRIA 测定不足以除外下丘脑垂体性甲状腺功能减退，对于后者必须同时测定 T_3、T_4。但放免法对于微量 TSH 的测定不灵敏，故对甲状腺功能亢进的诊断常须凭借高敏感度 TSH 测定法，即 TSH-IRMA（双抗体免疫放射测定），其正常值为 0.3～5μU/ml。甲状腺功能亢进症血中甲状腺素增高者，其 TSH-IRMA 测定值常低于 0.02μU/ml。高灵敏 TSH 测定亦常用作左甲状腺素片替代治疗时剂量调节的依据。

3. 血清 FSH 与 LH　垂体促性腺激素细胞可分别分泌 LH 和 FSH，在妇女月经期间此两种促激素的分泌有一定的变化。生理量的性腺激素则抑制 LH 的分泌使其趋于正常水平，但对 FSH 则无此作用。FSH 的调节则较复杂，不仅受到性腺所产生的一种糖蛋白激素——抑制素的抑制，而且受到卵巢产生的单链糖类多肽——卵泡介素的抑制。FSH 代谢清除显著慢于 LH，血循环中的 LH 和 FSH 在肝肾中降解，少量 LH 和 FSH 可从尿中排出。FSH 的测定传统使用生物法，即观察未成熟小鼠子宫重量的变化，以小鼠子宫单位来表示尿液中 FSH 的活性。当前已普遍采用标记免疫法测定血、尿的 FSH 与 LH 含量。为了避免被标记的抗原质量（ng/ml）所具有的生物单位（mIU/ml）变化，所以常使用活性已被标定的标记抗原（以 mIU/ml 作为单位）。尽管如此，标记免疫法和生物法测定促性腺激素结果并不十分吻合，其主要原因是去涎酸糖蛋白极易在肝中清除，而其寡糖成分具有较长的生物活性半衰期。下丘脑－垂体性腺轴的激素水平在不同生长发育阶段变化甚大。在青春期之前男女 FSH 与 LH 差别不大，从性成熟后女性即有规律的月经周期以及 FSH、LH 显著变化，FSH 水平从每次月经的黄体后期与下次月经来潮之间开始升高，卵泡中期 E_2 水平上升，E_2 反馈性抑制 FSH 的合成，使 FSH 水平在 LH 高峰之前降至最低值，而 LH 达到高峰时，FSH 水平又可急剧上升，这可能与 E_2 高峰促使 GnRH 分泌幅度增大有关。男性从性成熟直至终身 FSH、LH 变化不大。性腺本身激素分泌的改变也可以影响 FSH 与 LH 的分泌。

FSH 与 LH 测定的意义：怀疑性腺早衰时可测定 FSH 与 LH，但此两种促性腺激素的分泌都是不规则的、间歇性的，因此单一的测定值的意义常不能确定。在女性，明显的原发性卵巢功能衰退、绝经期、卵巢功能丧失（如卵巢切除、化疗等）以及临床上罕见的垂体促性腺激素腺瘤常有 FSH 与 LH 显著增高（随机的 FSH 值 >40mIU/ml 就可认为卵巢功能衰竭）；精神性厌食患者 FSH 低水平，LH 极低水平，月经停止；多囊卵巢综合征患者 FSH 呈低水平，LH 水平增高，但无中期高峰。但在男性，FSH 水平与精子数以及 LH 水平与睾酮水平之间常少关联，必要时须作垂体促性腺激素储备试验。

4. PRL－GH 家族　由于具有相同的氨基酸片段，人 GH、PRL 和 hPL（胎盘泌乳素，亦称之为绒毛膜促生长泌乳素，hCS）三者具有同源性，即其编码基因有很高的共同性。这类激素不仅在结构上相似，而且有着广泛的种间同源性，提示在进化过程中基因复制仅有较少的改变。GH 和 hPL 的同源性较大可达 83%，而 GH 与 PRL 的同源性仅 16%。由于上述原因妊娠期垂体 GH 分泌往往受抑制。在垂体和血浆中均存在大分子 GH 与 PRL，这些“大”分子激素可能是由二硫键连接的二聚体，它们由垂体分泌后，虽可与靶细胞上的受体结合，但生物活性弱。由 hGH 基因所表达的小分子 GH，其相对分子量为 22 000，具有正常的活性，占垂体 GH 分泌量的 10%。GH 的放射免疫活性测定并非是其生物活性的有效指标，免疫放射受体测定值则更符合 GH 生物活性，是 GH 活性测定的有效指标。GH 的分泌不仅受到年龄很大的影响（文献报道年龄每增加 10 岁，GH 值则下降 7μg/L，正常青年成人 GH 水平为 30～50μg/L，但青春期和中年成人一般约为 3μg/L）；而且受到性别、生理活动甚至体重的影响，育龄妇女一般高于男性，进餐、运动可使分泌增高，深睡 1 小时后，其分泌达最高峰，饥饿可使其分泌显著增高，肥胖者分泌减少。GH 分泌为脉冲式分泌，每 2～4 小时出现一个高峰，呈昼夜节律性，不同脉冲的 GH 分泌量不同，峰值差别较大约为 2～40μg/L，峰谷常低于 0.2μg/L。由此可见单一 GH 测定对诊断 GH 分泌瘤的灵敏性常不高，但 GH 分泌瘤每一昼夜的 GH 分泌峰值增加常为正常人的 3～4 倍，也有人分析血 GH 水平测定谱，可见 GH 分泌瘤患者各高峰经拟合后的峰值可高于正常的 10～15 倍。GH 主要在肝中降解并清除之，少量可由肾脏排出。GH 的生理作用很复杂，除了促进躯干生长，又参与物质代谢，对成年人，GH 主要作用是调节能量代谢。其促生长作用主要是 GH 在肝脏等组织中形成的生长介素所介导的。

GH、IGF－1 测定及其意义：垂体性和下丘脑性侏儒症 GH 分泌不足，即使在低血糖激发试验时也是如此；相反，垂体 GH 分泌瘤分泌过多 GH，可表现为巨人症或肢端肥大症，GH 常在 20μg/L 以上，且不受高血糖所抑制，但约 1/3 患者测定值与正常人重叠。单一 GH 测定对诊断 GH 分泌瘤的灵敏性常不高，但 GH 分泌瘤每一昼夜的 GH 分泌峰数增加可为正常人的 3～4 倍，也有人分析血 GH 测定谱，发现 GH 分泌瘤患者 GH 昼夜节律不明显，深度睡眠后的第一分泌最高峰常消失，各个分泌峰经拟合后的峰值可高于正常的 10～15 倍；反之夜间入睡后出现分泌高峰者则可除外 GH 缺乏。但 GH 谱值须测定血 GH 一昼夜内达 100～200 次，故不适合临床应用。近年来应用 IGF－1（生长介素 C）和 IGFBP－3 测定能反映慢性 GH 过度分泌。IGF 是 GH 的功能形式更能反映治疗的效果，对疾病的随访、疗效和预后判断有帮助；GFBP－3 半衰期长达 20 多小时，其血浆水平在 24 小时内变化很小，也不受食物和某些药物（如糖皮质激素）的影响，但是患者血 IGFBP 3 水平与正常人有重复，可能目前的方法学尚须改进。有报告24小时尿GH排出量（UGHER）与血IGF-1呈正相关，有报告表明肢端肥大症UGHER高于正常人50~100倍。

PRL主要作用是在分娩后刺激乳汁成分分泌，包括乳清蛋白、酪蛋白、脂质和碳水化合物，真正介导乳汁分泌反射的是缩宫素，后者刺激乳腺终末囊小叶周围的肌上皮细胞收缩，并使小叶内乳汁受挤压进入小叶导管。PRL血循环半衰期约为50分钟。清除场所主要为肝脏，其次为肾脏。

血清PRL正常值：男性不超过15μg/L，女性不超过20μg/L，月经周期PRL无明显变化，但绝经期后下降，妊娠时其水平自早期起持续上升，至分娩时可达150~200μg/L。PRL测定临床意义参见下文PRL功能试验。

（二）神经垂体激素

1. 精氨酸加压素（AVP）　神经垂体与下丘脑紧密连接，由神经胶质细胞分化而成的肽能细胞以及下丘脑的无髓鞘神经末梢形成的垂体束构成，不含腺体细胞。神经垂体所含的加压素与缩宫素是由视上核与室旁核的肽能神经元所分泌的。人加压素的第8个氨基酸残基为精氨酸，称为精氨酸加压素（AVP），因AVP生理浓度很低，其抗利尿作用远较其升压作用明显，仅仅高出数百微单位即可使尿中游离水减少而不影响溶质的排出，因而尿液为高渗。因其此一生理作用，故也称之为“抗利尿激素”（ADH）。正常人AVP开始分泌的血浆渗透压阈值为280~284mOsm/L，有口渴感的血浆渗透压阈值为290~294mOsm/L，此时AVP水平大多为2~12pg/ml。但AVP的放免测定迄今尚有不少缺点，其测定价值和临床应用因而受限。

由于AVP高精度测定尚未在临床应用，故在临床上广泛测定其下列生理活性指标作为诊断依据。

2. AVP生理活性指标测定

（1）血浆渗透压：正常人范围较窄（285~295mOsm/L），也可借下列公式作为估测：血浆渗透压（mOsm/L）=2Na^+（mmol/L）+血糖（mmol/L）+BUN（mmol/L），估测值高于冰点渗透压计实际测量值10~15mOsm/L。故有人主张以1.86×血钠值，而不是以2去乘。

（2）尿渗透压：肾功能正常者尿渗透压非卧床时可低达50mOsm/L（最大稀释尿），最高时则可达800~1 500mOsm/L（最大浓缩尿）。

（3）自由水廓清率：实际排尿量包括两部分：①渗透压与血清渗透压相等的溶质尿。②不含溶质的自由水容量。尿液为低渗时实际尿量大于溶质尿量，其自由水廓清率为正值，表明AVP活性极弱或无作用；排出尿为高渗时，表明尿量少于实际溶质尿量，自由水廓清率为负值，系AVP之抗利尿作用所致，因而测定自由水廓清率可知AVP的生理活性。

计算公式如下：$CH_2O=U(1-U_{Osm})/P_{Osm}$，$CH_2O$：自由水廓清率，U：尿量（ml/h），$U_{Osm}$：尿渗透压，$P_{Osm}$：血浆渗透率。正常值：25~100ml/h。

二、垂体激素贮备功能试验

（一）生长激素（GH）分泌功能试验

1. GH兴奋试验　临床上常用者有：

（1）胰岛素低血糖试验：隔夜禁食，清晨空腹静脉注射胰岛素0.1~0.15U/kg。0、30、45、60、90、120分钟以及低血糖出现后半小时准时分别取血，测血糖、GH。常于注射胰岛素后30~45分钟出现低血糖症状，血糖值应低于2.2mmol/L（或降至原空腹血糖值的50%以上），如血糖值未降至此数，则低血糖程度未能足够强烈以刺激GH分泌，可再给予加倍剂量的胰岛素注射一次，每隔15~30分钟测血糖，至少应有症状出现后半小时的血糖值、GH值。有以下疾病（或病史）者禁止本试验：肾上腺皮质功能减退、冠状动脉硬化性心脏病、精神病史、癫痫。

（2）左旋多巴兴奋试验：口服左旋多巴0.5g，于0、60、90、120分钟分别采血测GH，正常人GH高峰在90分钟出现。

（3）精氨酸兴奋试验：于半小时内由静脉滴入精氨酸0.5g/kg（最多不超过30g），于0、30、60、

90、120 分钟分别采血测 GH，正常人 60 分钟出现高峰。

上述兴奋试验 GH 峰值正常值与临床意义：正常儿童一般可超过 7μg/L，低于 3μg/L 示 GH 缺乏，介于 3～7μg/L 则表明垂体 GH 储备功能减低。成人 GH 兴奋反应强于儿童，其峰值可达 20～35μg/L。临床上疑为垂体性侏儒症及腺垂体功能减退症者，GH 兴奋试验反应如微弱，则示 GH 分泌不足，有诊断意义。

2. GH 抑制试验　与饥饿或低血糖对 GH 分泌的兴奋作用相反，血糖升高或持续高血糖则抑制 GH 分泌。此种调节 GH 分泌的糖受体主要在下丘脑侧部与腹内侧核区。隔夜晚餐后即禁食，试验日晨口服葡萄糖 100g，0、30、60、120、180 和 240 分钟分别采血，测血糖与 GH。在口服葡萄糖后 1～2 小时血 GH 被抑制到 3μg/L 者为正常。肢端肥大症则不被抑制。

3. TRH 兴奋试验　GH 腺瘤细胞膜上有异常的 TRH 受体，故注射 TRH 后，患者血 GH 即显著升高。静注 TRH 500μg，于 0、30、60、120 分钟分别采血测 GH。结果正常人无 GH 兴奋反应，GH 瘤患者在注射 TRH 后 GH 增高至少 50%，峰值可超过 10μg/L。

（二）泌乳素（PRL）分泌功能试验

1. PRL 兴奋试验

（1）胰岛素低血糖试验：方法同上，正常人于 45～60 分钟出现 PRL 峰值，可达 40～50μg/L，腺垂体功能减退者，低血糖试验 PRL 无兴奋反应。

（2）TRH 兴奋试验：方法见前。正常男性注射后 PRL 可增高 6 倍以上，女性则可增高 8 倍以上。泌乳素瘤患者虽 PRL 基值高，但在注射 TRH 后 PRL 升高在 2 倍以下（表示 PRL 瘤相对自主性高功能）。

（3）奋乃静（或氯丙嗪）兴奋试验：空腹口服奋乃静 8mg 或氯丙嗪 5mg。于 0、60、120 分钟采血测 PRL。正常人 60 分钟出现高峰，男性可增高 2～3 倍，女性可升高 2～5 倍。PRL 腺瘤患者虽 PRL 基值高，但服药增高仅 1 倍左右；腺垂体功能低下者，基值低，也无兴奋反应。如 PRL 在注射 TRH 后增高，而对氯丙嗪无反应，则提示病变在下丘脑。

（4）甲氧氯普胺兴奋试验：静注甲氧氯普胺 10mg，于 0、20、30 和 60 分钟分别采血测 PRL。峰值见于 20～30 分钟（口服甲氧氯普胺者峰值延迟 1 小时），正常人男性增高 5～9 倍，女性增高 7～16 倍。PRL 瘤基值高，兴奋反应不明显。除上述药物外，L－色氨酸、精氨酸、舒必利等也有 PRL 分泌兴奋作用。

2. PRL 抑制试验

（1）左旋多巴抑制试验：左旋多巴可透过血脑屏障，使脑内儿茶酚胺量增加，兴奋下丘脑释放 PIF（PRL 释放抑制因子），从而抑制 PRL 分泌。口服左旋多巴 500mg，于 0、3 小时采血测 PRL，正常人在 3 小时后，PRL 低于 4μg/L（或抑制 50% 以上），PRL 瘤则轻微抑制，仍显著高于正常。患者如有心脏疾病时使用左旋多巴要慎重。

（2）水负荷抑制试验：PRL 有类似抗利尿激素作用，并受血浆渗透压调节。PRL 瘤分泌呈自主性，血浆渗透压减低时对 PRL 的抑制作用消失。给受试者饮总量为 20ml/kg 的水，于半小时内饮完。饮水前 15 分钟及饮水后 1、2、3 小时分别采血测 PRL。PRL 瘤患者其 PRL 分泌下降不及 50%，非 PRL 瘤的溢乳患者及正常人 PRL 下降可达 50% 以上。

（3）溴隐亭抑制试验：溴隐亭为多巴胺能物质，可透过血脑屏障使 PIF 增加，而 PRL 分泌受抑制。早餐后予以口服溴隐亭 2.5mg，于 0、1、2、3 及 4 小时采血测 PRL 值。正常人及功能性高 PRL 血症，服药后 2 小时，PRL 下降至基值的 1/2 以下，PRL 瘤患者则 PRL 下降不明显。也有报道认为各类高 PRL 血症对溴隐亭的反应无显著差别。

（三）AVP 兴奋或抑制试验

1. 禁饮试验　此一试验是借禁饮后观察尿渗透压是否上升以及注射 AVP 后尿渗透压有何变化，以判断尿崩症的性质。

生理学基础：正常人禁止饮水足够时间后血浆渗透压升高，血容量减少，此两者均可刺激 AVP 分泌，在非肾性尿崩症时，肾小管重吸收水增加，尿量即可减少，尿渗透压增高，可高于血浆渗透压，尿比重也随之上升。在尿渗透压达峰值时再予注射 AVP，尿渗透压不再进一步增高。尿崩症患者由于缺乏 AVP，在禁饮后，尿渗透压仍明显低于血浆渗透压，在注射加压素后，尿渗透压明显升高。部分性尿崩症患者，经禁饮后，尿渗透压虽可升高，达到或稍超过血浆渗透压，但在注射 AVP 后，尿渗透压可进一步增高。

方法：试验前与禁饮后每小时测定患者体重、血压、尿量与尿渗透压（或比重）。禁止吸烟、饮茶与咖啡。试验前 12 小时可鼓励患者自由饮水。试验时须排空膀胱。轻、中度多尿患者可于晚餐后开始禁饮 6 小时，然后每小时集尿一次，测尿量、比重及渗透压，待渗透压升至平台状态（即连续 2 次尿量和尿比重无明显变化，尿渗透压变化 <30mmol/L）时，即测血浆渗透压，同时皮下注射加压素 5U（或口服 DDAVP 2.0μg），用药后 1 小时收集血、尿标本，测渗透压、尿比重、尿量。重度多尿患者可于清晨进食简便早餐后于晨 6 时开始禁饮 6 小时，以后各项试验步骤如前文。

禁饮时间一般为 8 小时，如连续 2 次尿渗透压差别 <10%，尿渗透压 >750mmol/L（或尿比重高达 1.020）时，即为 AVP 最大效应指数，试验即可结束；如判断仍不明确可适当延长至 14～16 小时。

试验期间须密切观察，注意患者精神状态和体重改变。如患者口渴不能忍耐，并有烦躁不安、血压降低、体重减少 >3% 等严重脱水表现，即使结果仍不明确，也须立即终止试验，予以加压素治疗。试验期间须防患者擅自取水饮用，以致影响结果或引起水中毒。必须要在尿渗透压达峰值后注射加压素。

判断：

（1）禁饮后体重、血压、血浆渗透压无明显变化，而尿渗透压增高，可达 800mmol/L 以上，即使注射加压素后，尿渗透压升幅 <9%，此等结果属正常人。

（2）禁饮后尿量可减少，比重增加，但在 1.020 以下，尿渗透压也有所上升，但达不到上述正常人水平，在注射加压素后，尿渗透压可继续上升，但升幅 <9%，表明内源性 AVP 仍有完好释放，患者的多饮、多尿可为“精神性烦渴”引起，由于长期多饮所引起的水利尿，使肾髓质因洗脱而渗透压梯度降低，尿液浓缩功能受抑制，因而禁饮后尿渗透压升幅小于无长期多饮的正常人。

（3）禁饮后尿量虽有一定程度减少，但尿比重在 1.020 以下，注射 AVP 后尿比重（或尿渗透压）有显著上升（尿渗透压升幅可达 10% 或以上），且可进一步上升，可达 1.020，此种结果提示“部分性中枢性尿崩症”，有时可见到在患者尿渗透压达平台期时很快下降，提示患者内源性 AVP 储备有限，禁饮后很快释放殆尽，此时尿渗透压即同时下降。

（4）禁饮后尿量减少不明显，尿比重与尿渗透压无明显升高，如不及时予以加压素注射，患者可有渴不可耐，甚至出现中枢神经系统脱水症状。为了对此类患者负责，试验医师须掌握时间，在出现此等症状之前即注射加压素，经用药后尿量可明显减少，尿渗透压升幅可达 50% 或以上，尿比重可达 1.020。

（5）如患者在禁饮和注射加压素后，尿量不减少，尿渗透压与尿比重不能升高，提示“肾性尿崩症”。

2. 高渗盐水试验　本试验原理与禁饮试验相同。高渗盐水能在短时间内迅速提高血浆渗透压而兴奋 AVP 分泌，故可分析血中 AVP 浓度及其生理效应（血、尿渗透压改变），在鉴别多尿的病因时有一定价值。但由于高渗盐水本身可影响尿量和尿渗透压，故内源性 AVP 效应不能被明确判断，因而其观察内源性 AVP 分泌及其效应的特异性较差。一般不用于尿崩症的诊断与鉴别诊断，常用于确定 AVP 分泌的阈值以及低钠血症的诊断及病因鉴别。

三、下丘脑释放激素兴奋试验

（一）TRH 兴奋试验

参见“甲状腺功能测定”。

（二）LHRH 兴奋试验

LHRH 是下丘脑释放的多肽激素，可刺激垂体释放 LH 及 FSH。

1. 方法　晨 8 时（不须禁食）于 1/2 分钟内静脉注射 LHRH 100μg（溶于 5ml 生理盐水中），分别于 0、30、60、90 分钟抽血测 FSH 和 LH。

2. 结果判断　正常反应为：

（1）青春前期：LH 分泌反应很少，而 FSH 分泌则可增加 1/2～2 倍。

（2）成人：LHRH 对正常成人主要刺激 LH 分泌，对 FSH 刺激分泌则较弱。男性 LH 可增加 4～10 倍，FSH 仅增加 1/2～2 倍。女性 LH 在下列各期分别增加：卵泡期早期 3～4 倍，排卵前期 3～5 倍，黄体期 8～10 倍。FSH 可增加 1/2～2 倍，与月经周期无关。

3. 临床意义　主要用以反映垂体 LH 的储备功能，对于下丘脑性或垂体性性腺功能减退的鉴别十分重要，但单剂 LHRH 注射后，此两种性腺功能减退时 LH 与 FSH 分泌反应均可不良，故须予以静脉滴注 LHRH（LHRH250μg 静脉滴注 8 小时）。其正常反应为，滴注后 30～45 分钟时 LH 上升（第一次上升反应），60～90 分钟下降，在 2～4 小时内第二次上升，可维持 4 小时。如下丘脑病变而垂体有惰性（非严重者），LHRH（单剂）兴奋试验可以阴性，而静滴 LHRH 2 小时左右则可见有延迟反应；垂体本身储备功能缺陷者（如见于创伤、手术、放射治疗以及营养不良等）则第一次上升反应依然存在，但第二次上升反应则消失。长期下丘脑功能缺陷而致严重惰性病例，对 LHRH 静滴也无反应者，则可每日肌内注射 LHRH 400μg 共 5 天，或静滴（剂量不变）连续 3 天，如给药后 LH 分泌反应恢复，则提示下丘脑病变。

（三）GHRH 兴奋试验

1. 方法　静脉注射 GHRH（1μg/kg 溶于 5ml 生理盐水中），于半分钟内注完，分别于 0、30、60、90、120 分钟抽血测 GH。

2. 临床意义　GH 峰值 >7μg/L 即可排除 GH 缺乏，如 <5μg/L，则须除外垂体惰性，可于每晚 7～8 时予受试者皮下注射 GHRH（1μg/kg），连续 7 天。于第 8 天晚深睡（即入睡后 0.5 小时）抽血测 GH，如 >7μg/L，则为延迟反应，提示病变在下丘脑，如 GH 分泌仍无反应，则垂体非惰性而为原发性病变。

（四）CRH 兴奋试验

如下丘脑垂体－肾上腺皮质轴的功能缺陷在于下丘脑水平，则予以超生理量合成牛 CRH（b－CRH）（作用同于 h－CRH，但作用时间较之更长，符合临床要求），刺激垂体可分泌 ACTH，但如缺陷在垂体，则 ACTH 分泌反应低下或缺如。

1. 方法　于下午 4 时以后 ACTH 分泌处于低谷状态进行，试验前至少 4 小时不能进食。建立静脉抽血或注射通道各一条。静脉注射合成 b－CRH 1.0μg/kg（溶于 5ml 生理盐水，在 30 秒内注完），注射前及注射后 5、10、15、30、45、60、90 和 120 分钟分别抽血测血浆 ACTH 与皮质醇。注药后，有些患者即可有轻度面部发红，肠鸣音亢进与血压轻度下降，但无其他不良反应。肝素可改变 CRH 作用，故不应通过肝素化静脉采血通道推注 CRH。

2. 正常值　95% 正常人注药后 ACTH 可比基值增加 2～4 倍，于注药 10～15 分钟峰值可达 4.4～22pmol/L（20～100pg/ml），血皮质醇可于注药后 30～60 分钟升至 550～690nmol/L（20～25μg/ml）。

3. 临床意义　本试验一般用于部分性或完全性垂体功能减退的病因鉴别（下丘脑性或垂体性），并用以评价手术或放射治疗后功能恢复或破坏程度，故常与 GHRH、LHRH、TRH 试验同时进行，并同时测定各相关垂体激素的反应水平。垂体微腺瘤引起的库欣病，术后如 CRH 试验表明 ACTH 无兴奋反应，则提示手术摘除成功，否则须结合上述其他下丘脑激素试验综合评价。垂体 Nelson 瘤患者对于 CRH 刺激可有显著增强的 ACTH 分泌反应。对于腺垂体功能减退症，CRH 试验如无 ACTH 与皮质醇兴奋性反应，则提示病变在垂体；如 ACTH 反应为持续性升高，正常峰值消失则提示病变在下丘脑。CRH 试验一般不用于原发性与继发性肾上腺皮质功能减退症的鉴别。

（蔡志杰）

第三节　下丘脑综合征

下丘脑综合征（hypothalamic syndrome）系由多种病因累及下丘脑所致的疾病，主要临床表现有内分泌代谢功能失调，自主神经功能紊乱，以及睡眠、体温调节和性功能障碍、尿崩症、多食肥胖或厌食消瘦、精神失常、癫痫等症群。

一、病因

有先天性和后天性，器质性和功能性等，可归纳如下：

（一）先天性或遗传因素

如 Kallmann 综合征（Kallmann syndrome）为一种家族性的单纯性促性腺激素缺乏症，伴有嗅觉丧失或减退，即性幼稚－嗅觉丧失症群；Laurence－Moon－Biedl 综合征，为一遗传性疾病，其特征为肥胖、视网膜色素变性、智力减退、性腺发育不良、多指（趾）或并指（趾）畸形，可伴有其他先天性异常。

（二）肿瘤

颅咽管瘤、星形细胞瘤、漏斗瘤、垂体瘤向鞍上生长、异位松果体瘤、脑室膜瘤、神经节细胞瘤、浆细胞瘤、神经纤维瘤、髓母细胞瘤、白血病、转移性肿瘤、外皮肉瘤、血管瘤、恶性血管内皮瘤、脉络丛囊肿、第三脑室囊肿、脂肪瘤、错构瘤、畸胎瘤、脑膜瘤等。

（三）肉芽肿

结核瘤、结节病、网状内皮细胞增生症、慢性多发性黄色瘤、嗜酸性肉芽肿。

（四）感染和炎症

结核性或化脓性脑膜炎、脑脓肿、病毒性脑炎、流行性脑炎、脑脊髓膜炎、天花、麻疹、水痘、狂犬病疫苗接种、组织胞质菌病。

（五）退行性变

结节性硬化、脑软化、神经胶质增生。

（六）血管损害

脑动脉硬化、脑动脉瘤、脑出血、脑栓塞、系统性红斑狼疮和其他原因引起的脉管炎等。

（七）物理因素

颅脑外伤、脑外科手术，放射治疗（脑、脑垂体区）。

（八）脑代谢病

急性间歇发作性血卟啉病、二氧化碳中毒。

（九）药物

服抗精神病药物、抗高血压药物、多巴胺受体阻断药、避孕药等均可引起溢乳－闭经综合征。

（十）功能性障碍

因环境变迁、精神创伤等因素可发生闭经或阳痿伴甲状腺功能和（或）肾上腺皮质功能的减退，以及厌食消瘦等症状。

下丘脑综合征的病因与发病年龄相关。

二、临床表现

由于下丘脑体积小，功能复杂，而且损害常不限于一个核群而累及多个生理调节中枢，因而下丘脑损害多表现为复杂的临床综合征。

（一）内分泌功能障碍

可引起内分泌功能亢进或减退，可造成一种或数种激素分泌异常。

1. 全部下丘脑释放激素缺乏　可引起全部腺垂体功能降低，造成性腺、甲状腺和肾上腺皮质功能等减退。

2. 促性腺激素释放激素分泌失常

（1）女性：亢进者性早熟，减退者神经源性闭经。

（2）男性：亢进者性早熟，减退者肥胖、生殖无能、营养不良症、性发育不全和嗅觉丧失症群。

3. 泌乳素释放抑制因子（或释放因子）分泌失常

（1）泌乳素过多：发生溢乳症或溢乳-闭经综合征。

（2）泌乳素缺乏症。

4. 促肾上腺皮质激素释放激素分泌失常　肾上腺皮质增生型皮质醇增多症。

5. 促甲状腺激素释放激素分泌失常

（1）下丘脑性甲状腺功能亢进症。

（2）下丘脑性甲状腺功能减退症。

6. 生长激素释放激素（或抑制激素）分泌失常

（1）亢进者：在骨骺愈合前发病者表现为巨人症，在骨骺愈合后起病者表现为肢端肥大症。

（2）减退者：儿童起病者表现为侏儒症，成年后起病者为成人生长激素缺乏症。

7. 抗利尿激素分泌失常

（1）亢进者为抗利尿激素分泌过多症。

（2）减退者为尿崩症。

（二）神经系统表现

下丘脑病变如为局限性，可出现一些提示下丘脑损害部位的征象。如下丘脑病变为弥漫性，则往往缺乏定位体征。常见下丘脑症状如下：

1. 嗜睡和失眠　下丘脑后部、下丘脑外侧核及腹内侧核等处病变时，大多数患者表现嗜睡，少数患者有失眠。常见的嗜睡类型有：①发作性睡病（narcolepsy），患者不分场合，可随时睡眠，持续数分钟至数小时，为最常见的一种形式；②深睡眠症（parasomnia），发作时可持续性睡眠数天至数周，但睡眠发作期常可喊醒吃饭、小便等，过后又睡；③发作性嗜睡强食症（Kleine-Levin 综合征），患者不可控制地出现发作性睡眠，每次睡眠持续数小时至数天，醒后暴饮暴食，食量较常量增加数倍甚至十倍，极易饥饿，患者多肥胖。

2. 多食肥胖或顽固性厌食消瘦　病变累及腹内侧核或结节部附近（饱食中枢），患者因多食而肥胖，常伴生殖器官发育不良（称肥胖生殖无能营养不良症，即 Frohlich 综合征）。为进行性肥胖，脂肪分布以面、颈及躯干部最显著，其次为肢体近端，皮肤细嫩，手指尖细，常伴骨骼过长现象，智力发育不全或减退，或为性早熟以及尿崩症。病变累及下丘脑外侧，腹外侧核（摄食中枢）时有厌食、体重下降、皮肤萎缩、毛发脱落、肌肉软弱、怕冷、心跳缓慢、基础代谢率降低等。当病变同时损害垂体时则出现垂体性恶病质，又称西蒙兹病（Simmonds disease），临床表现为腺垂体功能减退症。

（三）发热和体温过低

病变在下丘脑前部或后部时，可出现体温改变，体温变化表现如下：①低热：一般在 37.5℃左右；②体温过低：体温可降到 36℃以下；③高热：可呈弛张型或不规则型，一天内体温多变，但高热时肢体冰冷，躯干温暖，有些患者甚至心率与呼吸可保持正常，高热时一般退热药无效。脑桥或中脑的病变，有时亦可表现为高热。

（四）精神障碍

当后腹外核及视前区有病变时常可产生精神症状，主要表现为过度兴奋，哭笑无常，定向力障碍，幻觉及激怒等症。

（五）其他

头痛是常见症状，患者常可出现多汗或汗闭，手足发绀，括约肌功能障碍，下丘脑性癫痫。当腹内侧部视交叉受损时可伴有视力减退、视野缺损或偏盲。血压忽高忽低，瞳孔散大、缩小或两侧不等。累及下丘脑前方及下行至延髓中的自主神经纤维时，可引起胃和十二指肠消化性溃疡或出血等表现。

其中以多饮、多尿、嗜睡及肥胖等最多见，头痛与视力减退虽也常见，但并非下丘脑综合征的特异性表现，也可能与颅内占位性病变引起的脑膜刺激、颅内压增高及视神经交叉受压等有关。

三、功能定位

下丘脑病变或损害部位与临床表现之间的关系大致为：①视前区受损，自主神经功能障碍；②下丘脑前部视前区受损，高热；③下丘脑前部受损，摄食障碍；④下丘脑前部、视上核、室旁核受损，中枢性特发性高钠血症、尿崩症、抗利尿激素分泌不适当综合征；⑤下丘脑腹内侧正中隆起受损，性功能低下，促肾上腺皮质激素、生长激素和泌乳素分泌异常，尿崩症等；⑥下丘脑中部外侧区受损，厌食、体重下降；⑦下丘脑腹内侧区受损，贪食，肥胖，性格改变；⑧下丘脑后部受损，意识改变，嗜睡，运动功能减退，低体温；⑨乳头体、第三脑室壁受损，精神错乱，严重记忆障碍。

四、诊断

引起下丘脑综合征的病因很多，临床症状在不同的患者中可十分不同，有时诊断比较困难，必须详问病史，联系下丘脑的生理，结合各种检查所得，综合分析后作出诊断。除诊断本症外，尚须进一步查明病因。

头颅 CT 或磁共振检查有助于明确颅内病变部位和性质。脑脊液检查除颅内占位病变有颅内压增高、炎症有白细胞升高外，一般均属正常。

脑电图检查可见 14Hz/s 的单向正相棘波弥漫性异常，阵发性发放，左右交替的高波幅放电可有助于诊断。

垂体及靶腺内分泌功能测定，必要时行相应的功能试验，有助于了解性腺、甲状腺和肾上腺皮质功能情况。丘脑肿块定性困难者可考虑行穿刺检查。

五、治疗

（一）病因治疗

对肿瘤可采取手术切除或放射治疗。对炎症则选用适当的抗生素，以控制感染。由药物引起者则应立即停用有关药物。精神因素引起者须进行精神治疗。

（二）内分泌治疗

对尿崩症的治疗见“尿崩症”。有腺垂体功能减退者，则应根据靶腺受累的程度，予以相应激素补充替代治疗。有溢乳者可用溴隐亭 2.5～7.5mg/d，或 L－多巴 1～2g/d。

（三）对症治疗

发热者可用氯丙嗪、地西泮或苯巴比妥以及物理降温。

（蔡志杰）

第四节　下丘脑－垂体性闭经

正常月经是由中枢神经系统、下丘脑腺垂体和卵巢功能之间相互调节而控制。任何因素直接或间接影响下丘脑－垂体功能，导致下丘脑分泌促性腺激素释放激素（GnRH），以及腺垂体分泌促性腺激素（GnH）的功能低下或紊乱，从而影响卵巢功能引起停经 6 个月以上闭经时，称之为下丘脑－垂体性闭经（hypothalamic－pituitary amenorrhea）。

一、病因、发病机制与临床表现

（一）下丘脑性闭经

引起下丘脑性闭经的原因如下：

1. 功能性下丘脑闭经（functional hypothalamic amenorrhea，FHA） 为最常见的下丘脑性闭经的原因，影像学上没有异常的表现，常由于精神紧张、恐惧、忧虑、环境改变、地区迁移、体重下降、剧烈运动以及寒冷刺激等因素导致下丘脑功能紊乱。在改变生活方式后，下丘脑功能可恢复正常，患者可恢复正常月经。功能性下丘脑闭经主要包括三种类型：应激相关、运动相关和体重下降相关性闭经，但在很多患者，这三种因素往往同时存在。无论哪个因素作为起因，功能性下丘脑闭经均表现为促性腺激素释放激素释放频率及幅度下降。同时伴有下丘脑-垂体-肾上腺（H-P-A）轴的活动增加（使下丘脑水平 CRH 分泌增加，一方面引起 ACTH 及皮质醇水平增高；另一方面促进脑垂体-内啡肽的分泌而抑制 GnRH 释放）；下丘脑-垂体甲状腺轴功能异常（常表现为正常或偏低的 TSH 水平，反 T_3 水平增高，T_3 水平减低）和能量缺乏。瘦素在下丘脑调节中起到很重要的作用，对下丘脑性闭经患者运用瘦素治疗，能够诱发部分患者 GnRH 脉冲式分泌，恢复其月经周期。

2. 颅内器质性病变 如泌乳素瘤、颅咽管瘤、异位松果体瘤、丘脑肿瘤、第三脑室肿瘤等；先天性畸形（错构瘤）；炎症（如急性软脑膜炎和慢性肉芽肿性损害——结核性脑膜炎）；结节病、黄色瘤及组织细胞病等；血管性损害（如出血、梗死、缺血、毛细血管增生及脂肪栓塞等）；创伤、变性、卟啉病、Wernicke 综合征（维生素 B 族缺乏所致脑部出血坏死性损害）。以上病变均可导致下丘脑功能紊乱而致闭经。Kallmann 综合征为遗传性疾病，系中枢神经系统发育异常所致，以低性腺激素、低促性腺激素且伴有嗅觉缺乏为特征。

3. 慢性消耗性疾病 如慢性肝、肾疾病、结核病、严重贫血、神经性厌食以及胃肠功能紊乱等引起的营养不良，都可影响下丘脑、腺垂体功能。又因营养缺乏，从而影响 GnRH 和 GnH 的合成与分泌而致闭经。

4. 药物影响 例如少数妇女在服避孕药后闭经，这是由于避孕药对 GnRH 的抑制，从而抑制垂体 FSH 与 LH 的正常周期性分泌所致。此外，利舍平、氯丙嗪、α-甲基多巴等药物亦可导致闭经和溢乳。

5. 泌乳闭经综合征 由于下丘脑泌乳素释放抑制因子（PIF）分泌减少，致垂体泌乳素（PRL）分泌增多，产生泌乳。因 PRL 具有抑制下丘脑-垂体-卵巢（H-P-O）轴功能，故 PRL 增高可导致闭经。

6. 多囊卵巢综合征（Polycystic ovary syndrome，PCOS） 主要由于下游性激素对下丘脑垂体单位反馈异常、胰岛素抵抗、高雄激素状态所致闭经或月经稀发。多见于年轻妇女，有闭经、不育、多毛、肥胖以及卵巢呈多囊性增大等表现。PCOS 诊断标准尚有争议，目前多采用 2003 年鹿特丹诊断标准：①长期无排卵；②高雄激素表现（或高雄激素血症）；③卵巢多囊性改变，三点中符合任意两点，并排除其他明确病因后（例如先天性肾上腺增生、库欣综合征、分泌雄激素的肿瘤、高泌乳素血症等），即可诊断。

7. 其他内分泌疾病影响 如甲状腺功能减退或亢进、肾上腺皮质功能减退或亢进及糖尿病等，都能干扰下丘脑-垂体卵巢（H-P-O）轴功能而致闭经。先天性肾上腺皮质增生症因雄性激素增多引起闭经。

（二）垂体性闭经

由于垂体器质性病变或功能失调，影响 GnH 的分泌，从而影响卵巢功能引起闭经。

1. 垂体受损 垂体瘤增大可压迫具有分泌 GnH 功能的细胞；垂体放疗或手术后、脑外伤、颅内炎症等可破坏垂体组织；希恩综合征（Sheehan Syndrome）系产后大出血造成腺垂体血供障碍，进而腺垂体缺血坏死。上述情况均可使垂体 GnH 分泌减少而导致闭经。

2. 原发性垂体促性腺功能低下 此病罕见，表现为单一性的促性腺激素缺乏。病因不明，可能与 LH、FSH 的亚单位或 GnRH 受体异常有关，最近发现部分患者存在 GPR54 基因突变（GPR54 为 G 蛋白偶联受体，其配体为kisspeptin，认为可能是启动GnRH的上游神经元)。主要症状为原发性闭经，性腺、生殖器官和第二性征不发育，血FSH、LH和雌激素水平低下，身高正常或高于正常，指距大于身高，骨骺愈合迟缓，染色体核型为46XX，卵巢内有较多的原始卵泡，用外源性促性腺激素治疗可以促使卵泡发育和排卵。

二、诊断与鉴别诊断

(一) 详细病史

通过病史和检查首先排除生理性闭经或生殖器官病变。进一步了解闭经前有否环境变迁、精神创伤、慢性疾患、应用避孕药及有关镇静剂和抗交感神经药物、视力、视野改变、头痛、肥胖及其他内分泌腺瘤的特征。

(二) 辅助诊断

1. 功能试验

(1) 孕激素试验：口服甲羟孕酮6~10mg/d，连用5~7天后停药，停药后3~7天内有阴道出血者为阳性，提示下生殖道通畅，内膜已经过雌激素刺激增生，为Ⅰ度闭经；若停药后无阴道出血者为阴性，在排除妊娠后，提示下生殖道异常、子宫内膜异常或体内的雌激素水平低下。

(2) 雌孕激素试验：用于孕激素试验阴性的患者。口服戊酸雌二醇2mg/d，连用15~20天，在服药的后5天加服甲羟孕酮6~10mg/天，停药后3~7内有阴道出血者为阳性，提示子宫内膜反应正常，为Ⅱ度闭经；无阴道出血者为阴性，提示病变部位在子宫或子宫内膜。

Ⅰ度和Ⅱ度闭经都有可能是下丘脑或垂体性闭经。但是，如果要确诊还需要一系列各种激素的检测。

2. 卵巢功能的测定　测定卵巢功能的方法有：基础体温、子宫颈黏液检查、阴道脱落细胞涂片，测定血、尿中雌激素和孕激素水平等。通过卵巢功能的测定可以鉴别闭经的原因是在靶器官或在卵巢或卵巢以上的某个环节。当卵巢有排卵功能时其闭经原因不在卵巢而可能在子宫或阴道，从而排除下丘脑-垂体性闭经。了解卵巢功能有助于明确诊断和指导用药。

3. 垂体功能测定　临床上FSH增高的意义较大，如血FSH高于40IU/L提示病变在卵巢。如LH低于5IU/L表示促性腺激素功能不足，提示病因在中枢。通过测定血清PRL，可以明确患者是否有高泌乳素血症存在。

4. 促性腺激素释放激素（GnRH）兴奋试验　测垂体LH对下丘脑GnRH的反应。如果LH较基础值上升3~5倍、FSH上升2~5倍，说明垂体功能正常而病因在下丘脑。基数低、反应差或无反应者，病因在垂体。其中部分是由于垂体在长期抑制状态下出现的惰性反应。故一次注射GnRH无反应或反应迟钝，必须重复试验，经多次试验均无反应时，才有较大的临床意义。

5. 其他诊断措施　高PRL者应行颅内蝶鞍区摄片、CT扫描及磁共振检查，以及眼底、视野检查等，以摒除垂体肿瘤；此外还应测定24小时尿游离皮质醇、血皮质醇和甲状腺功能等，以除外相关疾病引起的闭经。腹腔镜检查，可直接观察子宫和卵巢的形态，必要时卵巢活检可协助诊断。

三、治疗

(一) 病因治疗

精神、神经因素所致，须进行心理干预、疏导，消除顾虑，去除紧张因素；治疗慢性疾病，增加营养；药物所致闭经者在身体条件允许的情况下停用相关药物；下丘脑-垂体肿瘤引起的闭经，应酌情手术治疗。

(二) 内分泌治疗

1. 雌、孕激素药物治疗

(1) 雌孕激素人工周期疗法：①戊酸雌二醇1mg口服，每日一次，共10~22天。最后7~10日每日加用甲羟孕酮（安宫黄体酮）10mg 口服，停药后来月经，并于月经的第 5 天重复上述用药。适用于不须生育的Ⅱ度闭经患者，以维持健康的生理需要。②戊酸雌二醇 2mg/d，口服，一个周期共 21 日。最后 7～10 天每日加用甲羟孕酮（安宫黄体酮）10mg 口服，停药后来月经，并于月经的第五日重复上述用药。适用于有生育需要的患者，维持子宫发育作的受孕准备。

（2）单用孕激素：Ⅰ度闭经患者每隔 30～40 日肌内注射黄体酮，每日 20mg，共 5 日；或口服甲羟孕酮每日 10mg，共 10 日。

（3）避孕药疗法：可以使用复方口服避孕药（雌孕激素合剂）周期性治疗，3～6 周期为一个疗程。特别适用于多囊卵巢综合征患者或胰岛素抵抗的高雄激素血症患者。

2. 氯米芬（克罗米芬）　氯米芬为 62% 顺式和 38% 反式两种异构体的消旋混合物，顺式具较强抗雌激素效应，反式具较强雌激素活性。其在下丘脑部位阻断内源性雌激素的负反馈作用，使 GnRH 分泌增加，促 FSH 分泌而促使卵泡发育、成熟和排卵，其主要对象为具有一定雌激素水平的无排卵患者。于月经或撤药性出血的第 5 天开始，每天口服 50mg，共 5 天，一般在停药后 7 天出现排卵前的中期 LH、FSH 峰。若出现排卵，则下一周期剂量不变，连续应用 3 个周期，若为生育，可连续使用 6～8 个周期。若无排卵则下一周期每天增加 50mg（即 100mg/d），连服 5 天。每一周期如此递增，直至 200～250mg/d。

3. 垂体促性腺激素（GnH）疗法　适用于垂体促性腺激素功能低下的闭经，首先用促使卵泡生长发育的制剂（从绝经妇女小便中提纯的卵泡成熟激素 HMG），剂量从每天 75～150IU 开始。3～5 天后按 E_2 水平（或宫颈评分）或卵泡启动情况调整用量。若 E_2 未倍增，可增加 50%～100% 的剂量；若有效应按原剂量继续使用。一般为 7～14 天，待卵泡接近成熟水平时用绒毛膜促性腺激素（hCG），肌内注射 5 000～10 000IU 以促排卵。

4. GnRH 或 GnRH 类似物（GnRHa）　GnRH 是 GnRH 不足闭经者的首选药物，其最有效的给药途径是脉冲式的静脉或皮下注射，GnRH 5μg/90min 一次，GnRH－A 1μg/90min 一次，以促使 H－P－O 轴功能的正常运转，从而恢复月经和排卵，使用时须用脉冲微泵设备。目前复旦大学上海医学院妇产科医院采用 GnRH－A 5～10μg，肌内注射，隔天一次。或在服用少量雌激素（己烯雌酚）周期疗法的中期给予 GnRH－A 5～10μg，肌内或静脉注射，以诱发 LH 峰。

5. 甲状腺激素、肾上腺皮质激素及性激素替代疗法　适用于腺垂体功能衰退引起的多腺体功能减退者。

（三）溴隐亭（bromocryptine）

适用于存在高泌乳素血症患者，起始剂量为 0. 625～1. 25mg，每日一次，逐渐加量至最低有效剂量维持，通常为 2. 5～10mg，能抑制 PRL 的分泌，恢复卵巢功能。

（四）手术和放射疗法

适用于下丘脑和垂体肿瘤。多囊卵巢综合征者在药物治疗均失败后可考虑行双侧卵巢楔形切除术或卵巢打孔术，但近来很少采用。

（蔡志杰）

第五节　空泡蝶鞍综合征

空泡蝶鞍综合征（empty sella syndrome，ESS）系因鞍膈缺损或垂体萎缩，蛛网膜下隙在脑脊液压力下疝入鞍内，其中脑脊液填充，致蝶鞍扩大、变形，垂体受压变平而产生的一系列临床表现。空泡蝶鞍综合征于 1951 年由 Busch 首先报道，临床表现主要包括头痛、高血压、肥胖、内分泌功能紊乱、视力减退和视野缺损，部分患者可有脑脊液鼻漏。可分两类：非手术或放射治疗引起而无明显病因可寻者为“原发性空泡蝶鞍综合征”；发生在鞍内或鞍旁手术或放射治疗后者为“继发性空泡蝶鞍综合征”。原发性 ESS 很常见，尸体解剖的发现率在 5. 5%～23%。

一、病因与发病机制

（一）原发性空泡蝶鞍综合征

病因至今尚未阐明，可有下列数种因素：

1. 鞍膈的先天性发育缺陷　Busch 尸检 788 例中，发现仅有 41.5% 鞍膈完整，21.5% 鞍膈为 2mm 宽的环，5.1% 鞍膈完全缺如，而在该组织中，因鞍膈缺损致原发性空泡蝶鞍的发病率为 5.5%。鞍膈不完整或缺如，在搏动性脑脊液压力持续作用下使蛛网膜下隙疝入鞍内，以致蝶鞍扩大，骨质吸收，脱钙，垂体受压萎缩而成扁平状贴于鞍底。

2. 慢性颅内高压　即使颅内压正常，也可因鞍膈缺损，正常搏动性脑脊液压力可传入鞍内，引起蝶鞍骨质的改变。Foley 认为慢性颅内压增高造成空泡蝶鞍的可能性最大。

3. 鞍区的蛛网膜粘连　是本病发生的重要因素之一，可能因鞍区局部粘连使脑脊液引流不畅，即在正常的脑脊液搏动性压力作用下，冲击鞍膈，逐渐使其下陷、变薄、开放，待鞍膈开放（缺损）达一定程度后，蛛网膜下隙及第三脑室的前下部可疝入鞍内。

4. 妊娠期垂体增生肥大　在妊娠期垂体呈生理性肥大，可增大 2 ~ 3 倍，多胎妊娠时垂体继续增大，妊娠中垂体变化有可能把鞍膈及垂体窝撑大，于分娩后哺乳期垂体逐渐回缩，使鞍膈孔及垂体窝留下较大空间，有利于蛛网膜下隙疝入鞍内。原发性空泡蝶鞍多见于多胎妊娠的中年妇女可能与此有关。有内分泌靶腺（性腺、甲状腺、肾上腺）功能减退或衰竭者垂体可增生肥大，用相应靶腺激素替代治疗后，可使增生的垂体回缩，从而产生空泡蝶鞍。

5. 垂体病变　因垂体供血不足而引起垂体梗死而致本病。垂体瘤或颅咽管瘤发生囊性变，此囊可破裂与蛛网膜下腔交通而致空泡蝶鞍。此外，垂体瘤自发变性坏死可致鞍旁粘连或引起蛛网膜下隙疝入鞍内。多数原发性 ESS 患者存在垂体抗体，提示淋巴细胞性垂体炎可使垂体萎缩而形成 ESS。

6. 鞍内非肿瘤性囊肿　可由垂体中间部位雷斯克袋（Rathke pouch）的残留部钙化而来。

（二）继发性空泡蝶鞍综合征

因鞍内或鞍旁肿瘤，经放射治疗或手术后发生。

二、临床表现

国内报告的原发性空泡蝶鞍综合征中男性略多于女性，年龄在 15 ~ 63 岁之间，以 35 岁以上者居多，常见有头痛、肥胖、视力减退和视野缺损，伴颅内压增高，少数患者有内分泌失调，以性功能减退为主。偶有出现下丘脑综合征者。

（一）头痛和视野缺损

多见于女性（约占 90%），尤以中年以上较胖的多胎产妇为多。头痛是最常见的症状，有时剧烈，但缺乏特征性，可有轻中度高血压。少数患者有视力减退和视野缺损，可呈向心性缩小或颞侧偏盲。少数患者有良性颅内压增高（假性脑肿瘤），可伴有视盘水肿及脑脊液压力增高。部分患者有脑脊液鼻漏，发生原因可能是脑脊液压力短暂升高，引起蝶鞍和口腔之间胚胎期留下的通道开放。少数患者伴有垂体功能低下，可呈轻度性腺和甲状腺功能减退及高泌乳素血症。神经垂体功能一般正常，但在个别小儿中可出现尿崩症。儿童中可伴有骨骼发育不良综合征。

（二）垂体功能异常

由于 ESS 时垂体受压，20% ~50% 的患者可有不同程度的垂体功能受损。5% 的患者有部分垂体功能减退，25% 的患者垂体功能完全减退，10% 存在高泌乳素血症。近年来报道在空泡蝶鞍综合征中进行全面的垂体激素测定及垂体储备功能试验发现在部分患者中显示一种或多种的分泌激素异常，其中 ACTH、皮质醇、TSH、T_4、LH、FSH、T 或 GH（尤其在小孩中）的降低，而 PRL 升高。腺垂体储备功能试验可呈现多种腺垂体激素对下丘脑释放激素的刺激无反应。提示腺垂体激素储备功能有缺陷。

（三）其他表现

肥胖、高血压在女性患者中多见，少数患者有甲状腺功能减退、性功能低下、精神异常（如焦虑或抑郁行为异常）等表现。

三、诊断与鉴别诊断

病史中注意询问有关造成空泡蝶鞍综合征的病因资料，结合临床表现和鞍区 CT、MRI 检查可明确诊断。

（一）头颅平片

显示蝶鞍扩大，呈球形或卵圆形。大部分患者的蝶鞍骨质有吸收，蝶鞍背后床突可近于消失，颅骨其他结构可有轻度骨吸收，此与慢性颅内压增高有关。

（二）CT 扫描

可显示扩大的垂体窝，鞍内充满低密度的脑脊液，受压变扁的垂体呈新月状位于鞍窝后下部或消失不见，形成特征性的"漏斗征"。

（三）MRI 检查

垂体组织受压变扁，紧贴于鞍底，鞍内充满水样信号物质，垂体柄居中，鞍底明显下陷。

（四）放射性核素造影

伴脑脊液鼻漏时，可行放射性核素脑池造影检查。

鉴别诊断须除外垂体肿瘤等引起的慢性颅压增高症。空泡蝶鞍综合征的 X 线平片表现很易与鞍内肿瘤或慢性颅压增高引起的蝶鞍扩大相混淆。鞍内肿瘤蝶鞍扩大伴变形，呈杯形、球形或扁平形，鞍结节前移，鞍底下陷，鞍背后竖，故典型的鞍内肿瘤不难与本病区别，部分球形扩大的病例，则鉴别较难；慢性颅压增高引起的蝶鞍扩大，常伴骨质吸收，也难与本病区别，最后须经 CT 及 MRT 等检查确诊。近年来，有人用放射免疫法测定血浆和脑脊液中的腺垂体和靶腺激素以助诊断，原发性空泡蝶鞍综合征患者的腺垂体功能多较正常，脑脊液中不能测出垂体激素。但垂体瘤不同，因其常向鞍上扩展，破坏血脑屏障，使腺垂体激素从血管进入脑脊液，因此脑脊液中垂体激素浓度升高。

四、治疗

主要根据临床表现确定。一般认为如症状轻微无须特殊处理，但如有视力明显障碍者应行手术探查，若系视神经周围粘连，行粘连松解术，可使视力有一定程度的改善。有人提议用人造鞍膈治疗。并发脑脊液鼻漏者，经蝶鞍入路手术，用肌肉和移植骨片填塞垂体窝。对非肿瘤性囊肿，可将囊肿打开，部分切除囊肿包膜。如伴有内分泌功能低下，则酌情予以替代治疗。如腺垂体激素储备功能有缺陷者，尽管这些患者临床上无腺垂体功能减退的表现，也应加强随访并及时进行激素的替代治疗。如 PRL 增高者，可用溴隐亭治疗。

（蔡志杰）

第六节 垂体瘤

一、概述

垂体瘤（pituitary tumors）是一组起源于腺垂体的肿瘤。广义的垂体瘤还包括起源于神经垂体以及颅咽管残余鳞状上皮细胞的肿瘤。垂体瘤是中枢神经系统和内分泌系统常见的肿瘤，占所有颅内肿瘤的15%，国外的调查显示垂体瘤的人群患病率约 77/10 万。在尸解中，直径小于 10mm 的垂体意外瘤检出率高达四分之一，垂体影像学检查可在 10% 的正常个体中检出小的垂体病变。垂体瘤可发生于任何年龄，男性略多于女性。

垂体瘤绝大多数为良性肿瘤，垂体癌罕见。

二、发病机制

迄今为止垂体瘤的确切发病机制尚未清楚。采用 X 染色体失活方法已证实垂体瘤系单克隆增殖，此提示垂体瘤是由于腺垂体单个细胞内的基因改变，从而导致细胞单克隆扩增所致。在生长激素（GH）瘤中大约 40% 的瘤组织存在刺激性 G 蛋白 α 亚基（Gsα）基因的突变，但对其他垂体瘤的发病机制了解甚少。一些研究发现，垂体瘤的发生主要与癌基因激活和抑癌基因缺失或失活有关。另外，垂体肿瘤转化基因（PTTG）及局部细胞生长因子异常也对垂体肿瘤的发生、发展起重要作用。分别简述如下：

（一）癌基因

一些癌基因与垂体肿瘤发生有关，其中以 gsP 癌基因家族的研究最多。生长激素腺瘤存在膜结合刺激因子 GTP 结合蛋白的 α 亚单位（Gsα）基因突变，认为 Gsα 基因突变后导致其内在的 GTPase 丧失，持续激活腺苷酸环化酶，促进 cAMP 合成，增加细胞内 Ca^{2+} 和 cAMP 依赖蛋白激酶活性，促使调节 cAMP 转录作用的 cAMP 反应元件结合蛋白（CREB）磷酸化，造成细胞生长分化异常而引发肿瘤。垂体癌和 PRL 腺瘤存在 H－ras 基因突变，但在垂体肿瘤 ras 激活是一种晚期事件，大多数垂体肿瘤没有 ras 基因突变，认为 ras 基因突变只能作为垂体肿瘤具有高度侵袭性的一种生物学标记。

（二）抑癌基因

多发性内分泌肿瘤 1 型（MEN_1）基因，命名为 menin 基因，认为 menin，基因缺失与单克隆发生的垂体肿瘤有密切关系。随后许多研究证实它是大多数单克隆起源的垂体腺瘤的始发因素。p53 基因突变或缺失在人类肿瘤中十分常见，但在垂体肿瘤组织中 p53 基因异常的发生率低。此外观察到 p21、p27 及 p57 抑制细胞周期素依赖激酶（CDK）；p6、p18、p15 及 p19 则特异性抑制 CDK4 及 CDK6。其中 p16 基因主要作用是与细胞周期素 D（cyclin D）竞争性结合抑制 CDK 活性，阻止视网膜母细胞瘤易感基因（Rb 基因）磷酸化，防止细胞异常增殖。Rb 基因敲除会导致小鼠垂体中间部肿瘤发生，但在人垂体瘤的研究中并未经常发现 Rb 基因突变。

（三）垂体肿瘤转化基因（PITG）

是一种强有力的肿瘤转化基因，在人垂体各种腺瘤尤其是泌乳素瘤中呈高水平表达，在侵袭性功能性垂体瘤中表达最高。PTTG 的功能涉及抑制细胞周期中的姐妹染色单体分离、染色体不稳定、通过调节基本成纤维细胞生长因子（bFGF，FGF－2）的生成进而促进血管的形成和有丝分裂等。

（四）其他促进因子

下丘脑激素如 GHRH 分泌过高会导致垂体生长激素细胞增殖，进而导致腺瘤的发生。但垂体瘤分泌激素常常呈自主性，不受下丘脑调控，手术全切肿瘤后往往可以治愈该疾病，此提示并不是由促进多克隆垂体细胞增殖的下丘脑激素刺激发生。能调节垂体细胞分泌和增殖的生长因子有成纤维细胞生长因子（FGF－2 和 FGF－4），在人垂体腺瘤组织中表达，参与了 PRL 的分泌、新生血管发生和泌乳素瘤的发生。转化生长因子－α（TGFα）转基因小鼠会发生泌乳素瘤，反义抑制 TGF－α 的表达则抑制泌乳素细胞增殖，其机制可能与介导雌激素引起的泌乳素细胞增殖有关。雌激素能刺激泌乳素细胞和促性腺素细胞有丝分裂，其在泌乳素瘤细胞上的受体主要为 ERβ 基因所编码，表达丰富。泌乳素瘤在女性多见，且在怀孕期间瘤体积增大可以此来解释。此外，雌激素还能激活 PTTG、FGF－2 及其受体和 TGF－α、TGF－β。但使用大剂量雌激素的患者很少发生泌乳素瘤，因而雌激素与垂体瘤的关系尚需进一步研究。新近发现在垂体瘤组织中还富含 PPAR－γ，体外试验发现 PPAR－γ 的配体罗格列酮抑制垂体瘤细胞增殖，并促进其凋亡提示 PPAR－γ 参与了垂体瘤的发生。

三、病理

垂体瘤大多数为良性腺瘤，少数为增生，腺癌罕见。肿瘤的体积大小不一，嗜酸细胞性或嗜碱细胞性腺瘤体积往往较小，而嫌色细胞性腺瘤则常较大。小肿瘤生长在鞍内，大者往往向鞍外发展。小肿瘤常呈球形，表面有光滑的包膜，大者多数呈不规则的结节状，包膜完整，可压迫和侵蚀视交叉、下丘脑、第三脑室和附近的脑组织。第三脑室受压后可引起侧脑室扩大和积水。肿瘤偶尔也可侵蚀蝶骨并破坏骨质而长入鼻咽部。若为恶性肿瘤，则癌肿组织可浸润和破坏蝶鞍周围的结构。瘤内可出血、变性而形成囊肿。光镜下，嫌色细胞性腺瘤细胞呈多角形或梭形，呈片状或条索状排列，细胞核较小和轻度不规则，呈圆形或椭圆形，胞质染色淡，可含有细颗粒或不含颗粒而呈透亮状。间质为丰富的薄壁血窦，瘤细胞可沿血窦排列成假乳头状。常可见到出血、囊性和钙化等变化。嗜酸细胞性腺瘤的瘤细胞呈圆形或多角形，边界清楚，呈片状或丛状分布，细胞体积普遍较嫌色细胞者为大，核圆，有核仁，胞质丰富，内含许多较粗的颗粒，间质中血管较嫌色细胞者少。嗜碱细胞性腺瘤的瘤细胞为多角形或圆形，体积较大，细胞核圆形居中，胞质丰富，含有许多嗜碱性粗颗粒。间质中血管丰富，常呈玻璃样变性，部分腺瘤组织中可含一种以上的瘤细胞称为混合型腺瘤，常见的是嫌色细胞与嗜酸细胞的混合型。垂体腺癌或垂体瘤恶变时，常见瘤细胞较丰富、异形和核分裂，并见瘤细胞呈浸润性生长入蝶鞍周围组织，或有远处转移。电镜下发现生长激素腺瘤及泌乳素腺瘤细胞内颗粒较大，可分两种，一种为颗粒致密型，以泌乳素细胞内颗粒最大，平均直径大约600nm，最大可达1 200nm，伴错位胞溢，内质网明显，排列成同心轮（称 neoenkem）状。生长激素细胞内颗粒次之，直径多数为350～450nm，两种细胞的粗面内质网与高尔基复合体均发达丰富。另一种为颗粒稀少型，颗粒小而稀，促肾上腺皮质激素腺瘤细胞呈球形或多角形，核圆形或卵圆形，胞质基质深，粗面内质网和核糖体皆丰富，高尔基复合体明显，内含致密型颗粒，圆形或不规则形，直径250～450nm。促甲状腺激素腺瘤及促性腺激素腺瘤极罕见。前者颗粒最小，直径约100～200nm，后者颗粒稀少，此两者以往均属嫌色细胞瘤。多形性腺瘤中以多种细胞同时存在为特征。用免疫组织化学法可识别不同细胞的分泌功能。

四、分类

Kovacs 五层次的分类法实用、经济、有效，并能促进病理与临床之间的相关性。主要内容如下：

层次一：根据患者的临床表现和血中激素浓度分类，这对内分泌学家来说是最重要的依据。

垂体腺瘤的功能分类：

A. 内分泌功能亢进

（1）肢端肥大症/巨人症，生长激素浓度增高。

（2）高泌乳素血症。

（3）库欣病，促肾上腺皮质激素和可的松血浓度增高。

（4）甲状腺功能亢进，伴不适当促甲状腺素过度分泌。

（5）促卵泡素、黄体生成素和（或）α－亚单位的明显增高。

（6）多种激素过度产生。

B. 临床无功能

C. 功能状态不确定

D. 异位性内分泌功能亢进

（1）继发于异位的生长素释放因子过度产生的临床肢端肥大症。

（2）继发于异位的促皮质素释放因子过度产生的库欣病。

层次二：根据来自神经影像学和手术中的信息，如肿瘤大小、扩展性和侵袭性等分类。此类信息对估计预后和决定治疗相当重要。

垂体腺瘤的影像/手术分类：

A. 根据部位

（1）鞍内。

（2）鞍外。

（3）异位（罕见）。

B. 根据大小

（1）微腺瘤（≤10mm）。

（2）大腺瘤（>10mm）。

C. 根据生长类型

（1）扩张型。

（2）肉眼可见硬膜、骨、神经和脑的侵犯。

（3）转移（脑、脊髓或全身）。

层次三：根据肿瘤切片在光学显微镜下的形态分类。病理学家最重要的任务是决定病变是否为腺瘤，因蝶鞍区有不少新生物和非新生物性病变可酷似垂体腺瘤。

垂体腺瘤的组织学分类：

A. 腺癌

（1）典型。

（2）不典型（多形性、核分裂多、高 MIB－1 标记指数）。

如果生长类型能被估价：

（1）扩张型。

（2）组织学上的侵犯性（骨、神经、血管等）。

B. 癌［转移和（或）侵犯脑］

C. 非腺瘤

（1）原发或继发于非腺垂体肿瘤。

（2）类似腺瘤的垂体增生。

层次四：这是分类中最关键性的部分。利用免疫组化技术，能较准确地确定肿瘤分泌的激素类型，并能与临床表现及血中激素浓度联系起来（表5－1）。

表5－1　垂体腺瘤的免疫组织化学分类

主要免疫反应	继发免疫反应
GH	PRL，α－su（f），TSH，FSH，LH（i）
PRL	α－su（i）
A+B 混合	α－su（f），TSH（i）
ACTH	LH，α－su（i）
FSH/LH/α－su	PRL，GH，ACTH（i）
TSH	α－su，GH（f），PRL（i）
罕见的激素组合	
无免疫反应	

层次五：按肿瘤细胞的超微结构特征分类（表5－2），它可得出有关肿瘤的成分、分化程度、内分泌合成活性的线索。

表5－2 选择电镜检查的指征

肿瘤类型/变异	电镜的应用
生长激素瘤	
1. 颗粒密集	选择性，如果GH免疫反应确定，通常缓慢生长
2. 颗粒稀疏	选择性，如果GH免疫反应确定和细胞角化素抗血清测到核旁纤维体，很可能有侵犯性
泌乳素瘤	
3. 颗粒稀疏	选择性，如果高尔基型PRL免疫反应全面并强阳性。血清PRL轻、中度增高，组织内PRL免疫反应缺乏或不肯定应用电镜来证实诊断
4. 颗粒密集	选择性，如果PRL免疫反应强阳性。为非常罕见类型，临床意义不大
生长激素泌乳素混合瘤	
5. GH、PRL细胞混合	由于免疫组化反应重叠，为将5～7分开，必须采用电镜。缓慢生长的6与1相同，而5和7可为侵犯性的
6. 促乳腺及躯体细胞	
7. 嗜酸干细胞	
促肾上腺皮质激素瘤	
8. 颗粒密集	选择性，如果嗜碱性肿瘤对ACTH有肯定的免疫反应。多为微腺瘤
9. 颗粒稀疏	可能需要，如果ACTH免疫反应缺乏或不确定。很可能是侵犯性大腺瘤
10. 克鲁克细胞型	选择性，如果ACTH免疫肯定，形态学变异无明确临床意义
11. TSH	如果临床表现和TSH免疫反应均不肯定，为确定诊断必须电镜
FSH、LH瘤	
12. 男性类型	为鉴别肿瘤类型必须作电镜检查，因为12～15的免疫组化反应交叉，生物行为相似，但为临床处理则非必需
13. 女性类型	
临床无功能	
14. 非肿瘤细胞（无细胞）	
15. 瘤细胞的细胞来源不明的腺瘤	
16. 静止性“促肾上腺皮质激素”亚型1	如果嗜碱性，ACTH免疫反应，无库欣病征确立，可选择。形态学上与8不能区别
17. 静止性“促肾上腺皮质激素”亚型2	必须用电镜来别此类肿瘤
18. 静止性腺瘤亚型3	必须用电镜来诊断，这对处理是必要的
19. 其他（未分类的多激素瘤，如功能性GH－TSH，PRL－TSH，PRL－ACTH，等）	为描绘各瘤型特征性表现和避免错误，建议应用电镜

随着免疫组化的广泛应用，过去根据肿瘤细胞染色的特性分为嫌色性、嗜酸性、嗜碱性细胞腺瘤的分类法现已被按细胞的分泌功能分类法所替代。目前临床工作者多倾向于将垂体腺瘤分为：泌乳素细胞腺瘤、生长激素细胞腺瘤、促肾上腺皮质激素细胞腺瘤、促甲状腺素细胞腺瘤、促性腺激素腺瘤、无内分泌功能细胞腺瘤及恶性垂体腺瘤。据华山组资料，无内分泌功能细胞腺瘤占多数（41%），多分泌功能细胞腺瘤其次（23%），PRL、GnH（LH和FSH）、GH、ACTH、TSH腺瘤分别占19%、7%、6%、2%、1%。

五、临床表现

垂体瘤（尤其是微小腺瘤）早期临床表现很少，出现症状时主要有下列三大症群。

（一）垂体本身受压症群

由于腺瘤体积增大，瘤以外的垂体组织受压而萎缩，造成其他垂体促激素的减少和相应周围靶腺体的萎缩。临床表现大多系复合性，有时以性腺功能低下为主；有时以继发性甲状腺功能减退为主；偶有继发性肾上腺皮质功能低下；有时肿瘤压迫神经垂体或下丘脑而产生尿崩症。

（二）垂体周围组织压迫症群

肿瘤较大压迫垂体周围组织时发生，除头痛外多属晚期表现。

1. 头痛　医院数据显示69.1%患者诉头痛，以前额及双颞侧隐痛或胀痛伴阵发性剧痛为主。头痛多由于硬脑膜受压紧张所致，或鞍内肿瘤向上生长时由于蝶鞍膈膜膨胀引起，如肿瘤生长到鞍外时，因颅底部脑膜及血管外膜如颈内动脉、大脑动脉、Willis动脉环等均有痛觉纤维存在，垂体肿瘤可累及上述神经血管组织而引起头痛。

2. 视力减退、视野缺损和眼底改变　肿瘤向前上方生长，往往压迫视神经、视交叉，医院的数据显示66.7%患者产生不同程度的视力减退，59%患者视野缺损（偏盲）。视力减退可为单侧或双侧，甚至双目失明；视野改变可有单侧或双颞侧的偏盲。少数亦可产生鼻侧视野缺损，视野向心性缩小往往是功能性的，临床定位意义不大；眼底可见进行性视神经色泽变淡，视盘呈原发性程度不等的萎缩，少数有视盘水肿。

3. 下丘脑症群　肿瘤向上生长可影响下丘脑功能和结构，发生下丘脑综合征。

4. 海绵窦综合征、眼球运动障碍和突眼　是肿瘤向侧方发展压迫和侵入海绵窦的后果。可使第Ⅲ、Ⅳ和Ⅵ对脑神经受损，产生相应症状。肿瘤向蝶鞍外侧生长累及麦氏囊使第Ⅴ脑神经受损，引起继发性三叉神经痛或面部麻木等功能障碍。

5. 脑脊液鼻漏　少数患者肿瘤向下生长破坏鞍底及蝶窦，引起脑脊液鼻漏，还可并发脑膜炎，后果严重。

（三）腺垂体功能亢进症群

1. 巨人症与肢端肥大症　由于垂体腺瘤分泌过多的生长激素所致。

2. 皮质醇增多症　系垂体腺瘤分泌过多的促肾上腺皮质激素引起。

3. 溢乳-闭经综合征　系垂体分泌过多的泌乳素所致，女性高达60%。

4. 垂体性甲状腺功能亢进症　极少数垂体腺瘤分泌过多的促甲状腺激素而发生甲状腺功能亢进症，其特点为血TT_3、TT_4、FT_3、FT_4升高，而血TSH未被抑制，且不受TRH兴奋，亦不被T_3所抑制。有甲状腺功能亢进症群，一般不伴眼征，有头痛、视野缺损等症。

5. Nelson综合征　由于双侧肾上腺被全切除后，垂体失去了肾上腺皮质激素的反馈抑制，原已存在的垂体瘤进行性增大，分泌大量促肾上腺皮质激素和（或）黑色素细胞刺激素（为ACTH与β-LPH的片段）。全身皮肤往往呈进行性色素沉着，以及垂体瘤逐渐增大而产生垂体的压迫症群。血浆ACTH及MSH测定明显升高。

6. 促性腺激素腺瘤　并不少见，医院的数据显示促性腺激素腺瘤者达7%。瘤细胞一般呈嫌色性，少数为嗜酸性。患者年龄发病高峰在50~60岁，男性显著多于女性。大多数患者因巨大腺瘤造成压迫症群。男性常表现阳痿、不育。FSH虽升高但无活性，LH高于正常者少见，α-亚单位、FSH或LH亚单位升高，血睾酮正常或低于正常。

垂体卒中是指垂体突然出血或梗死而引起的综合征。多见于垂体瘤较大、生长迅速、放疗或服用溴隐亭后。临床表现为突发剧烈头痛、高热、眼肌麻痹、视力减退、视野缺损、恶心、呕吐、颈强直、神志模糊，甚至死亡。

六、影像检查

影像学检查是诊断垂体瘤的重要方法之一，包括头颅平片、蝶鞍分层摄片、磁共振、CT扫描、正电子发射计算机体层扫描（PET）检查等。

（一）头颅平片及分层摄片

垂体瘤在鞍内生长，早期体积小者并不影响蝶鞍。此后，肿瘤继续增大，引起轻度局限性的骨质改变，于薄层分层片上可发现蝶鞍一小段骨壁轻微膨隆、吸收或破坏。

继之则呈典型鞍内占位性改变，蝶鞍前后径、深径、宽径和体积超过正常，蝶鞍扩大呈杯形、球形或扁平形。向鞍旁生长则呈鞍旁占位改变，鞍底呈双重轮廓，肿瘤巨大者可破坏鞍背和鞍底。垂体瘤出现病理钙化斑的占1.2%~6.0%。

（二）磁共振检查

MRI 对软组织分辨率好，是垂体瘤首选的影像诊断手段，可发现 3mm 的微腺瘤，并能提供肿瘤的确切形状、大小、生长方及肿瘤与周围软组织包括鞍上池、第三脑室、视交叉、海绵窦的关系。钆造影剂增强 MRI 能够发现绝大多数的垂体瘤，显示为较正常垂体组织低信号病灶，可能由于垂体腺瘤血供相对不丰富的原因。腺瘤还可造成蝶鞍扩大、垂体和垂体柄的偏移。

（三）CT 扫描检查

CT 对骨结构分辨率好，可用于显示鞍底和床突的形态及肿瘤对骨质的侵犯。CT 还能够有效发现钙化，从而鉴别垂体瘤和颅咽管瘤、脑膜瘤。此外，CT 还用于发现出血、转移病灶。平扫示一垂体瘤肿块的密度略高于脑实质，周围脑池和脑室含低密度的脑脊液，均可被 CT 扫描所发现。肿瘤向上生长，突破鞍膈，则可见鞍上池变形乃至大部分闭塞，其中可见等密度或略高密度肿块，肿瘤中可见坏死或囊性低密度区；肿瘤可突入第三脑室前部和两侧脑室前角的下方，并有脑室积水表现；蝶鞍扩大，鞍背变薄、倾斜。肿瘤向下生长，膨入蝶窦内而于蝶窦内出现圆形软组织影。增强检查肿瘤呈均一或周边明显强化，边界更加清楚可见。

（四）正电子发射计算机体层扫描（PET）

PET 可以观察到垂体瘤的血流量、局部葡萄糖代谢、氨基酸代谢、蛋白质合成、受体密度和分布等生理和生化过程，能用于区别治疗中的肿瘤坏死和复发。^{18}氟代葡萄糖（^{18}F－FDG）PET 显像对垂体瘤的显示较 CT 好，与 MRI 相近，而 PET 与 CT 或 MRI 一起检查，可提高 15%～20% 的阳性率。但昂贵的价格限制了 PET 用于垂体瘤的诊断。

（五）单光子发射计算机体层摄影（SPECT）

采用放射性标记的多巴胺受体激动剂（^{131}I－iodobenzamine）SPECT 显像可用于鉴别泌乳素瘤和无功能腺瘤；而采用放射性标记的生长抑素扫描可用于诊断异位 ACTH 综合征。

七、鉴别诊断

垂体腺瘤是最常见的鞍区占位的病因，一般按照影像学检查、血生化检查诊断并不困难。但仍须注意与其他鞍区占位的原因相鉴别。

（一）颅咽管瘤

是来源于颅咽管的上皮肿瘤，可能由于残留的胚胎颅咽管鳞状细胞或腺垂体细胞化生导致，是儿童鞍区占位最常见的原因。5～14 岁和 50～74 岁是两个发病高峰年龄段。颅咽管瘤多位于鞍上，在 CT 平扫上囊液表现为低密度，增强后则表现为混合密度影，钙化常见。在 MRI 上颅咽管瘤固体成分表现为 T_1 等信号或低信号、囊内容物为 T_1 低信号 T_2 高信号，增强后固体成分强化，在 T_2 上表现为高低混合信号。而垂体瘤一般密度较均匀，较易鉴别。

（二）Rathke's 囊肿

是一种先天性发育异常，一般认为来源于胚胎时 Rathke's 囊的残余。多数患者没有临床症状，但如囊肿进展，可压迫下丘脑、垂体和漏斗部导致头痛、垂体功能低下、高泌乳素血症和其他内分泌功能障碍。Rathke's 囊肿一般为圆形或类圆形，囊内容物多变，多数局限于鞍内，部分向鞍上扩展，完全位于鞍上的少见。在 CT 上多为低密度，少数为等密度、高密度或混杂密度，钙化少见。在 MRI 上，依据囊内容物蛋白含量不同，在 T_1WI 上可表现为低信号、等信号或高信号，在 T_2WI 上表现为高信号。如囊内容物为血液物质，则表现为 T_1 高信号 T_2 等信号。增强后一般无强化。

（三）颅内生殖细胞瘤

位于鞍区或鞍上的生殖细胞瘤可累及下丘脑垂体系统，导致垂体功能减退、尿崩症等，累及视交叉可导致视力损害、视野缺损，与垂体瘤表现相似，须进行鉴别。鉴别点主要依据发病年龄、性别、影像学表现。生殖细胞瘤好发于儿童和青少年，患者尿崩症常见，因此对于儿童和青少年，尤其是尿崩症患者须注意鉴别生殖细胞瘤。生殖细胞瘤一般男性多见，但位于鞍区的生殖细胞瘤女性更多见。在 MRI 上肿瘤表现为 T_1 等信号，T_2 等信号或高信号，增强后明显强化。在 CT 上，肿瘤实体部分高密度，增强后明显强化，钙化少见。如诊断存在疑问，可采用诊断性放疗或立体定向活检。

（四）空泡蝶鞍

是指蛛网膜下隙疝入鞍内，按发病机制的不同，可分为原发性和继发性。MRI 是诊断本症最好的手段，表现为蝶鞍增大，鞍底下陷，鞍内充满脑脊液信号，垂体受压变扁，上缘凹陷，增强后垂体内信号无异常，垂体柄延长至鞍底，位置居中或略后移，视神经上抬，垂体与视神经距离延长。

（五）原发性垂体炎

是指非继发于其他部位炎症或全身性疾病而发生的垂体炎性病变，可分为 4 种类型：淋巴细胞性垂体炎、肉芽肿性垂体炎、黄瘤病性垂体炎、坏死性垂体炎。目前尚缺乏有效的手段在术前进行鉴别，确诊须依赖经蝶鞍垂体活检，排除感染后也可采用诊断性糖皮质激素治疗进行鉴别。

（六）原发性甲状腺功能减退继发垂体增生

原发性甲状腺功能减退（甲减）可导致垂体瘤样增生。鉴别诊断主要依据甲减症状、甲状腺激素降低、TSH 水平升高。在 MRI 上，垂体表现为均匀弥漫性增大，增强后明显均匀强化，垂体柄无偏移。本症经甲状腺激素替代治疗后，垂体可完全恢复正常。根据医院的数据，此类患者甲状腺激素替代治疗 1~6 月后，增大的垂体完全恢复正常。

八、治疗

垂体瘤治疗的目的包括解除占位效应、纠正激素的过度分泌、改善垂体功能低下、尽可能保存正常的垂体功能。目前，治疗垂体瘤的手段包括：①手术治疗；②放射治疗；③药物治疗。治疗手段的选择须充分评估各种手段的优点、风险，医生和患者须对此有充分的认识，治疗应个体化。

（一）手术治疗

1. 手术目的　通过切除肿瘤以解除腺瘤对视交叉及鞍区周围组织的压迫及破坏，减少或制止有功能性腺瘤分泌垂体促激素过多所产生的症状，并解除瘤压迫垂体所造成的垂体促激素不足，及相应周围腺体功能低下或萎缩所引起的临床症状。

2. 手术方法　目前有经蝶窦及经颅两种途径。

（1）经蝶窦手术：目前已是治疗垂体瘤的首选方法。手术指征：①腺瘤向鞍下生长至蝶窦内者最宜用此手术入路；②肿瘤向上轻度生长未影响下丘脑及第三脑室者；③垂体腺瘤伴有脑脊液鼻漏者；④有或无功能性垂体小腺瘤可用此入路作选择性肿瘤切除；⑤垂体卒中；⑥视交叉前固定，肿瘤向视交叉后生长，临床常有旁中央暗点；⑦患者全身状况较差，不能耐受开颅手术者；⑧药物抵抗、不耐受药物瘤者；⑨患者个人选择、大腺瘤希望短期内怀孕；⑩需要组织学诊断等。

疗效：据报道术后视力与视野恢复或改善者占 70% 左右，对有功能的垂体腺瘤术后内分泌症状有明显好转甚至消失。对小于 3.5cm 垂体瘤的全切除率高达 93%。

（2）经颅手术：方法中最常应用者为经额下入路（硬膜内或硬膜外），少数可用颞侧入路及经额经蝶窦入路。经颅手术优点是：手术野显露清楚，尤适用于肿瘤明显向鞍上及鞍外生长者，缺点是手术并发症及病死率较高。手术指征：①肿瘤向鞍上生长引起视交叉受压，下丘脑及第三脑室受压引起脑积水等症状者；②肿瘤向鞍前生长达到颅前窝额底者；③垂体卒中；④放射治疗效果不满意或有恶化者；⑤有功能性或无功能性腺瘤产生临床垂体功能亢进或减退症状者；以上情况均应采用经额下入路；⑥肿瘤向鞍旁或鞍后生长者宜采用经颞侧入路（鞍后生长者可切开天幕手术）；⑦有人认为巨大肿瘤向上生长影响下丘脑者适用经额经蝶窦手术以增加全切除的机会及减少手术危险性。

疗效：国内 305 例经手术治疗后，视力恢复正常或进步者占 62.2%，视野恢复或进步者占 58.3%。术后内分泌症状有改善的则为数不多。

手术的目标是要切除肿瘤，尽量不损伤正常垂体的功能。有时，在经过精确的诊断评估后，发现肿瘤为散在分布或无法确定肿瘤位置，可采用垂体半切甚至垂体全切，多见于库欣病患者。

手术的效果很大程度上取决于手术医生的经验和技术。肿瘤的大小、侵袭程度和术前垂体功能也对手术的疗效存在重大影响。手术并发症包括暂时的和永久性并发症。暂时的并发症主要包括脑脊液鼻漏、一过性尿崩症和SIADH，发生于大约20%的患者，其他还包括蛛网膜炎、脑膜炎、术后精神异常、局部血肿、动脉壁损伤、鼻出血、局部脓肿、肺栓塞、发作性睡病等。永久性并发症（不到10%）有尿崩症、全或部分垂体功能减退、视力受损、SIADH、血管闭塞、CNS损伤、鼻中隔穿孔等，手术死亡率不到1%，主要与脑血管、下丘脑直接损伤、术后脑膜炎、脑脊液漏、颅内积气、急性心肺疾病、麻醉相关并发症和癫痫相关。目前，术中多采用内镜、神经导航系统（无框架立体定向设备）帮助提高肿瘤全切概率和手术安全性。

（二）放射治疗

可分为外照射和内照射。外照射是国内常用的方法。近年来高能射线发展，已取代了常规X线治疗。内照射有放射性核素^{90}钇（^{90}YC）、^{198}金（^{198}Au）。放疗目前主要作为手术和内科药物治疗的辅助手段。放射治疗指征：①诊断肯定而存在手术禁忌者；②手术无法完全切除，手术后仍存在激素过度分泌或占位效应者；③手术后复发，肿瘤不大，暂不宜再行手术者；④术后存在复发可能的病例，特别是复发的库欣病；⑤单纯放射性治疗后复发病例，相隔至少一年后再放疗。但多次放疗可引起脑部并发症[累积剂量最好不超过100Gy（10 000rad）]。生长激素瘤和泌乳素瘤多数对药物治疗反应良好，一般不推荐放疗。但对于药物抵抗的侵袭性泌乳素瘤，放疗有助于避免进一步的侵袭。

1. 外照射

（1）高能射线治疗：国内外一般采用（^{60}Co）或加速器6MV－X外照射方法治疗垂体瘤。对小的肿瘤采用三野照射，即两颞侧野加一前额野，大的肿瘤偶尔可用两颞侧野对穿照射。一般照射野5cm×5cm，较大肿瘤可适当放大。每周5次，每次200cGy，总剂量45～55Gy，4.5～5.5周完成。儿童照射总剂量40～45Gy/4～5周。照射可能发生的并发症有急性脑水肿、脑组织放射性损伤、肿瘤内出血、局部皮肤及骨骼损害、垂体恶变及空泡蝶鞍综合征等。

（2）重粒子放射治疗：α粒子束、质子束、负π介子、快中子（fast neutron）等优点为发射出的照射剂量在射程过程中近于相同，而在达到末端时，照射剂量明显增高。①α粒子束照射：总剂量为35～80Gy（3 500～8 000rad），分4次照射，5天内完成；②质子束照射：总剂量35～100Gy（3 500～10 000rad），分12次照射，2周左右完成。

（3）立体定向放射神经外科治疗（γ－刀）：手术时先安装定位架行CT或MRI扫描，计算出靶点坐标，通过调整活动手术床位置，使靶点与射线聚焦点吻合，继而实施照射治疗。γ－刀有201个^{60}Co（^{60}钴）源，通过半球形头盔上的准直仪将射线集中到靶点上，使受照组织内达到较高剂量的射线，而周围组织射线剂量锐减，不至于产生损伤。通常照射剂量为20～50Gy，照射时间为10～20分钟，疗效约80%～90%。

2. 内照射　即通过开颅手术（额路）或经鼻腔穿过蝶窦途径将放射性物质植入蝶鞍当中进行放射。①^{198}Au：剂量须限制在15～20mCi。②^{90}YC：治疗剂量为5～10mCi（相当于50～100Gy）。

总体而言，放射治疗作为手术和药物治疗的辅助手段，针对手术无法全切或手术有禁忌的病例可以作为首选。伽马刀治疗的并发症主要有腺垂体功能减退，该情况多发生在放疗10年以后，故需要长期随访。放疗后可伴有持续性泌乳素升高，机制可能系放射线损伤下丘脑－垂体血管网络和部分损伤分泌多巴胺的神经元所致。照射剂量小于10Gy时极少对视神经产生影响，亦未见继发性脑瘤的发生。

放射治疗的不良反应包括：①垂体功能减退：常见，主要由于放疗损伤下丘脑和垂体所导致。放疗后10年，约80%的患者出现垂体功能减退，因此，接受放疗的患者需终身随访垂体功能，并在必要时给予替代治疗。②继发性脑瘤：包括胶质瘤、脑膜瘤等，文献报道发生于放疗后6～24年。继发性脑瘤的发病率低于5%，儿童的风险相对高于成人。发生继发性脑瘤的风险与放射的剂量相关，目前采用的适形放疗技术能够降低发生的风险。③脑血管病：那些出现放疗相关垂体功能减退的患者死亡率更高，机制尚不清楚，可能与动脉粥样硬化闭塞性病变相关。④视力损伤：发生于2%的患者。但接受放射手术治疗的患者发生视力损伤的风险极低，可以忽略。⑤脑坏死：有患者出现颞叶萎缩、囊肿、弥漫性脑萎缩的报道。也有认知功能障碍，主要是记忆减退的报道。

（三）药物治疗

按腺垂体功能情况，治疗上可分为两组。

1. 腺垂体功能减退者　根据靶腺受损的情况，给以适当的替代补充治疗。

2. 腺垂体功能亢进者

（1）多巴胺激动剂：常见为溴隐亭（bromocriptine）、培高利特、喹高利特（quinagolide）和卡麦角林。多巴胺激动剂不仅抑制PRL的合成，而且抑制PRL mRNA和DNA的合成以及细胞增殖、肿瘤的生长，同时减少胞质体积、导致细胞空泡形成和细胞破碎以及细胞凋亡。可以治疗高泌乳素血症中泌乳素瘤。多巴胺兴奋剂对TSH腺瘤患者也有一定的疗效。溴隐亭虽能刺激正常垂体释放生长激素，但能抑制肢端肥大症中生长激素细胞分泌生长激素，可用于治疗，但剂量较大，约从7.5mg/d到60mg/d以上。近年来有多种新型的多巴胺兴奋剂如喹高利特（诺果宁，quinagolide）及长效溴隐亭（parlodel LAR）用于临床，疗效较溴隐亭佳、作用时间长、不良反应小。

（2）赛庚啶（cyproheptadine）：此药为血清素受体抑制剂，可抑制血清素刺激ACTH释放激素（CRH），对库欣病及Nelson病有效。一般每天24～32mg，有嗜睡、多食等不良反应。

（3）生长抑素类似物：生长抑素（somatostatin，SS14）能抑制肢端肥大症GH分泌，但SS血中半衰期短，且有反跳现象，故无临床使用价值。近年来应用八肽类似物Sandostatin（SMS201－995，即SMS），又称奥曲肽（octreotide），及新长效型生长抑素类似物兰瑞肽治疗肢端肥大症获较好疗效。它对TSH腺瘤患者也有效，可使腺瘤缩小，视野缺损状况改善，TSH与T_4下降。一般用于腺瘤手术和（或）放疗后。最近研制的新型的生长抑素类似物帕瑞肽（pasireotide），能够与生长抑素受体亚型1、2、3和5结合，抑制ACTH分泌。小规模的临床试验发现帕瑞肽能够使75%的库欣病患者血皮质醇降低，使20%的患者尿皮质醇恢复正常。

（4）生长激素受体拮抗剂：培维索孟（pegvisomant）是生长激素受体的拮抗剂，能够阻断IGF－1的生成，还能够结合GH受体二聚体，并与生长激素结合蛋白相互作用。每日注射20mg培维索孟能够使90%的肢端肥大症患者IGF－1恢复正常，特别适用于生长抑素类似物抵抗的肢端肥大症患者，也可与生长抑素类似物合用。不良反应包括一过性转氨酶升高、注射部位炎症和脂质营养不良。

（5）其他：PPAR－γ配体罗格列酮能抑制垂体瘤细胞增殖并促进其凋亡，及显著抑制小鼠垂体瘤的生长。其机制为抑制细胞周期，阻止静止期细胞由G_0进入G_1期。因而罗格列酮可能成为治疗垂体瘤（尤其并发糖代谢紊乱）的一种新的方法。

（蔡志杰）

第六章

甲状腺疾病

第一节　单纯性甲状腺肿

单纯性甲状腺肿是指临床上只有甲状腺肿大，无明显的甲状腺功能异常的一类甲状腺疾病，其病因有多种。按照病因可分为下面几类。

（一）地方性甲状腺肿

中华人民共和国成立前在我国许多省内，一些远离海洋的山区，此病在局部地区呈流行趋势，故名地方性甲状腺肿。因为中华人民共和国成立前这些地区远离海洋，加之交通不便，无或很少海盐（其中含碘量高），因而引起该地区缺碘，故引起地方性甲状腺肿流行。1993 年，我国政府提出于 2000 年要消灭地方性缺碘性甲状腺肿，采用普遍食盐中加碘（每公斤食盐中加 20mg 的碘）战略，使我国已达到消灭地方性缺碘性甲状腺肿的目标。目前临床上所看到的单纯性甲状腺肿多为其他原因所致。

（二）高碘地区单纯性甲状腺肿

在我国一些家庭用水中碘含量长期偏高，在这些地区所作单纯性甲状腺肿（用触诊或甲状腺超声检查）流行病学调查，家庭用水中的碘含量和尿碘排泄量测定，证明甲状腺肿与家庭用水中碘含量和尿碘排泄三者有相关，提示长期摄入高碘，同样可引起单纯性甲状腺肿。高碘引起单纯性甲状腺肿的机制还有待进一步研究。

（三）甲状腺激素合成过程中所需的酶有先天性缺乏

如钠/碘同转运蛋白、过氧化物酶、偶联酶和脱卤酶等。这些酶缺乏，甲状腺激素合成减少，甲状腺素对垂体负反馈作用减弱而使垂体 TSH 释放增加，刺激甲状腺滤泡细胞增生以代偿因合成甲状腺激素所需酶缺乏的甲状腺素激素合成的不足，从而引起甲状腺肿，补充外源性甲状腺素可得以纠正。

（四）结节性甲状腺肿

此种疾病除单纯性甲状腺肿外，甲状腺中还有许多大小不等的结节，但甲状腺功能正常。长期未获治疗的地方性缺碘性甲状腺肿可转变为结节性甲状腺肿；有的病因不明。

（五）食物与药物

长期食用某些食品如木薯、甘蓝菜、甘薯、玉米、大蒜、核桃等；或服用某些药物，如抗甲亢药物（硫脲类、磺胺、锂盐、钴盐、硫氰酸盐和过氯酸钾等）。

（六）生理性甲状腺肿

妇女在妊娠和哺乳期，女孩在青春发育期可发生单纯性甲状腺肿。

单纯性甲状腺肿除甲状腺肿大外，无其他症状；特别巨大的地方性甲状腺肿可引起压迫症状。体格检查：大多数患者甲状腺呈弥漫性肿大，质地中等，多数无结节，除结节性和长期未获治疗的地方性甲状腺肿外。甲状腺功能检查：游离（F）和总（T）甲状腺素（FT_3 和 FT_4）、三碘甲状腺素原氨酸和促甲状腺素（TSH）均正常。甲状腺 B 超除结节性甲状腺肿和长期未治的地方性缺碘性甲状腺可检出甲状腺结节外，其他单纯性甲状腺肿呈弥漫性均质性肿大。甲状腺摄^{131}I率除高碘、抗甲亢性药物引起者外，均升高，但高峰不提前。先天性甲状腺激素合成酶缺乏者，过氯酸钾排泌试验呈阳性结果。

【治疗】

针对引起单纯性甲状腺肿的病因进行治疗。

（1）缺碘性地方性甲状腺肿的防治：补充碘剂可防治缺碘性地方性甲状腺肿。1993年提出我国到2000年要消灭缺碘性地方性甲状腺肿，在全国推广食盐加碘的防治措施，已经取得成效，达到预期目的。但在此过程中，也发生一些争议。争议的焦点是：不论缺碘、不缺碘和高碘地任一律推广碘盐是否有害？国内一些流行病学调查研究结果表明：①家庭水中碘含量、尿碘排出量和甲状腺肿三者呈相关，提示高碘可引起单纯性甲状腺肿；②缺碘地区在服用碘盐后，甲状腺功能亢进的发病率增加；③推广碘盐后，甲状腺自身抗体阳性检出率增加，以摄碘高的地区最高，提示高碘摄入时间长，可使自身抗体累积发生率增高。2006年，对这些争论，国内外权威人士对此作出了评论：①长期摄入较高的碘，甲状腺自身免疫和亚临床甲减的发病率呈轻度，但已有统计学意义的上升，然而临床甲状腺功能减低发病率并未见增高，因此碘盐推广对人类健康会产生巨大的效益而风险甚小；②应该科学补碘，应根据各个地区人群每日碘摄取量的不同，采取不同的补碘量；对甲状腺疾病易感人群，补碘甚至应个体化。每日补碘量以尿碘日排出量<200μg/L为安全。推广碘盐应根据不同地区情况补充适量的碘，据此碘盐推广利大于弊，应继续执行。有些作者观察到，缺碘地区补碘不仅可纠正缺碘、肿大的甲状腺缩小、消灭和减少缺碘引起的呆小病；而且可使类胰岛素生长因子1（IGF－1）和类胰岛素生长因子结合蛋白（IGFBP）－3水平增高。使患儿身高和体重有明显进步，碘盐推广是最简单和有效的防治方法，国内外有许多成功经验的追踪随访疗效的报告。

除补充碘盐外，缺碘的另一治疗当推碘化油。碘化油有多种，有的作者推荐碘化花生油（peanutoil），一次注射1ml（其中含碘量为480mg），可维持1年，其他含碘制剂已不应用。

（2）高碘所致单纯性甲状腺肿，防治措施主要是减少家庭用水和食品中碘的含量，使尿中碘排出量小于200mg/L。

（3）先天性甲状腺合成酶缺乏，此种情况的治疗主要是补充适量的外源性左甲状腺素（T_4）以抑制垂体TSH释放，从而使甲状腺缩小，甲状腺功能保持正常。

（4）结节性甲状腺肿：保守治疗可长期服用小剂量的左甲状腺素（12.5～25μg/d），可防止结节增大和增多。甲状腺肿大较明显，合并甲状腺病而有压迫症状及为了美容目的也可采用手术切除部分甲状腺组织。

（5）巨大的缺碘性地方性甲状腺肿、结节形成、压迫症状和美容目的，可作手术切除部分甲状腺组织，也可用放射性核素^{131}I治疗。

（6）食物和药物引起者，只需停止食品或药物，甲状腺肿可自行缩小。

（李志杰）

第二节　甲状腺炎

甲状腺炎按起病缓急可分为急性，亚急性和慢性，根据病因可分为：感染性、非感染性。前者包括细菌、病毒和放线菌等；后者有物理和化学等因素，如放疗和放射性核素、干扰素－α。下面分别介绍：急性化脓性甲状腺炎、亚急性甲状腺炎、慢性淋巴性甲状腺炎、产后甲状腺炎和硬化性甲状腺炎。

一、急性化脓性甲状腺炎

本病极为罕见，文献大多为个案报告，以儿童多见。病因有先天畸形，如梨状窝瘘和舌骨管残留，在儿童中多见，易反复发作；后天性包括邻近组织和器官化脓性感染扩展，如咽后异物和脓肿，纵隔化脓性感染和血行播散等。感染细菌以链球菌多见，其他细菌有葡萄球菌、大肠埃希菌及混合性细菌感染。多呈急性起病，有感染全身中毒症状，如寒战、发热、食欲缺乏、全身不适，同时感颈前肿痛，与吞咽有关。颈前部相当于甲状腺处，无或有局部红、肿、热，可扪及肿块，并有明显压痛。由梨状窝瘘引起者可反复发作，92%的人发生于左侧。一般甲状腺功能正常，少数严重患者可表现甲状腺功能亢进，血清 T_3、T_4 升高，TSH 降低；白细胞及分类计数有白细胞总数及中性粒细胞增高。细针穿刺、甲状腺 B 超和 CT 扫描可帮助诊断；脓液涂片用革兰染色可检出细菌，脓培养有助于病原诊断；食管吞钡检查有助于梨状窝瘘的诊断。甲状腺摄碘率减低，即使个别患者临床表现有甲状腺功能亢进者也是如此。

【治疗】

首先应选用广谱抗生素控制感染，一旦有脓肿形成，应立即切开引流，发热及全身中毒症状可消失。

病因治疗主要用于有先天畸形患者。如先天性梨状窝瘘可用手术切除或用纤维素封闭瘘管；有甲状腺舌骨管或颈部囊性胸腺组织者也应手术切除，可获根治。患者有甲亢表现者，除积极治疗化脓性甲状腺炎外，不必用抗甲亢药物治疗，可用普萘洛尔（心得安）10mg，每日 3 次。

二、亚急性甲状腺炎

亚急性甲状腺炎又名肉芽肿性甲状腺炎及 dequervain 甲状腺炎。尽管没有直接证据，但在发病时或病后血清中可检出某种病毒抗体滴度增高，目前国内外都公认本病的病因为病毒感染。一些研究表明本病易感性与某些人类白细胞抗原（HLA）类型有关，即 HLA－B35 和 HLA－B67，前者占 89%，发病与季节无关；后者发病多在夏秋季，发病过程特征为甲状腺功能亢进期→甲状腺功能减低期→甲状腺恢复正常期。此外，还有某些药物如干扰素－α、胺碘酮、锂盐和白细胞介素－2 等。提示亚甲炎的病因呈不均一性，与遗传和环境因素也有关。

发病隐袭或呈亚急性，典型病例有低热、上呼吸道感染症状，包括头痛、全身不适、食欲减退，几天后出现颈前部一侧疼痛，并向同侧下颌角、耳后或枕后放射，吞咽、咳嗽或转动头部可引起颈部疼痛。有的患者可自己触及甲状腺部位有痛性肿块。有的患者无前驱症状，以颈部疼痛为其主诉。由于炎症使甲状腺滤泡破坏，滤泡腔内已合成而贮存的甲状腺激素释放入血循环中，故有轻重不等的甲亢症状，常见者为心动过速、烦躁不安、怕热出汗等。体查时甲状腺肿大或不肿大，一般不对称。痛侧甲状腺可触及结节。结节大小不等，多呈纵向外向内的长条形，中等坚实，有明显压痛，随吞咽上下移动，大多数为单个，少数多个。如不治疗，左右甲状腺结节可此起彼伏。实验室检查：白细胞计数及分类正常，血清 T_3、T_4 稍增高，血沉增快，甲状腺摄 ^{131}I 率降低，此种血清 L_3、T_4 增高而甲状腺摄 ^{131}I 降低的矛盾现象为本病的一大特点。单光子发射计算机断层（SPECT）甲状腺扫描显示为凉结节。甲状腺彩超示结节区回声减低和欠均匀。

【治疗】

本病虽为炎症，但用抗生素和抗病毒药无效。最有效的药物为泼尼松，每日口服 20～30mg，分次服；为减少泼尼松每日分次服药的不良反应，也可采用隔日服药方法，即早晨空服，一次服泼尼松 30mg。泼尼松疗效迅速，一般服药后 24～48 小时内症状可明显减轻，甲状腺结节消失较慢。治疗至少应维持 3 个月，最长可达 1 年。症状控制，甲状腺结节缩小后可开始逐渐减量。减量不宜过大过快，否则易导致复发。一般每半月或一个月减量 1 次，每次减量 5mg。一般治疗时间需维持至少 3 个月，根据患者反应，少数患者要维持 6 个月到 1 年。停药指征为症状和结节消失，甲状腺大小和功能恢复正常，和甲状腺摄 ^{131}I 率完全恢复。对症状已控制但甲状腺结节持续存在而不消退者，可加服小剂量优甲乐（左甲状腺素片），剂量为 12.5～25mg。对发病初期的轻度甲状腺功能亢进症状不必用抗甲亢药物，只需用心得安 10mg，一日 3 次，即可减轻症状。

本病是自限性疾病，预后良好。有些患者在甲状腺炎恢复过程中可出现暂时性甲状腺功能减退症，此时不必补充左甲状腺素，可自行恢复。发生永久性甲低者约占 4%，应补充适量的优甲乐。

三、慢性淋巴性甲状腺炎

本病由日本人 Hashimoto 首次报告，故又称 Hashimoto 甲状腺炎。本病比亚急性甲状腺炎更为常见。

有的患者只有甲状腺大而无其他症状，在较长期间里才得到诊断，有的患者以甲低症状为首发症状而就诊。

本病的病因尚不完全清楚。公认的意见为一种自身免疫性疾病，与遗传和环境因素有关。前者证据有：①在同一家庭中有的发生 Grave 甲亢，有的发生慢性淋巴性甲状腺炎。两者均为自身免疫性疾病，提示两者发病存在共同的易感基因；②易感基因。目前已发现甲状腺自身免疫性疾病的易感基因有人类白细胞抗原基因（HLA）。细胞毒性淋巴细胞抗原－4（CTLA－4）、TSHR 和甲状腺球蛋白（TC）基因。有作者将慢性淋巴性甲状腺炎的易感基因座定位于 8q23－q24；环境因素如饮食中碘含量高等。遗传因素和环境因素相互作用引发疾病发生，但确切的发病机制仍不明了。病理特点除甲状腺肿大外，突出的甲状腺病理必有明显的淋巴细胞浸润，甲状腺内可形成具有生发中心的淋巴滤泡，随着病情的进展，破坏的甲状腺滤泡被纤维组织取代。

典型的临床表现为慢性起病，少数患者可急性起病但有甲状腺部位疼痛。起病之初，由于预先合成而贮存于甲状腺滤泡中的甲状腺激素因滤泡破坏而释放入血循环中，临床上有心动过速、烦躁不安、乏力、怕热多汗等甲状腺功能亢进症状，如用抗甲状腺药物治疗可使血循环中甲状腺激素（包括总 T_3、T_4，游离 T_3、T_4）很快下降，甚至出现甲低（治疗 1～2 个月内），提示本病患者对抗甲状腺药物非常敏感。临床上遇此情况应疑及本病而作进一步检查。本病典型病程为：甲状腺功能亢进→甲状腺功能正常→甲状腺功能减低，故本病为成年人甲状腺功能减退症的常见病因之一。

本病除上述临床表现外，还可有下述少见的临床表现、合并症和并发症。

1. 少见临床表现　如突眼症、胡萝卜素沉着症和假性肌肥大等。

2. 合并症　本病可与 Graves 病、多内分泌腺自身免疫综合征Ⅰ和Ⅲ型、特纳（Turner）、唐（Down）氏综合征等合并存在。

3. 并发症　Hashimoto 脑病，此种并发症极为罕见，常被误诊。临床特征主要为神经精神症状，如肌阵挛、癫痫样抽搐、痴呆、意识或认知障碍、精神性症状发作和发作时有脑电图异常等。

实验室检查对诊断有帮助的是：血清中抗甲状腺球蛋白和抗过氧化物酶（TCAb 和 TPOAb）自身抗体明显升高。其他辅助检查有甲状腺 B 超有散在性低回声、假结节和血流减少，甲状腺 ^{99m}锝扫描有甲状腺摄碘率减少和分布不均匀，血清 T_3、T_4 和 TSH 改变随病期而变化，从开始时 T_3、T_4 升高和 TSH 降低发展为 T_3、T_4 降低，TSH 升高的甲低期，中间所隔时间，个体差异较大，不能预测，少数患者，特别是青少年，甲状腺功能可完全恢复正常而不发展到甲低期。

【治疗】

本病病因尚不明了，故无根治之法。治疗包括：一般治疗，纠正甲状腺功能，并发症的治疗和对症治疗。

（一）一般治疗

主要是注意禁止或少吃海产品及含碘药物，因为本病对碘剂非常敏感，不仅可诱发本病，而且可导致患者发生甲低。本病为自身免疫性炎症性疾病，但用免疫抑制剂如糖皮质激素或其他免疫调节剂无效。少数患者本病为自限性。

（二）纠正甲状腺功能

根据病期的不同，选用适当的药物使甲状腺功能恢复正常。

如上所述，本病初期可表现为甲状腺功能亢进。根据甲状腺功能亢进症状的轻重而采用不同的药物。轻者只用普萘洛尔，普萘洛尔不仅可控制心率和某些 β 肾上腺素能功能亢进症状，而且在周围组织中抑制 T_4 转变为 T_3。症状严重者可选用硫脲类或咪唑类抗甲状腺药物，因为本病对抗甲亢症药物敏感，易发生甲低，故在治疗过程中应每 1～2 个月复查 T_3、T_4 和 TSH 一次。一旦甲状腺功能恢复正常，即立即减量；如出现甲低，则立即停药。对已发展为亚临床或临床甲低者，则应补充适量的左甲状腺素，剂量原则上从小剂量 12.5～25mg 开始，特别是老年人和有心血管者，每半个月或 1 个月复查 T_4 和 TSH 一次，根据结果以增减剂量，直至 T_4 和 TSH 恢复正常。此后则每半年复查一次 T_4 和 TSH。遇有需要甲状腺激素分泌增加的情况，则应适当增加左甲状腺素剂量。甲低者左甲状腺素补充应维持终身。

（三）并发症的治疗

Hashimoto 脑病：奇怪的是此种自身免疫性脑病对糖皮质激素反应良好，不仅临床表现得以迅速控制，而且血清抗甲状腺自身抗体滴度也随之下降或恢复正常水平。少数患者可自发缓解，但也可反复发作。

（四）对症治疗

有缺铁性贫血或大细胞高色素贫血者，前者应补充铁剂；后者应补充维生素 B_{12}或叶酸。严重贫血者可输给红细胞。

四、产后甲状腺炎

产后甲状腺炎是指妇女在分娩后发生的甲状腺炎。此病又称安静性或无痛性甲状腺炎。发病率占一般人群（妇女）约5%～10%，发病病因为自身免疫。妊娠前或妊娠头3个月血清中抗甲状腺、自身抗体，特别是抗过氧化物酶抗体阳性（IPOAb）。孕妇为分娩后发生产后甲状腺炎的高危人群，约33%～50%可发生产后甲状腺炎。发病与HLA类型有关，如TPOAB阳性者与HLA DR5、DR3、DR4有关，提示本病发病与遗传的关系。

临床特征：①甲状腺轻至中度肿大或正常大小；②无局部痛，起病之初可有轻度甲状腺功能亢进症状，继而甲低；③血清 T_3、T_4 增高或正常，TSH正常、升高或降低；④血清中抗过氧化物酶抗体明显升高；⑤甲状腺B超为弥漫性低回声区，甲状腺血流因甲状腺功能不同而异；⑥此外，可表现抑郁、心悸和情绪不稳定；⑦患者在以后妊娠过程中易再发病。

【治疗】

疾病早期，甲状腺功能亢进多为轻度，一般不必用抗甲状腺药物，如心搏快，可用心得安10mg，一日3次控制，多为暂时性。在发病过程中应定期监测 T_3、T_4 和TSH变化。一旦出现亚临床（只TSH升高超过正常值）甲低，则应补充左甲状腺素片。剂量从12.5～25mg开始，每月复查 T_4 及TSH，根据结果调节左甲状腺素剂量，直至 T_4 和TSH在正常范围。本病预后良好，一般在12个月内，甲状腺功能恢复。至于妊娠妇女是否常规要筛查抗甲状腺自身抗体TPOAb及甲状腺功能尚无一致意见。筛查的好处是预测产后是否发生甲状腺炎，更重要的是筛查甲低。因为如不作甲状腺功能筛查，妊娠后如果出现甲低，则易发生流产，且对胎儿神经发育有影响。

五、硬化性甲状腺炎

1983年，本病首次由Riedel报告，故义名Riedel甲状腺炎。其病因至今不明，病理改变为甲状腺内弥漫性纤维化，并向甲状腺以外扩展。甲状腺几乎完全由纺锤样纤维细胞所取代。

临床特点为：①女性多于男性；②甲状腺肿大、质地坚实如石，固定；③向甲状腺以外扩展，常与周围邻近器官粘连而引起压迫症状：如呼吸困难、吞咽困难、声音嘶哑；④可伴有其他纤维组织增生性疾病：如硬化性肠系膜炎、腹膜后纤维组织增生症、硬化性胆管炎、泪腺和纵隔纤维组织增生症等；⑤甲状腺功能由于病期和甲状腺病理改变的广泛性不同可正常或减低；⑥甲状腺自身抗体可呈阳性，血沉快；⑦甲状腺穿刺活检（tru－cut法）可见大量纺锤样纤维细胞。

本病应与慢性淋巴性甲状腺炎中的变异型、甲状腺癌和甲状腺淋巴瘤等病进行鉴别。

【鉴别】

本病的病因不明，故无根治方法。治疗方法有二：①保守药物治疗。文献中曾用过并获成功的药物有糖皮质激素、免疫抑制剂、秋水仙碱、口服孕激素和他莫昔芬（tamoxifen），但均为个案报告，并无特效药物。如Pabebic等报告1例有呼吸和吞咽困难和声嘶的妇女，开始用甲泼尼龙12mg/日，没有取得疗效；后将甲泼尼龙剂量增加到16mg/日，并加用他莫昔芬10mg，每日两次，用补充左甲状腺素治疗甲低，随访1年，患者在治疗8个月后症状明显进步；颈部超声和CT检查也证实。甲状腺从治疗开始的105g减小到63g（用超声测量）。治疗10个月后，患者作了部分性甲状腺切除术。病理学检查证实Riedel甲状腺炎的诊断。②手术治疗。治疗目的主要是解除压迫症状。可切除甲状腺峡部和（或）部分性甲状腺。

（李志杰）

第三节　甲状腺功能亢进症

甲状腺功能亢进症是由于甲状腺激素分泌过多所引起的综合征（简称甲亢），可由许多疾病引起。根据常见的和非常见疾病可将甲状腺功能亢进症列于下。

甲状腺功能亢进症的疾病：

常见的：

（1）弥漫性毒性甲状腺肿又称Graves甲亢（或病）。

（2）多结节性毒性甲状腺肿。

（3）甲状腺腺瘤伴甲亢。

（4）自主性高功能甲状腺结节。

（5）甲状腺炎（包括亚急性）。

（6）甲状腺炎、产后甲状腺炎、慢性淋巴性甲状腺炎。

（7）医源性甲亢（甲状腺素过量）。

非常见：

（1）新生儿甲亢。

（2）碘甲亢。

（3）垂体性甲亢。

（4）卵巢甲状腺肿伴甲亢。

（5）垂体TSH瘤。

（6）选择性垂体不敏感综合多发性多内分泌腺自身免疫综合征。

（7）异位TSH或HCG综合征（恶性肿瘤甲状腺滤泡细胞癌）。

（8）药物所致甲亢如干扰素和放射性^{131}I治疗甲亢时所致甲亢等。

临床上引起甲亢症的疾病中以Graves病最为常见，约占所有甲状腺功能亢进症中的85%，其次为亚急性甲状腺炎、慢性淋巴性甲状腺炎、多结节毒性甲状腺肿和自主高功能性结节。

不管上述何种疾病引起的甲亢症，尽管临床表现和甲亢症严重程度及持续时间有所不同，均具有下列甲亢症候群。下面是Craves甲亢典型的临床表现。

1. 甲状腺素过多症状　多食善饮、怕热多汗、心动过速、体重减轻、烦躁不安、大便次数增多、失眠手抖。女性发病多于男性，年轻者症状典型，老年人则不典型而易导致误诊。

2. 甲状腺肿大　大约50%患者有甲状腺肿大，两侧对称，肿大程度个体间差异大；老年人甲状腺不肿大者比年轻患者多。严重者于肿大的甲状腺部位可听到收缩期吹风性杂音，少数患者可听到收缩期与舒张期连续性吹风样杂音，触觉震颤可有可无。亚甲炎、毒性腺瘤和自主高功能结节患者，可扪及甲状腺结节，亚甲炎甲状腺结节有明显触痛。

3. 突眼　约50% Graves患者有不同程度的突眼，少数慢性淋巴性甲状腺炎也可有突眼，其余疾病引起的甲亢症均无突眼。突眼有非浸润性和浸润性两种，以前者居多。非浸润性突眼最常见表现为眼裂增大、上眼睑肿胀后缩、眼征部分或全部呈阳性；浸润性突眼常有眼球胀痛、怕光流泪、结合膜充血水肿、突眼计测量突眼度在19mm以上，严重者有睑闭不合、复视、角膜炎和溃疡、眼球脱垂、视神经炎。

4. 其他临床表现　颈动脉转动增强，脉压增大，因此有的患者有水冲脉和枪击音。第一心音常亢进，心尖区或心前区可闻及收缩期杂音（Ⅱ~Ⅲ级），少数患者有期前收缩或心房纤颤（多见于久病不治或老年患者)。

5. 少见的临床类型和并发症 ①甲状腺功能亢进症危象;②甲亢性心脏病;③甲状腺功能正常的 Graves 相关性眼病;④淡漠型甲亢;⑤胫骨前局限性黏液性水肿;⑥甲亢合并妊娠;⑦Graves 病并发低钾性麻痹;⑧Graves 病合并重症肌无力;⑨T_3 型甲亢;⑩T_4 型甲亢。

实验室检查除 T_3 型和 T_4 型外,其余疾病引起的甲亢症 TT_3、TT_4、FT_3、FT_4 均升高;除选择性垂体甲状腺素不敏感综合征外,TSH 均明显降低。其余实验室检查应根据引起甲亢症的疾病而选择以确诊病因。

【治疗】

甲亢最常见的病因为 Graves 病(GD),治疗只着重讲 GD 治疗及特殊类型甲亢的治疗和存在合并症甲亢的治疗。

1. GD 的治疗 临床常用治疗方法包括:药物治疗、放射性核素 ^{131}I 治疗、手术治疗及其他治疗,现分述于下。

(1)药物治疗:主要有两大类:一类为硫脲类;另一类为咪唑类。前者有丙基和甲硫氧嘧啶,后者已被淘汰;后者有甲巯咪唑(他巴唑)和卡比马唑(甲亢平),后者在我国临床上未用。

此两类药物治疗甲亢的作用机制相同:①是通过抑制甲状腺中的过氧化物酶,使原素碘不能有机化,从而阻止甲状腺激素的合成;②调节免疫功能。但两类药物的作用也有不同之处:①甲巯咪唑作用比硫脲类强,排泄慢。这可由两药每天一次给药价格得到证实。甲巯咪唑每天口服 15mg 的疗效比每日服 150mg 丙硫氧嘧啶疗效好,甲巯咪唑作用效力为丙硫氧嘧啶的 10 倍,两药临床使用剂量比也是 1 ∶10。

剂量、治疗时间与结局:两类药物在治疗 GD 中的剂量调整分三个阶段:①初始剂量:即开始时用充足剂量。以丙硫氧嘧啶为例,开始剂量对一般 GD 患者而言为 100mg,分 3 次口服;重度患者可用每日 400mg。②逐步减量期:当患者症状明显好转,T_3 和 T_4 已降至正常,即可开始减量。第一次可减少 100mg,此后则每 1 ~2 月复查 T_3、T_4 一次,如果继续维持在正常,则每次减 50mg。③维持期:即每日服 50 或 25mg。总服药期为 1 ~1.5 年,停药指征为甲亢症状消失、T_3、T_4 正常,用超高敏所测 TSH 结果连续两次(时间间隔 3 个月)均正常,或测 TRAb 正常,可以停用抗甲亢药物。停药后应随访一年。在服药期间应密切观察药物不良反应。两类药物的常见不良反应有:白细胞减少、过敏反应、肝功能损害、秃发和全秃等,故应定期检查血常规和肝功能,当白细胞减少到 $4.0\times10^9/L$ 以下时,可加用维生素 B_4 和鲨肝醇,或用泼尼松 20 ~30mg,隔日早餐前顿服,待白细胞升至正常后,再逐渐减量。应当强调的是服药必须坚持,中间不能间断。

预测能否用抗甲亢药物治愈的指标为:①发病有明显诱因;②甲亢为轻到中度;③对抗甲亢药物治疗反应好,治疗过程中甲亢临床表现无反复加重;④治疗过程中甲状腺逐渐缩小;⑤TRAb 滴度逐渐降低。药物治疗 GD 的总的治愈率约为 40% ~50%,故大约有一半的 GD 患者不能用药物治疗。对治疗过程中的减量期甲亢症状反复加重、甲状腺反而增大或治疗时已达Ⅲ度的甲状腺肿大,TRAb 不下降者,应及时改用其他治疗方法。

(2)放射性碘(^{131}I)治疗:70 年代后,国外用 ^{131}I 治疗 GD 已广泛应用于临床。^{131}I 治疗 GD 的机制是甲状腺能摄取和浓聚 ^{131}I,^{131}I 在甲状腺内释放出 β 射线破坏甲状腺滤泡细胞,使甲状腺激素合成减少而达到治疗的目的。此方法疗效肯定,方法简单,无大的不良反应。国内和国外临床应用广泛程度不一。本方法特别适用于:①抗甲亢药物不能治疗的甲亢;②甲状腺中度肿大;③不能耐受药物治疗,如对药物有过敏反应和白细胞减少;④不能耐受手术治疗,如有较重心、肝、肺、肾疾病的年老甲亢患者。本方法也有禁忌证,包括儿童、妊娠和哺乳期妇女,严重浸润性突眼及胸骨后甲状腺肿等。

关于 ^{131}I 口服剂量是根据甲状腺重量计算。根据甲状腺扫描(包括正侧位),根据所测得的三个椭圆形公式计算可得知甲状腺容积,乘以一个常数(此常数在不同国家和地区为 0.23 ~0.316),即可得到甲状腺重量。一般每克甲状腺组织给予 ^{131}I 60 ~80MBq。一般一次口服,如果甲状腺肿和计算出来的 ^{131}I 剂量较大,则可分两次服药。^{131}I 剂量也可用下列公式计算:^{131}I 剂量活性 = 甲状腺容积(ml)×

22.4（日×MBq）×100［半衰期（日）×24小时^{131}I摄碘率%］。

^{131}I治疗剂量在用以治疗毒性多结节性甲状腺肿者比治疗GD患者大些；小的单个自主功能亢进性腺瘤也可用^{131}I治疗，而且对正常甲状腺组织无损伤。剂量根据腺瘤的大小来选择。

^{131}I治疗无大的不良反应。①服药后一周内有暂时性放射性甲状腺炎，一般不需治疗；②服药前，如果甲亢未控制好，在服药后可有甲亢症状加重（因为服^{131}I前要停用甲亢药物至少3天），可根据甲亢症状的轻重给予普萘洛尔或抗甲亢药物或碳酸锂，症状好转后即停服。服^{131}I后甲亢症状会逐渐缓解，半年内症状完全消失，甲状腺明显缩小。如果未完全缓解需第二次服^{131}I治疗者，应在第一次服药后半年到1年才能进行。

最常见的不良反应为甲状腺功能减低，且随服^{131}I后时间的延长而增加，引起甲状腺功能减低的机制有：①^{131}I剂量过大；②个体对^{131}I治疗的敏感性不同；③^{131}I治疗诱发甲状腺自身抗体的产生，在先口服^{131}I前血清甲状腺自身抗体升高者。口服^{131}I后发生甲状腺功能减低的危险因素有：①Craves病并单个结节性甲肿者；②治前血清中有甲状腺自身抗体者；③治疗前用过抗甲亢药物者；④剂量比较大者。

关于服^{131}I前口服抗甲亢药物是否会影响^{131}I的疗效有两种意见：①服^{131}I前停用抗甲亢药物以增加甲状腺摄^{131}I而加强疗效；②服^{131}I前及服后继续用抗甲状腺药物，直到^{131}I发挥作用。有作者对此两种方法进行对照观察结果第二种方法治疗失败者较多。现代的观点是，FT_3和FT_4升高较高，甲亢症状严重者，在口服^{131}I之前先口服抗甲亢药物治疗，待FT_3和FT_4降低到中等水平后，停用抗甲亢药物1周，然后再服^{131}I。

治疗毒性多结节性甲状腺肿而甲状腺摄碘不太高者，此种情况在口服^{131}I前，肌注基因重组的人TSH，可增强^{131}I的疗效。

（3）手术治疗：自从用^{131}I治疗GD后，用手术治疗GD者已大大减少。手术治疗适用于：①药物治疗失败、甲状腺肿达Ⅲ度而不愿接受^{131}I治疗者；②胸骨后甲状腺肿；③^{131}I治疗失败，甲状腺肿大Ⅲ度而有甲亢复发者；④毒性甲状腺瘤瘤体较大者；⑤胸骨后甲状腺肿伴甲亢。大多数GD患者术后可获治愈，少数患者有术后甲亢复发、喉返神经损伤、甲状旁腺功能减退和甲状腺功能减退症等。

（4）其他治疗：文献中有报光采用介入栓塞治疗甲状腺功能亢进症。具体方法为经颈动脉插管，在X线机监视导引下，将导管超选择进入颈内动脉起始部造影，根据供血情况将导管送入甲状腺上动脉和下动脉，将供血最大的1~2支动脉进行栓塞。即经导管用5ml注射器将聚乙烯微球褐藻胶微球、明胶海绵或弹簧圈等混于造影剂中缓慢注入，以避免栓塞剂反流误栓脑血管。要密切观察末梢血管显示情况和手推注射器的阻力，而达到彻底栓塞之目的，然后移撤导管。在更换导管后再行对侧甲状腺动脉造影和栓塞。术前和术后1周和1、6、12、24、36、48、60个月抽血者T_3、T_4水平，同时观察心率、颈围、B超测量甲状腺体积及症状变化。此种治疗方法为有创性治疗，且治愈率只81.4%。因此，难于推广和被患者接受。

2. 特殊类型的GD治疗

（1）甲状腺功能亢进症危象：此种类型的GD临床上已很少见，多见于年老的GD患者，在某种诱因存在情况下而诱发。症状严重，死亡率高。治疗措施包括：①口服较大剂量的丙硫氧嘧啶首剂600mg，之后200mg、每日3次以抑制甲状腺激素合成；②静滴碘化钠1g加入到5%葡萄糖液中，维持12~24小时，或口服复方碘溶液，每次15滴，每日3次，以抑制甲状腺素的释放；③静脉滴注氢化可的松，100mg加入到5%葡萄糖中或相当剂量的地塞米松以减轻甲状腺激素过多的毒性和抑制T_4在周围组织中转变为T_3；④β肾上腺素能阻滞剂。口服普萘洛尔30~40mg，一方面减慢心率，另一方面可抑制T_4在周围组织中转变为T_3；⑤选用适当抗生素以预防或治疗感染；⑥对症治疗，针对并发症如休克、心力衰竭、高热和水电解质紊乱进行治疗；⑦严密观察病情变化，加强护理。

（2）浸润性突眼治疗：目前尚无特殊治疗方法，此种类型GD有自限性。治疗措施包括全身用药和局部用药。全身用药有免疫调节剂。常用的药物为泼尼松口服。可每日分次给药，剂量30~60mg，分3次服；也可隔日早晨顿服30~60mg；严重浸润性突眼者可脉冲性静滴甲泼尼龙每日500~1 000mg，连续冲击5日，接上改为口服60mg/d。治疗至少应维持3个月到半年，有的患者甚至用1~2年。浸润性突眼者即使有甲亢也很轻，较多患者甲状腺功能完全正常。有甲亢者宜用小剂量甲巯咪唑（他巴唑），每日5mg，同时用12.5mg优甲乐，以防发生甲状腺功能减低甲减，甲状腺功能减低可使浸润性突眼症状加重。其他可选用的免疫调节剂有环磷酰胺、硫唑嘌呤和环孢素等。这些药物都是抗癌药，不良反应均较大，用时应严密监测其不良反应。球后浅度X射线照射或球汉法射透明质酸或地塞米松也有取得较好疗效的报告。

有眼睑或眶周水肿者宜吃少盐饮食，晚上睡高枕，白天口服氢氯噻嗪（双氢克尿噻）25mg和螺内酯20mg，每日3次。局部用药可用泼尼松龙眼药水滴眼，每日3次，久用应监测眼压；有眼睑闭合不全和角膜溃疡者，晚上睡前用四环素眼膏涂眼，后者白天还应滴氧氟沙星、氯霉素或其他抗生素眼药水，睡时戴眼罩，有怕光流泪者外出时白天外出应戴墨镜以避免强太阳光刺激；对上述保守治疗无效时可作眼眶减压术。眼球完全脱垂者唯一治疗只能将患眼手术摘除。

（3）胫骨前局限性黏液性水肿的治疗：虽然好发部位在小腿胫骨前皮肤，但其他部位（如颈、肩）及手术切口部位也可发生。常与浸润性突眼同时存在，男性多于女性。目前无特效治疗方法。可用泼尼松龙作病变周围皮肤皮下浸润注射，或用地塞米松软膏或霜或其他含糖皮质激素的软膏涂于消毒纱布上盖敷于病变处并固定。切忌外伤使病变溃损，感染后伤口难于愈合。

（4）GD合并妊娠的治疗：GD患者如甲亢未控制者不易妊娠，妊娠后易流产。一般而言甲亢患者妊娠后，因免疫调节功能的改变，甲亢症状有不同程度的缓解，但不会痊愈。故怀孕后有甲亢症状者均应服用抗甲亢药物治疗，在分娩前将甲亢症状完全控制，到FT_3和FT_4正常。首选药物T_1期（1～3个月）为丙硫氧嘧啶，因此药通过胎盘进入胎儿体内少。孕中、晚期患者推荐使用甲巯咪唑。患者应在内分泌科和妇产科医师监控下妊娠，每2周至1个月复查FT_4，维持其轻度高于非妊娠成人参考值上限水平。一般而言，抗甲亢药物无致畸作用，但目前已有甲巯咪唑致胎儿皮肤发育不良和胚胎病得报告。分娩后如甲亢需继续服抗甲亢药物者，首选甲巯咪唑，丙硫氧嘧啶为二线用药。

（5）GD并发低钾性麻痹的治疗：过去认为此种并发症只见于亚洲的GD患者，最近在西方人种如高加索人也可并发此病。急性发作者，10%氯化钾10ml加入生理盐水中静脉滴注可很快得到缓解。但在甲亢未获控制时可以再发，此时可口服氯化钾，或补达秀或10%枸橼酸钾溶液，或同时服普萘洛尔10mg，每日3次。一旦甲亢得到控制可自行消失。

（6）甲亢性心脏病治疗：年老GD患者可主诉为心悸，心电图呈现心房纤颤而导致误诊。久未得到控制的GD患者，在某些因素诱发下也可并发心力衰竭。心力衰竭的治疗与其他心脏病引起的心力衰竭治疗相同，但在甲亢未控制前对常规心力衰竭的治疗反应差，以利尿剂为主，洋地黄制剂为辅。应积极控制甲亢症状。甲亢心衰患者，β受体阻滞剂应慎用，因此类药物可加重心衰。对只有心房纤颤而无心力衰竭的患者，同样应积极控制。初发者多为阵发性，此种情况在甲亢症控制后可随之消失，对持久性长期心房纤颤的甲亢患者，可用选择性只作用于心脏的β受体阻滞剂以减慢心率，同时服用肠溶阿司匹林或华法林以防血栓栓塞。

（李志杰）

第四节 甲状腺功能减退症

甲状腺功能减退症是由于甲状腺激素合成、分泌或作用减低所引起一组综合征，有许多疾病可引起，包括有先天性和后天性疾病。按照疾病发生的部位可分为原发性、继发性和激素作用抵抗。继发性又分为垂体性和下丘脑性。现将各部位引起的甲状腺功能减低的疾病列如下。

甲状腺功能减退症的病因：

1. 甲状腺

（1）先天性：甲状腺不发育、异位甲状腺，合成甲状腺素的酶缺乏（包括钠/碘同转运蛋白、过氧化物酶、碘化酶、偶联酶、脱碘酶缺乏），甲状腺素不敏感综合征等，缺碘母亲所生婴儿，甲状腺球蛋白基因突变。

（2）后天性：慢性淋巴性甲状腺炎，亚急性甲状腺炎，产后甲状腺炎，硬化性甲状腺炎，放射性^{131}I碘治疗后，颈部外放疗后，甲状腺手术切除术后（全切或次全切除），甲状腺舌骨囊肿术后，药物性（地方性缺碘所致克汀病、抗甲状腺药物、碳酸锂、干扰素、磺胺类药、对氨基水杨酸钠、硫氰酸盐、过氯酸盐和保太松、碘摄入过多等）。

2. 垂体

（1）先天性：垂体 TSH 受体突变、TSHβ 亚单位基因突变。

（2）继发性：席汉病或综合征，垂体本身或邻近组织肿瘤，淋巴性垂体炎，垂体放疗或γ刀治疗后，垂体邻近组织术后等。

3. 下丘脑 TRH 受体基因突变、下丘脑肿瘤、炎症、肉芽肿性病变、颅内肿瘤放疗后。

上述病因中以原发性甲状腺性甲低最为常见，其中最常见的疾病为慢性淋巴性甲状腺炎，^{131}I和抗甲状腺药物治疗后。

临床特征取决于原发性疾病的不同而异，各种病因引起的甲低也有一些共同症状。由于甲状腺激素作用于全身各个系统，因此各个系统均可有临床表现，但最常见的临床表现有：①低代谢症群：如怕冷、乏力易倦、行动徐缓、出汗少和体温偏低；②皮肤及附件：皮肤开始呈非凹陷性，久之也可呈凹陷性。由于黏液性水肿，体重增加，但进食少，脸白虚肿、苍白；头发干枯乏光泽，易脱落，眉毛外1/3稀少。口唇周围、手足掌因有胡萝卜素沉着而呈黄色：③五官：上眼睑水肿下垂，听力减退，舌大，声音粗糙，睡眠时打鼾，语言謇涩和吐词不清；④消化系统：食欲缺乏、食后腹胀、便秘等；⑤神经精神系统：思睡、注意力不集中、记忆力减退、懒言少语、呆小病有智力障碍；⑥肌肉与关节：肌肉软弱无力、肌腱反射恢复期延迟，可有假性肌肥大；⑦循环系统：心动过缓、心音低弱、由于肌张力差及心肌黏液性水肿，加上可有心包积液而有心界扩大，心电图常有低电压，ST 段和 T 波改变；⑧血液系统：由缺铁和维生素 B_{12} 及骨髓造血障碍所致常见各种类型的贫血。脸部贫血程度常比估计的贫血为重；⑨内分泌系统：女性常有月经量多，男女性欲减退、生育能力减低；⑩严重甲低而未得到及时治疗，再加上某些诱因可发展为黏液性水肿昏迷。临床突出表现为神志模糊或昏迷、低温（$<35℃$）、脉缓而弱、血压下降、呼吸浅慢、肌肉松弛和反射消失等；⑪甲状腺大小因病因不同可正常或肿大。

实验室检查：典型的甲低者 T_4 减低，TSH 升高，T_3 一般正常，严重者也减低。亚临床甲低时 T_4 正常，只 TSH 增高；选择性甲状腺素不敏感综合征，T_4 升高，TSH 正常，诊断靠甲状腺激素受体数目及亲和力测定。病因诊断靠分子生物学检查；TRH 不敏感综合征，T_4 低，TSH 正常，TSH 对 TRH 无反应；TSH 不敏感综合征，T_4 正常，TSH 可正常，减低或轻度升高，主要特征为甲状腺增生低下。

其他实验室检查均无特异性。如各种类型贫血（大细胞高色素、小细胞低色素和正常细胞正常色素），血脂异常（为胆固醇和/或甘油三酯增高），肌酶（如肌酸磷酸激酶、乳酸脱氢酶和谷草转氨酶）升高，同型半胱氨酸升高。X 线检查：严重者有心影增大、心包和胸腔积液，腹部 B 超可有腹水。TRH 兴奋试验有助于病变定位诊断：甲状腺性甲低，注射 TRH 500μg 后 TSH 有过分反应；垂体和下丘脑性甲低者，基础 TSH 均低，静注 TRH 后，垂体性甲低 TSH 无升高反应；下丘脑性甲低为延迟升高反应。甲状腺素、促甲状腺素和促甲状腺素释放激素不敏感综合征确诊有赖于分子生物检查。

【治疗】

甲低的治疗包括：病因治疗、替代治疗和并发症的治疗。

1. 病因治疗　凡病因清楚而又能治愈的甲低，应针对病因进行治疗。

（1）呆小病的治疗：呆小病又名克汀病，其病因是由于母亲缺碘，出生后又未补充碘所致。因碘是合成甲状腺激素的必需原料，从而引起甲低。此病应着重预防，即消灭碘缺乏。我国在 20 世纪 90 年代后期，在全国推广碘化盐后，由于碘缺乏而引起克汀病已很少见。但在缺碘地区，对新生儿应进行甲低的筛查，以便早期发现后得到及时治疗。治疗包括补充碘剂和小剂量左甲状腺素片。

（2）先天性甲低：先天性甲低最常见的病因为：①先天性无甲状腺；②异位甲状腺；③甲状腺激素合成所需酶有先天性缺乏。这些新生儿出生时无任何体征，如不进行筛查则难于发现，如不治疗，则引起智力严重低下。一旦确诊应补充左甲状腺素片，其剂量取决于病因、甲低严重程度，可根据所测总

T_4 和 TSH 来判断。一般以先天性无甲状腺最为严重，异位甲状腺次之，先天性合成甲状腺激素所需酶缺乏则因所缺乏酶的不同，完全或部分缺乏之不同而甲低严重程度不同。应当指出的是有两种情况应当注意：①新生儿假性甲低。新生儿在出生后有生理性 TSH 升高，同时使 T_3 和 T_4 发生动力学方面改变，故先天性甲低的筛查应在出生后 1 周后进行；②母亲在妊娠或妊娠后患甲亢，服用了过量的抗甲状腺药物，其所生新生儿可发生暂时甲低。如果由于 TSH 受体抗体通过胎盘而达到胎儿体内引起者，一般在生后 3 个月内可以消失；由服用过量抗甲状腺药物引起者，甲低消失更快。前述两种情况不必治疗。但对不能确定者，宁可先补充小剂量左甲状腺素片。

（3）暂时性甲低的治疗：在亚急性甲状腺炎、产后甲状腺炎、抗甲状腺药物治疗甲亢过量和一些其他药物如干扰素、碳酸锂、慢性淋巴性甲状腺炎患者服用了抗甲亢药物或碘剂所引起的甲低，可不必补充左甲状腺素片，只需停药观察，一般在停药后会自发恢复正常甲状腺功能。但干扰素使用前有抗过氧化物酶自身抗体阳性者，可诱发永久性甲低，对此种患者应补充甲状腺素片。

2. 替代治疗　对病因不能去除的甲低则用替代治疗。即口服左甲状腺素片，使血清 T_3、T_4 及 TSH 恢复到正常范围。治疗应维持终生。

除左甲状腺素片外，还有三碘甲状腺原氨酸和干甲状腺片。前者因其半衰期短；后者因其是由动物甲状腺所制成，且其中除 T_3 和 T_4 外，还含有一碘、二碘甲状腺酪氨酸和甲状腺球蛋白，所含 T_3 和 T_4 量极不恒定。故在临床上前述两种甲状腺素制剂不用作甲低的长期替代治疗药物。

左甲状腺素片剂量应根据患者年龄，甲低严重程度不同和甲低的病因而个别化。原则上剂量先从小剂量开始，如 12.5～25mg，每天一次；每两周或 1 个月根据复查 T_3、T_4 和 TSH 结果以调整剂量。每次增加 12.5～25mg，特别对年老甲低患者，更应从小剂量开始。因为：①不管是亚临床或显性甲低均易有高胆固醇血症，易并发动脉粥样硬化。如开始即用较大剂量的甲状腺素可诱发心绞痛，甚至心肌梗死；②老年人除甲低外，通常有其他心血管疾病；③年龄在 85 岁以上，即使有轻度甲低，用甲状腺素使甲状腺功能恢复正常反而有害，特别只有亚临床甲低者。

只有患选择性周围型甲状腺素不敏感综合征需用较大剂量的甲状腺素才能使甲低症状得到改善。

在没有左甲状腺素的情况下，目前在我国基层医疗单位仍沿用干甲状腺片。关于左甲状腺素片，三碘甲状腺原氨酸和干甲状腺片剂量与效价比为：左甲状腺素片（mg）：三碘甲状腺原氨酸（mg）：干甲状腺片（mg）=100 ：50 ：60。这三种药物唯一不良反应为用量过大引起甲亢症状。

3. 黏液性水肿昏迷治疗　黏液性水肿昏迷多发生于严重甲低而未获治疗或加上某些诱发因素而引起。常见诱发因素有全身感染、寒冷、严重应激等，病死率高，应积极抢救。抢救措施包括：①静脉推注左甲状腺素或三碘甲状腺原氨酸。有些作者推荐左甲状腺素。首次剂量左甲状腺素 100～300μg，以后每 6 小时 50μg，直到患者神志恢复。神志恢复后即可改为口服。如果患者原有心脏病，则剂量减少到前述剂量的 1/5～1/4；②静脉滴注氢化可的松，每 6 小时 50～100mg，待神志清楚和血压稳定后即开始减量；③输氧；④保温，切忌急剧升温；⑤补液。每日 500～1 000ml。过量补液可增加心脏负担；⑥选择适当抗生素以预防感染；⑦去除诱发因素；⑧对症治疗。如抗休克，纠正低钠血症，纠正贫血等；⑨加强监测及护理。

（李志杰）

第五节　甲状腺肿瘤

甲状腺肿瘤分良性和恶性两类，前者根据甲状腺功能可分为功能正常与功能亢进，后者称为甲状腺毒性腺瘤或 Plummer 病；恶性者有原发性与转移性，统称为甲状腺癌。

一、甲状腺良性肿瘤

甲状腺良性腺病以甲状腺腺瘤为多见，瘤细胞来源于甲状腺滤泡上皮细胞。女性多于男性，以中年人居多，单个多见，少数为多个，腺瘤直径在 1cm 以上。体检可在患侧甲状腺扪及类圆形结节，随吞咽动作而上下移动。表面光滑，边界清楚，一般无触痛。瘤体内出血时可有压痛，甲状腺 B 超为边界清楚、有包膜的等回声区，如有出血或囊变则回声不均匀。单光子发射扫描（SPECT）为温结节。

甲状腺腺瘤伴有甲状腺功能亢进症又称自主功能亢进性甲状腺腺瘤，多为散发性，其病因 20% ~ 80% 为甲状腺滤泡细胞中的 TSH 受体有体细胞突变。受变的 TSH 变体有体质性激活；也可由于刺激性 G 蛋白 α 亚单位基因突变所致。前述两种突变，导致 cAMP 堆积而导致瘤细胞增殖和合成甲状腺激素增多，从而引起甲状腺功能亢进症。临床上有甲亢症的症状。甲状腺可扪及单个结节。与单纯甲状腺腺瘤不同之处在于 SPECT 检查，本病在结节部位有放射线物质的浓聚，周围和对侧正常的甲状腺组织则不摄取放射性核素，这是由于 T_4 的增高，负反馈抑制 TSH 分泌，因此结节以外的甲状腺组织不摄取放射线物质，注射外源性 TSH 后才恢复摄取，这是诊断本病的经典试验。有的患者长期表现为亚临床甲亢。

两种甲状腺腺瘤均可发生瘤内出血或囊性变，此时如作甲状腺细针穿刺，可抽吸到血性液体或非血性液体。约 4% 的无功能亢进的单个甲状腺腺瘤可发生癌变。

【治疗】

单个甲状腺腺瘤，应及早行手术治疗。瘤体大或一侧多发性腺病者可作患侧一半甲状腺切除；瘤体小者可只作腺瘤剜出术。也可在瘤体内注射 95% 酒精。

对伴甲亢的腺瘤，单个且瘤体小者，首选用 ^{131}I 治疗，效果很好，但剂量比用于治疗 Graves 病时要大，因为 ^{131}I 在瘤体内的半衰期个体间差异较大，从小于两天到长达 100 天，因此有作者提出不管瘤体大小，剂量都用 740mBgq 因此剂量少于 5% 的患者有甲亢复发，少于 10% 的患者发生甲减。服 ^{131}I 前后，口服普萘洛尔以控制心率；心率稳定或甲亢症状消失后即停用。对多个结节又伴有甲亢症者，在用抗甲亢药物控制甲亢症状，心率稳定在 70 ~ 80 次/分后，也可作甲状腺部分切除，但术后应长期常规地服用小剂量的左甲状腺素片，剂量 12.5 ~ 25μg/d，目的在于减少结节增多或增大；有些作者对此种治疗的疗效提出质疑，因此尚需更多的循证医学的证据。

二、甲状腺恶性肿瘤

甲状腺恶性肿瘤分原发性与继发性，前者为发生于甲状腺本身的癌，包括甲状腺乳头状癌、滤泡细胞癌、髓样癌（细胞来源为甲状腺滤泡旁细胞，此类细胞属 APUO 细胞）和未分化癌，其中以乳头状癌最为常见，约占整个原发性甲状腺癌的 60% ~ 80%。乳头状癌相对良性，预后较好；未分化癌最为恶性。这些癌都可依次发生甲状腺内、颈部淋巴结和远处器官转移，且易复发。除前述 4 种癌外，还有发生较少的甲状腺恶性淋巴瘤、血管内皮细胞癌、血管肉瘤和纤维肉瘤等；继发性甲状腺癌是指转移癌。

甲状腺原发性癌好发于中年女性和青少年。乳头状癌的细胞组成有 3 种：滤泡细胞、嗜酸性粒细胞（又称 Hanhle 细胞）和乳头状滤泡变异性细胞，后者恶性程度比单纯滤泡细胞高。少数滤泡癌细胞具有摄碘功能，故可伴有甲亢，易发生远处转移。髓样癌来源于甲状腺滤泡旁、能分泌降钙素的 C 细胞，起源于胚胎期的外胚层神经嵴。具有分泌许多酶和激素功能，如癌胚抗原、组胺酶、烯醇酶、降钙素、降钙素相关肽、嗜铬粒（chromogranin）、鸦片促黑皮素、甲状腺球蛋白、促甲状腺素、促肾上腺皮质激素、胃泌素相关肽、血清素和前列腺素等，因此临床表现极不均一，但最多见的激素为降钙素，是髓样癌的标志物，测定其在血清中的水平是诊断这种癌和判断治疗效果和术后复发的可靠指标。此种癌可为散发性和家族性两类。在家族性中又有 2 种类型：①作为多发性内分泌腺肿瘤综合征Ⅱ型（MENⅡ）的组成成分之一，MENⅡA 包括甲状腺髓样癌、嗜铬细胞瘤和甲状旁腺腺瘤或增生；MENⅡB 型包括甲状腺髓样癌、嗜铬细胞瘤和黏膜神经瘤。②另一种家族性髓样癌，家族中有多个成员发病和突变基因携带者，但只有甲状腺髓样癌，多见于 50 岁以上的人，病变易有钙化灶，呈散在性钙质沉着。根据肿瘤直径大小和有无局部或远处转移可将甲状腺癌分为 4 期，据此对预后可作出判断。

甲状腺癌的病因及发病机制虽不完全清楚但与遗传与后天因素有关。前者与一些癌基因有关，如 P53、C - myc、ras、RET、trk 等基因；后天因素包括放射线照射（如 20 世纪 80 年代苏联的切尔诺贝利核电站核泄漏事件）、儿童期颈部接受外放疗治疗，还原性碘摄取量过多者。

不管甲状腺癌是何种类型，临床上有下列共同特点：

（1）一侧甲状腺肿块，形状及边缘不规则，无压痛、表面不光滑，或有同侧颈部淋巴结肿大。

（2）质地坚实，无压痛。

（3）甲状腺B超：病变处有形状不规则的低回声区，如有颈部淋巴结转移，也可探及局部有低回声结节；甲状腺髓样癌有时可探及钙质沉着。

（4）单光子发射断层甲状腺扫描为凉结节或冷结节，少数滤泡细胞癌可呈温结节。

（5）甲状腺髓样癌可测血清降钙素或作五肽胃泌素试验。

【治疗】

1. 手术治疗　甲状腺癌不管何种类型、有无转移，只要患者身体情况可以耐受手术，均应手术切除，切除越早，预后越好。切除范围应根据癌的类型、大小，一侧还是双侧和有无转移等，可作患侧甲状腺切除、次全切除或甲状腺全切除，切除下来的组织应立即作冷冻切片以了解癌的细胞组成，以便决定手术切除范围，如为未分化癌，切除范围应扩大。对家族性髓样癌患者，对其家庭成员应进行基因筛查。对携带有突变基因者，尽管目前无任何临床表现，也应作预防性甲状腺全切。甲状腺全切的指征为：①双侧甲状腺癌；②滤泡细胞癌；③甲状腺髓样癌及突变基因携带的家庭成员；④未分化细胞癌；⑤有颈部外放疗史。甲状腺全切的优点是：①复发率低，存活时间长；②术后易发现复发和远处转移；③甲状腺癌有较大百分率患者常为双侧。

术后并发症有手术部位出血、喉返神经暂时性损伤、甲状旁腺功能减退和甲状腺功能减退。

手术后注意事项及随访：

（1）术后TSH抑制治疗，服用左甲状腺素片，复发风险高者推荐血TSH抑制到0.1mU/L以下，复发风险低者，术后1年血TSH抑制在正常参考范围下限，之后在2.0mU/L。

（2）术后应定期随访，至少要随访12年。随访的内容包括：①测血清TSH及甲状腺球蛋白（Tg），测定TSH的目的是确定TSH是否被抑制在前述范围；②测定Tg可鉴定有无复发，Tg水平如果低于0.5ng/ml则可确定无复发，3～6个月查一次。

（3）每两年作一次全身放射性碘扫描，一旦疑有复发，应随时检查，如果不能肯定有无复发，或无摄^{131}I的未分化的甲状腺癌，可选择后述方法之一进行扫描：^{201}铊CT1、^{99m}TC－Sestamibi、（18）－氟－胱氧葡萄糖，正电子发射断层扫描，以确定有无复发及复发部位及范围。在做上述检查之前，患者应不吃任何含碘食品或饮料，检查前应停用左甲状腺素片或注射基因重组TSH。

2. 放射性核素^{131}I治疗　^{131}I主要用于分化好具有摄^{131}I和浓聚^{131}I的甲状腺癌，未分化的甲状腺癌无效。^{131}I治疗常作为术后的辅助治疗。应用^{131}I治疗的具体指征是：①原发性甲状腺癌不能行手术治疗者；②术后复发或有纵隔淋巴结或远处器官转移者；③疑有癌残余病灶者。因为癌细胞摄^{131}I的功能个别间差异较大，根据癌的大小及摄碘率来计算^{131}I的剂量也不一定准确，因此多采取给予固定剂量，一般为消除术后原位复发或有远处小的转移病灶，^{131}I 100mCi即足够；对于一些难治性或有远处转移的大病灶，则可将^{131}I剂量增大至200～600mCi，3～4个月重复一次。在决定作^{131}I治疗前，一定要作^{131}I全身扫描，以定位癌灶和癌的大小，可用5mCi的^{131}I进行全身扫描。扫描前停用左甲状腺素片，禁食含碘食品和药物；将左甲状腺素片改为三碘甲状腺原氨酸（T_3），以使原来被左甲状腺素抑制的TSH得到恢复；或者在全身扫描前3天，每天肌注基因重组的TSH 10U。^{131}I消除复发或转移癌灶后，继续用左甲状腺素片治疗。

放射性碘治疗的不良反应与所用剂量有关。常见急性放射线不良反应为倦怠、头痛、恶心和呕吐，多在24～26小时即会自行消失，局部有轻度疼痛。因照射部位牵涉唾液腺而有唾液腺部位压痛，因唾液腺炎症，唾液分泌减少，而有口干，但可随时间的延长而自行消失，其余不良反应少见。

3. 基因治疗　钠/碘化物同转运蛋白（Na/I symporter，NIS），可将血液中的碘化物转运入甲状腺滤泡细胞中，分化好的甲状腺癌均有NIS的表达，故已用来作为甲状腺癌基因治疗的载体。即将具有放射活性互补的DNA微陈列，将NIS基因转染到未分化的甲状腺细胞系及以影响蛋白酪氨酸磷酸化酶和Ras基因家族，后者包括Ras、Rec和Rab基因。Ras基因表达增加为甲状腺癌发生的早发事件，从而达到治疗未分化甲状腺癌的目的，目前尚处于研究阶段，尚未在临床应用。

4. 外放射治疗　甲状腺癌对外放疗不敏感，一般均不采用，只当作甲状腺有骨转移、局部骨疼痛时作为止痛的姑息疗法。或作为未分化甲状腺癌的姑息治疗。

5. 化学药物治疗　即用抗癌的化学药物进行治疗，甲状腺癌对化疗也不敏感。如单用5－氟尿嘧啶或联合几种抗癌药物治疗。其疗效均不满意。

【预后】

除甲状腺未分化癌外，其余3种甲状腺癌相对良性。其中以乳头状癌预后最好，法国有一组880例做了手术的甲状腺癌，根据最初和治疗后所测Tg的结果分为1、2、3、4期，1期为微癌，2期为甲状腺内癌，3期为分化好，有结节性侵犯，4期为分化好但有不可切除的颈部转移或TSH刺激后Tg＞10μg/ml，随访25年，1、2、3、4期甲状腺癌患者，与癌相关的死亡率分别为9%、1.4%、0和46.9%；各期的复发率分别为36%、38%、53%和44.5%；颈部复发而需作手术切除者分别为3.0%、3.4%、34%和23.7%。从这一随访结果可见：甲状腺癌相对良性，但术后复发率高，因此术后随访对预后有很大影响。即使在年轻人中，预后也同样较好。

（李志杰）

第七章

肾上腺疾病

肾上腺由肾上腺皮质和髓质两部分组成，前者来源于胚胎期的中胚层，后者来源外胚层的神经嵴，肾上腺皮质由外到内由球状带、束状带和网状带组成，依次分泌盐皮质激素、糖皮质激素和雄激素，皮质占肾上腺总体积的80%；肾上腺髓质被包裹于肾上腺皮质中，主要为嗜铬细胞，分泌儿茶酚胺类激素，皮质与髓质之间在生理上有密切联系，下丘脑－垂体－肾上腺之间在生理上相互调控，形成下丘脑－垂体－肾上腺轴。因此，肾上腺疾病在病因上必然会牵涉下丘脑与垂体。在本节内只着重介绍原发性肾上腺疾病，与下丘脑和垂体有关的肾上腺疾病将在其他章节介绍。

第一节　肾上腺皮质功能不全

原发性肾上腺皮质功能减退症是指由于肾上腺皮质本身的疾病所引起者，根据起病的急缓，可分为急性与慢性肾上腺皮质功能减退症。

1. 急性肾上腺皮质功能减退症　起病急骤、凶险，常威胁患者生命，死亡率高，常见病因有：感染，可导致双侧肾上腺出血而引起急性肾上腺功能衰竭；感染性败血症，临床表现有休克，成年呼吸窘迫综合征，休克性肺炎等。由脑膜双球菌引起的急性肾上腺皮质功能衰竭称华－佛（Wateshouse－Fridecichson）综合征；有些患者平时无肾上腺功能减退症表现，一旦发生感染或其他应激如严重外伤、烧伤等即发生休克，这些人可能预先存在相对性肾上腺皮质功能不足，或隐性肾上腺皮质功能不全。此种情况，事前很难确诊，但根据这些患者如果采用补充外源性氢化可的松，病情可得到缓解，从而推测前述患者可能存在隐性肾上腺皮质功能不全。迄今为止，文献中急性败血症或严重应激中存在的相对性急性肾上腺皮质功能不全仍有争议，但有些作者提出诊断标准：①静脉滴注250μg促肾上腺皮质激素（ACTH）后，血清皮质醇小于250nmol/L；②外伤患者于1、4、8、14天测人血白蛋白及皮质醇，如白蛋白大于2.5g/dl，皮质醇只有25μg/dl，即可认为存在隐性肾上腺皮质功能不全；③长期用治疗剂量的糖皮质激素治疗或作了双侧肾上腺切除而用生理剂量的糖皮质激素替代治疗的患者突然停用糖皮质激素治疗或遭遇严重应激，或用糖皮质激素替代治疗者遭受严重应激者。

不管急性肾上腺皮质功能病因为何，临床表现基本相似，突出的临床表现为休克，甚至血压测不到，脉速而细弱或不可扪及，四肢冰冷，手脚指趾甲发绀，全身出冷汗，神志清楚或模糊，烦躁不安等。脑膜炎双球菌感染引起者，由于凝血障碍而有皮下出血点，其他疾病引起者还有原发性疾病的临床表现。

2. 慢性肾上腺皮质功能不全　引起慢性肾上腺皮质功能不全的疾病也很多，最先称Addison病。其病因有：①感染：最初因结核病多，故以结核感染者居多，深部霉菌感染者少见，20世纪末以来，全世界艾滋病逐渐蔓延，故由艾滋病引起者有日益增多之势；②自身免疫疾病，在结核引起者日益减少之后，由自身免疫引起者占据首位，患者血清中可检出抗肾上腺皮质细胞自身抗体，或皮质醇合成酶自身抗体，如抗21－羟化酶，17α羟化酶抗体和抗芳香化酶自身抗体等；③代谢性疾病：血色病和系统性淀粉样变等；④遗传性疾病：如自身免疫性多内分泌腺病Ⅰ型综合征，为常染色体隐性遗传，有AIRE

基因突变。除了肾上腺皮质功能减退外，还有其他内分泌腺和非内分泌腺自身免疫性疾病，血清中可检出多种自身抗体。另一种遗传病为肾上腺脑白质营养不良（adrenoleucodystrophy）。病因为位于 X 染色上的 ABCD1 基因突变。遗传方式为性链遗传，突变引起非常长链脂肪酸在脑白质和肾上腺中堆积，从而引起肾上腺皮质功能不全和大脑白质脱髓鞘病变。除此以外还可有脊索、周围神经和睾丸病变；糖皮质激素不敏感综合征，是由于糖皮质激素受体有突变。血中皮质醇增高，但临床上有肾上腺皮质功能不足的临床表现及血压升高；还有先天性肾上腺皮质增生。最常见类型为 21－羟化酶缺乏。21－羟化酶基因位于 6 号染色体短臂上（6p21.3），由于这种酶缺乏，皮质醇合成减少，对垂体负反馈作用减弱，ACTH 分泌增多。因为肾上腺雄激素合成不需 21－羟化酶，故肾上腺雄激素合成增多，从而引起临床上性变态综合征，女性外生理异常，男性假性性早熟，严重的 21－羟化酶缺乏，临床上还有失盐综合征表现，非经典者则无。因 ACTH 分泌增多，皮质醇合成得到部分代偿，故血皮质醇可在正常低值，但在用 ACTH 刺激后，血皮质醇不能进一步升高。皮质醇除 21－羟化酶外，还有其他酶如 11β 羟化酶缺乏也可发生临床上与 21－羟化酶缺乏相似的肾上腺性变态综合征的表现。如果芳香化酶缺乏，则无此表现。

不论原发性肾上腺的病因为何，除糖皮质激素不敏感综合征外，其他病因引起者，都有不同程度垂体 ACTH 分泌增加，以致临床上有轻重不一的皮肤色素沉着。这是原发性肾上腺皮质功能减退症不同于继发性肾上腺皮质功能减退症的特征。皮肤色素沉着的特征为：①全身皮肤生理性色素沉着部位有色素加深，如唇、乳晕、脐孔、会阴、肛门区和掌纹、舌、牙龈及口腔颊部黏膜色素沉着更有意义；②皮肤色素沉着为黑褐色，口腔和牙龈黏膜呈黑蓝色；③体表皮肤在色素沉着的背景上少数患者可出现色素脱失的小白斑，其他临床表现无特异性，包括：消瘦、乏力、易倦、喜咸食、血压偏低（糖皮质激素不敏感综合则血压升高）和头昏等，此外，还有原发性疾病的临床表现。功能诊断测定血浆皮质醇和/或尿游离皮质醇即可确诊，病因诊断则根据病因不同选择相应的检查以确诊。

【治疗】

（一）急性肾上腺皮质功能减退症的治疗

急性肾上腺皮质功能减退症的治疗，不管其病因为何，均应按肾上腺皮质功能减退症危象处理，处理措施如下。

（1）如果患者已出现休克，应立即静脉推注磷酸氢化可的松 100～200mg，接着静脉滴注。每天剂量根据病情的轻重及患者对治疗的反应而定，一般每天用 200～400mg。如果在 24 小时内休克已纠正，病情好转，则逐日减量，每次减 50～100mg，直到病情稳定。如果病情允许，用药时间在 5 天以内可以撤药；如果病情需要，则改为口服，剂量根据原发性疾病而定。如病前已用糖皮质激素治疗，则恢复到发病前所用剂量。

对于严重感染性休克，一般难以在当时确定有无相对或隐性肾上腺皮质功能不全，多数学者均主张在使用广谱抗生素前提下，使用氢化可的松静脉滴注。有作者报告：这些患者发病前存在相对性或隐性肾上腺皮质功能不全。

（2）纠正水、糖和电解质平衡：首先静注生理盐水或 5% 葡萄糖盐水。补液量应根据病情和失水严重程度而定，一般 24 小时内补液 2 000～3 000ml。如果患者 24 小时尿量在 500ml 以上，同时输注了 5% 葡萄糖液，每天可同时补充 3g 氯化钾。

（3）病因治疗，去除诱因：如感染细菌已明确，则采用相应的杀菌抗生素；如果感染细菌不明，则采用适当的广谱抗生素；即使无感染存在，也应选用适当的抗生素以预防感染，因为这些患者抵抗力低，易并发感染。有诱因者应尽快去除诱因。

（4）对症支持疗法：有酸中毒者，应补充适量的 5% 碳酸氢钠溶液。休克时除用氢化可的松外，可选用适当的升压药以加速血压恢复。

（5）加强护理，密切监测患者生命体征的变化。

（二）慢性肾上腺皮质功能减退症的治疗

（1）一切可逆的与不可逆的慢性肾上腺功能减退症首先应采用替代治疗，尽快让肾上腺功能恢复到正常水平。替代治疗的剂量为生理剂量，即每天氢化可的松20mg，糖皮质激素有短效、中效和长效之分，替代治疗只采用短疗或中效制剂，不用长效制剂。短、中、长效是根据其对 ACTH 抑制时间而言。临床上常用的替代治疗的糖皮质激素为氢化可的松或醋酸可的松（cortisone acetate），后者每天剂量为25mg，此两种制剂有轻度盐皮质激素作用，大多数患者不必同时补充另外的盐皮质激素。另外常用的制剂为泼尼松，剂量为5～7.5mg，2/3 剂量早上服，1/3 剂量傍晚服。有些病情较轻的肾上腺皮质功能减退者只需早晨服一次即可，因为皮质醇有昼夜节律，故早上剂量大于傍晚剂量。如果单用前述的糖皮质激素制剂仍不能纠正盐皮质激素缺乏，则应另外加服9α 氟氢化可的松0.05～0.15mg，每日服一次。也可用去氧皮质酮油剂作肌内注射，剂量每日1～2mg，或隔日2.5～5.0mg，因要肌内注射，长期注射不方便，国外有去氧皮质酮皮下埋植剂，一次于腹壁皮下埋植125mg，每日可释放出约0.5mg 去氧皮质酮。中药甘草流浸膏有类盐皮质激素作用，每日口服20～30ml。

用糖皮质激素替代治疗的患者如遇应激，应根据应激的大小，在替代治疗剂理的基础上适当增加糖皮质激素的剂量，即在替代治疗剂量的基础上增加3倍，应激过后再逐减到应激前的替代剂量。如果患者需作手术，则应根据手术的大小，肌肉或静脉滴注氢化可的松100mg，24 小时内，每 6 小时用100mg。待病情稳定后，再逐渐减量，直到最后完全撤除，恢复术前的替代治疗剂量。

用糖皮质激素替代治疗的患者如果妊娠，糖皮质激素替代治疗应继续维持，否则会给母亲和胎儿带来危险，母亲可流产，并发急性肾衰竭；胎儿宫内发育延迟、宫内窒息死亡，出生后呼吸衰竭等。特别应当注意的是：①严重妊娠反应、恶心、呕吐、不能进食，甚至失水等，除了要纠正水和电解质平衡、注意适当补充营养及对症治疗外，应适当增加糖皮质激素剂量。患者如不能口服，可肌注磷酸地塞米松或泼尼松龙，前者剂量为1mg；后者为5mg；②分娩应尽可能从阴道分娩；如分娩时间过长，亦可采用剖宫产。术前和术中静滴50～100mg 氢化可的松，待术后血压及病情稳定再撤除，恢复术前替代治疗剂量。

（2）病因治疗：引起急性与慢性肾上腺皮质功能不全的疾病很多，其中有些病因有特效治疗，如感染等，有些病因如遗传性疾病和先天性酶缺乏和代谢异常则常不能根治，只能采用糖皮质终生替代治疗。对合并其他内分腺功能不全的自身免疫性综合征的患者，则可根据合并何种内分泌腺功能低下或非内分泌自身免疫性疾病采取适当的补充所缺乏的激素或其他物质替代治疗或其他相应的疗法。

（任 荣）

第二节 皮质醇增多症

皮质醇增多症（hypercortisolism）又称库欣综合征（Cushings syndrome），是由于肾上腺糖皮质激素分泌过多或对糖皮质激素的作用过分敏感所引起的一组疾病。其病因很多，但按其与促肾上腺皮肤激素（ACTH）的依赖关系可将库欣综合征的致病疾病分为两大类：即 ACTH 依赖和非 ACTH 依赖性库欣综合征，前者肾上腺病理改变为增生；后者为肾上腺肿瘤自主性分泌皮质醇过多。除此两类外，库欣综合征还有一些其他特殊类型。据此，库欣综合征可分类如下。

1. ACTH 依赖性

（1）库欣病。

（2）ACTH 瘤或结节性增生。

（3）异位 ACTH 综合征。

（4）异位 CRH 综合征。

2. 非 ACTH 依赖性

（1）肾上腺皮质腺瘤。

（2）肾上腺皮质癌。

（3）原发性肾上腺大结节性增生。

（4）原发性色素性结节性增生。

(5) 糖皮质激素敏感综合征。

(6) 系统性疾病。

(7) 异位受体表达库欣综合征。

3. 特殊类型

(1) 药物性库欣综合征。

(2) 糖皮质激素不敏感综合征。

(3) 肾上腺皮质与髓混合瘤。

(4) 肾上腺残余组织肿瘤。

(5) 肾上腺皮质具功能的意外瘤。

(6) 周期性库欣综合征。

从上述分类中可见引起库欣综合征的疾病颇多，表中有些疾病中还包括许多疾病，如异位 ACTH 和 CRH 综合征中就包括许多肿瘤，如支气管和肺癌、各部位的类癌等。但是临床上最常见的为库欣病，其次为肾上腺皮质腺瘤。前者约占库欣综合征总数中 70%～80%，其他疾病均极少见。各种引起库欣综合征的疾病，除有以质醇增多症的表现外，还有原发性疾病的表现。

皮质醇增多症的特征包括：向心性肥胖、多血质、高血压、皮肤紫纹或瘀斑及皮肤指（趾）甲真菌感染、男女性欲减退、女性月经减少或闭经、乏力和肌肉（四肢）萎缩等。肾上腺皮质增生和腺瘤，从临床表现而言，前者多有雄激素过多，如多毛、痤疮等；后者由于肾上腺皮质醇增多，反馈抑制垂体 ACTH 分泌而使肾上腺雄激素分泌减少。故临床雄激素过多的临床表现可作为鉴别肾上腺增生与腺瘤诊断根据之一。

关于库欣病的诊断应包括：①功能诊断：即确定皮质醇增多症是否存在；②病理检查及定位诊断：即确定肾上腺是增生抑或肿瘤或正常，以及病变在何处；③病因诊断：即引起库欣综合征的病因为何。

（一）功能诊断

方法很多，包括 24 小时尿 17－羟和 17－酮皮质类固醇（17OHCS 和 17KS）、17 生酮类固醇（17KGS），这些检查受 24 小时尿收集是否完全（可以同时测尿肌酐纠正）和许多药物的影响，目前已很少在临床上应用。另一种比较准确的方法是：血浆皮质醇，24 小时尿游离皮质醇、夜间唾液游离皮质醇测定。这些方法也受应激及药物的影响。测定时应排除应激及停用干扰药物。其中唾液游离皮质醇测定比较简单，时间短，但应排除应激的影响。

（二）病解和定位诊断

也有许多检查方法可助诊断，包括血浆 ACTH 和皮质醇昼夜节律变化。病变为增生或正常者，提示病变不在肾上腺，而可能在垂体、下丘脑或为异位分泌 ACTH 或 CRH 肿瘤。无创性检查有垂体和（或）肾上腺 CT 或 MRI，但有些患者两者均未发现异常。动态试验包括：胰岛素低血糖试验、米非司酮试验。前者做时应严密观察血糖，对酒和重大抑郁症所引起的库欣综合征的鉴别诊断有帮助；后者对鉴别肾上腺增生和肿瘤的诊断有意义，但可由其他试验代替。有创性检查有下岩窦或海绵窦插管采血标本测血浆 ACTH。此项试验要求有精湛的插管技术，而且需双侧插管，对确定库欣病和异位 ACTH 和 CRH 综合征有帮助。静脉插管分节段采取血样标本测 CRH 或 ACTH。确定皮质醇分泌增多是否依赖 ACTH 的试验有：大剂量地塞米松、过夜地地塞米松、美替拉酮（甲吡酮）、血管加压素和羊促肾上腺皮质激素（CRH）试验或 CRH 联合血管加压素试验等。

（三）病因诊断

比较困难。迄今有些引起库欣病疾病的病因尚不明了。有些患者可以诊断，如糖皮质激素不敏感和敏感综合征可通过受体结合试验和糖皮质受体基因分子遗传学技术确诊。受体异位表达则只有作相应的兴奋试验［如异位表达类胰高糖素受体（GLP）在餐前和餐后，血浆 GLP 和皮质醇测定；血管加压素受体 V1a 异位表达可作血管加压素刺激试验，观察血浆皮质醇是否升高等］；但确定受体在肾上腺束状带细胞中的异位表达，还需利用切除下囊的肾上腺组织作免疫组化才能最终确诊。肾上腺皮质癌其病因目前尚不知道，但 CT 和（或）MRI 扫描肿块比较大，形态不规则，常同时分泌糖、盐和/或肾上腺雄激素，尿 17KS 特别高和病情发展特别快，则提示癌的可能性大。

【治疗】

库欣病的治疗因病因不同而异，现分述如下。

（一）ACTH 依赖性库欣病的治疗

（1）垂体 ACTH 瘤首选手术切除，大多数垂体瘤引起的库欣病，瘤体都小，少数可以巨大。一般均采取经蝶手术径路切除肿瘤，疗效为 80% ~90%。手术后部分患者复发；部分患者可发生垂体促激素分泌减少，包括生长激素、促性腺激素和促甲状腺激素，这些患者应终生补充所缺乏的相应的靶腺激素。此外，手术还可以并发中枢性尿崩病、脑积液鼻瘘。如果垂体瘤最大直径小于 1cm，可采用 γ 刀治疗。对垂体瘤术后复发或手术条件不具备者可用垂体放疗，或手术不能将垂体瘤切除干净，均可采用垂体放疗，包括^{60}钴和直线加速器，但疗效需半年到 2 年才出现疗效。国外有通过手术将放射性物质种植于垂体蝶鞍内放疗。不管是外放疗或内放疗均可引起脑损害和腺垂体功能减退症，包括生长激素、促甲状腺激素和促性腺激素，一旦发生，应补充相应的激素并维持终生。

（2）临床上和实验室提示为 ACTH 依赖性库欣病，但垂体及肾上腺未发现任何占位性病变，此时为进一步确定可选择下岩窦或海绵窦双侧插管取血样测血浆 ACTH 水平。但此种技术比较困难，国内尚未开展。此时决定治疗方案比较困难。可供选择的治疗方案有：①用药物如酮康唑控制皮质醇增多症症状，同时定期复查垂体和肾上腺 CT 和 MRI，观察有无肿块出现，一旦出现肿块，再进手术切除；②手术切除一侧肾上腺，另一侧肾上腺作次全切除。术后有两种结局：①术后获得治愈，无库欣综合征复发。此种情况也观察到，推测库欣综合征的病因可能为下丘脑功能紊乱；②术后出现 Nelson 综合征。即术前发现的垂体肿瘤，因残余肾上腺组织被瘢痕组织而完全丧失功能分泌减少，对垂体 ACTH 负反馈作用减弱而促使小 ACTH 瘤增殖。此种情况除补充糖盐皮质激素外，垂体肿瘤应予切除，术后加做或不加做垂体放疗。

（3）异位 CRH 或 ACTH 引起的库欣综合征的治疗。

异位 CRH 或 ACTH 均为各部位的癌细胞分泌而引起肾上腺皮质醇分泌增多，从而引起库欣综合征。治疗在于原发性癌。如患者条件允许，均应尽可能手术切除。原发性癌瘤切除后，皮质醇分泌自然减少，库欣综合征也随之痊愈。如果原发性癌不能切除或不能切除干净，或切除后又复发，则采用联合化疗或放疗。

（二）非 ACTH 依赖的皮质醇增多症的治疗

（1）肾上腺瘤不管是单侧或双侧（以单侧多见）治疗首选切除。单侧者一般作单侧肾上腺全切，单侧肾上腺瘤患者对侧肾上腺常萎缩，因此，在术前应将 100mg 氢化可的松加入到 5% 葡萄糖液中静脉滴注，术中及术后继续维持，同时肌注醋酸可的松 50mg，每 6 小时一次。术后第二天静脉滴注氢化可的松，此后逐渐减量，每日减少 100mg，术后第 3 日每天减少 50mg，直至停用。醋酸可的松从术后第 3 天起，每天减量 50mg，每 1 ~2 天减量一次，术后第 6 ~7 天改为口服泼尼松 5mg，每日 3 次。被抑制的肾上腺功能恢复是缓慢的，特别是下丘脑 - 垂体肾上腺轴功能关系的恢复，因此，术后何时停用口服泼尼松，取决于术前皮质醇增多症持续多长时间。时间越长，垂体肾上腺轴功能关系的恢复时间就越长，术后切除口服泼尼松的时间也要延长。恢复过程分为 3 个阶段：①血浆皮质醇和 ACTH 水平均低于正常；②血浆皮质醇恢复正常，ACTH 水平正常或升高，但遇应激时，皮质醇和 ACTH 升高低于正常；③血皮质醇和 ACTH 水平均正常，遇应激情况反应正常。故在术后切除口服泼尼松过程中，应密切监测血浆皮质醇和 ACTH 变化。

如为双侧肾上腺腺瘤，则作一侧肾上腺全切，另一侧作腺瘤切除，保留部分正常肾上腺组织避免术后长期补充糖皮质和盐皮质激素。

（2）肾上腺皮质癌，大多数为单侧，瘤体较大，应进行病例肾上腺全切及根治术，即清扫同侧的淋巴结等组织。尽管如此，肾上腺癌仍易于复发，且可发生远处转移。对患者术前已有远处转移者或不能耐受手术及术后复发，伴或不伴远处转移者，则只能采取姑息疗法：①单用双氯苯三氯乙烷（O′PD-DD 或 dichlorodiphenyltrichloroethane）口服，剂量 2～6g，分 3～4 次服。疗效不显著，剂量可增至 8～10g。此药可使肾上腺束状带及网状带出血、坏死和萎缩，以减少皮质醇的分泌。不良反应有食欲减退、恶心、呕吐、嗜睡、乏力和肾上腺皮质功能减低等；②化疗：一般采取联合化疗，可作为术后辅助治疗，或对远处转移的癌灶进行局部放疗。放疗的剂量应根据癌灶的大小而定；③联合化疗，即用多种化疗药物联合应用：如异环磷酰胺（ifos－famide）2.5～5.0g/m^2，每日 1 次，每 3～4 周重复一次，静脉滴注；柔红霉素（daunorubicin），剂量 36～60mg/m^2，加入生理盐水中（250ml），静滴，每周 1 次，连用 3 天；多柔比星（doxorubicin），剂量 40～60mg/m^2，每 3 周静脉滴注 1 次，总剂量不能超过 450mg/m^2；长春新碱（vincristine）剂量 1.4mg/m^2，每周静脉注射一次；紫杉醇（paclitaxel），剂量 135～175mg/m^2。滴注前需询问有无过敏史，白细胞/血小板减低者慎用。有过敏史者，给药前 12 小时应口服地塞米松，给药 30～60 分钟前口服苯海拉明 50mg，接着用西咪替丁 300mg 静脉注射；顺铂（cisplatin），剂量为 20mg，加入生理盐水中静脉注射，每日或隔日一次，总剂量一疗程为 100mg，亦可 30mg/m^2 每日一次，连用 3 天。联合化疗选用药物原则为：①每次选 3～4 种不同种类的药物；②可与 O′PDDD 联合应用；③局部外放疗，用于肾上腺术后局部复发及远处转移癌灶，放射剂量视癌灶大小而定；④其他辅助疗法有将引流癌灶的动脉栓塞和经过制备的树枝状免疫抗原呈递细胞使癌细胞免疫溶解等方法。根据文献报告，上述辅助疗法可以使无癌症复发的患者生存时间延长，但延长时间各种辅助疗法及作者报告的结果不一。这种差异，与选择对象，癌症的分期（肾上腺癌分为Ⅰ～Ⅳ期）等多种因素有关。因为肾上腺癌本身就少，要观察大系列及随访双盲安慰剂对照难于做到，因此很难肯定上述辅助疗法孰优孰劣。

（3）原发性色素性增生，大结节性增生和/或异位受体表达肾上腺结节性增生的治疗。

这些疾病所致库欣综合征虽然肾上腺病变为增生，但不依赖于 ACTH，故治疗不在垂体而在肾上腺。治疗一般采取双侧肾上腺全切，终生补充糖盐皮质激素。一般剂量为生理剂量的氢化可的松和氟氢可的松。遇应激情况，氢化可的松剂量应适当增加。

（三）糖皮质激素不敏感综合征的治疗

糖皮质不敏感综合征不能治愈，其临床表现无库欣综合征的表现，其突出的临床表现是：①慢性肾上腺皮质功能减低（即 Addison 病）；②盐皮质激素和雄激素分泌过多的临床表现。前者照理有高血压和水钠潴留，但由于糖皮质激素分泌不足为主，故盐皮质激素分泌过多的临床表现被掩盖而表现为低血压，体重减轻、头晕乏力、食欲缺乏易倦症状；后者男性有假性青春期早熟（睾丸大小与年龄相符），女性有多毛、秃顶、闭经或月经不规则、男性化。由于肾上腺皮质功能不全的程度不同，故临床表现轻重不一。治疗用外源性地塞米松以抑制垂体 ACTH 分泌，使肾上腺分泌过多症状得到控制。

（任　荣）

第三节　原发性醛固酮增多症

导致肾上腺球状带分泌醛固酮增多统称为醛固酮增多症。由肾上腺本身疾病引起者为原发性，由 Conn 等首次报告，故又称 Conn 综合征；由非肾上腺本身疾病引起者则称为继发性，临床上继发性多于原发性，下面只介绍原发性醛固酮增多症（原醛）。

根据肾上腺病理改变，原发性醛固酮增多症可分为肿瘤（或癌）和增生。肿瘤（称醛固酮瘤，APA），约占整个原发性醛固酮增多症的 70%～80%；癌极少见，多见于年龄较大者；这些患者除醛固酮产生增多外，大多数患者同时有糖皮质激素和肾上腺雄激素产生也增多，病情进展快，易发生转移，肿块形态不规则。增生病变常见的病因有：①特发性醛固酮增多症（IHA），约占原发性醛固酮增多症中的 10%～20%。其确切病因迄今尚不完全明了。其特征为：a. 双侧肾上腺皮质增生，肾上腺大小也可在正常范围内；少数患者肾上腺内有小结节；b. 血浆 18 羟皮质酮小于 100ng/dl（站立 4 小时后）；c. 静脉滴注血管紧张素Ⅱ（ATⅡ）后，血浆醛固酮有过份升高反应；d. ^{131}I 标记的胆固醇肾上腺扫描双侧肾上腺均显影等。②糖皮质激素可抑制性醛固酮增多症（GRA），此种类型较少见，其特征为：

a. 病因为由 cyp11B1 的启动子与醛固酮合成酶基因（cyp11B2）组成嵌合基因所致，故为一种遗传性疾病。此种嵌合基因在 8 号染色体上；b. 醛固酮分泌受 ACTH 调控，故醛固酮分泌可被外源性糖皮质激素抑制，所以可用糖皮质激素治疗；c. 有家族性，为常显遗传。少数具有功能的意外瘤可分泌醛固酮，但临床上无醛固酮增多症临床表现。

不论何种类型，醛固酮增多症的共同的临床特征为：①高血压；②低钾血症；③碱血症。持久性高血压可并发心、脑、肾血管病。低钾血症表现为肌无力和周期性瘫痪。碱血症可使血浆钙离子降低而表现为肢端麻木和低钙性搐搦。尿呈碱性。分泌醛固酮的意外瘤，血钾可正常。根据原发性醛固酮增多症 100% 有高血压。据文献报告，在所有高血压患者中，本病约占 5% ~10%，故本病可在高血压患者中筛查。凡高血压患者遇有后述情况之一者，均应考虑有原发性醛固酮增多症的可能：①用双氢克尿塞治疗高血压过程中，尽管每天只服 25mg 即发生低钾血症，表现有肌无力、四肢麻痹；②伴有口渴、多饮、夜尿次数多；③对临床常用降压药效果不佳者；④伴有低钾血症或手足搐搦者，这些患者应进一步作实验室筛查，方法为计算醛固酮血浆浓度（以 mg/dl 计）与血浆肾素活性（以 ng/L/h 计）比值，此比值≥50，则支持原发性醛固酮增多症的诊断。

原发性醛固酮增多症的确诊应包括功能诊断、定位诊断和病因诊断。功能诊断是确定有无醛固酮增多。最直接简单方法是测定血浆醛固酮浓度及血浆肾素活性。血浆醛固酮浓度增多、肾素活性降低，则支持原发性醛固酮增多症的诊断；如醛固酮和肾素活性均升高，则可诊断为继发性醛固酮增多症。鉴别肾上腺病理诊断，即肿瘤或增生有许多方法，CT 和 MRI 最简便。但醛固酮瘤常很小，当 CT 或 MRI 不能确诊时，可借助一些实验室检查，如：①盐水负荷试验，血浆醛固酮降低者提示为增生；无变化或降低甚微者为肿瘤；②立卧位试验，测定立卧位血浆醛固酮及肾素活性有改变者为增生，无改变者为肿瘤；③站立位 4 小时后测血浆 18 羟皮质酮水平，肿瘤常大于 100ng/dl；增生者则小于 100ng/dl；④地塞米松抑制试验。血浆醛固酮浓度下降被抑制者，支持为糖皮质激素可抑制性原发性醛固酮增多症，肿瘤和癌则不被抑制。如为前者，还需作分子遗传分析以证实诊断。

原发性醛固酮增多症患者应与后述有低血钾、高血压的疾病鉴别，包括：进展性原发性高血压（即恶性高血压）、慢性晚期肾脏疾病、皮质醇增多症、肾素瘤、巴特（bartter）和吉替孟（Citeman）和 11β 羟类固醇脱氢酶缺陷等。

【治疗】

1. 醛固酮瘤的治疗　以手术切除为首选，故醛固酮称之为可治愈性高血压病。一般醛固酮瘤为一侧，对侧肾上腺功能正常，故手术只切除病变一侧的肾上腺。目前国内外均采用腹腔镜切除手术。其优点为手术时间短，术后恢复快。手术路径有经腹膜后和经腹切开手术。有作者对此两种途径进行比较，结果经腹腔径路，术中血压波动较大。对由肾上腺皮质癌引起的原发性醛固酮增多症，如患者身体条件许可，也应行手术切除，这种肾上腺皮质癌常不只是分泌醛固酮，而且皮质醇和/或肾上腺雄激素也同时增多，时间长者，对侧肾上腺可因皮质醇增多而萎缩，因此手前、术中和术后应采取相应的处理。另外，肾上腺皮质癌者切除有病变的肾上腺时可能出血较多，术前应作好输血准备。醛固酮瘤患者术后的效果与患者年龄和术前病程长短有关。病程短、年龄小，大多数可治愈，包括高血压和低血钾均可得到纠正；术前病程长，年纪较大者，低钾血症可被纠正，但血压则不一定在术后完全恢复正常，有些患者术后还需靠降压药控制，其原因一种可能因原发性醛固酮增多症所引起的高血压术前较长时间未得到控制而并发有动脉粥样硬化；另一种可能是患者合并有原发性高血压病。文献中有作者报告，原发性醛固酮增多症患者如果低钾血症长期未得到纠正，易并发肾脏囊肿和肾功能不全。

2. 特发性和糖皮质激素可抑制性原发性醛固酮增多症的治疗

（1）特发性原醛的治疗：本病的确切病因和发病机制尚不清楚，病变的双侧增生，故以药物治疗为主，首选药物为醛固酮拮抗剂，国内只有螺内酯。螺内酯对抗醛固酮的作用是通过与醛固酮受体结合而对抗醛固酮作用。螺内酯与醛固酮受体结合呈选择性，它还可与其他类固醇激素的受体结合，如性激素受体等，故螺内酯长期应用可引起男子乳房发育和女性月经紊乱，因此螺内酯不是治疗原发性醛固酮增多症的理想药物，剂量较小，则不良反应少，一般 200 ~400mg/d，分 2 ~4 次服，在血压和血钾纠正后，再逐渐减少剂量，以最小有效剂量维持。国外有与醛固酮受体选择性结合药物，叫 Eplerenone，则无螺内酯前述不良反应，但价贵。

（2）糖皮质激素可抑制性原醛的治疗：此种类型的原发性醛固酮增多症不可根治，其嵌合基因表达的蛋白质对 ACTH 作用敏感，ACTH 刺激醛固酮分泌增多，用地塞米松抑制 ACTH 分泌，则可使醛固酮分泌被抑制，从而达到血压降低和低血钾被纠正的治疗目的。地塞米松的剂量开始时给 2mg，睡前服 1.5mg，清晨服 0.5mg，血压降至正常和血钾被纠正后再逐渐减小剂量，以保持血压和血钾正常的最小地塞米松剂量维持终生治疗。本病为单基因疾病，基因治疗是研究的方向。

（3）对症治疗：原发性醛固酮增多症患者主要临床表现为高血压和低血钾，如果能够纠正，虽不能使醛固醇增多症得到根治，但可减轻患者的痛苦和提高生活质量，同时可防止并发症的发生。

在降低血压方面，可用血管紧张素转移酶抑制剂，通过使血管紧张素Ⅱ生成减少，使醛固酮分泌减少，文献中对此药降压作用尚有争议，认为此药对低肾素性高血压无降压作用。药物有卡托普利和依那普利等。另一类降压药为钙通道阻滞剂。此药是各种调节醛固酮产生因素的最后共同通道，以阻断醛固酮的产生，从而达到降低血压作用，药物有很多，如硝苯地平和氨氯地平等。

在纠正低钾血症的药物，除螺内酯外，还有氨苯蝶啶和阿米洛利（amiloride）。前者剂量 50～100mg，每日 3 次；后者 10～20mg/d，分 2～3 次服，可使血钾升高，但两药并无对抗醛固酮作用。

（任　荣）

第四节　嗜铬细胞瘤

嗜铬细胞瘤（pheochromocytoma）是肾上腺髓质疾病，以高血压为临床突出表现，是引起高血压症少见的病因之一，肾上腺髓质由来源于胚胎的外胚层神经嵴，实质上肾上腺髓质为一神经节。除肾上腺髓质外，嗜铬细胞在人体许多器官和组织中均有分布，包括交感与副交感神经节、化学感受器和主动脉体，还有 Zuck kandle 器。如果在前述肾上腺以外前述组织中发生嗜铬细胞瘤，则称为异位嗜铬细胞瘤。少数患者为肾上腺髓质增生和肾上腺皮质、髓质混合病。

从病理改变而言，多数为肿瘤，极少数为恶性。绝大多数嗜铬细胞具有分泌儿茶酚胺功能；少数为增生，胚胎神经嵴不仅能分化为肾上腺髓质和神经节中的嗜铬细胞，而且可分化为 APUD 细胞，后种细胞具有分泌除儿茶酸胺以外的其他肽类或蛋白质的激素，如促肾上腺皮质释放激素，激素释放激素（CRH）、生长激素释放激素（GHRH）、促肾上腺皮质激素（ACTH）、甲状旁腺素相关肽（PTHrP）、心钠素（ANP）、血管活性肠肽（VIP）、肾上腺髓质素（AM）和 α－黑色素细胞刺激素（α－MSH）等，从而引起各种非嗜铬细胞瘤的临床表现，导致临床误诊。

不同部位的嗜铬细胞瘤所分泌的儿茶酚胺也不尽相同。虽然大多数嗜铬细胞分泌的儿茶酚胺为肾上腺素和去甲肾上腺素，但肾上腺髓质和 Zucher kandle 器能同时分泌前述两种激素，其他在肾上腺髓质以外异位的嗜铬细胞瘤由于缺乏苯乙醇胺－N－甲基转移酶，故只能合成去甲肾上腺素，无肾上腺素分泌；有的嗜铬细胞瘤还分泌多巴胺。

绝大多数嗜铬细胞瘤均为散发性，但极少数呈家族性，家族性嗜铬细胞瘤的发生均与相应基因有胚系突变有关，嗜铬细胞瘤只是这些遗传性疾病组成成分之一。迄今已发现有 5 种遗传性疾病同时有嗜铬细胞瘤：①多发性内分泌腺肿瘤综合征ⅠA 型。是由于原癌基因 RET 有突变引起。肿瘤组成包括家族性甲状腺髓样癌、嗜铬细胞瘤和甲状旁腺瘤或增生，这 3 种内分泌腺肿瘤常在患者一生中先后出现，此外，少数患者还有先天性巨结肠症。作分子遗传学筛查可以早期根据基因突变来测序，同时可以对患者家族成员中筛查尚无临床表现的突变基因的携带者。RET 基因位于 $10q^{11.2}$；②VHL 综合征（Von Hippel－Lindau），为常染色体显性遗传，由位于 $3P^{25}$ 处的 VHL 基因突变引起，具有嗜铬细胞瘤者为 VHL 综合征 2 型。除嗜铬细胞瘤外，还有视网膜和中枢神经血管母细胞瘤、肾、肝和胰腺囊肿和内淋巴囊肿瘤和肾细胞癌，该综合征中嗜铬细胞瘤外显率不均一，VHL1 型则无嗜铬细胞瘤。③Von Recklinghausen 综合征。是由于位于 $17q^{11.2}$ 的 NF－1 基因有灭活突变，临床表型除家族性嗜铬细胞瘤外，还有多发性神经纤维瘤，多为良性，神经鞘瘤则为恶性；④另外两个基因胚系突变易导致嗜铬细胞瘤呈家族性发病者琥珀酸脱氢酶 B 和 D（succinate dehydrogenase B 和 D）。其基因位点是否在 IP[36] 尚待进一步确定。此基因突变除可引起嗜铬细胞瘤外，还可引起家族性副神经节瘤。

嗜铬细胞瘤的临床特征尽管前述因素决定了其表型的不均一性，但高血压是其共同的特征。典型的表现为阵发性高血压。发作时除血压升高外，常伴有头痛、心悸、出汗、手抖和脸色苍白，10～30 分钟内自行缓解。高血压表现在一些患者中变异很大，有持续性血压增高、直立性低血压、高血压与低血压交替出现等。女性发病多于男性，肥胖者少见。长期未被诊断及正确治疗者可并发儿茶酚胺心肌病，心电图上有心动过速或过缓，束支传导阻滞、左室面电压增高、ST 段和 T 波改变。临床表现与瘤体大小、分泌何种儿茶酚胺有关。异位嗜铬细胞瘤的临床表现特征则取决于异位嗜铬细胞瘤的部位，如膀胱或肛门异位嗜铬细胞瘤，高血压发作则与解大小便有关，至于前面所提到的家族性嗜铬细胞瘤，临床表现除嗜铬细胞瘤表现外，还有其他组成成分的特殊临床表现，少数嗜铬细胞瘤无功能，如肾上腺意外瘤。

嗜铬细胞瘤的诊断有许多方法，筛查最简单方法为 24 小时血压动态观察。嗜铬细胞瘤 24 小时内血压波动较大，夜间血压下降较正常人明显，但均无绝对的诊断切割点，不能据此诊断，对血压不高者，可采取激发试验：如组胺试验、胰高糖素试验、酪胺试验和胃复安试验等，这些试验的原理是用药物方法以刺激儿茶酚胺释放而使血压升高，但均可出现假阴性或假阳性。对血压已经超过 170/110mmHg 者禁用这些试验，以免发生意外，且作激发试验时，应常规准备 10mg 酚妥拉明备用。对持续性高血压者可作抑制试验：如酚妥拉明试验、可乐定试验。选择作些试验的指征为血压持续稳定在 170/110mmHg 以上。有许多药物可干扰试验的结果，试验前应按规定时间停止应用。实验室检查对诊断有很大帮助，主要包括测定血和尿中的儿茶酚胺总量、血浆肾上腺素、去甲肾上腺素、肾上腺素、24 小时尿中间肾上腺素和儿茶酚胺代谢产物（VMA）等。其中以测血浆和尿中间肾上腺素总量的敏感性和特异性最好。但应注意许多药物对实验结果有干扰，异位嗜铬细胞瘤的定位和诊断，可选择作静脉插管分段采样，测定血中间肾上腺素或儿茶酚胺总量、膀胱镜、直肠镜、^{131}I MIBC 或（18）氟－多巴胺 PET 扫描等。至于家族性嗜铬细胞瘤的诊断可根据家族史，组成成分的临床表现，确诊有赖于分子遗传学和肿瘤的免疫组化检查。

CT 和 MRI 检查对诊断和定位诊断有帮助，一般而言，嗜铬细胞瘤是肾上腺肿瘤中的最大者，增强扫描明显增强，可发生囊变或瘤内出血。

【治疗】

由于 90% 嗜铬细胞均为良性肿瘤，少数为恶性，故治疗首选手术切除。但应在手术前作好充分准备，以免在麻醉和手术过程中发生高血压危象和肿瘤摘除后的低血压。

患者在术前、术中和术后以及麻醉应注意事项如下：

（一）术前

1. 扩充血容量　饮食中增加氯化钠含量，输血浆或其他胶体溶液。

2. 控制血压　有高血压者，口服 α－肾上腺素能阻滞剂，常用者为苯氧苄胺 10mg，每 12 小时一次，如血压不稳定可将剂量增加到 200mg/d，目的在使血压稳定，避免麻醉和手术过程中发生高血压危象。如无此药，可用哌唑嗪药物代替。起始剂量为 1mg/次，根据血压情况逐渐增至 2～5mg/次，每日 4～6 次。α 受体阻滞剂除稳定血压外，还有助于扩充血容量。一般口服时间为术前 2 周。

3. 肾上腺素能 β 受体阻滞剂　此类药物的使用必须在使用肾上腺素能 α 受体阻滞之后应用。使用此药的目的是减轻肾上腺素和 α 受体阻滞之后肾上腺素能 β 受体相对活跃，以减轻心动过速，心肌收缩力增强，心肌耗氧量增加和减少心输出量和血压下降。常用药物有美托洛尔、阿替洛尔等。初始剂量常从小剂量开始，以后根据心率适当增加。如果患者用过肾上腺素能 α 受体阻滞剂后，无肾上腺能 β 受体功能亢进症状，也可不用此类药物。

（二）麻醉的选择及注意事项

（1）麻醉前用药一般使用东莨菪碱和苯巴比妥。

（2）目前国内外均采用腹腔镜作肾上腺切除术，为了减少麻醉及术中发生高血压危象，外科医生和麻醉科医生多用全身麻醉。

（3）严密监测血压和脉搏变化，特别在操作肿瘤时和手术切除肿瘤后。

（4）如果在术中发生高血压危象及心律不齐时应及时紧急处理，前者可静脉缓慢推注酚妥拉明；剂量为每次 50～100mg，继以 0.1% 溶液静脉滴注维持。待心律失常消失后，再切除。

（5）在摘除肿瘤后如血压下降，则除加快输液速度外，可输血浆或胶体溶液。

（三）术式

有两种术式，国内外广泛采取的术式为腹腔镜经腰部腹膜后径路。此种术式的优点：①创面小；②手术时间短；③术后恢复快；④住院时间短，适用于一侧嗜铬细胞瘤、瘤体不是很大者；另一种术式为经腹开放式手术，适用瘤体较大，恶性嗜铬细胞瘤和双侧嗜铬细胞瘤。MEN 2 型综合征患者，应首先作肾上腺嗜铬细胞瘤切除术，然后再作甲状腺髓样癌切除，不然，如先作甲状腺髓样手术，可引发高血压危象。至于甲状旁腺手术，首先应鉴定是否为单个腺瘤或增生，手术时应作双侧颈部探查。如全部为腺瘤，则将有甲状旁腺瘤手术切除；如果甲状旁腺为不对称增生，则只切除增生的甲状旁腺，其余的未切除的甲状旁腺则用钢夹作为标记，以便在复发时易于寻找；对暂未发现嗜铬细胞瘤或甲状旁腺瘤或增生患者，应定期随访，一旦发现肾上腺或甲状旁腺有病变，应立即进行手术。对携带有 RET 基因突变尚未发病的携带者，应在 5～10 岁作预防性甲状腺全切除术。

（四）随访

对散发性嗜铬细胞瘤术后应随访血压变化。术后血压是否能完全恢复正常取决于患病年龄、术前嗜铬细胞瘤存在时间，肿瘤是良性或为恶性等因素。有些患者术后仍需依赖于降压药来控制血压，甚至终生依赖。

（五）恶性嗜铬细胞瘤（包括副神经节瘤）及其他嗜铬细胞瘤的治疗

迄今尚无治疗恶性嗜铬细胞瘤的良策，凡能耐受手术者，应尽可能切除；如因身体条件或已有远处转移而不能切除者，只能采用姑息疗法，不能治愈。姑息疗法包括^{131}I MIBC、化疗或两者联合。正在研发的控制细胞增殖周期的系列药物有望提供新的治疗药物。家族性嗜铬细胞瘤的治疗，除了手术切除嗜铬细胞瘤外，对其他组成成分应采取相应的治疗。如先天性巨结肠症，可采用从肛门插管到扩张的结肠处，以等渗盐水来回冲洗的保守方法，适用于轻症患者；或手术作结肠造瘘或部分病变的扩张的结肠切除，再与直肠吻合。

（任　荣）

第五节　先天性肾上腺皮质增生症

先天性肾上腺皮质增生症（CAH）是一种常染色体隐性遗传性疾病，基本缺陷为合成肾上腺皮质醇过程中所需要的酶活性丧失或明显减低所引起的一组先天性疾病。肾上腺合成糖、盐和性三种激素。在三种激素合成过程中牵涉的酶包括 20、22 胆固醇碳链酶、3β－羟类固醇脱氢酶Ⅱ型、17d、21 和 11β 羟化酶。前 3 种酶与糖、盐、性激素合成共同需要；后 3 种羟化酶为糖盐皮质激素合成所必需。从理论上说，前述 5 种酶均可缺乏，每种酶缺乏所引起的临床表型不同。举例而言，20、22 胆固醇碳链酶活性丧失，肾上腺糖、盐、性 3 种激素均不能合成，这种酶缺陷的先天性肾上腺皮质增生的胎儿出生后会立即死亡。临床流行病学调查表明：先天性肾上腺皮质增生中，21－羟化酶缺陷占 95%。编码 21－羟化酶的基因在染色体 6p21.3，与人类白细胞抗原基因密切相关。21－羟化酶活性的丧失是由于该基因（cyp21B）有各种突变所致。酶活性丧失或部分丧失，使肾上腺皮质醇合成减少，对下丘脑的 CRH 和垂体 ACTH 的负反馈作用减弱，ACTH 分泌增多，一方面使肾上腺皮质增生，皮质醇不足得到部分代偿；另一方面导致肾上腺雄激素也增多（雄烯二酮和去氢异雄酮），从而使女性婴儿的外生殖器性别难辨；男性婴儿出生时阴茎较大或在儿童期出现假性青春期早热，如未及时治疗，其最终身高比正常人矮，由于酶缺乏的严重程度不同，21－羟化酶缺乏可分为经典型与非经典型临床表型。前者称失盐型，患者有糖、盐皮质激素同时缺乏或无盐皮质激素缺乏；后者只有糖皮质醇缺乏，无盐皮质激素缺乏，出生时女婴无外生殖两性畸形。非经典型患者常在对患者家庭成员进行筛查过程中才被发现，基因筛查证实有 cyp21B 基因有突变。

严重的21－羟化酶缺乏的临床特征失盐型者出生后除女婴外生殖器有两性畸形，男婴阴茎较大外，还有失水、低钠、高钾和代谢性酸中毒表现。患者有拒食、恶心、呕吐、腹泻、昏睡、低血压，如不及时抢救，患者可死于急性肾上腺皮质功能减低危象。缺乏程度较轻者，尽管合成的去氧皮质酮和醛固酮合成减少明显，但能合成足以保持水和电解质平衡的去氧皮质酮，故临床上只有前述男女婴的外生殖器变化，而无水和电解质失衡的危险，此种类型称单纯男性化。至于非经典的21－羟化酶缺乏的临床表现在出生时无任何异常症状和体征，在儿童期，女孩出现男性化和外生殖异常改变，月经不来潮，好斗、男孩性格，肌肉较发达，力气大，乳房不发育和出现男性第二性征等；男孩则表现为青春期早熟，外生殖提前发育和男性第二性征出现，但睾丸大小与其年龄相符，故称男孩假性性早熟。其他皮质醇合成酶缺乏的临床特征列于表7－1。

表7－1　其他皮质醇合成酶缺乏的临床特征

酶的名称	酶基因座	酶作用部位	酶缺乏所致生化改变	临床特征	
				男	女
20，22－胆固醇碳链酶	$8p^{11.2}$	胆固醇不能裂解转变为孕烯醇酮	肾上腺三种激素都不能合成	男女外生殖器均为女性，生后夭折	
3β－羟类固醇脱氢酶Ⅱ型	$1p^{13}$	孕烯醇酮不能转变为17－羟孕酮	皮质醇去氧皮质酮和维烯二酮合成受阻	严重者失盐，小阴茎尿道下裂，青春期乳房发育	男性化，阴唇阴囊融合，女性假两性畸形
17－羟化酶	$10q^{24\sim25}$	去氧皮质醇和去氧皮质酮合成障碍	皮质醇合成和去氧皮质酮生成减少	男性化不足，睾丸在阴囊内或完全假两性畸形	出生时外生殖器为女性，原发性闭经
11β－羟化酶	$8q^{21\sim22}$	11－去氧皮醇和11－去氧皮质酮分别不能转复为皮质醇和去氧皮质酮	皮质醇和去氧皮质酮合成减少	同21－羟化酶缺乏，但有高血压或血压正常	男性化，阴蒂肥大、多毛、月经稀少

先天性皮质增生症早在胚胎期即存在，故可在有此病家族史的孕妇中取羊水细胞进行分子生物学筛查21－羟化酶基因突变，如无本病家族史的患者，在出生时则常被漏诊，社会性别被误定者屡见不鲜，待到作女性抚养后，女性儿童出现男性化，或男性儿童出现假性性早熟或青春期发育提高才被确诊。21－羟化酶的确诊，除临床表现和实验检查外，有赖于 cyp218 基因突变检查。实验室检查主要有：①血清17－羟孕酮在基础状态和 ACTH 刺激均明显升高；②血清雄烯二酮和去氢异雄酮在基础状态和 ACTH 刺激后也明显升高；③血皮质醇水平低于正常或在正常值低限，ACTH 刺激后无升高或低反应；④基础 ACTH 水平或 CRH 刺激后升高反应正常，用地塞米松可使其抑制，同时可使血清中17－羟孕酮也下降，其他的先天性肾上腺皮质增生症也可根据酶的作用部位而选择相应的实验室检查以协助诊断，确诊有赖于像21－羟化酶缺乏一样，作相应的基因和分子遗传学检查。

先天性肾上腺皮质增生症不能根治，治疗应维持终生。严重型男女成年患者均无生育能力，少数轻型女性患者可获成功妊娠。男性患者在睾丸中可有残余肾上腺肿瘤。生精小管闭塞不能生精，性功能低下，女性患者因长期用治疗剂量的氢化可的松治疗而易发生骨质疏松，卵巢内可发生卵巢肿瘤、门细胞瘤和残余肾上腺肿瘤。

【治疗与处理】

（一）激素抑制替代治疗

如前所述，本症是由于皮质醇合成不足而使垂体 ACTH 分泌增多，导致男女性变态。因此治疗的关键在于补充足以抑制 ACTH 过多使肾上腺雄激素分泌减少的糖皮质激素。抑制替代治疗就是采用药理剂量的外源性的氢化可的松或类似物，通过反馈作用以抑制垂体 ACTH 分泌而达到肾上腺皮质不增生，肾上腺皮质合成的雄性激素分泌被纠正到正常水平，从而使患者性变态停止，抑制替代应注意下列问题。

（1）抑制替代药物首选氢化可的松，因为此药虽主要起糖皮质激素作用，但也具有较弱的盐皮质激素的作用；次选醋酸皮质素（cortisone acetate），剂量效力与氢化可的松相比等于25：20。当然，半人工合的泼尼松（prednisone）也可应用，但盐皮质激素作用比氢化可的松小，糖皮质激素作用比氢化可的松强4倍。地塞米松用于后述两种情况：①产前应用以预防胎儿外生殖两性畸形，方法是：从怀孕第4~16周开始（妊娠头3个月内），妊娠母亲每天口服地塞米松1~2mg，到怀孕21~26周，停药，结果有34%的新生儿外生殖器正常；52%只有轻度外生殖器男性化。除地塞米松可抑制肾上腺产生雄激素产生外，文献中有报告21－羟化酶缺乏的患儿（女孩）外生殖器的男性化还受雄激素受体基因CAG重复的影响，地塞米松对雄激素受体有何影响，尚须进一步研究；②促使原来无生育能力的男性恢复生育能力。有作者报告患先天性皮质增生患者，在睾丸中有残余肾上腺肿瘤的男性患者，精液分析无精子，每日用氢化可的松30mg治疗。在用每天0.75mg地塞米松代替氢化可的松后，精液分析结果，使以前的无精子状态得到逆转。其妻子在停服口服避孕药后成功地妊娠，并分娩一小孩。患者因长期服用地塞米松后有进行性长胖，皮肤出现紫纹，因而服地塞米松改回为氢化可的松，此后精液分析又无精子。两年后，又将氢化可的松再改为地塞米松，精液分析，又有精子。7个月后，其妻第二次又成功地妊娠并分娩。地塞米松治疗为什么能使生精得到恢复的机制，目前尚不清楚。

（2）抑制替代氢化可的松的剂量应个别化，因为每个21－羟化酶缺乏的程度与患者表型之间有相关，但21－羟化酶活性不能根据突变来预测，故氢化可的松剂量应个别化，合适的剂量是既能使肾上腺皮质产生的雄激素减少到正常，又不会因剂量过多引起药物性皮质醇增多症。一般维持治疗剂量为10~20mg/m^{2}体表面积，或将计算出来的氢化可的松折合为醋酸可的松或泼尼松相应剂量。维持长期治疗不用地塞米松。

关于氢化可的松服药时间根据体重计算和总剂量每日分三次服的治疗方案见表7－2。

表7－2　氢化可的松剂量根据患者体重计算分服药方法

病人体重（kg）	每日总剂量（mg）	早晨6：00剂量（mg）	中午剂量（mg）	傍晚剂量（mg）
50~54	10.0	5	2.5	2.5
55~74	15.0	7.5	5.0	2.5
75~84	17.5	10.0	5.0	2.5
85~94	20.0	10.0	7.5	2.5

此种服药时间符合正常人皮质醇分泌昼夜节律。但一般轻型及成年患者可将每日总剂量分两次服，2/3总剂量早上起床服，1/3总剂量傍晚服。盐皮质激素为9d氟氢可的松，常用替代剂量为0.05~0.15mg/d，不必考虑婴儿体重和年龄。其他可供替代治疗的盐皮质激素有肌肉和皮埋的去氧皮质酮制剂。有微结晶混悬液和油剂，还有皮埋剂。一般剂量分别为0.5~1.0mg，5mg/3~4周和250mg。中药有类盐皮质作用者有甘草流浸膏口服液，在无前述西药制剂情况下可以其代之。另外婴儿因盐皮质激素缺乏而不能保钠，严重低钠血症可致命，故患儿应口服食盐1~2g/d，以保证钠的供给。

（3）前述抑制替代是给予基础氢化可的松剂量，应激时要求氢化可的松的剂量大大增加，故患者如遇应激时，氢化可的松剂量应根据应激的大小，将剂量增大2~5倍。应激消失后再恢复原来的基础氢化可的松剂量。

（4）新生儿患者的治疗：对已经筛查出来的21－羟化酶缺乏者，如果为经典型，因为有失盐和失水，应立即处理，否则易导致死亡。治疗措施包括：立即静脉输注5%葡萄糖盐水，其中加入氢化可的松25mg或醋酸可的松30mg，并维持几天，待患者能吸乳后再逐渐减量。在治疗过程中除监测水、电解质和酸碱平衡外，应定期检查血清中17－羟孕酮水平是否恢复。

（5）不论是何种皮质醇合成酶缺乏，用氢化可的松抑制替代治疗应维持终生。

（二）社会性别的标定及外生殖器矫正

患者在出生时有些患者性别难辨，如果当时不进行先天性皮质增生症筛查，则往往根据外生殖器的外观倾向于男或女而标定患者的社会性别。待到发现外生殖异常时再去医院检查，才发现本病。其中有些患儿必须改变原先错误标定的性别而引起患儿及其父母心理上的芥蒂。故社会性别的标定越早越好。不管由于哪种酶缺乏，只要外生殖器为假两性畸形，在决定患儿社会性别时，应考虑当时外生殖器生理和解剖学的特点，而不管其染色体性别为何。一切具有外生殖器经矫形术后难以达到正常男性外生殖器解剖和生理功能的假两性畸形，一概标定其社会性别为女性，其外生殖器应矫正为女性。一般手术分两期进行：第一期手术为纠正女性外生殖器的男性化，如切除肥大的阴蒂和或将融合阴唇阴囊分开；二期手术则在青春期后，在有性要求时再进行阴道扩张术或阴道形成术。术后应补充求偶素以促进女性第二性征发育。

（三）其他治疗

有肾上腺雄激素过多的先天性肾上腺皮质增生者，如诊断时间在青春发育期之后，因雄激素促进长骨骨骺过早融合，使最终身高矮于同龄人平均身高。如能在下肢长骨骨骺融合前诊断，则可联合用人基因重组生长激素和促性腺激素释放激素协同剂（LARHa），可使最终身高得到进步。生长激素促进下肢长骨生长；LHRHa 使青春发育期开始中时间推迟。但这两种药物目前价格都贵，治疗时间又长，经济实力允许者才有可能使用，短期应用无效。对有严重高血压，用降压药难以控制，可用腹腔镜作双侧肾上腺切除术后补充肾上腺皮质激素治疗。目前尚在研究中的新的治疗方法及药物有 ACTH 对抗剂、睾酮对抗剂、5α 还原酶抑制剂及基因治疗等。

（四）监测

所有先天性肾上腺皮质增生症患者在治疗过程中都应定期进行监测，不过由不同酶缺陷引起者所选监测指标有所不同，21－羟化酶缺乏者观察疗效的最敏感指标为血浆 17α－羟孕酮、雄烯二酮、去氧皮质酮或 24 小时尿 17 酮皮质类固醇（17KS）；监测有失盐的肾上腺皮质增生症的最好指标为测定血浆肾素活性、11－去氧皮质酮或皮质酮。其他皮质醇合成酶缺乏可选择相应的生化指标进行监测。除监测疗效外，还要监测并发症。男性易并发睾丸中残余肾上腺肿瘤，此种肿瘤可引起性功能减退和生精小管堵塞，可用手术切除肿瘤，保留睾丸。因患者长期服用药理剂量的糖皮质激素，故易发生骨质疏松，可同时服用双膦酸盐以预防。女性可并发多囊卵巢，可按治疗多囊卵巢方法进行治疗。

（任 荣）

第六节 肾上腺意外瘤

肾上腺意外瘤（adrenal incident aloma）是在计算机断层扫描（CT）应用于临床后所提出来的新的病名，患病率有日益增多趋势。其定义是：临床未怀疑有肾上腺疾病，因别的病而作腹部 CT 检查，意外地发现肾上腺有占位性病变。文献中报告本病的患病率在 0.6%～10%，此可能与各作者单位对此病的关心程度不同有关。尸解肾上腺意外瘤的检出率在 2%～9%。

肾上腺意外瘤的组成细胞有多种，文献中已报告的有：肾上腺皮质细胞，有报告此种意外瘤占 50%。还有嗜铬细胞瘤、神经节细胞瘤、肾上腺皮质癌或转移癌和淋巴瘤、髓脂瘤（myelolipoma）、脂肪瘤、平滑肌瘤、错构瘤、海绵状血管瘤、肾上腺结节性增生、出血、混合瘤、结核和钙化灶。绝大多数肾上腺意外瘤无功能，少数肾上腺皮质腺瘤和嗜铬细胞瘤分泌肾上腺皮质某种激素，但临床上无激素过多的临床表现，同样，嗜铬细胞瘤可分泌肾上腺素或去甲肾上腺素，但临床上无高血压表现。这些能够分泌皮质或髓质激素的意外瘤也极少转变为库欣综合征、醛固酮瘤或嗜咯细胞瘤，只有极少见肾上腺皮质细胞意外瘤可转变为亚临床库欣综合征，表现为（库欣综合征临床表现）血皮质醇节律紊乱或不能被大剂量地塞米松抑制。所有肾上腺意外瘤均应对后述两点作出判断：①是良性或是恶性；②有或无分泌肾上腺激素功能。判断有无功能可测定血浆中肾上腺皮质和髓质所分泌的激素水平，如发现有升高，则再进一步作能移肯定功能增高的相应试验，判断良性或恶性主要根据 CT 和（或）磁共振（MRI）影像结果，必要时作 MIBQ 扫描。恶性肿瘤形态不规则、边缘不光滑、扫描摄取 ^{131}I 少，如不能确诊，则在较短时间内随访。

肾上腺意外瘤诊断容易，即在做腹部检查前未怀疑有肾上腺疾病，而意外地发现肾上腺有占位性病变，肿瘤的最大直径在1cm以上。

【治疗与处理】

（1）肿瘤最大直径小于3cm而又无功能者，一般采取定期随访，以观察肿瘤大小的变化。

（2）手术切除：肿瘤最大直径大小的界定值各作者间尚有争议。最小者为3cm；最大者为6cm。除肿瘤大外，还应征得患者的意见。根据文献中对肾上腺意外瘤的随访结果，意外瘤可以随时间的延长而增大；无功能的肾上腺皮质腺瘤可转变为有分泌激素功能的腺瘤，据此，以早期手术切除为宜，而且可用腹腔镜切除，创面小，恢复快。目前公认的肾上腺意外瘤手术指征为：①肿瘤最大直径在3cm以上；②一切具有分泌激素功能的肾上腺意外瘤；③怀疑有恶变者。如果对良性和恶性难于作出判断，则在间隔较短时间内定期随访；对具有分泌肾上腺激素功能的意外瘤，同样应定期复查血浆中相应的激素水平。

（任　荣）

第八章

糖尿病

第一节 糖尿病发病机制

糖尿病是以生命活动的基础——代谢状态出现紊乱，以代谢调节的重要激素——胰岛素的产生与作用障碍而表现的慢性代谢疾病。糖尿病主要分为四大类型，即1型糖尿病、2型糖尿病、妊娠糖尿病和特殊类型糖尿病。其中1型、2型糖尿病涵盖了绝大多数的糖尿病患者。无论从其发病过程、发病特点、疾病累及的器官功能范围和预后都表明了这一疾病发生机制的复杂性和多元性。在探讨慢性疾病发病机制中有着代表性的意义。随着近年来对机体生命活动研究认识的深入，特别是对基因表达调控机制认识的深入，慢性病发病机制的研究正在揭开一个新的篇章，必将为疾病控制提供新的思路与途径。本章将从遗传与环境因素两大方面分别对1型和2型糖尿病发病机制予以阐述。重点将放在对2型糖尿病发病机制的讨论上，因为该类患者约占糖尿病患者的90%以上。

一、2型糖尿病的发病机制研究

2型糖尿病的特点表现为起病隐匿缓慢；常有阳性家族史并在某些种族中呈现高患病率倾向；发病与增龄、肥胖和某些不良生活方式有密切的关系，多见于中老年人和肥胖者；在经济发展迅速、生活方式改变较大的国家与地区其患病率呈快速上升的趋势。这类糖尿病患者初发病时一般血浆胰岛素绝对水平并不低，但胰岛素刺激释放试验显示胰岛素释放高峰减低并后移。表明胰岛B细胞功能障碍与胰岛素活性损伤常同时表现于同一患者身上。2型糖尿病的发病特点为其发病机制的研究提供了线索。

（一）2型糖尿病发病的遗传机制

现代医学的观点认为大多数疾病的发生和患者的遗传背景有关。美国Pirna Indian流行病学调查第一次明确了2型糖尿病发病与遗传背景的关系。支持2型糖尿病发病过程中经典遗传因素的作用（指因DNA序列改变而发病）的证据来自以下几方面：

1. 种族患病率 表明世界上各种族之间2型糖尿病患病率各不相同。即使在同一国家，不同种族之间患病率亦不相同。美国Pirna Indian 20岁以后糖尿病患病率高达35%，而美国人糖尿病平均患病率为7%。但在混血Pirna Indian中这一患病率与全美国平均患病率相近。

2. 阳性家族史 2型糖尿病患者常有明确的家族史。但阳性家族史的百分比在各民族、各国中并不完全一致。

3. 孪生子患病率调查 在孪生子中调查表明，2型糖尿病共患率在单卵双生子波动在20%～90%之间。这一较大波动的原因可能与调查方法与被调查者年龄有关。考虑年龄因素修正后结果为70%～80%。而双卵孪生子2型糖尿病共患率仅为9%。

4. 与糖尿病发病明确相关的致病单基因位点 如下所述。

（1）胰岛素基因：1979年报道了第一个胰岛素基因点突变家系，至今已有两大类13个家系6个位点突变被查明。高胰岛素血症类是由于胰岛素基因突变造成胰岛素与胰岛素受体结合力改变，生物活性下降，清除减慢。高胰岛素原血症类是由于合成的胰岛素原的肽链上氨基酸变异，使得胰岛素转换酶不能在该位点完成内切修饰，造成胰岛素原过多而成为高胰岛素原血症。

（2）胰岛素受体基因：1988 年首例报道。现已有四十余种编码区突变形式的报道。大部分为点突变，亦有缺失类型。可按突变造成受体功能改变分为两类。受体数目减少一类，受体亲和力减低为另一类。

（3）葡萄糖激酶基因：1993 年明确报道葡萄糖激酶基因突变糖尿病家系。突变形式多样，多见于 MODY 家系（可达 50%）。

（4）线粒体基因突变：1992 年确认线粒体基因突变是特定糖尿病类型发病的原因。这一类型突变在中国糖尿病患者中亦有报道。

世界上不少家实验室为寻找 2 型糖尿病致病基因、关联基因投入了大量工作，筛查了几百个候选基因。其中主要包括与糖、脂代谢相关激素、受体、载体的基因，葡萄糖、脂肪代谢通路限速酶的基因等。因单基因突变致 2 型糖尿病发生者不超过其总体的 10%。至于与糖尿病发生相关联，与其并发症发生相关联基因的研究报道更比比皆是，无法一一详述。国内研究人员对上海、山东、福建、辽宁等地的 102 个至少是两代以上都患有 2 型糖尿病的家系，进行微卫星多态性全基因组扫描、分型和连锁分析，在人体 9 号染色体短臂 21 带区域发现两处位点存在 2 型糖尿病的易感基因，其功能意义上需进一步探索。

虽然上述 4 点均支持 2 型糖尿病发病机制中遗传因素的作用，但截至目前的工作并未能发现 2 型糖尿病患者的致病基因。即使是在遗传背景完全一致的单卵孪生子中，糖尿病的共患率也未达到 100%；加之近年来糖尿病发病率在经济迅速发展的国家与地区几乎呈现流行趋势，使得 2 型糖尿病发病机制不能单纯用经典遗传因素来解释。其原因何在？遗传学的另一个研究领域——表观遗传学研究正在揭示这一差异存在的机制。表观遗传学是指一门不涉及 DNA 序列改变，而研究遗传信息传递过程状态变化（如 DNA 甲基化、组蛋白乙酰化、染色体重塑、RNA 干扰）和基因表达谱在代间传递现象的遗传学。经典遗传学和表观遗传学构成了阐述遗传现象的两个方面。表观遗传学研究的具体内容分为两大类：①基因选择性转录表达的调控：这里包括 DNA 甲基化、基因印记、组蛋白共价修饰、染色质重塑等调控方式。②基因转录后的调控：非编码 RNA、微小 RNA、反义 RNA、核糖开关等调控方式。这就意味基因组学含有两类信息，经典遗传学提供的是遗传模板信息，通过 DNA 的精确复制、转录和翻译，生物体的遗传信息得以稳定传递；而表观遗传学提供的则是何时、何地以及如何传递应用模板信息，通过 DNA 一系列表达调控途径，将遗传与环境变化结合在一起，使遗传信息传递有着一定的反应调整和适应性。表观遗传学从另一个角度提供了环境因素对遗传信息传递所起到的主动与直接作用的理论与实验依据。

（二）2 型糖尿病发病相关的危险因素及机制

目前公认的 2 型糖尿病两大发病危险因素为年龄和肥胖，特别是前者被认为是不可控的自然规律因素。随着年龄增长随机出现的 DNA 甲基化会不断积累，有可能是糖尿病、代谢综合征在老年人群中高发生的一个原因。但表观遗传学改变是不稳定的，可能受到食谱、体重和其他环境因素的影响。最近的研究结果表明，肥胖、糖尿病的发生与肠道菌群谱变化有着密切的关系；这一研究正在成为解释肥胖这一高风险因素与 2 型糖尿病发生机制的热点领域。最早提出这一假说的是 Cordon 研究团队，他们注意到无菌环境下饲养的小鼠，即使热量摄入高出 29%，全身体脂仍低于常规状态下饲养小鼠的 40%。如果将常规状态下饲养小鼠盲肠部位的菌群注入无菌小鼠肠内，2 周内无菌小鼠的体脂可增加 57%，肝内三酰甘油增加 2～3 倍；并出现明显的、与食物摄入量和能量支出无关的胰岛素抵抗现象。

人类肠道中有着巨量不同类型的细菌，数量至少是 10^{14}；种类在 1 000 种左右，肠道优势菌群约有四十余种；细菌数量从小肠开始逐渐增加，在十二指肠部位约为 10^4 菌落/每克组织，在回肠末端达到 10^7 菌落/每克组织。小肠中主要是需氧的革兰阴性菌，也有部分厌氧菌。在大肠部位，细菌数量约为 10^{12} 菌落/每克组织，主要是厌氧菌；据估计 60% 的大便量是由菌落形成的。综合应用 PCR、点杂交、印记、原位杂交以及 DNA 芯片等技术检测发现人类胃肠道内菌群主要由厌氧菌构成；这些厌氧菌分属三大细菌门类：革兰氏阳性菌的 Firmicutes 和 Actinobacteria 以及革兰阴性菌的 Bacteroidetes。Firmicutes

是一个有着200多个分支的细菌大门类，包括Lactobacillus、Mycoplasma、Bacillus以及Clostridium，等类型；Actinobacteria（门类下有着20余种类型细菌）以及革兰阴性菌的Bacteroicletes均为胃肠道中的主要菌群，但后者常常为RNA序列检测方法所遗漏，仅能被FISH方法所检出。肠道菌群的基因组称之为微生物基因组学（microbiome）。微生物基因组规模超过人类基因组百倍以上，微生物基因组学重要的代谢与生物学作用现在还远未被认识。目前的研究证据越来越表明肠道内菌群谱与健康状态和疾病发生之间有着密切关系。

无菌状态和常规状态下的小鼠喂饲同样热量的高脂和高碳水化合物食物8周，无菌小鼠体重和体脂量明显低于常规状态下的小鼠，同时由于这种食物喂饲诱导下的出现的胰岛素抵抗和葡萄糖不耐受现象在无菌小鼠身上也低于常规状态小鼠。瘦素（leptin）基因缺陷性小鼠（ob/ob小鼠）出现肥胖的趋势可因两种优势菌群（Bacteroiaietes和Firmicutes）增加而改变。与同样喂饲富含多糖食物的对照小鼠比较，增加Bacteroidetes和Firmicutes的ob/ob小鼠肥胖发生减少了50%。另外，膳食、肠道菌群和能量平衡之间的关系在食物诱导肥胖动物模型上得到进一步证实。抵抗素样分子β（resistin－like molecule β，RELM－β基因敲除小鼠可抵抗高脂饮食诱导的肥胖。当抵抗素样分子β基因敲除小鼠从喂饲一般食物转为喂饲高脂食物和野生型对照小鼠从喂饲高脂食物到喂饲一般食物时，两种小鼠肠道内的菌群类型和功能特点出现同样的相互转换，表明膳食类型在肠道菌群变化中的主导作用。

为进一步探索肠道菌群变化与肥胖发生和膳食变化的因果关系，从肥胖和瘦小鼠回盲部采集的肠道细菌被注入无菌小鼠肠道内。2周后，与接受瘦小鼠肠道菌群注入的无菌小鼠相比较，接受肥胖小鼠肠道菌群注入的无菌小鼠从食物中吸收更多的热量并且增加更多的脂肪组织。这样的结果已经不同实验室报道，喂饲同样热量，接受肥胖小鼠肠道菌群注入的动物比接受瘦小鼠肠道菌群的动物表现出更明显的胰岛素抵抗和脂肪蓄积。

人体试验研究支持同样的结论。与非肥胖者相比较，12名肥胖者远端消化道菌群特点为较低的Bacteroidetes菌群和较高的Firmicutes菌群。在随机的脂肪或是碳水化合物食物限制52周后，Bacteroiaietes菌群比例升高，同时伴有在无进食改变状态下的体重下降。

一项包括154例单卵和双卵肥胖和非肥胖孪生子以及他们母亲在内的综合研究表明，肥胖与某些肠道菌群的多样性明显减少有关。与非肥胖者相比，肥胖者表现为较低的Bacteroidetes菌群和较高的Actinobacteria菌群。这一较大规模的研究提示，在某种程度上，人的肠道菌群类型在同一家庭成员中相近，并很大程度上遗传自母亲。对于细菌的结构和功能而言，这一肠道菌群的遗传性较之个体的实际遗传关系更重要。截至目前的人体试验研究一般多支持以上肠道菌群与肥胖发生有关的结论，但试验结果并不完全一致。这里有方法学问题，也有人的生活方式与实验动物之间的差别。由此也可见，胃肠道菌群类型的研究与采用的检测方法、检测对象的生活方式状态，取材部位均有密不可分的关系。关于肠道菌群改变与人肥胖和疾病发生之间的关系需要进一步研究证实。

目前经研究提出的肠道内菌群谱与健康状态和疾病发生相关的可能机制有：

1. 增加小肠绒毛毛细血管与肠道单糖吸收　高脂、高糖膳食可使得小肠绒毛毛细血管成倍增加，并增加单糖的吸收。门脉血液内增加的单糖水平可以刺激碳水化合物反应性结合蛋白介导的和甾体反应性结合蛋白－1介导的肝内和脂肪组织内脂质生成；最终导致肝内和脂肪组织内的脂质蓄积。另外肥胖动物肠内菌群基因组分析显示缺少与刺激肠运动相关的菌群，而富含酵解、水解糖分、转运单糖的菌群。

2. 促进循环三酰甘油在脂肪细胞中存储　肠道菌群变化可以抑制小肠内一种脂肪组织脂蛋白酯酶抑制物（fasting－induced adipose factor，FIAF）的分泌，FIFA也被称为促血管新生因子样蛋白－4（angiopoietin－like protein－4），从而导致循环血内三酰甘油在脂肪组织中的蓄积。同时高脂膳食环境下的肠道菌群易将食物中的胆碱转化成为具有肝毒性的甲胺，减低胆碱在脂代谢中生物活性，从而促进肝脏的脂肪分解、胰岛素抵抗和脂肪过氧化发生。肠道菌群还可能通过直接影响宿主的胆酸乳化与吸收和间接通过影响胆酸相关信号途径与肝脏脂肪存储和脂质过氧化发生关系。

3. 影响肝脏与肌肉组织中脂肪酸氧化途径　无菌小鼠肝脏与肌肉的脂肪酸氧化活性增加；这一活

性增加可能与以下相互和独立的机制有关：①增加 AMPK（AMP－actived protein kinase）的活性，从而提高一系列线粒体脂肪酸氧化关键酶，包括乙烯辅酶 A 脱羧酶的活性。②增加 FIAF 诱导的 PPAR－相关活性因子－1α 的表达，这一核转录相关因子是参与脂肪防酸氧化途径核受体和蛋白酶活性的关键相关活性因子。

目前的研究揭示肠道菌群在机体能量平衡中三方面的作用为：①影响食物能量的摄取：包括通过肠道食物分化与吸收从而影响食物能量的摄取；②影响能量存储：通过循环三酰甘油、极低密度值蛋白的组织细胞内积蓄从而影响能量存储；③影响能量的支出：通过参与调解组织脂肪酸氧化过程从而影响能量支出。

4. 对肠道分泌多肽的影响　肠道菌群可以合成大量的糖类水解酶，这些酶可将多糖分解为单糖和短链脂肪酸。这些被分解的物质除了是重要的内源性脂质合成物质，某些短链脂肪酸还是 G－protein 偶联受体（G－protein coupled receptor，Gpr41，Gpr43）的配体。在配体结合受体时可刺激 PYY 分泌，引起肠道吸收增加。

与单纯碳水化合物食物相比较，益生菌和碳水化合物混合食物可以增加小肠内 Lactobacilli 和 Bacteroidetes 菌群数量，使得小肠屏障功能增强；减轻内毒素血症、肝脏与全身炎性细胞因子生成和氧化应激反应。同时也可使循环中 GLP－1、GLP－2 水平增高。这些作用可因事先使用 GLP－1、GLP－2 拮抗剂或激动剂而减低或增强。这些结果表明 GLP－1、GLP－2 可介导益生菌效用。

人体益生菌随机对照研究表明，妊娠妇女在产前 4 周至产后 6 个月摄入益生菌（Lactobaccillus rharnnoses）的干预方式是安全的，对产后 1～2 年的婴儿体重控制有一定的作用，并可降低 4 岁时的体重的增加趋势（根据出生体重调整后的）。

5. 其他全身效应　除了以上涉及的肠道菌群在机体能量平衡中的作用外，肠道菌群还参与了以下过程的发生。

（1）慢性炎症反应：肥胖、胰岛素抵抗以及糖尿病、心脑血管疾病患者存在慢性炎症的现象早已被人所认识。关于这一慢性炎症的来源曾被归因于脂肪组织释放的炎症因子。肠道菌群的研究进一步解释了机体代谢与免疫关系之间的联系。

1）与肠道菌群相关的慢性炎症——低程度内毒素血症：肠道革兰氏阴性菌壁上的成分——脂多糖（lipopolysaccharide，LPS）可通过与免疫细胞表面受体复合体（CD－14 toll－like receptor－4，TLR－4）的途径激活炎症反应。去除免疫细胞表面 TLR－4 可以防止高脂食物喂饲导致的胰岛素抵抗发生。高脂膳食可以激活肝脏中的巨噬细胞——Kupffer 细胞，导致胰岛素抵抗和葡萄糖耐量受损。选择性地去除肝脏 Kupffer 细胞可以有效地改善肝脏的胰岛素抵抗和全身脂肪储存。4 周喂饲高脂膳食的小鼠不仅表现出肥胖，同时出现肠道菌群变化（Bifidobacteria 和 Eubacteria spp 菌类减少）和循环血中 LPS 水平增高 2～3 倍。研究者称此现象为“代谢性内毒素血症”（metabolic endotoxemia），因为虽其血内毒素水平较之对照组小鼠升高，但远远低于真正败血症休克的水平。皮下注射 LPS 同样可以产生以上代谢紊乱现象。CD－14 受体敲除小鼠就没有以上对高脂食物喂饲和皮下注射 LPS 的反应。这一 LPS 效应的研究同样在人体研究中观察到。低程度内毒素血症可增高血中 TNF－α 和 IL－6 水平并增进胰岛素抵抗；高脂、高糖膳食可以诱发餐后血浆 LPS 水平升高，同时伴有单核细胞内，TLR－4、NF－κB、SOCS－3 表达水平增加；这些现象在进食富含纤维和水果的膳食后则完全观察不到。高脂喂饲小鼠和 ob/ob 小鼠服用抗生素可以减低肠内 LPS 水平并减轻代谢性的内毒素血症，改善肥胖体征。

2）不同食物引发不同程度的内毒素血症：高脂食物可以增加小肠通透性和升高血中 LPS 水平，提示肠内脂肪吸收与分泌可能在 LPS 进入门静脉血流中起主要作用。这一作用也在人体研究中被证实：201 例健康男性血中 LPS 水平与他们 3 天内摄入的总热量和脂肪量呈正相关，而与其他营养素摄入无关。高脂膳食诱发的急性内毒素血症中的 LPS 浓度水平已经足以激活体外培养的人动脉内皮细胞，其效果与人动脉内皮细胞接受单核细胞释放可溶性 TNF－α 相一致。比较单一食物，如葡萄糖、奶油和橘子汁食品对健康人血浆内毒素、氧化水平和炎性标记物水平的影响，NF－κB、SOCS－3、TNF－α 和 11－1β 水平在摄入葡萄糖、奶油后明显升高；血浆 LPS 水平和 TLR－4 表达仅在摄入奶油后升高，而服用橘子汁则对这些标志物水平无影响；并且在摄入高糖、高脂食物时加服橘子汁还可抑制单纯摄入高糖、高脂食物时诱发的 LPS、相关炎性标志物和 TLR－4 表达的升高。另一个可以诱发内毒素血症的物质为果糖。小鼠过量摄入果糖 8 周可使门脉中内毒素水平升高 27 倍；同时伴有明显升高的血中炎性标志物以及胰岛素抵抗的出现。以上研究表明脂质和果糖是可较强引发内毒素血症和炎性反应的食物；这与肠道菌群 LPS 生成和吸收增加有关。这类食物是如何增加 LPS 生成与吸收仍有待进一步研究。

以上研究表明肠道菌群在能量代谢不同环节途径上的参与最终产生了肥胖、胰岛素抵抗乃至糖尿病发生的整体效应。膳食结构与肠道菌群以及慢性炎症状态密切相关，与肥胖、胰岛素抵抗以及糖尿病发生密切相关；这不仅提供了生活方式、环境因素与疾病发生的途径机制；也从另外一个方面提示生活方式干预可以提高健康状态，预防疾病发生的分子学基础。

（2）生命初期的作用：胎儿在子宫内是处于无菌状态的，出生后暴露于细菌包围中。KOALA 出生队列研究表明，婴儿期的肠道菌群与分娩方式、喂养方式、住院、出生时的发育情况以及抗生素使用有关。与自然分娩的婴儿相比较，剖宫产分娩的婴儿肠道菌群中较少两种防止肥胖的 Bifidobacteria 和 Bacteria spp 菌群；而更多为 C. difficile 菌群。婴儿出生第一个月菌群尚在动态变化中，肠道菌群在出生后 1～2 年内稳定，特别是第一年对每个人的肠道菌群形成至关重要。不同喂饲方法也会影响婴儿肠道菌群谱。母乳、配方奶喂饲婴儿各有其优势肠道菌群，目前尚需要长期队列研究才能阐述这些不同类型的肠道菌群，以及不同生活方式与婴儿今后健康与疾病发生的关系。

（3）抗生素的应用：人口服 5 天抗生素后，肠道菌群大约需要 4 周时间恢复到既往状态，有些菌群的恢复可能需要长达 6 个月的时间。婴儿使用抗生素后可能会使得不利于肥胖发生的 Bifidobacteria 和 Bacteria spp 菌群减少，并且 Bifidobacteria 菌群恢复较慢，而 Bacteria spp 常常不能恢复。

虽然已有不少动物与人体研究表明肠道菌群与肥胖、胰岛素抵抗和糖尿病发生有着密切的关系；但要证实其中的因果关系还需要进一步的研究和人体试验证实。目前的研究至少提供了一个事实，即人体健康状态与包括个体生活方式在内的环境因素有着密不可分的关系。养成健康生活方式是维护机体健康最基本的保障。

流行病学研究所显示，明确 2 型糖尿病患病风险因素和强化生活方式干预可以显著降低具有糖尿病发生风险个体的糖尿病发病率，从正反两个方面表明 2 型糖尿病的发生与生活方式密不可分。目前所知与糖尿病发病密切相关的主要三大生活方式因素为：饮食结构、日常运动量、吸烟与否。而形成生活习惯与方式的主导原因很大程度上取决于每个人对健康的意识和对自己行为的掌控能力。支持生活方式影响 2 型糖尿病发病的现象可见于同一民族在世界不同地区生活而表现出的不同患病率。在广岛本土的日本人糖尿病患病率为 7%，在美国夏威夷的日本移民患病率为 13%。在中国大陆居住的华人糖尿病患病率为 4%，而在中国台湾这一概率为 5.7%，在香港特别行政区为 6.7%，在新加坡为 8.6%，在毛里求斯高达 16.6%。

饮食结构是与代谢性疾病发生关系最密切的因素之一。第二次世界大战后半个多世纪的相对和平，使得绝大多数国家人民生活水平较之 50 年前有了很大的提高。随之而来的是 2 型糖尿病患病率在世界各国的攀升，发病年龄提前。特别是在经济发展迅速，饮食结构改变较大的发展中国家。以中国为例，在近 20 年里，中国绝大部分地区，特别是经济较发达的城市及城镇地区，居民饮食结构发生了很大变化。与此同时，全国糖尿病平均患病率已由 70 年代末的 1%，上升目前的 4.5%。发病年龄大大提前，特别是在 20～30 岁青年中，糖尿病患病率较 20 年前大大增加。2 型糖尿病在发展中国家大规模发病与人群早期（胚胎时期）营养不良有关。在世界各地的调查一致显示，低出生体重新生儿在成人后糖耐量减低，极易发生糖尿病。实验室动物实验表明，给妊娠母鼠喂饲含 50% 正常蛋白质含量的等热量食物，其产生的子代胰岛细胞小，血管少，白细胞分泌能力减低。70 天后糖耐量减低，胰岛素分泌减低。同时子代肝中葡萄糖激酶活性下降，肝细胞对胰岛素反应不敏感。子代雄鼠中表现为胰岛素外周作用减低明显，而雌鼠则胰岛素分泌功能显著减退。这点与人的表现一致。这种特性在成年后依然存在。上述改变仅在母鼠妊娠期营养不良的子代中出现而不在母鼠哺乳期营养不良的子代中出现。说明胰岛 B 细胞功能及胰岛素靶器官对胰岛素敏感性受到早期营养状况的影响。营养成分，特别是胚胎期营养成分改变DNA甲基化和组蛋白乙酰化水平导致细胞凋亡和某些相关基因表达异常是用以解释这些现象的分子基础。妊娠期间营养不良可致下一代胰岛功能损伤，但妊娠时血糖过高同样也会导致子代代谢紊乱。加拿大研究人员报道母亲患有妊娠糖尿病的子女在学龄儿童时就具有IGT和超重的风险。

运动可增加能量消耗，维持机体能量平衡。正常人骨骼肌占体重的40%，是机体重要的外周葡萄糖利用器官。肌肉活动时，肝脏葡萄糖输出增加，肌肉葡萄糖利用加速。短期轻微活动时，肝脏葡萄糖输出增高与肌肉利用保持平衡。轻度活动达40分钟两者之间已呈轻度负平衡，血糖水平略有下降。运动后40分钟，肌肉摄取葡萄糖的量与休息状态相比仍高3～4倍。由此可见，运动对维持机体能量平衡及加强外周组织葡萄糖利用的益处。现代都市人体力活动明显减少是导致糖尿病患病率上升的另一个不可忽视的原因，加强合理运动也是生活方式干预糖尿病发生的一项重要有效措施。

吸烟：据Persson对3 129名年龄在35～60岁的男性居民调查表明，每天吸16支香烟以上者，其糖尿病发病危险是不吸烟者的2.7倍。但未发现吸烟与IGT发生相关。在同样的BMI情况下，不吸烟者葡萄糖刺激后胰岛素分泌水平高于吸烟者。而吸烟者内脏脂肪量，空腹血糖及胰岛素水平均较不吸烟者为高。吸烟可加重胰岛素抵抗现象。另有人报道吸烟者餐后2小时血糖水平并不较不吸烟者高，但其HbA1c水平升高，提示吸烟者体内易发生糖化反应。

增龄与肥胖是两个公认的重要糖尿病易感因素。2型糖尿病患病率随增龄上升，60岁以上老年人患病率明显高于其他年龄组。这在世界各地任何种族都是一致的。2型糖尿病因此被称之为与年龄相关的老年性疾病。增龄还可与不良的生活方式产生共同的效应——肥胖。以下部分将以增龄与肥胖为切入点，分别阐述环境因素所造成病理生理改变及可能机制。

增龄造成的糖代谢改变所涉及的发病机制及效应有以下几点：

（1）胰岛细胞对葡萄糖诱导产生的胰岛素分泌反应减低。在形态上，老年人胰岛细胞变性增加，B细胞数目减少，A细胞数目相对增加。虽然单个胰岛细胞内胰岛素含量有所增高，但在功能上，胰岛细胞葡萄糖转运能力下降，葡萄糖氧化减少。葡萄糖刺激胰岛素原（proimulin）合成作用亦受损，这一作用似发生在前胰岛素原（preproinsulin）mRNA水平上。不仅葡萄糖诱导的胰岛素分泌受到增龄的影响，精氨酸、磺脲类药物刺激胰岛素分泌作用均随增龄而减退。提示增龄对胰岛B细胞的作用是多方面的。虽然老年人基础胰岛素水平并不减低，但这并不能提示老年胰岛分泌能力正常，也可能与胰岛素清除速率下降有关。

（2）胰岛素介导的葡萄糖摄取能力减低，使葡萄糖外周利用下降。肌肉组织是由胰岛素介导葡萄糖摄取的主要外周组织。从30～70岁，人肌肉组织减少30%～45%，脂肪组织在男性增加18%～30%，女性则增加26%～36%，脂肪细胞表面积增大19%。这是使葡萄糖利用下降的一个原因。由于胰岛素外周作用下降，胰岛素在肝内抑制糖生成作用减低，使肝脏糖生成人血增多。另外，老年人消化道糖吸收减慢。与20岁左右的青年人相比，70～80岁老年人口服100g葡萄糖270分钟后吸收率减慢67%～81%，但消化道吸收减慢对糖耐量的影响不是主要原因。如果将口服葡萄糖耐量实验改为静脉注射葡萄糖耐量实验仍可见老年人糖耐量减低的现象。

（3）患病率随年龄上升反映了随增龄器官功能，特别是储备功能衰退的状况。老年人空腹血糖水平随年龄增加有所升高。这一变化大约出现在60岁左右。其特点为：空腹血糖每10岁增加0.11mmol/L，餐后2小时血糖每10岁增加0.44～1.11mmol/L。其中空腹血糖变化较餐后血糖变化小。只有在大规模检测或长期固定随访中才能发现。不仅空腹血糖随增龄而增高，葡萄糖耐量也随年龄增长而减退。

老年人胰岛素、胰高血糖素水平及两者间比例，前臂肌肉糖摄取的能力与年轻人比较无明显变化。但对葡萄糖刺激反应能力大大减低。老年人胰岛素受体亲和力没有改变。胰岛素作用减低很可能是受体后的改变所致。随增龄出现的糖代谢改变与一般肥胖及糖尿病情况下有所不同。这也提示不同情况下糖代谢改变的机制可能有所不同。表观遗传学研究表明随着年龄增长随机出现的DNA甲基化会不断积累，使得基因表达调控有所改变，这也是糖尿病、代谢综合征这类代谢性疾病在老年人群中有着高发生率的一个原因。老年人常同时伴有肥胖，两者对糖代谢及胰岛素作用的负性影响可能是叠加的。使增龄造成的改变更加显著，成为老年人易患糖尿病不可忽视的因素。增龄因素这一既往被认为是不可控的自然规律发病因素目前也正在被干预手段所消减。

肥胖造成糖代谢改变所涉及的发病机制及效应有以下几点：

（1）代谢紊乱：肥胖者常出现大量脂肪堆积，血生化代谢指标大都不正常。主要是血脂水平明显增高，特别是游离脂肪酸含量增高（目前我国临床常规血生化检测缺如此项指标）。游离脂肪酸水平升高，特别是饱和脂肪酸可抑制葡萄糖的利用。曾有报道外源性脂肪酸输入体内可形成轻度胰岛素抵抗模型。另外体内各部位脂肪代谢速率并不一致，腹部脂肪代谢速率要比臀部股部脂肪代谢活跃。因此，中心型肥胖者更容易表现为血中脂肪酸含量过高，高三酰甘油血症。代谢紊乱并不仅表现为血脂、血糖水平升高，体内堆积的大量脂肪组织本身就是活跃的分泌器官。脂肪组织可以产生数十种脂肪细胞因子（adipokines），分属几大类别：①激素类因子：瘦素（leptin）、抵抗素（resistin）、脂联素（adiponectin）、内脂素（visfatin）、网膜素（omentin）等；②酶类：脂蛋白酯酶、17β－2－羟胆固醇脱氢酶等；③炎性因子：肿瘤坏死因子（TNF－α）、IL－6、PAI－1 等。这些细胞因子中除脂联素对机体代谢平衡有着明确的正性作用外，其余的细胞因子不同程度地参与了胰岛素抵抗的发生、前炎症状态的形成。体内堆积脂肪所产生的大量细胞因子作用与作用机制已经成为近年来研究的热点，这里也就不再赘述。新的脂肪因子及其作用的研究在今后也一定会不断地被报道。

（2）胰岛 B 细胞功能受损和胰岛素本身及作用改变：胰岛细胞功能受损是近年来糖尿病发病机制中颇受瞩目的一个方面，它与胰岛素功能抵抗构成了糖尿病发生病理生理过程的两个方面。胰岛 B 细胞主要功能是完成以葡萄糖为首的血中营养物质和其他调节因素调控的胰岛素释放，从而维持机体以代谢为基础的生命活动的平衡。而要准确完成这一主要功能则需要至少两大部分的保障：①胰岛 B 细胞形态完整正常；②胰岛 B 细胞分泌功能正常，这一分泌功能实际涉及对葡萄糖等相关重要胰岛素释放刺激物质的敏感性、胰岛素合成修饰、细胞内转运贮存、刺激下分泌等一系列环节。因此，胰岛 B 细胞功能受损既包括形态学上的异常，也包括分泌功能的异常。有人认为糖尿病是胰岛 B 细胞凋亡的不同进程表现。增龄与肥胖虽非造成胰岛细胞功能受损和胰岛素抵抗的唯一原因，但却是主要相关原因之一。

已有研究表明胰岛 B 细胞功能受损与 β 细胞数量减少有关。2003 年 Bonner－Weir S 等人报道大规模的尸检结果发现，空腹血糖受损者和 2 型糖尿病患者 β 细胞数量均明显减少，并以后者为著；而且糖尿病患者体内 β 细胞凋亡频率明显增高，但增生、复制功能正常，说明 β 细胞凋亡增加是其数目减少的根本原因。在 2 型糖尿病动物模型人胰岛淀粉样多肽转基因鼠及 Zucker 糖尿病肥胖（ZDF）鼠体内，亦有同样发现。说明 2 型糖尿病存在 β 细胞凋亡增加，提示胰岛 B 细胞凋亡参与 2 型糖尿病的发病过程。

2 型糖尿病 β 细胞凋亡增加的可能机制有以下几方面：①β 细胞内胰淀素沉积，通过细胞膜毒性作用导致细胞凋亡。尸检发现，90% 的 2 型糖尿病患者胰岛中有胰淀素沉积，伴 β 细胞数量减少，且胰岛淀粉样变性程度与糖尿病的病变程度一致，说明胰岛淀粉样多肽（IAPP）与 2 型糖尿病发病相关。人 IAPP 可诱导 β 细胞凋亡且二者呈剂量相关性；啮齿类动物 IAPP 无此特性。转入人 IAPP 基因的纯合子肥胖小鼠在高糖、高脂饮食、生长激素或糖皮质激素处理后胰岛内很快出现大量 IAPP 变性沉积，β 细胞凋亡水平大于复制水平，数量下降，最终发展为 2 型糖尿病。新形成的 25～6 000 小分子 IAPP 聚集物对胰岛细胞具有细胞膜毒性作用。小的 IAPP 聚集物可形成中等大小毒性淀粉样蛋白质粒子（ISTAPs），通过疏水区与细胞膜相互作用，引起非选择性离子通道开放，破坏膜的稳定性，导致 β 细胞凋亡，而成熟的大分子 IAPP 则无诱导细胞凋亡的作用。尸检发现，10% IFG 者 β 细胞内有 IAPP 沉积，但这些人 β 细胞减少却已达 40%，也证明 β 细胞数量下降是由 ISTAPs 所致，与细胞外大分子 IAPP 沉积物无关。IAPP 可通过增强胰岛 B 细胞株 RINm5F 内还原型烟酰胺腺嘌呤二核苷酸磷酸（NADPH）的氧化活性，使氧自由基生成增多，并通过细胞表面低密度脂蛋白（LDL）体来增强细胞对脂蛋白的摄取，使细胞内脂质沉积，产生细胞毒效应。人 IAPP 诱导 RINm5F 胰岛细胞凋亡与凋亡相关基因 p53 和 p21 野生型 p53 激活片段基因 1/细胞周期素依赖性激酶抑制蛋白 1（WAF1/CIP1）表达增强有关，β 细胞增殖反应越强，对人 IAPP 毒性作用越敏感。这些证据表明，IAPP 的形成过程与 β 细胞凋亡水平有关而非其自身的直接作用。②代谢紊乱所产生的糖脂毒性：胰岛B细胞在高血糖水平下，可通过调节β细胞Bcl家族水平、白介素（IL）21β/核因子2κB和己糖胺介导的路径诱导细胞凋亡；而高游离脂肪酸水平则通过神经酰胺、Caspase、Bc122、过氧化物体增殖物活化受体介导的路径诱导β细胞凋亡。高血糖和高游离脂肪酸状态还可以强化氧化应激反应，且二者具有协同效应致β细胞凋亡。③过度刺激（overstimulation）学说：该学说认为任何原因导致对胰岛B细胞的过度刺激均是胰岛B细胞功能丧失的原因，由于胞浆内Ca^{2+}浓度增高为其中央环节，也有人称其为"Ca^{2+}毒性"。Fridlyand等的研究提示较高水平葡萄糖刺激胰岛素分泌本身就是β细胞功能丧失的原因。以增加葡萄糖进入细胞的量、增加ATP/ADP之值、增加细胞内钙离子的方法增加胰岛素分泌，可见活性氧簇（ROS）的产物增加，氧化应激增加，从而可能导致细胞凋亡。肥胖者可因摄食过度造成血糖升高，刺激胰岛素分泌，细胞负荷过重。肥胖时脂肪细胞体积增大，细胞膜胰岛素受体数目减少，使得胰岛素作用减退。这一受体水平上的机制并不清楚。但这一过程是可逆的。随着体重削减，细胞膜上胰岛素受体数目可恢复正常。肥胖时脂肪细胞膜上胰岛素受体的亲和力并无改变。至于胰岛素受体后的变化机制将随着细胞内信号传导系统研究的深入进一步被揭示。胰岛素分泌过多的作用累积，可造成胰岛细胞的持久损伤。磺脲类药物同样也可以通过对胰岛B细胞的过度刺激引起胰岛B细胞的功能丧失。这点已在临床糖尿病治疗中引起了较大的关注，对调整治疗策略有着一定的指导意义。④在妊娠期间限制蛋白摄入会增加小鼠后代中胰腺细胞凋亡的速率，导致胰腺B细胞数量减少和破坏胰腺内分泌功能的发育。

文献报道胰岛B细胞功能受损可分为5个阶段：

A. 代偿阶段：此时存在胰岛素抵抗，胰岛细胞体积减少，胰岛B细胞分泌增加，使葡萄糖刺激的胰岛素分泌（GSIS）保持在正常范围。

B. 血糖开始升高：血糖水平在5.0～6.5mmol/L阶段，此时机体处于对β细胞功能损害的稳定代偿状态，葡萄糖刺激胰岛素分泌（GSIS）开始异常，且出现β细胞形态改变。

C. 早期失代偿的不稳定状态：血糖水平相对快速升高，并很快进入第四阶段。

D. 固定的失代偿：胰岛B细胞形态出现进一步严重改变。

E. 严重的失代偿状态：胰岛B细胞体积严重减少，直至出现自发性酮症。

由于2型糖尿病常同时存在胰岛素抵抗，其胰岛素分泌常高于正常水平。胰岛B细胞分泌功能的减退首先表现为最大负荷量（～25mmoL/L）的反应降低，早期时对8.3～11.1mmol/L之间的血糖刺激反应尚可正常。其临床进展的表现通常是葡萄糖所致的第一相胰岛素分泌消失，继之第二相胰岛素分泌延迟、血糖水平增高、胰岛素原不恰当分泌增多，最终基础（或静态）胰岛素分泌减少。其他非葡萄糖物质如氨基酸类、多肽类、肾上腺素类、磺脲类药物也可促进胰岛素的分泌，在胰岛B细胞对葡萄糖刺激的胰岛素释放反应减退后，这类物质的胰岛素释放作用也可用于临床对胰岛B细胞功能进行评价。

正常个体胰岛B细胞以脉冲的形式每8～10分钟释放胰岛素，离体培养的β细胞也有此特性。而2型糖尿病胰岛素的脉冲分泌消失。2型糖尿病患者分泌胰岛素原的比例增加是胰岛B细胞功能减退的另一临床特征，在急性刺激下和空腹状态均可较正常人有数倍的增加。IAPP与胰岛素共存于胰岛B细胞的分泌颗粒内，其在葡萄糖或其他因素的刺激下与胰岛素共同释放。2型糖尿病时伴随着胰岛素分泌的减少IAPP的分泌同时减少。由此可见，不同的2型糖尿病患者其胰岛B细胞功能受损是多方面的，且既有胰岛素分泌量的改变，又有胰岛素分泌方式的改变。后者又包括胰岛素分泌时相的异常改变和分泌节律的变化。另外在2型糖尿病的不同阶段，胰岛素功能受损的方式也有所不同。因此，应对2型糖尿病患者的胰岛B细胞功能进行综合评价，不仅有助于加深对2型糖尿病病理生理过程的理解，也将有利于治疗方案的完善。

由于很难在人体内进行同步的形态与分泌功能研究，目前所指的2型糖尿病胰岛B细胞功能受损主要所指的是分泌功能受损。2型糖尿病中β细胞功能受损可以以多种形式表现出来，包括在葡萄糖和非葡萄糖类促分泌剂作用下胰岛素分泌功能的下降、脉冲样胰岛素分泌的改变、胰岛素原向胰岛素转化的异常以及胰岛淀粉样多肽（IAPP）的分泌减少。

关于胰岛素作用异常与2型糖尿病发病机制的关系将在胰岛素抵抗章节中详述。

（3）拮抗因素的变化：与胰岛素作用相拮抗的因素在不良生活方式下加重。肥胖时不仅有糖皮质激素、儿茶酚胺水平增高的报道，这些拮抗激素水平的升高均能导致或加重胰岛素抵抗的发生与发展成为糖尿病。糖尿病分类中有源自于这些激素水平升高疾病导致的伴发糖尿病类型。

另外，美国研究人员报道，不仅高龄糖尿病孕妇的子女易患代谢综合征和糖尿病，肥胖孕妇即使不符合妊娠糖尿病诊断，其子女同样易患代谢综合征，这一现象不仅存在于糖尿病高发种族中（如 Pima Indian 人），也同样存在于非糖尿病高发的种族中。提示肥胖不仅对肥胖者本身代谢产生不良影响，肥胖女性妊娠时的代谢环境对胎儿生长及其成年后的代谢状态均有影响。

在讨论2型糖尿病发病过程时，既往强调胰岛细胞功能障碍为先，认为其是血糖升高的主要原因。自20世纪80年代以来，组织对胰岛素生理作用不敏感或称为胰岛素抵抗导致血糖逐渐升高，胰岛细胞负担加重，失代偿而致糖尿病发病的学说越来越被接受。胰岛素抵抗不仅作为糖尿病发病的重要机制，而且作为多种疾病发病的中心环节越来越受到重视。进入21世纪后，胰岛细胞功能障碍学说又转而渐占上风，形成主流。其实结合糖尿病的定义可以认为2型糖尿病发病机制的核心是机体不能维持胰岛素介导的整体代谢平衡。这一过程中既有胰岛细胞功能障碍也有胰岛素作用障碍，只是在疾病发生发展的不同阶段表现的形式不一致而已，而这种形式不一的表现源自于复杂的发病因素相互作用，并无定式。胰岛细胞功能障碍与胰岛素作用障碍在发病过程中作用的主次轮回之争所表现的是我们对发病复杂现象的主观认识角度在转换，从一个方面表明我们的认识在全面化；希望通过2型糖尿病发病过程与发病机制的研究，我们认识世界的能力能有所提高，用一种学说或观点解释多元复杂现象的方式无论如何都会显得幼稚无力。

已经问世近百年的热量限制的研究结果表明，热量限制可以消解增龄和肥胖这两大糖尿病发病危险因素。首先热量限制的效应表现为可以提高机体众多器官功能，延长生物体的寿命，在一定程度上延缓衰老的发生；另一方面热量限制能够防止肥胖的发生，从而减轻其导致的糖尿病。热量限制这一简单行为所显示的多种生物学效应一直吸引着人们进行其作用机制的探讨。在提出自由基减低学说、代谢速率改变学说、节俭基因学说等一系列可能机制后，通过对热量限制延长寿命的酵母、蠕虫、果蝇等生物的基因表达谱的研究揭示了一类热量限制作用的分子机制——Sirt2 基因的高表达。Sirt2 基因保守，从原核生物到人类均存在其同源基因，由此表明了其功能的重要性。在人类基因组中有7个基因与 Sirt2 同源，分别被称为 Sirt1～7 或统称 Sirtiuns；其中位于10号染色体上的 Sirt1 与 Sirt2 同源性最高，研究也比较深入。Sirt1 蛋白是依赖于 NAD^+ 的去乙酰化酶，NAD^+、NADH 和 NAM 都是物质代谢过程的重要中间产物，Sirt1 作为细胞内能够感受 NAD/NADH 改变的感受器对细胞代谢状态变化做出反应，从而参与调节众多的生理与病理生理过程。Sirt1 所催化的反应是参与基因表达重要调控机制的蛋白去乙酰化。目前的研究表明，Sirt1 通过其去乙酰化作用与一系列重要的转录因子相互作用，Sirt1 可通过 PGC-1α、PPAR-γ 及 FOXO 家族成员调节糖、脂代谢；通过 NF-κB、p53 调节细胞凋亡与炎症反应；通过 Ku70 参与 DNA 损伤修复等，在器官发育、代谢调节和应激方面起着重要的调节作用。最近发表的研究文章表明 Sirt1 与营养物质代谢平衡以及胰岛素敏感性有着密不可分的关系。适量饮用红葡萄酒有益于健康的机制之一是酒中含有可以刺激 Sirt1 表达的物质——Resveratrol。本章并不是为了特别介绍 Sirtiuns 的研究进展，而是以 Sirtiuns 这一高层次调节基因为例，说明环境因素作用的分子机制。按照既往线性思维的模式，人们推理促进这类基因的表达（如 Sirt1）能够模拟出热量限制所具有的一切正性作用，从而成为新的药物开发靶点。目前提高此类基因表达的药物开发确实已在进行中，但也有相左的结果报道：如人类细胞体外实验结果显示，提高 Sirt1 基因的表达并不能延长细胞寿命；在肿瘤细胞中此基因呈现出高表达的现象等。

表观遗传学所探索的正是遗传背景与环境因素相结合后出现的现象以及这些现象在生理及病理生理中的作用与意义。整个生命过程实际上就是生物体基因选择性时空表达的过程，这一过程充满着各种参与生命活动的大小分子物质的相互作用，其复杂性是目前我们尚未了解的，因而目前所知的参与表观遗传调节作用的蛋白质与基因正在成为研究的热点。表观遗传学的研究不仅有希望探索复杂疾病发生的遗传与环境因素相互作用机制，为疾病干预控制提供新的思路与途径；而且将极大地促进人们对客观世界认识观念从简单线性的方式向复杂综合的方面改变，从而进一步促进生命科学理论和技术方法的发展。

二、1型糖尿病发病机制研究

与2型糖尿病一样，1型糖尿病的发病机制目前尚不清楚。但为人们认可的共同处为1型糖尿病是一种多因素的自身免疫疾病。即某种目前尚不清楚的原因（可能为病毒）通过分子模拟作用，在有遗传自身免疫反应调控失常倾向的人体中形成了针对胰岛B细胞的抗体。破坏胰岛B细胞而造成的代谢内分泌疾病。1、2型糖尿病发病的不同特点众所周知。但在世界各地1型糖尿病患病率的差异远远大于2型糖尿病。在患病率最高的芬兰，14岁以下儿童1型糖尿病患病率高达45/100 000；而患病率较低的中国、韩国仅为0.5/100 000左右。相差约100倍。另外1型糖尿病也常有阳性家族史，提示种族遗传背景在患病中的作用。

人组织相容复合体各位点与1型糖尿病遗传易感相关性研究已进行了近30年，目前并无突破性进展。两个主要的MHC E类抗原——HLA－DQ、HLA－DR亚型得到公认。目前认为HLA－DR3/4 DQ8是具有明确风险的位点。根据多家研究结果表明，80%～90%的1型糖尿病患者携带有1对或多对某种DQALDQB1的易感基因联合的杂二聚体，表明HLA－DQA1和DQB1等位基因的特殊结合方式与1型糖尿病发病与否具有最强的相关性。其中，DQA1＊52－精氨酸和DQB1＊57－非门冬氨酸在1型糖尿病易感性中肯定有重要作用。但也有15%左右的患者并未携带这两类易感基因。我国研究人员发现HLA－DQA1/DQB1基因型和单倍体类型不仅与汉族人1型糖尿病易感性有关，而且与胰岛细胞自身抗体（ICA）有关。2号染色体q33上的细胞毒性淋巴细胞抗原4（cytotoxic lymphocyte antigen 4，CTLA4）和1号染色体p13上的LYP/PTPN22也被报道与1型糖尿病发生相关联。另外，也有MHC Ⅰ类抗原具有类似作用的报道。应用重组基因技术，对与1型糖尿病发病相关的基因进行了大规模的分析，同样揭示了不少易感基因区域。表明MHC E类抗原是强易感区域，但不是唯一的相关区域。

1型糖尿病发病与自身免疫反应有关的直接证据来自患者体内细胞与体液免疫反应异常。患者可同时存在其他免疫疾病体内出现多种自身器官特异性抗体，包括最早发现的抗胰岛细胞抗体（ICA）、抗胰岛素抗体（IAA）、谷氨酸脱羧酶抗体（GAD）和抗蛋白酪氨酸磷酸化抗体（IA2 or ICA512）等。白细胞移动抑制试验阳性、抑制性T淋巴细胞数及功能降低，K细胞数及活性增高。美国研究人员报道自身抗体的数目而非某一特异类型与1型糖尿病的发生有关。通过对1型糖尿病动物模型NOD小鼠的研究表明，T细胞亚群功能失平衡参与了起因尚不清楚的胰岛细胞炎症及损伤。其中两类T辅助细胞（Th_1、TH_2）数目及功能增强及抑制性T细胞数目功能减低可能起到了关键作用。比利时研究人员报道HLADQ2/DQ8和IA－2A自身抗体阳性相结合可用于判定1型糖尿病发病风险。在与1型糖尿病发病相关的因素中，长期以来认为某些病毒感染启动了1型糖尿病自身免疫反应。据芬兰总结自80年代初在全国范围内采用MNIR（measles－mumps－nr bella）三联疫苗及1985年底加用HMmopflitz45流感疫苗的结果来看，这些疫苗并未起到预防1型糖尿病的效果；相反有人认为芬兰随后1型糖尿病发病率上升与此有关。最近包括应用胰岛素、抗CD3、抗CD20抗体以及抗排异药霉酚酸酯（mycophenolate mofetil）、达利珠单抗（daclizumab）的多中心干预研究正在进行中。另外，有关利用各种来源干细胞诱导分化成胰岛素生成细胞移植治疗1型糖尿病的研究不仅是一种治疗措施的研究，也同时在进行发病机制的探索。

尽管本章分别阐述了1型和2型糖尿病的发病机制，但实际上所有涉及这两类主要糖尿病发生的因素会相互混合在一起对疾病发生起作用。这是了解糖尿病发病机制时应搞清楚的一点。疾病发病机制的探索是预防治疗该病有效对策的根据。自从1889年德国医生Oscar Minkowski提出糖尿病发病可能与胰腺组织有关，开创了现代糖尿病的研究，至今已有逾百年的历史。但正是这样一代人一代人的努力，将使解除糖尿病对人类健康威胁的愿望最终得以实现。

探索糖尿病发病机制的意义可能还远不止于此。糖、脂肪、蛋白质三大物质的体内代谢通路早在半世纪前就被阐明，但体内代谢的意义恐怕远不止分解与合成维持生命所需的物质。细胞间、器官间通过代谢过程、代谢产物传递信息、相互沟通，调整生命过程的运作，这点将随着糖尿病发病机制的研究不断被揭示，重新认识代谢的意义会显得而越来越重要。探讨一种疾病的发病机制从而对认识生命活动有所贡献，这也是我们探讨糖尿病发病机制另一意义的所在。

（葛　静）

第二节　糖尿病分型

对每一例糖尿病患者进行临床诊断分型时，需要全面评估患者的机体状况，如患者的营养状况，体重和身高并计算体质指数（BMI），测量腰围（W）及臀围（H）并计算腰围/臀围比率（WHR），既往史、糖尿病家族史、既往用药史、女性患者的月经史以及是否正在哺乳或妊娠；体检的阳性体征发现尤其是身体脂肪的分布；此外，还要进行一些必要的辅助检查以协助分型，如尿常规检查包括尿酮体、尿蛋白，血清胰岛素和C－肽测定，胰岛自身抗体如胰岛细胞抗体（ICAs）、谷氨酸脱羧酶抗体（GAD－ab）、胰岛素自身抗体（IAA）或人胰岛细胞抗原2抗体（1A－2A）测定等。目前推荐的临床分型是一种混合性的分型标准，主要的依据是确诊时的临床特点及发病机制和伴随情况，而病因与糖尿病类型之间的联系又不是绝对的。因此，对于一例糖尿病患者尽管在一段时间内只能被确定为某种临床类型的糖尿病，但是随着时间的推移及病情的变化，其分型可能会发生改变。

一、1980年WHO糖尿病分型

见表8－1。

表8－1　WHO（1980年）糖尿病分型及其他葡萄糖耐量异常类型

A. 临床分类

糖尿病（DM）

胰岛素依赖型糖尿病（insulin－dependent diabetes mellitus，IDDM）－Ⅰ型

非胰岛素依赖型糖尿病（noninsulin－dependent diabetes mellitus，NIDDM）－Ⅱ型

（a）非肥胖型NIDDM

（b）肥胖型NIDDM

其他类型糖尿病，包括伴随某些情况和综合征的糖尿病：①胰腺疾病；②内分泌疾病；③药品或化学制剂引起；④胰岛素受体异常；⑤某些遗传性综合征；⑥其他。

葡萄糖耐量异常（Impaired Glucose Tolerance，IGT）

（a）非肥胖型IGT

（b）肥胖型IGT

（c）伴有某些情况和综合征的葡萄糖耐量异常

妊娠期糖尿病（gestational diabetes mellitus，GDM）

B. 统计学上易发糖尿病分类（葡萄糖耐量试验虽然正常，但实际有发生糖尿病危险者）

既往葡萄糖耐量异常者（previous abnormality of glucose tolerance，Prev. AGT）

葡萄糖耐量有潜在异常者（potential abnormality of glucose tolerance，Pot. AGT）

二、1985年WHO糖尿病分型

WHO（1985年）糖尿病及糖耐量低减分型：

1. 临床类型　如下所述。

A. 糖尿病

（1）胰岛素依赖型糖尿病（IDDM，Ⅰ型）。

（2）非糖尿病依赖型糖尿病（NIDDM，Ⅱ型）

1）非肥胖型（包括在演变中的Ⅰ型）。

2）肥胖型。

3）年轻人中成年发病型糖尿病（maturity onset diabetes of the young，MODY）。

（3）与营养不良相关的糖尿病（MRDM）

1）胰纤维结石型（PFCPD）。

2）蛋白质缺乏型（PDPD）。

（4）继发性及其他：①胰源性糖尿病；②内分泌性糖尿病；③药源性及化学物性所致糖尿病；④胰岛素受体异常所致糖尿病；⑤遗传性综合征伴糖尿病。

B. 葡萄糖耐量减低（IGT）：①非肥胖型；②肥胖型。

C. 妊娠期糖尿病（Gestational Diabetes Mellitus，GDM）。

2. 统计学上易发糖尿病分类　葡萄糖耐量试验虽然正常，但实际有发生糖尿病危险者。

（1）既往有葡萄糖耐量异常的历史（Prev. AGT）：指以往有糖尿病性高血糖与 OGTT 异常现已恢复正常者，如妊娠期糖尿病分娩后 OGTT 已恢复正常、应激性高血糖或葡萄糖耐量低减。

（2）葡萄糖耐量潜在异常（Pot. AGT）：指有发生糖尿病的倾向，包括：①糖尿病患者的直系亲属；②属于高易感性的种族；③有抗胰腺胰岛及其产物的免疫活性。

该分型是在 1980 年分型的基础上，主要的修改点是增加了与营养不良相关性糖尿病（malnutrition related diabetes mellitus，MRDM）的类型。

3. 特点　胰岛素依赖型糖尿病（isulin dependent diabetes mellitus，IDDM 或Ⅰ型）和非胰岛素依赖型糖尿病（non isulin dependent diabetes mellitus，NIDDM 或Ⅱ型）的特点见表 8－2。

表 8－2　Ⅰ型糖尿病和Ⅱ型糖尿病特点的比较

特点	IDDM	NIDDM
流行病学（占所有糖尿病百分数）	＜10%	＞90%
病因和发病机制		
遗传因素－单卵性双胎糖尿病共患率	35%～50%	＞90%，接近 100%
胰岛细胞抗体（ICA）	发病时 60%～90%	＜3%，类似一般人群
伴有的自身免疫性疾病	常见	罕见
胰岛 B 细胞分泌胰岛素的量	很低	高分泌量（肥胖者）、正常或略低
胰岛素释放试验	扁平低曲线	分泌延迟，曲线高低与病程有关
C－肽	很低，刺激后仍低	正常，刺激后上升
病理		
胰岛炎	发病时 60%～90% 呈阳性	不存在
胰岛组织	明显减少	很少改变
胰岛 B 细胞数	明显减少	有的减少，有的增生
血管病变	一般 5 年后发生微血管病变，后期可有大血管病变	大血管病变发生较早，也可见广泛的微血管病变
死亡原因	约 40% 死于肾病变	约 70% 死于大血管病变，约 10% 死于肾病变
临床特点		
发病年龄	多在 30 岁以前，高峰 12～14 岁	一般在 40 岁后，50 岁后明显，60～69 岁组达到最高峰
发病情况	一般急起，少数缓起	逐渐发病

续　表

特点	IDDM	NIDDM
营养状况	一般较瘦，也可正常	多数较肥胖
症状	“三多、一消”明显	多无明显症状，也可有疲劳或餐前低血糖反应
酮症	常有	应激时可发生
病情稳定性	波动性大	相对稳定
缓解	只有蜜月期可暂时缓解	超重者当体重下降后可暂时缓解
对胰岛素的敏感性	敏感	不太敏感或耐药
治疗		
饮食疗法	必须执行	非常重要
运动疗法	适当	适当
口服降糖药物	单用一般无效	一般有效
胰岛素	必须使用	20%～30%需用

（一）与营养不良相关性糖尿病（MRDM）

此型糖尿病多见于亚、非、南美等热带的发展中国家，故又称热带性胰源性糖尿病，后经 WHO 定名为与营养不良相关性糖尿病。该型糖尿病的特点是：①起病年龄大多为 15～30 岁青少年；②消瘦明显，营养不良；③尿糖多而尿酮体阴性或弱阳性；④不少病例须用胰岛素治疗。

此型又可分为两种亚型：

1. 胰腺纤维结石型糖尿病　此型于 1955 年首先见于 Zuidema，故又称 Z 型。其临床特点：①胰腺大导管内有结石形成，病理上可见胰腺有慢性纤维化，胰体缩小，胰管扩大，内有钙化结石；②起病于青少年，男女之比约为 3 ：1；③由于胰腺外分泌功能受损，可导致慢性反复发作性腹痛、腹泻、消化吸收不良、营养缺乏等慢性胰腺疾病的临床表现；④血糖较高，有时可达 22～33mmoL/L（400～600mg/dl）；⑤大约有 80% 的患者须用胰岛素治疗；⑥即使停药，也很少发生糖尿病酮症或酸中毒；⑦患者大多于 40～50 岁死亡。

2. 蛋白质缺乏型糖尿病　此型因 1955 年首先见于西印度群岛的 Jamaica，故又称 J 型或 M 型。其临床特点：①起病于 15～25 岁青少年；②有长期蛋白质与能量营养不良史，以致极度消瘦，BMI 多小于 $19kg/m^2$；③血糖中度升高，必须用胰岛素治疗；④发生酮症罕见；⑤亚洲此病男女之比约为（2～3）：1，非洲男女性患病率相似，西印度群岛则以女性较多；⑥病因不明，可能由于长期营养不良导致蛋白质缺乏或来自于多食木薯地区的人群由于氰化物的毒性作用有关，造成胰岛 B 细胞数量及功能低下所致。但与 I 型糖尿病不同，糖刺激后仍有 C－肽释放。

（二）继发性及其他类型糖尿病

此型糖尿病较少，但它是一种在科学意义上非常重要的类型。本型除了有糖尿病的临床表现、发病机制外，还伴随有原发疾病的一些特征性表现。随着对糖尿病的深入研究和有关知识的扩展，此型糖尿病在数量上将会有很大的变化。以下是列出的一些引起继发性及其他类型糖尿病的常见原因。

1. 腺疾疾病　新生儿一时性糖尿病；功能性非成熟性胰岛素分泌不足；非先天性胰腺疾病，如外伤性、感染性、中毒性、肿瘤等。

2. 内分泌疾病　如下所述。

（1）低胰岛素性：嗜铬细胞瘤、生长抑素瘤、醛固酮瘤、甲状旁腺功能减退症－低钙血症、1 型－游离生长激素缺乏症、多源垂体功能减退症、下丘脑病变－（Claude Bernard）“Piqure”糖尿病等。

（2）高胰岛素性：糖皮质激素、孕激素及雌激素、生长激素－肢端肥大症、2 型－游离生长激素缺乏症、胰高血糖素等。

3. 药品及化学制剂　如下所述。

（1）利尿剂及降低血压药物：①氯噻酮（chlorthalidone）；②可乐定（clonidine）；③二氮嗪（diazoxide）；④呋塞米（furosemide）；⑤噻嗪类（thiazides）；⑥依他尼酸（ethacrynic acid），布美他尼（bumetanide），氯帕胺（clopamide），氯索隆（clorexolone）。

注：利尿剂引起的高血糖反应，可能是由于这些利尿剂阻碍2型糖尿病患者胰岛素的释放。

（2）激素活性药物：人工合成的Actha、胰高血糖素、糖皮质激素、女性口服避孕药物、生长激素、甲状腺激素（中毒剂量）及左甲状腺素、降钙素、泌乳素、甲羟孕酮（medroxyprogesterone）。

（3）精神心理药物：①氯普噻吨（chlorprothixene）；②氟哌啶醇（haloperidol）；③碳酸锂（lithium carbonate）；④吩噻嗪类（phenothiazines）：氯丙嗪（chlor－promazine）、奋乃静（perphenazine）；⑤三环类抗抑郁药：阿米替林（amitriptyline）、地昔帕明（desipramine），多塞平（doxepin），丙米嗪（imipramine），去甲替林（nortriptyline）。

（4）儿茶酚胺类以及其他神经系药物：①苯妥英（piohenylhydantoin）；②肾上腺素（epinephrine）；③异丙肾上腺素（isoproterenol）；④左旋多巴（levodopa）；⑤去甲肾上腺素（norepinephrine）；⑥布酚宁（buphenine）；⑦酚丙喘宁（Fenoterol）；⑧普萘洛尔（Propranolol）。

（5）止痛退热和消炎药物：①吲哚美辛（Indomethacin）；②大剂量对乙酰氨基酚（Acetaminophen，over－dose amounts）；③大剂量阿司匹林（4～6g/d）（Aspirin，overdose amounts）；④吗啡（Morphine）。

（6）抗癌药物：①四氧嘧啶（Alloxan）；②左旋门冬酰胺酶（L－asparaginase）；③链脲佐菌素（Streptozotocin）；④环磷酰胺（Cyclophosphamide）；⑤甲地孕酮（Megestrol Acetate）。

（7）其他药品及化学制剂：①异烟肼（Isoniazid）；②烟酸（Nicotinic acid）；③二硫化碳（Carbon disulfide）；④甲氰咪呱（Cimetidine）；⑤乙二胺四乙酸依地酸（Edetic acid，EDTA）；⑥乙醇（Ethanol）；⑦肝素（Heparin）；⑧甘露庚酮糖（Mannoheptulose）；⑨萘啶酸（Nalidixic acid）；⑩氯化镍（Nickel chloride）。

4. 胰岛素受体异常　如下所述。

（1）先天性脂肪代谢障碍症伴女性男性化及黑棘皮病（Congenital Lipodystrophy associated with viril－ization，Acanthosis Nigricans）。

（2）胰岛素受体抗体异常伴免疫性疾病。

5. 遗传性综合征　如下所述。

（1）先天性代谢紊乱：①急性间歇性血卟啉病；②高脂蛋白血症；③Fanconi综合征－低磷酸盐血症（Fanconi syndrome－hypophosphatemia）；④对维生素 B_1 反应性幼巨红细胞性贫血（Thiamine responsive megaloblastic anemia）。

（2）胰岛素抵抗综合征：①微血管扩张性共济失调（Ataxia telangiectasia）；②肌强直性营养不良（Myotonic dystrophy）；③Mendenhall's综合征（Mendenhall's syndrome）；④脂肪萎缩综合征（Lipoatrophic syndromes）；⑤黑棘皮病及胰岛素抵抗（Acanthosis nigricans and insulin resistance）。

（3）遗传性神经肌肉病：①糖尿病性视神经萎缩（Optic atrophy－diabetes mellitus）；②尿崩症伴神经性耳聋（Diabetes insipidus，nerve deafness）；③肌营养不良症（Muscular dystrophies）；④晚发性近端肌病（Late onset proximal myopathy）；⑤Huntington's舞蹈病（Huntington's chorea）；⑥Machado's病（Machado's disease）；⑦Herrman综合征（Herrman syndrome）；⑧Friedreich's共济失调（Friedreich's ataxia）；⑨Alstrom综合征（Alstrom syndrome）；⑩Edward's综合征（Edward's syndrome）。

（4）类早老综合征（Progeroid syndrome）：①早老症（Progeria）②Cockayne综合征（Cockayne syndrome）；③Werner综合征（Werner syndrome）。

（5）继发于肥胖症的葡萄糖耐受不良综合征：①Prader－Willi综合征（Prader－Willi syndrome）；②软骨发育不良性侏儒（Achondroplastic dwarfism）。

（6）细胞遗传病：①Down综合征（Down's syndrome）；②Turner综合征（Turner symdrome）；

③Klinefelter综合征（Klinefelter syndrome）。

（7）胰腺退化（Pancreatic degeneration）：①先天性胰腺缺如（Congenital absence of the pancreas）；②先天性胰岛缺如（Congenital absence of the islets）；③反复发作性胰腺炎（Relapsing pancreatitis）；④胰腺囊性纤维化（Cystic fibrosis）；⑤Schmidt 综合征（Schmidt syndrome）；⑥血红蛋白沉着病（Hemochromatosis）；⑦地中海贫血（Thalassemia）；⑧抗胰蛋白酶缺乏症（Anti－trypsin deficiency）；⑨腹腔病（Coeliac disease）。

（8）内分泌疾病，见前述。

（9）其他：①类固醇引起的眼压增高（Steroid－induced ocular hypertension）；②婴儿期发病的糖尿病伴骺骨发育异常（Epiphyseal dysplasia and infantile－onset diabetes）。

6. 伴随营养不良人群的糖尿病　1984 年补充（Diabetes associated with malnourished populations）。

（三）葡萄糖耐量减低（IGT）

IGT 是空腹血糖正常而口服葡萄糖耐量试验（OGTT）曲线介于糖尿病与正常高限血糖之间的一种糖代谢异常，可分为肥胖型和非肥胖型。IGT 者特点：①血糖偏高，但未达到糖尿病标准，系糖尿病的侯选者。②IGT 若不及时干预，每年约有 2%～5%，甚至于高达 12% 可转变为 2 型糖尿病。③对 IGT 进行饮食、运动甚至于药物干预可减少糖尿病发病风险。④IGT 随年龄增长而增加，故中老年人尤其是肥胖者空腹血糖正常时，测定餐后二小时血糖或 OGTT 更为重要。⑤中、老年人 IGT 发病机制存在差异，中年人以胰岛素抵抗为主，使用二甲双胍干预以减轻胰岛素抵抗可能更有效；老年人以胰岛 B 细胞功能减退为主而产生 IGT，使用 α－糖苷酶抑制剂降低餐后血糖以减轻胰岛 B 细胞负担可能更适合。⑥IGT 人群患高血压、冠心病、高三酰甘油血症及糖尿病性微血管病变（如眼底微血管瘤）的风险明显高于正常人群。

三、1999 年 WHO 推荐的糖尿病分型

该分型基本上保留了 1985 年 WHO 专家委员会的分型建议，主要的修改点：①“胰岛素依赖型糖尿病”和“非胰岛素依赖型糖尿病”及其缩略语“IDDM”和“NIDDM”停止使用，将“Ⅰ型糖尿病”和“Ⅱ型糖尿病”用阿拉伯数字代替罗马数字，即命名为“1 型糖尿病”和“2 型糖尿病”。②取消 1985 年“与营养不良相关性糖尿病”的类型。③保留 IGT 但不作为一种类型。④提出并命名为空腹血糖受损（impaired fasting glucose，IFG）的空腹葡萄糖水平中间状态。⑤保留妊娠糖尿病（GDM）。⑥增加“特殊类型糖尿病”这一诊断名称，其中包括 WHO 于 1985 年分型中的继发性糖尿病，也将病因和发病机制比较明确及新近发现的糖尿病［如年轻发病的成年型糖尿病（MODY）、线粒体糖尿病等］归属其中。

WHO 1999 年糖尿病分型见表 8－3。

表 8－3　1999 年 WHO 推荐的糖尿病分型

（一）1 型糖尿病（胰岛 B 细胞破坏，通常导致胰岛素绝对缺乏）
1. 自身免疫性
2. 特发性
（二）2 型糖尿病（胰岛素抵抗为主伴相对胰岛素缺乏，或胰岛素分泌不足为主伴有或不伴有胰岛素抵抗）
（三）其他特殊类型糖尿病
1. 胰岛 B 细胞功能遗传缺陷
2. 胰岛素作用遗传缺陷
3. 胰腺外分泌疾病
4. 内分泌疾病
5. 药物或化学制剂所致
6. 感染

续表

7. 免疫介导的罕见类型
8. 其他遗传综合征伴随糖尿病
(四) 妊娠糖尿病

(一) 1 型糖尿病

由于胰岛 B 细胞破坏导致胰岛素分泌减少，通常引起绝对胰岛素缺乏。此型又分为两种亚型。

1. 自身免疫性糖尿病　占 1 型糖尿病的绝大多数。此型糖尿病是由于胰岛 B 细胞发生了细胞介导的自身免疫性损伤而引起的，包括过去的胰岛素依赖型糖尿病、1 型糖尿病、青少年发病糖尿病。自身免疫性糖尿病的特点：①胰岛细胞自身免疫性损伤具有多基因遗传易感因素，且与某些环境因素有关；②通常发生在儿童和青少年，也可在任何年龄发病，甚至于在 80 岁～90 岁的老年人中发生；③发病时患者大多消瘦，但也有体重正常或少数肥胖者；④由于胰岛 B 细胞自身免疫性损伤速度有较大差异，故发病时出现症状可有所不同。急性发病者（主要是婴儿、儿童和青少年）可有典型的多尿、多饮、多食和消瘦症状而就诊或以糖尿病酮症酸中毒作为首发症状，称为急进型。缓慢起病者多是免疫介导的损伤尚未完全破坏而保留了部分胰岛 B 细胞并能分泌一定量胰岛素，其功能随病程进展而减退；在发病 6 个月内无糖尿病酮症或酸中毒发生，短期内可通过饮食和（或）口服抗糖尿病药物控制血糖，临床上表现酷似 2 型糖尿病称为“非胰岛素依赖期”；还有部分患者在发病半年至数年后出现胰岛 B 细胞功能迅速衰竭，口服抗糖尿病药物已不能控制高血糖或无明显诱因发生糖尿病酮症或酸中毒，而必须用胰岛素治疗称为“胰岛素依赖期”，此型为迟发型，又称为成人隐匿性自身免疫性糖尿病（latent autoimmune diabetes in adults，LADA）。⑤发病早期甚至在未出现临床症状前，血液中即可检测到胰岛 B 细胞免疫性损伤的一种或多种标记物，如胰岛细胞抗体（ICA）、胰岛素自身抗体（IAA）、谷氨酸脱羧酶抗体（GAD－Ab）、人胰岛细胞抗原 2 抗体（IA－2A）及锌转运体 8 自身抗体（ZnT8A）等，这些自身抗体在患者体内可持续多年。⑥与 HLA 有很强的关联，有些是造成疾病的因素，有些对疾病的发生具有保护作用。⑦急性发病和慢性起病的晚期阶段患者血清胰岛素和 C 肽水平很低或测不出来。⑧必须用胰岛素治疗。⑨易并发其他自身免疫性疾病，如 Graves 病、桥本甲状腺炎、Addison 病、白斑病、恶性贫血等。

目前国际上尚无统一的 LADA 诊断标准，较为公认的是国际糖尿病免疫学会（IDS）于 2004 年推荐的 LADA 标准：①至少有一种胰岛自身抗体（ICA、GAD－Ab、IAA 或 IA－2A）阳性；②多数患者在年龄 >30 岁发病；③确诊糖尿病后至少半年不需胰岛素治疗即可控制病情。据周智广等对中国 5 000 多例病程 <1 年类似 2 型糖尿病的初发者进行筛查结果显示 LADA 的临床特点：①患病率为 6.2%，其中 15～30 岁为 11%，>30 岁为 5.9%；②中国 LADA 患者的年龄偏小；③与 2 型糖尿病患者比较，LADA 患者的胰岛功能较差，衰减更快（大约是 2 型糖尿病的 3 倍）；④中国 LADA 发病北方地区高于南方；⑤GAD－Ab 是诊断 LADA 价值较大的胰岛自身抗体。

目前认为，GAD－Ab 和 ICA 是筛查 LADA 的主要胰岛自身抗体，而 IAA、1A－A2 和 ZnTB 抗体阳性率较低；多种抗体联合监测可增加 LADA 的检出率；但即使 5 种抗体均为阴性也不能排除 LADA，因为 LADA 患者的 T 细胞免疫反应可呈阳性，这是需要关注的问题。

胰岛自身抗体检测阳性率的差异影响着 1 型糖尿病患者的临床特点。国内对 539 例 1 型糖尿病患者进行 GAD－Ab、ZnT8A 和 IA－2A 检测发现，单一 ZnT8A 阳性组较阴性组病程更长，使用的胰岛素剂量更大，收缩压更低，并发代谢综合征比例更少；单一 ZnT8A 阳性组较单一 GAD－Ab 阳性组的 BMI、WHR、空腹 C－肽更高，HbA1c 更低；多个抗体阳性组较阴性组 1 型糖尿病发病年龄低；1 个抗体阳性患者的空腹及餐后 2 小时的 C－肽低于阴性组；3 个抗体阳性较 1 个抗体阳性患者发病年龄更小，BMI 更低，病程更短；合并任意二种抗体（GAD－Ab 和 IA－2A）阳性组餐后 C－肽最低。

2. 特发性糖尿病　病因不十分清楚。其特点为：①占 1 型糖尿病的很少一部分，多数发生在非洲或亚洲国家的某些种族；②血液中没有发现胰岛 B 细胞自身免疫性损伤的免疫学证据，与 HLA 无关联；

③有很强的遗传易感性；④由于胰岛 B 细胞分泌胰岛素不足，易于发生糖尿病酮症酸中毒；⑤需要胰岛素治疗。

近些年 1 型糖尿病发病率有逐年增加的趋势。我国尚无准确的统计数据。在欧洲 1 型糖尿病以每年 3.9% 的发病速度递增，其中 5 岁以下儿童增长最快，平均为 5.4%/年。按照这种发病趋势，预计未来 10 年 1 型糖尿病发病人数将会是 2006 年的两倍，并且呈现低龄化的趋势。环境因素是导致 1 型糖尿病高发的重要影响因素，早期营养、病毒感染、剖宫产、高龄孕产等也可能有关。此外，1 型糖尿病患者就诊率增加以及遗漏情况减少也可能与病人数增加有关。

（二）2 型糖尿病

2 型糖尿病是以胰岛素抵抗为主伴有胰岛素相对不足或以胰岛素分泌不足为主伴有或不伴有胰岛素抵抗，包括过去的非胰岛素依赖型糖尿病、Ⅱ型糖尿病、成年发病糖尿病。其特点为：①病因不十分清楚，发病具有较强的遗传易感性；②发病与年龄、体重、活动等有关，肥胖尤其是中心性肥胖是明显诱发因素；③由于高血糖逐渐发生而未达到产生典型糖尿病症状而延误了就医时间，多年未被确诊；④部分患者在确诊前已有糖尿病血管病变等慢性并发症出现；⑤很少有糖尿病酮症酸中毒的自然发生，但在应激状态时可发生酮症或酸中毒；⑥胰岛 B 细胞功能可能正常或逐渐下降，为补偿胰岛素抵抗，也存在胰岛素分泌相对不足；⑦胰岛素水平可能正常、偏低或偏高；⑧一般通过饮食调整、适当运动、减轻体重以改善胰岛素抵抗或口服抗糖尿病药物即可控制病情；但在应激状态、酮症酸中毒或少数患者口服抗糖尿病药物无效时须用胰岛素治疗。

随着生活水平的提高，青少年 2 型糖尿病患病率逐年增加，其原因与青少年肥胖导致的胰岛素抵抗有关。澳大利亚一项从出生～14 岁的 1 197 名儿童研究发现，与对照组相比，肥胖的发生与空腹胰岛素水平及 HOMA－IR 升高相关；在慢性高度肥胖组中，与母亲肥胖、孕期体重增加及妊娠期糖尿病相关；儿童肥胖与出生时体重高、出生后逐渐肥胖且持续高度肥胖者，胰岛素抵抗最严重。青少年 2 型糖尿病不仅患病率增加，而且病情进展较快。2012 年 ADA 年会上颁布了“青少年和青年 2 型糖尿病治疗选择（TODAY）”研究结果，该研究纳入病程 2 年之内的 699 例 10～17 岁 2 型糖尿病患者，随访中位数为 4 年，随机予以二甲双胍，或联合罗格列酮，或联合强化生活方式干预治疗。研究发现，有近 33% 患者出现高血压（研究初期为 12%），尿白蛋白升高 17%（初期为 6%），13% 产生眼部症状。由此可见，青少年 2 型糖尿病较成年 2 型糖尿病病情进展较快，早期慢性并发症发生率高。

（三）特殊类型糖尿病

根据病因和发病机制的不同，可分为以下 8 种类型。

1. 胰岛 B 细胞功能遗传缺陷引起的糖尿病　是一种单基因遗传性疾病，由于某些基因突变而使胰岛 B 细胞功能缺陷，胰岛素分泌减少导致的糖尿病。此型糖尿病主要包括年轻发病的成年型糖尿病（MODY）和线粒体糖尿病。

（1）MODY：MODY 是年轻时发病的 2 型糖尿病，占糖尿病的 2%～5%。MODY 特点：①常染色体显性遗传；②家系中至少三代患有糖尿病；③至少有一人在 25～30 岁以前发病；④确诊糖尿病 5 年内一般不需要胰岛素治疗，或需用胰岛素治疗但血清 C－肽仍维持较高水平。⑤胰岛 B 细胞功能缺陷，但无胰岛素抵抗；⑥多数患者体型消瘦或不肥胖。

根据在不同染色体上基因位点出现异常及不同形式的基因突变 MODY 可有多种类型，目前已发现 11 个亚型的致病基因：①最常见的一种类型是第 12 号染色体上的肝脏转录因子即肝细胞核转录因子（HNF）-1α 基因发生突变，称 MODY3。（HNF）-1α 是一个可以调节其他基因表达的转录因子，其致病因素可能与其改变了其他基因的表达（如胰岛素基因的表达）等有关。MODY3 随着年龄的增长，胰岛 B 细胞功能进行性减退，糖耐量逐渐恶化，一般需要抗糖尿病药物治疗，但很少出现糖尿病酮症。该类患者微血管病变的发生率较高，尤其是糖尿病视网膜病变。②MODY2 与第 7 号染色体短臂上的葡萄糖激酶（GCK）基因突变有关，该突变导致葡萄糖激酶基因缺陷，使葡萄糖转化为 6－磷酸－葡萄糖（G－6－P）再刺激胰岛 B 细胞分泌胰岛素的过程发生障碍，从而使胰岛素分泌不足。患者空腹血糖增高，餐后血糖增高，但有半数尚达不到糖尿病诊断标准，故一般不需要抗糖尿病药物治疗。MODY2 较少并发微血管病变，但大血管病变的危险性可能增加。③第三种类型 MODY1 与第 20 号染色体长臂上的 HNF－4α 基因突变有关，该突变使 HNF－4α 失去调控 HNF－1α 的作用。MODY1 临床表现与 MODY3 相似，呈现进行性胰岛 B 细胞功能减退和糖耐量恶化，但部分患者单用饮食控制仍可使病情稳定。MODY1 患者常伴有脂蛋白（a）增高，微血管和大血管病变并发症均可发生。④1997 年发现位于第 13 号染色体上的胰岛素启动因子－1（IPF－1）基因突变而导致的糖尿病，称为 MODY4。IPF－1 在胰腺发育和胰岛素分泌的调节方面起到关键作用，当 IPF－1 基因突变后使胰岛素分泌发生障碍，但该类患者病情较轻，也较少发生并发症。⑤1998 年发现第 17 号染色体 HNF－1β 基因发生突变导致胰岛 B 细胞功能异常而产生糖尿病，称为 MODY5。该类多发生在 35 岁以前，病情轻重不一，往往伴有多囊肾和肝功能损害，微血管病变发生率也较高。⑥1999 年 Malecki MT 等在 2 型糖尿病患者中发现神经源性分化因子/β 细胞 E－核转录激活物 2（Neuro D1/Beta2）基因突变，称为 MODY6，但迄今尚无有关该亚型临床特征及发病机制的具体资料可查。⑦近几年又新发现 MODY7、MODY8、MODY9、MODY10、MODY11 等 5 种新亚型，现将其基因及其定位、基因功能、临床特点等资料总结于表 8－4。

表 8－4　MODY7～MODY11 基因特点及临床表现

	MODY7	MODY8	NODY9	MODY10	MODY11
基因	KLF11	CEL	PAX	INS	BLK
基因定位	2p25	9q34.3	7q32	11p15.5	8p23～p22
基因功能	转录因子，调节 β 细胞及胰腺外分泌腺细胞生长	促进胆固醇及脂溶性维生素水解与吸收，促进肠道乳糜微粒的生成	转录因子，促进胰岛祖细胞发生及 β、δ 细胞成熟	胰岛素合成	转录因子，参与 B 淋巴细胞增殖及受体信号转导，刺激胰岛素合成及分泌
临床特点	胰腺内外分泌腺功能异常	胰腺内外分泌腺功能不全及神经系统异常	胰腺内分泌腺功能障碍及胰腺肥大	糖尿病	糖尿病

大多数 MODY 患者进行饮食调节和（或）口服抗糖尿病药物即可控制高血糖，治疗措施与 2 型糖尿病相似；而 MODY 发病年龄较早，又易于与 1 型糖尿病相混淆。因此，了解各亚型的特点，有利于临床糖尿病的鉴别诊断及其治疗。随着对 MODY 研究的不断深入，可能还会有更多的亚型被发现，这将为糖尿病分型和个体化诊疗提供更多的依据。

（2）线粒体糖尿病：线粒体糖尿病是由于线粒体 DNA 上的点突变，即线粒体 DNA 的 3243 位点编码亮氨酸的转运核糖核酸（tRNA）的 A 被 G 取代的点突变引起 β 细胞氧化代谢异常，导致 ATP 生成障碍（ATP 是葡萄糖刺激胰岛素释放所必需的）。由于 ATP 不足使胰岛素减少可导致周围组织中葡萄糖氧化代谢下降而引起血糖升高。

线粒体糖尿病特点：①母系遗传性糖尿病和神经性耳聋综合征（maternally inherited diabetes and deafness，MIDD）；②多在 30 岁最迟 45 岁以前发病；③较少肥胖；④常伴有轻至中度感觉神经性耳聋，表现为高频听力丧失；⑤发病初期可为轻度糖尿病，多无酮症倾向，但 10 年后大约一半患者进展到依赖胰岛素治疗；⑥临床上大多数受累器官是对能量需求较高的组织，如骨骼肌和大脑等；⑦可出现一种特异性的视网膜损伤，产生斑点型营养缺乏较糖尿病视网膜病变常见；⑧ICA 抗体为阴性。

近些年发现在一些家族中发现以常染色体显性遗传的方式，基因异常可导致无法将胰岛素原转换为胰岛素，结果产生轻度的葡萄糖耐量减低；在一些家族中还发现常染色体遗传方式产生突变的胰岛素分子与胰岛素受体结合发生障碍，仅引起轻度的葡萄糖代谢异常或葡萄糖代谢仍能保持正常。

（3）其他。

2. 胰岛素作用遗传缺陷所致糖尿病（胰岛素受体基因异常）　通过遗传因素使胰岛素受体突变引起胰岛素作用异常，产生胰岛素抵抗，导致糖代谢紊乱及糖尿病。可分为几个亚型：

（1）A 型胰岛素抵抗：由于胰岛素受体基因突变产生胰岛素受体数目和功能存在原发性缺陷所致

的胰岛素抵抗，其范围可以从高胰岛素血症和轻度的高血糖到严重的糖尿病，可伴有黑棘皮病。妇女可伴有多囊卵巢，由于高浓度的胰岛素和卵巢胰岛素样生长因子-1（IGF-1）受体结合，促进卵巢生成过多睾酮而致男性化特征的表现。

（2）妖精征（Leprechaunism 综合征）：患儿具有特征性的面部表现，发育滞缓、瘦小，前额多毛，四肢长，皮下脂肪少，皮肤松弛，畸形面容，鼻梁塌陷，下置耳。某些罹患的女婴有卵巢性高雄性激素血症和阴蒂肥大，伴有黑棘皮病和严重的胰岛素抵抗。该病在婴儿中是致命的，最终结果是夭折。

（3）Rabson-Mendenhall 综合征：患儿出牙齿早且排列不整，指甲增厚，腹膨隆，多毛，黑棘皮病，松果体增生肥大，伴有胰岛素抵抗。

（4）脂肪萎缩性糖尿病：目前还不能证明该型糖尿病有胰岛素受体结构和功能异常，可能病变存在于受体后的信号转导途径。患者皮下、腹内、肾周围脂肪萎缩或完全消失，肌肉及静脉轮廓暴露，伴有肝、脾肿大、皮肤黄色瘤或高三酰甘油血症，还可有多毛等雄性化表现。

（5）其他。

3. 胰腺外分泌疾病引起的糖尿病　凡是能引起胰腺弥漫性损伤的病变或局部损伤胰腺而达到足够的范围可破坏胰岛B细胞，使胰岛素的分泌减低而发生糖尿病。但是有些疾病仅侵犯胰腺较少部分也可伴随有糖尿病的发生，提示该型糖尿病的发生机制不仅是简单的胰岛B细胞数量减少，可能还有其他的机制。该型糖尿病可由纤维钙化性胰腺病、胰腺炎、外伤/胰腺切除、胰腺肿瘤、胰腺囊性纤维化、血色病或其他等引起。

4. 内分泌疾病引起的糖尿病　是继发性糖尿病的主要病因。引起糖尿病的主要内分泌疾病包括：Cushing 综合征、肢端肥大症、嗜铬细胞瘤、胰升糖素瘤、甲状腺功能亢进症、生长抑素瘤或其他等。

5. 药物或化学物质诱发的糖尿病　主要有：①烟酸通过增强胰岛素抵抗或肝损害使已有糖代谢异常患者的血糖升高；②糖皮质激素通过增加糖异生，抑制葡萄糖摄取，胰高血糖素增加，促进脂肪和蛋白分解而升高血糖；③免疫抑制剂，如他克莫司和环孢素，对胰岛B细胞直接毒性作用及抑制胰岛B细胞胰岛素基因转录；④抗精神病药物主要是氯氮平和奥氮平，其次是喹硫平和氯丙嗪等，升高血糖的机制包括体重增加导致胰岛素抵抗增强，拮抗下丘脑多巴胺受体抑制其对血糖的调节，阻断毒蕈碱M3受体活性抑制胆碱能神经诱导的胰岛素分泌；⑤β-肾上腺能拮抗剂抑制胰岛素分泌与释放，抑制肝脏和外周组织对葡萄糖的摄取，增加肌肉组织糖原分解；⑥β受体激动剂，包括沙丁胺醇和特布他林，增加肝糖和脂肪分解；⑦噻嗪类利尿剂对胰岛B细胞的直接毒性作用，药物导致低血钾从而抑制胰岛素分泌，胰岛素敏感性降低，肝糖产生增加，对胰岛α细胞刺激作用；⑧钙通道阻断剂可抑制胰岛素分泌；⑨二氮嗪直接抑制胰岛素分泌和刺激肝脏葡萄糖产生，增加肾上腺素分泌，降低胰岛素敏感性，促进胰岛素代谢清除而降低胰岛素水平；⑩α-干扰素可诱发ICA和GAD-Ab产生导致胰岛B细胞破坏，使胰岛素分泌不足引起血糖升高；⑪性激素与口服避孕药：黄体酮和孕激素可减少胰岛素受体数量和亲和力，口服避孕药增强胰岛素抵抗，雌激素可升高生长激素和皮质醇浓度引起肝糖异生增加而导致高血糖；⑫其他药物包括苯妥英、甲状腺激素、锂剂、左旋多巴、茶碱、非诺特罗、异烟肼、利福平、喹诺酮类抗生素、吗啡、吲哚美辛、氯氮䓬、胺碘酮、奥曲肽、喷他脒、Vacor（吡甲硝苯脲，一种毒鼠药）等可通过不同途径升高血糖；⑬其他。

6. 感染　某些病毒感染可引起胰岛B细胞破坏产生1型糖尿病，血清中可出现1型糖尿病特征性HLA和免疫性标记物。常见的感染性病毒有先天性风疹、巨细胞病毒，其他尚有柯萨奇病毒B、腺病毒、流行性腮腺炎病毒等。

7. 免疫介导的罕见类型糖尿病　该型糖尿病可能与几种自身免疫性疾病有关。当同一例患者发生两种或以上内分泌腺体自身免疫病有时还可并发其他自身免疫病时，称为多发性内分泌自身免疫综合征，但发病机制或病因与1型糖尿病不同。多发性内分泌自身免疫综合征分为1型和2型，两型的共同点是均有肾上腺功能不全，甲状腺、甲状旁腺、性腺功能低下或1型糖尿病。但1型自身免疫综合征并发1型糖尿病仅为4%；2型自身免疫综合征有50%并发1型糖尿病，一般呈多代遗传特征，与HLA-DR3、DR4有关，腺体的损害往往逐渐发生。目前已发现有以下几种情况：①胰岛素自身免疫综合征

(抗胰岛素抗体)。②抗胰岛素受体抗体。该受体抗体与胰岛素受体结合而阻断周围靶组织的胰岛素与受体结合而导致糖尿病；有时该受体抗体与胰岛素受体结合后也可作为胰岛素的激动剂而引起低血糖。此外，在极度胰岛素抵抗的一些情况，有抗胰岛素受体抗体的患者常伴黑棘皮病者称 B 型胰岛素抵抗。③Stiffman 综合征（强直综合征）为中枢神经系统的自身免疫性疾病，表现为中轴肌（躯干和头部的骨骼肌）强硬伴有痛性痉挛，血清中有较高滴度 GAD - Ab。此类患者大约 1/3 发生糖尿病。④其他。

8. 其他遗传综合征伴随糖尿病　许多遗传综合征有时伴发糖尿病，包括 Down 综合征、Fried - reich 共济失调、Huntingtonl 舞蹈症、Klinefelterl 综合征、Lawrence - Moon - Biedel 综合征、肌强直性营养不良、血卟啉症、Prader - Willi 综合征、lurner 综合征、Wolfram 综合征或其他。

（四）妊娠糖尿病

妊娠糖尿病（gestational diabetes mellitus，GDM）是指在妊娠期间发生或者妊娠前可能已有糖代谢异常而未被发现的糖尿病或葡萄糖耐量减低的妊娠患者。为确保孕妇和胎儿在整个孕期的安全性，孕妇的空腹或餐后血糖升高及有 GDM 高危因素（如 IGT 史、分娩巨大胎儿史、高危种族等）的孕妇应进行 GDM 筛查。为此，近年来，国内外各医疗组织或机构，包括 ADA、IDF、WHO 及中国卫生部等根据循证医学证据，已制定和颁布了 GDM 诊治指南或诊断行业标准。根据这些标准，提高了 GDM 诊断率，进一步保护了母婴的安全性。具体内容参考相关章节。

四、葡萄糖耐量减低和空腹葡萄糖受损

葡萄糖耐量减低（IGT）和空腹葡萄糖受损（IFG）是指在正常血糖与糖尿病之间的一种中间葡萄糖异常代谢状态；IFG 和 IGT 合并存在称为糖调节受损（impaired glucose regulation，IGR）。若无妊娠，IGT 和 IFG 不是独立的临床疾病类型。但是，它伴随的胰岛素抵抗综合征是发生 2 型糖尿病的危险因素，也使糖尿病的微血管和大血管并发症危险性增加。

IGT 需做 75g 无水葡萄糖耐量试验才可确诊。IGT 是糖尿病的高危人群，尤其是肥胖者较非肥胖者发展为 2 型糖尿病的概率更高。但并非所有的 IGT 者均发展为 2 型糖尿病，从自然病程可见部分 IGT 人群可转为正常糖耐量，也有部分可多年维持 IGT 状态。近些年来进行的我国大庆 IGT 生活方式干预研究、芬兰糖尿病生活方式预防研究（Finnish Diabetes Prevention Study，DPS）、美国糖尿病预防项目（Diabetes Prevention Program，DPP）、欧洲多个国家采用生活方式与阿卡波糖联合干预研究（Stop - NIDDM）等，对 IGT 进行生活方式或与药物联合干预后促使体重减轻，可降低 IGT 者 2 型糖尿病的发生。

IFG 是指空腹血糖高于正常而低于糖尿病诊断标准。WHO 在 1999 年颁布 IFG 标准是空腹血糖 6.1 ~ 6.9mmol/L（110 ~ 125mg/dl），2003 年 ADA 对这一标准进行了修订，目前认为 IFG 的标准是空腹血浆血糖介于 5.6 ~ 6.9mmol/L（100 ~ 125mg/dl）的个体。当空腹血糖≥5.6mmol/L 时，静脉输注葡萄糖所引起的快速胰岛素分泌时相缺失。但这些患者平日的血糖或糖化血红蛋白尚在允许范围内，有应激情况时将会出现高血糖状态。若该人群做 OGTT 检查时，可能部分 IFG 者并发 IGT，甚至于是 2 小时血糖已达到糖尿病的标准。因此，WHO 推荐 IFG 者应该尽可能做 OGTT 以排除 2 型糖尿病。

尽管 IFG 和 IGT 都是进展为 2 型糖尿病的高危人群，但发生 2 型糖尿病的概率由高至低依次是 IGT 并发 IFG、IGT 和 IFG。

五、糖尿病的临床分期

见表 8 - 5。

由表 8 - 5 可见在糖尿病演变过程中，从糖代谢正常到糖调节受损阶段，最后发展为糖尿病。WHO（1999 年）将糖代谢异常的高血糖血症分为糖调节受损和糖尿病二期。糖调节受损其血管病变、血脂异常等并发症高于正常人，但与糖尿病毕竟不是一个阶段，它们只是从正常血糖向糖尿病转变的中间或过渡阶段而不是糖尿病的一种类型。糖尿病的分型是针对高血糖血症，糖尿病阶段的分类不包括 IGT 和

IFG，这样就使糖尿病的概念从血糖水平上更准确，以免两者发生混淆。

表8－5　糖尿病的临床分期

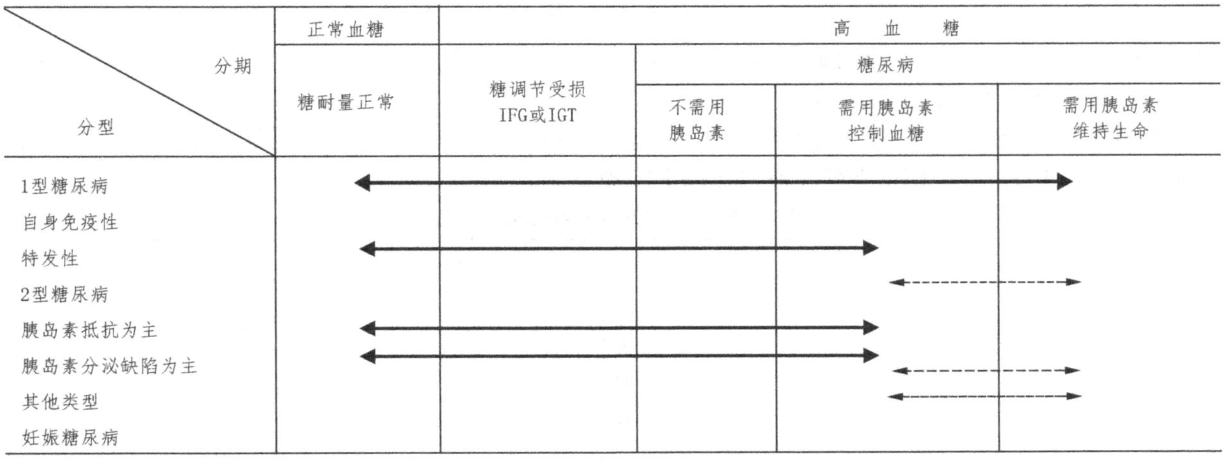

分期
分型
正常血糖
高　血　糖
糖尿病
糖耐量正常
糖调节受损
IFG或IGT
不需用
胰岛素
需用胰岛素
控制血糖
需用胰岛素
维持生命
1型糖尿病
自身免疫性
特发性
2型糖尿病
胰岛素抵抗为主
胰岛素分泌缺陷为主
其他类型
妊娠糖尿病

在糖调节受损阶段通过生活方式干预使其部分转为糖代谢正常，也可应用抗糖尿病药物使其好转。即使发展为糖尿病，通过饮食调节、适当运动等措施加以控制高血糖，或仅加用口服抗糖尿病药物即可控制，称为“不需用胰岛素”；若需使用胰岛素治疗控制高血糖，称为“需用胰岛素控制高血糖”；若糖尿病患者需用胰岛素治疗防止酮症或酸中毒发生，即称为“需用胰岛素维持生命”。当然，任何类型的糖尿病均可能有高血糖某种程度的缓解，或逆转为糖调节受损甚至于糖代谢转为正常，尤其是新确诊的2型糖尿病伴有明显高血糖患者，经过血糖的强化治疗后停药，部分患者可有较长期的缓解。即使1型糖尿病患者在短期的胰岛素治疗后，停止胰岛素后糖耐量得到改善即称为“蜜月期”，但这些患者最终还是需长期应用胰岛素维持生命。

（葛　静）

第三节　糖尿病的诊断标准

当一名患者来诊，告诉医生他近期出现多尿、口渴、多饮和消瘦等典型的“三多一少”症状，医生再测定尿糖阳性，并证实空腹高血糖即可确诊患者已患有糖尿病。

但是，对糖尿病的诊断方法仅仅依靠患者的主诉症状、尿糖和空腹血糖测定有时是不够的，因为有的患者起病缓慢而无典型症状，还有些患者缺少糖尿病症状而是以某些糖尿病慢性并发症为首发主诉而就诊；尿糖阳性可由多种原因引起而并非全由糖尿病所致，如肾性糖尿、妊娠期糖尿、应激性糖尿、肾小管酸中毒、某些药物性糖尿（如大量维生素C、水杨酸盐、青霉素、丙磺舒等）、某些重金属中毒（如铅、镉等）等导致肾糖阈值降低在血糖不高时也可出现尿糖；而某些疾病可导致肾糖阈值升高，当血糖升高虽已超过正常肾糖阈值但尿糖仍可呈阴性，如老年人肾动脉硬化或患有肾脏疾病（如肾小球硬化症）等，这样便会延误诊断。

因此，糖尿病的诊断应根据患者的主诉症状，体格检查的阳性体征发现，尿糖、静脉血浆空腹血糖和（或）餐后2小时血糖的测定，必要时做75g无水葡萄糖（或含等量碳水化合物的淀粉部分水解产物）耐量试验（oral glucose tolerance test，OGTT）或糖化血红蛋白A1c（HbA1c）测定以及一些辅助有关检查，必要时需重复测定空腹或餐后2小时血糖，才能诊断糖尿病；同时，应检查糖尿病并发症是否存在，这是目前国内外较为普遍采用的措施。

我国目前临床上采用1999年WHO推荐的糖尿病诊断标准，但也曾经使用过几个糖尿病诊断标准的版本。为便于读者参考，现将国内、外较常见及目前临床上应用的糖尿病诊断标准叙述如下。

一、我国兰州糖尿病诊断标准

我国于1979年在甘肃省兰州市召开的全国糖尿病研究专题会议上，提出了我国糖尿病暂行诊断标准，后经全国糖尿病协作组组长会议修订并经当时卫生部审批，于1980年颁布了我国糖尿病诊断暂行标准，其内容为：

1. 具有糖尿病及其并发症典型症状　同时静脉空腹血浆血糖（邻甲苯胺法测定）≥7.2mmoL/L（130mg/dl）或（和）餐后2小时血糖≥11.1mmoL/L（200mg/dl）（为避免误差，应重复检查加以证实），虽未做OGTT可诊断为糖尿病。

2. OGTT　口服葡萄糖100g（葡萄糖100g与葡萄糖75g的OGTT方法比较相差不大，仅后者血糖较早恢复正常），OGTT各时相正常静脉血浆血糖上限规定见表8-6。

表8-6　正常OGTT各时相上限值

时相	血糖值	
	mmol/L	mg/dl
空腹	6.9	125
30分钟	11.1	200
60分钟	10.6	190
120分钟	8.3	150
180分钟	6.9	120

其中30分钟或60分钟血糖值为1点，空腹、120分钟、180分钟时相血糖值各为1点，共4点。糖尿病诊断标准为：

（1）显性糖尿病：有典型糖尿病症状或曾有酮症病史，空腹血浆血糖≥7.2mmol/L或（及）餐后2小时血糖≥11.1mmol/L，或OGTT的4点中有3点大于上述正常上限。

（2）隐性糖尿病：无糖尿病症状，但空腹及餐后2小时静脉血浆血糖或（及）OGTT达到上述诊断标准。

（3）糖耐量异常：无糖尿病症状，OGTT的4点中有2点静脉血浆血糖值达到或超过上述正常上限值。

（4）非糖尿病：无糖尿病症状，空腹及餐后2小时静脉血浆血糖和OGTT均正常。

对50岁以上人群，葡萄糖耐量往往有生理性降低。但此次会议仅规定OGTT于1小时峰值每增加10岁静脉血浆血糖正常标准增加0.56mmoL/L（10mg/dl），其他时相未作明确规定。有的学者认为老年人糖尿病诊断标准的OGTT正常范围应加以补充校正。

二、1985年WHO糖尿病诊断标准

WHO糖尿病专家委员会根据美国NDDG于1979年提出的糖尿病诊断标准并加以修改，于1980年和1985年推出的暂行糖尿病诊断标准如下（表8-7）。

表8-7　WHO（1985年）建议的糖尿病和葡萄糖耐量减低暂行诊断标准

	血糖mmol/L（mg/dl）		
	静脉血浆	静脉全血	毛细血管全血
糖尿病			
空腹血糖	≥7.8（140）	≥6.7（120）	≥6.7（120）
2小时血糖（或OGTT）	≥11.1（200）	≥10.0（180）	≥11.1（200）
葡萄糖耐量低减			
空腹血糖	<7.8（140）	<6.7（120）	<6.7（120）
2小时血糖（或OGTT）	≥7.8（140） <11.1（200）	≥6.7（120） <10.0（180）	≥6.7（120） <11.1（200）

（1）有典型糖尿病症状，任何时候静脉血浆葡萄糖≥11.1mmol/L（200mg/dl）或（和）空腹静脉血浆葡萄糖≥7.8mmol/L（140mg/dl），可确诊为糖尿病。

（2）如结果可疑，应做OGTT（成人口服无水葡萄糖75g，儿童每千克体重用葡萄糖1.75g，总量不超过75g）2小时静脉血浆葡萄糖≥11.1mmoL/L可诊断为糖尿病。静脉血浆葡萄糖≥7.8mmoL/L～<11.1mmol/L为葡萄糖耐量减低（IGT）。

（3）如无糖尿病症状，除上述两项诊断标准外，尚需另加一项指标以助诊断，即在OGTT曲线上1小时静脉血浆葡萄糖≥11.1mmol/L或另一次OGTT的2小时静脉血浆葡萄糖≥11.1mmol/L或另一次空腹静脉血浆葡萄糖≥7.8mmol/L也可诊断糖尿病。

（4）妊娠糖尿病也采用此诊断标准。

NDDG与WHO糖尿病诊断标准的差异在于OGTT后的标准要求不同。NDDG的要求是：①糖尿病诊断标准除了OGTT的2小时静脉血浆血糖≥11.1mmol/L外，从服糖后到2小时这段时间内的一个中间时相，如半小时、1小时或1.5小时的其中一个时相静脉血浆血糖也必须≥11.1mmoL/L。②IGT的诊断标准除了OGTT静脉血浆血糖≥7.8mmol/L～<11.1mmol/L外，在服葡萄糖后半小时、1小时或1.5小时的任何一个时相静脉血浆血糖≥11.1mmol/L。

三、1999年WHO推荐的糖尿病诊断标准

1999年WHO提出的糖尿病诊断标准见表8-8。目前全世界各国基本上均采用这一标准诊断糖尿病。

表8-8 WHO（1999年）糖尿病和其他类型高血糖的诊断标准

	血糖浓度 mmol/L（mg/dl）		
糖尿病（DM）	静脉血浆	静脉全血	毛细血管全血
空腹血糖或	≥7.0（≥126）	≥6.1（≥110）	≥6.1（≥110）
OGTT 2小时或随机血糖	≥11.1（≥200）	≥10.0（≥180）	≥11.1（≥200）
糖耐量低减（IGT） 空腹血糖（如果测定） 和OGTT 2小时血糖	<7.0（<126）	<6.1（<110）	<6.1（<110）
	≥7.8（≥126）	≥6.7（≥120）	≥7.8（≥126）
	及<11.1（<200）	及<10.0（<180）	及<11.1（<200）
空腹血糖受损（IFG）			
空腹血糖	≥6.1（≥110）	≥5.6（≥100）	≥5.6（≥100）
	及<7.0（<126）	及<6.1（<110）	及<6.1（<110）
餐后2小时血糖（如果测定）	<7.8（<140）	<6.7（<120）	<7.8（<140）

注：（1）血糖测定一般不用血清，除非立即除去红细胞；否则葡萄糖酵解会引起血浆葡萄糖值低于实际值。防腐剂也并不能完全防止糖酵解。如果是全血，应立即离心并保存在0～4℃冰箱中或即刻测定。

（2）诊断糖尿病的要求：①有严重症状和明显高血糖者的诊断，要求血糖值超过以上指标；②在急性感染、外伤、手术或其他应激情况下，测定的高血糖可能是暂时的，不能因此而立即诊断为糖尿病；③无症状者不能依据1次血糖结果诊断，必须还要有另一次血糖值达到诊断标准。无论是空腹或任何时候的血糖或OGTT结果，如果还不能诊断，应定期复查，直到明确诊断；④儿童糖尿病：多数儿童糖尿病症状严重，血糖极高，伴大量尿糖或尿酮症；若诊断清楚，一般不需做OGTT。少数糖尿病症状不严重时，则需测空腹血糖及（或）OGTT加以诊断。

（1）有糖尿病的症状，任何时间的静脉血浆葡萄糖≥11.1mmol/L。

（2）空腹静脉血浆葡萄糖≥7.0mmol/L。

（3）OGTT（服75g无水葡萄糖）2小时静脉血浆葡萄糖≥11.1mmol/L。

以上三项标准中，只要有一项达到标准并在随后的一天再选择上述三项中的任何一项重复检查也符合标准者，即可确诊为糖尿病。

作为流行病学研究，用于估计糖尿病患病率和发病率，则推荐用空腹静脉血浆血糖≥7.0mmol/L一次性测定的方法即可。其优点是它易于标准化而有利于在现场工作，特别是简化了由OGTT难以实行和耗资较多的困难。但采用这一方法有时也会得到低于空腹血糖加OGTT方法联合检测得到的糖尿病患病

率结果。

(4) 空腹静脉血浆葡萄糖 <6.1mmol/L 为正常空腹血糖。

(5) 空腹静脉血浆葡萄糖≥6.1mmol/L 而 <7mmol/L 为空腹血糖受损 (IFG)。

(6) 餐后 2 小时静脉血浆血糖 <7.8mmol/L 为葡萄糖耐量正常。

(7) 服 75g 葡萄糖 OGTT 在 2 小时静脉血浆葡萄糖≥7.8mmol/L 但 <11.1mmol/L 者为葡萄糖耐量减低 (IGT)。

随机血糖不能用于诊断 IGT 或 IGF。流行病学的研究显示，目前的诊断标准有相当数量的人群仅表现为空腹或服葡萄糖负荷后血糖两者之一异常，当这些人如果不做 OGTT 而仅通过单纯一次筛选试验就有可能被认为正常。所以，建议空腹血糖在 5.6 ~ 6.9mmol/L (100 ~ 124mg/dl) 或随机血糖在 6.5 ~ 11.0mmol/L (117 ~ 198mg/dl) 范围内的人应做 OGTT 试验。

WHO 于 1999 年推荐的糖尿病诊断标准与 WHO 1985 年糖尿病诊断标准比较，其突出的修改点是将原来空腹静脉血浆葡萄糖诊断标准从≥7.8mmol/L 降低至≥7.0mmol/L。WHO1985 年提出的糖尿病诊断标准是根据在英国 Bedfoord 和 Whitehall 及美国 Pima Indian 人的流行病学研究结果基础上确定的，表明糖代谢异常者的血糖水平超过此标准就明显地增加了发生糖尿病微血管 (即视网膜病变和肾脏病变) 并发症风险，这一指标实质上是以餐后 (或 OGTT) 2 小时血糖截点为主的。以后，在临床和流行病学研究发现空腹血糖≥7.8mmol/L 截点与餐后 (或 OGTT) 2 小时血糖≥11.1mmol/L 截点两者反映的血糖水平是不一致的，即几乎所有的空腹血糖≥7.8mmol/L 者的餐后 (或 OGTT) 2 小时血糖均≥11.1mmoL/L，而在餐后 (或 OGTT) 2 小时血糖≥11.1mmol/L 且以往不知患有糖尿病的人群中，约有 1/4 的患者空腹血糖未达到≥7.8mmol/L，说明空腹血糖≥7.8mmol/L 反映高血糖的程度高于餐后 (或 OGTT) 2 小时血糖≥11.1mmol/L 所反映的水平。这种不一致性就不能确保此两个截点值反映相似程度的高血糖水平，而修改后的空腹血糖≥7.0mmol/L 经大量循证医学证据证实两者比较趋于一致。新的诊断指标仍保留了餐后 (或 OGTT) 2 小时静脉血浆血糖≥11.1mmol/L 截点的糖尿病诊断标准。

2003 年 ADA 将 IFG 的诊断标准进行了修订，由原空腹静脉血浆血糖 6.1 ~ 6.9mmoL/L (110 ~ 125mg/dl) 的范围修改为 5.6 ~ 6.9mmoL/L (100 ~ 125mg/dl)。ADA 报告中推荐的 IFG 修订的这一切点，WHO/IDF 仍建议 IFG 诊断切点维持在 6.1mmol/L (110mg/dl)。

四、用 HbA1c 作为糖尿病诊断标准的商榷

糖尿病诊断标准除根据临床症状外，必须测定空腹及餐后 2 小时血糖，必要时作 OGTT 确诊糖尿病。但是，OGTT 也存在许多不足之处，如试验方法的不一致性，可重复性较差 (有时 OGTT 的 2 小时血糖变异系数可高达 40%)，试验本身易受年龄、饮食习惯、活动、药物及伴随疾病等多种生理、病理和环境因素的影响，试验过程较繁琐复杂，患者不易接受，费用昂贵等。由此可见，OGTT 的应用具有一定局限性。为此，卫生部北京医院内分泌科曾研究了用 OGTT 测定的血糖与血液中糖化的蛋白质成分 (糖化血红蛋白及糖化血浆蛋白) 两者结合共同作为糖尿病诊断指标的探讨，可能会避免对一些糖尿病患者诊断时的漏诊或误诊，以提高对糖尿病的诊断率。

该研究选择 500 名研究对象，依次按 WHO (1985 年)、NDDG (1979 年)、我国兰州 (1980 年)、Joslin (采用静脉血浆血糖，各时相正常上限为：空腹血糖 6.9mmol/L，1 小时血糖 10.0mmoL/L，2 小时血糖 7.8mmol/L，3 小时血糖 6.9mmoL/L。以上 4 点中至少有 2 点达到或超过标准者为糖尿病) 和 UGDP (空腹血糖值 +1 小时血糖值 +2 小时血糖值 +3 小时血糖值≥33.3mmol/L 者为糖尿病，小于此值者为正常人) 等五种糖尿病诊断标准，研究对象做 OGTT 后分为正常组、IGT 组和糖尿病组 (包括空腹血糖 <7.8mmol/L 和空腹血糖≥7.8mmol/L 两个亚组)。以糖尿病组中 HbA1c (亲和层析微柱法≥6.8% 为正常范围) 升高者所占百分比为阳性符合率，以正常组中 HbA1c 在正常范围 (<6.8%) 者所占百分比为阴性符合率。

从本研究中对糖尿病的诊断标准提出如下方案：

(1) 无论有无糖尿病症状，空腹血糖≥7.8mmol/L + HbA1c 高于正常范围，或餐后 2 小时血糖≥

11.1mmol/L + HbA1c 高于正常范围，并经复查证实无误者便可诊断糖尿病。

（2）凡空腹血糖 < 5.6mmol/L + 餐后 2 小时血糖 < 7.8mmol/L + HbA1c 在正常范围者，可排除糖尿病。

（3）健康查体者除了测定空腹血糖外，还应测定 HbA1c，其结果分析如下：

1）若空腹血糖≥7.8mmol/L + HbA1c 高于正常范围并经复查无误者可诊断糖尿病。

2）若空腹血糖 < 7.8mmol/L + HbA1c 高于正常范围者，应作 75g OGTT 测定 2 小时血糖 + 重复 HbA1c，其结果为：①若 2 小时血糖≥11.1mmol/L + HbA1c 高于正常范围，可诊断为糖尿病；②若 2 小时血糖≥7.8mmol/L 而 < 11.1mmol/L 为 IGT；③若 2 小时血糖≥7.8mmoL/L 而 < 11.1mmol/L + HbA1c 高于正常范围者，高度怀疑糖尿病，应在近期严密随访；④若 2 小时血糖≥11.1mmol/L + HbA1c 在正常范围内，也应在近期严密随访。

当时在 1999 年 WHO 糖尿病诊断标准中，不推荐应用 HbA1c 作为糖尿病的诊断标准。这是因为测定 HbA1c 的方法尚未标准化，难以确定一个诊断糖尿病的截点水平；另外，所测定的空腹血糖、餐后 2 小时血糖以及 HbA1c 之间的相关性尚不十分理想；在大部分临床实验室中，正常的 HbA1c 是以对健康个体进行统计学抽样测定为基础得出的结果，是否适合对糖尿病的诊断标准还有待于进一步研究。

为此，2010 年《用 HbA1c 诊断糖尿病——WHO 咨询报告》中，根据循证医学证据，评价了用 HbA1c 诊断糖尿病一些相关的关键问题，其中包括目前检测 HbA1c 的质量控制，检测方法的可操作性以及在不同条件下的适用性等综合因素后，认为在严格的实验室质量控制下，实验结果可溯源至国际标准化体系，不存在干扰测定结果精确性的情况时，HbA1c 可以作为糖尿病的诊断标准之一，HbA1c≥6.5% 被定义为诊断糖尿病的切点，HbA1c < 6.5% 不能除外应用血糖标准对糖尿病的诊断。HbA1c 小于但接近 6.5% 可能提示个体处于高血糖状态，需要定期随访。HbA1c 在 6.0% ~6.5% 的个体应警惕患糖尿病的风险，应该采取相关预防糖尿病的措施。

该咨询报告指出，如果有糖尿病的临床症状以及静脉血浆血糖 > 11.1mmol/L 即可诊断糖尿病，否则就需要重复检测 HbA1c 以确诊糖尿病。若无糖尿病症状，不能仅凭一次血糖或 HbA1c 检测结果异常而诊断糖尿病，还需要至少另一次 HbA1c、空腹血糖、随机血糖或 OGTT 结果达到糖尿病诊断标准才可确诊糖尿病的诊断。如果应用血糖或 HbA1c 作为诊断糖尿病的方法，若血糖和 HbA1c 均达到了各自的诊断标准可确诊糖尿病；如果只有其中之一达到诊断标准，必须检测另一次该指标的检测结果也达到了诊断标准才可确诊糖尿病的诊断。应用几种方法仍不能确诊糖尿病的诊断，建议该个体需要定期复查，直至异常的糖代谢状态得到明确为止。

HbA1c 测定结果受多种因素的影响，如遗传因素、血液学、与疾病相关因素等（表 8-9），其中血红蛋白病、某些贫血、引起红细胞寿命缩短的疾病（如疟疾等）最为明显。

表 8-9　一些影响 HbA1c 测定结果的因素

1. 红细胞生成
HbA1c 升高：铁、维生素 B_{12} 缺乏、红细胞生成减少
HbA1c 降低：使用红细胞生成素、铁、维生素 B_{12}、网织红细胞增多、慢性肝脏疾病
2. 异常血红蛋白
血红蛋白化学或基因改变：血红蛋白病、HbF、高铁血红蛋白可能升高或降低 HbA1c
3. HbA1c 升高：酗酒、慢性肾衰竭、红细胞内 pH 值降低
HbA1c 降低：阿司匹林、维生素 C 和 E、某些血红蛋白病、红细胞内 pH 值升高
HbA1c 变异：遗传因素
4. 红细胞破坏
HbA1c 升高：红细胞寿命延长、脾切除术后
HbA1c 降低：红细胞寿命缩短、血红蛋白病、脾肿大、类风湿关节炎或某些药物，如抗反转录病毒药物、利巴韦林、氨苯砜

续 表

5. 化验
HbA1c 升高：高胆红素血症、氨甲酰血红蛋白、酗酒、大剂量阿司匹林、长期使用鸦片类物质
HbA1c 变异：血红蛋白病
HbA1c 降低：高三酰甘油血症

（葛　静）

第四节　糖尿病患者的教育

对糖尿病患者进行有关糖尿病知识的教育是糖尿病病情控制良好的基础，是五架马车即教育、饮食、运动、药物和监测的重要内容之一。现就对糖尿病患者教育的有关问题进行阐述。

一、糖尿病教育的目的意义

糖尿病是一种可防、可控的慢性、非传染、终生性疾病，需要持续的医疗照顾，其治疗效果不完全取决于医生的医疗水平以及药物应用，而更多地依赖患者的密切配合。病因的复杂性、治疗措施的综合性和个体化都需要得到患者的主动参与，提高糖尿病患者的自觉性和主动配合，以达到良好的代谢控制，才能避免和延缓糖尿病慢性并发症的发生与发展，也可降低医疗费用。因此糖尿病教育已经被视为糖尿病治疗必不可少的组成部分，而不仅仅是对治疗的补充。1991 年国际糖尿病联盟（IDF）向全世界宣布，每年的11 月 14 日为“世界糖尿病日”。1995 年世界糖尿病日宣传的主题是“糖尿病的教育”，口号是“无知的代价”，就是指对糖尿病的无知将付出高昂的代价，指出糖尿病教育是防治糖尿病的核心环节。所以，糖尿病教育的目的是：①使患者充分认识到糖尿病并不可怕，它是完全可以控制的，可以像正常人一样的生活、工作，使糖尿病患者树立起战胜疾病的信心。②糖尿病是一种慢性终身性疾病，患者应树立长期与疾病作斗争的思想准备。③糖尿病慢性并发症的产生与病情控制的好坏（包括血糖、血压、血脂、吸烟、体重等）有密切关系，故患者应长期控制好病情。因此，高质量的糖尿病控制及其并发症的治疗，取决于对糖尿病患者的教育。目的在于帮助糖尿病患者获得和保持满意的治疗效果，为糖尿病患者创造美好的生活。

二、糖尿病的教育内容

1. 糖尿病基础知识教育　通过向患者及其家属介绍有关糖尿病的基础知识、症状、先兆、诱发因素，胰岛素缺乏与胰岛素抵抗的概念，控制好病情与并发症的关系，了解糖尿病的危害性及预后情况，让患者充分发挥主观能动性，保证长期的严格治疗糖尿病，并获得满意疗效。

2. 糖尿病患者基本饮食教育　饮食治疗是糖尿病的基本而重要的首选疗法之一。饮食治疗既要控制饮食又要合理膳食。要让患者掌握标准热量的计算，食物成分的选择，定时定量进食的重要性，加餐的时间和必要性。

3. 糖尿病患者运动的重要性　糖尿病患者在体力活动方面要掌握适度的原则，参加力所能及的工作和适当的体育锻炼，并根据病情调整运动方式和运动量。运动中要遵循因人而异，循序渐进，持之以恒的原则。

4. 糖尿病患者用药治疗教育　包括口服降糖药及注射胰岛素的方法，使患者了解药物的种类、作用时间及特点，如何选择以及服用方法。患者掌握这方面的知识可保证药物的最佳疗效，同时又可避免药物引起的低血糖等不良反应。

5. 糖尿病患者的自我处理　如何调整好情绪波动，饮食运动，降糖药物之间的关系，在应激和发生低血糖的情况下如何自我处理。

6. 糖尿病患者的自我监测及护理教育　糖尿病作为一种慢性终生性疾病，目前尚缺乏行之有效的根治方法，因此患者对病情的自我监测及护理显得尤为重要。糖尿病患者一定要懂得自我监测的意义，并学会一些监测的方法。监测是防治糖尿病的关键但又常常不引起患者的重视，监测的最终目的是使糖尿病患者的治疗达到理想水平并获得高水平的生活质量。如果不进行监测，机体常常处于高血糖的慢性中毒状态，随着病程的延长就可能会发生很多难以治疗的并发症，甚至会造成终身残疾。因此要按时看病、定期检查、及时治疗，减少或不发生严重的并发症，争取像正常人一样的生活和工作。

7. 糖尿病足的护理的重要性　糖尿病超过五年以上或长期控制不佳的患者，足部可出现足部溃疡、坏疽等并发症，严重的可造成截肢。糖尿病足病的截肢率是非糖尿病患者的 15 倍，早期正确的预防和治疗 45% ~85% 的患者可以免于截肢。

三、糖尿病患者的自我监测

糖尿病患者的自我监测包括血糖监测、尿糖监测、尿蛋白监测、眼底监测、血脂监测、膀胱功能监测、糖尿病足监测及血压、体重的监测等。

1. 血糖监测　血糖监测是糖尿病管理中的重要组成部分，其结果有助于评估糖尿病患者糖代谢紊乱的程度，制订合理的降糖方案，同时反映降糖治疗的效果并指导治疗方案的调整。随着科技的进步，血糖监测技术也有了飞速的发展，使血糖监测越来越准确、全面、方便、痛苦少。目前临床上血糖监测方法包括患者利用血糖仪进行的自我血糖监测（SMBG）、连续监测 3 天血糖的动态血糖监测（CGM）、反映 2 ~3 周平均血糖水平的糖化人血白蛋白（GA）和 2 ~3 个月平均血糖水平的糖化血红蛋白（HbA1c）的测定。其中患者进行 SMBG 是血糖监测的基本形式，HbA1c 是反映长期血糖控制水平的金标准，而 CGM 和 GA 是上述监测方法的有效补充。

（1）SMBG：SMBG 是最基本的评价血糖控制水平的手段。SMBG 能反映实时血糖水平，评估餐前和餐后高血糖以及生活事件（锻炼、用餐、运动及情绪应激等）和降糖药物对血糖的影响，发现低血糖，有助于为患者制订个体化生活方式干预和优化药物干预方案，提高治疗的有效性和安全性；另一方面，SMBG 作为糖尿病自我管理的一部分，可以帮助糖尿病患者更好地了解自己的疾病状态，并提供一种积极参与糖尿病管理、按需调整行为及药物干预、及时向医务工作者咨询的手段，从而提高治疗的依从性。国际糖尿病联盟（IDF）、美国糖尿病学会（ADA）和英国国家健康和临床优化研究所等机构发布的指南均强调，SMBG 是糖尿病综合管理和教育的组成部分，建议所有糖尿病患者都进行 SMBG。

SMBG 的频率和时间点：SMBG 的监测频率和时间要根据患者病情的实际需要来决定。SMBG 的监测可选择一天中不同的时间点，包括餐前、餐后 2 小时、睡前及夜间（一般为凌晨 2 ~3 时）。血糖监测的频率应根据病情决定，初始治疗阶段，血糖控制较差或不稳定者应每日监测。血糖控制满意而稳定者可一到二周监测一次。病情重或发热、腹泻等应激情况下应增加监测次数。

（2）HbA1c 测定：HbA1c 是反映既往 2 ~3 个月平均血糖水平的指标，在临床上已作为评估长期血糖控制状况的金标准，也是临床决定是否需要调整治疗的重要依据。无论是 1 型糖尿病的糖尿病控制与并发症研究（DCCT）还是 2 型糖尿病的英国前瞻性糖尿病研究（UKPDS）等大型临床试验，均已证实以 HbA1c 为目标的强化血糖控制可降低糖尿病微血管及大血管并发症的发生风险。根据《中国 2 型糖尿病防治指南》的建议，在治疗之初至少每 3 个月检测 1 次，一旦达到治疗目标可每 6 个月检查 1 次。

（3）GA 测定：糖化血清蛋白（GSP）是血中葡萄糖与血浆蛋白（约 70% 为白蛋白）发生非酶促反应的产物。其结构类似果糖胺（FA），故将 GSP 测定又称为果糖胺测定。由于白蛋白在体内的半衰期较短，约 17 ~19 天，所以 GSP 水平能反映糖尿病患者检测前 2 ~3 周的平均血糖水平。GSP 测定方法简易、省时且不需要特殊设备，可广泛适用于基层医疗单位。

（4）CGM：CGM 是指通过葡萄糖感应器监测皮下组织间液的葡萄糖浓度而反映血糖水平的监测技术，可以提供连续、全面、可靠的全天血糖信息，了解血糖波动的趋势，发现不易被传统监测方法所探测的高血糖和低血糖。因此，CGM 可成为传统血糖监测方法的一种有效补充。CGM 主要的优势在于能发现不易被传统监测方法所探测到的高血糖和低血糖，尤其是餐后高血糖和夜间的无症状性低血糖。

1 型糖尿病患者的血糖监测可根据病情变化和胰岛素的注射次数而定。检测血糖至少每日 2 ~4 次，当血糖＞12mmol/L，每日查4～7次血糖。新诊断的、使用胰岛素泵或强化治疗的患者，每日检测4～7次血糖。目的是了解血糖变化曲线，制定相应的治疗方案将血糖控制在接近正常水平。

2型糖尿病患者的血糖监测：开始每天测4次血糖即三餐前和睡前，待血糖维持在一个稳定的水平时一周内可检测3～4次。糖尿病患者一般要求空腹血糖在≤7mmol/L，餐后2小时血糖应≤10mmol/L。进行强化治疗的患者的空腹血糖可在4.4～6.1mmol/L，餐后2小时血糖应在4.4～8.0mmol/L。

进行血糖自我监测时需注意：自我监测技术应每年进行1～2次核准，监测的质量控制相当重要，特别是血糖结果与临床症状不符时，建议抽取静脉血糖。对无条件开展血糖自我监测的患者，应定期门诊复查血糖。

各有关糖尿病指南对SMBG监测频率的建议见表8－10。

表8－10　各项指南对自我血糖监测（SMBG）频率的建议

治疗方案	指南	未达标（或治疗开始时）	已达标
胰岛素治疗	CDS（2010）	≥5次/天	2～4次/天
	ADA（2010）	多次注射或胰岛素泵治疗：≥3次/天 1～2次注射：SMBG有助于血糖达标，为使餐后血糖达标应进行餐后血糖监测	
非胰岛素治疗	IDF（2009）	每周1～3天，5～7次/天（适用于短期强化监测）	每周监测2～3次餐前和餐后血糖
	CDS（2010）	每周3天，5～7次/天	每周3天，2次/天
	ADA（2010）	（包括医学营养治疗者）SMBG有助于血糖达标，为使餐后血糖达标应进行餐后血糖监测	

注：CDS：中华医学会糖尿病学分会；ADA：美国糖尿病学会；IDF：国际糖尿病联盟。

各时间点血糖监测的适用范围：

（1）餐前血糖：血糖水平很高或有低血糖风险时（老年人、血糖控制较好者）。

（2）餐后2小时血糖：空腹血糖已获良好控制，但HbA1c仍不能达标者；需要了解饮食和运动对血糖影响者。

（3）睡前血糖：注射胰岛素患者，特别是晚餐前注射胰岛素患者。

（4）夜间血糖：胰岛素治疗已接近达标，但空腹血糖仍高者；或疑有夜间低血糖者。

（5）其他：出现低血糖症状时应及时监测血糖；剧烈运动前后宜监测血糖。

2.尿糖监测　尿糖监测简便易行，费用低且无创伤，如能正确使用并与血糖适当配合对指导糖尿病的治疗仍不失一有用的手段。目前尿糖测定多采用试纸法。尿标本的留取是指晨间第一次尿，反映的是夜间血糖水平；餐后2小时尿，反映的是餐后血糖水平。尿标本的留取亦可将一天的尿量分为四段：早餐前至午餐前为第一段尿、午餐后至晚餐前为第二段尿、晚餐后至睡前为第三段尿、睡觉至次日早餐前为第四段尿。尿糖测定的目标是保持尿糖阴性，应用尿糖测定时需注意：①它不能反映确切的血糖水平及其精确变化，不能预告将要发生的低血糖反应。②尿糖测定只能定性反映尿中葡萄糖浓度，要结合尿量才能真正反映尿糖的丢失和血糖水平。③尿中排出糖量的多少与肾糖阈值有关，当肾糖阈值发生变化时尿糖定性也会随着改变，如肾糖阈升高（如老年人和有肾病者）或肾糖阈降低（妊娠时）及伴有糖尿病自主神经病变并发前列腺肥大的患者（常致膀胱不能完全排空，残余尿增多）等。在上述情况下尿糖不能反映血糖水平，必须以监测血糖为主。

具体操作：每餐前30分钟排尿弃掉，临饭前排尿测定。如果血糖控制很稳定的患者，4次尿一般应是“－”或“±”。此法可以用来调节食量的增减，也对调整治疗药物提供依据，尤其对胰岛素剂量调整有帮助。如饭前尿糖监测一直保持阴性则应监测饭后2小时尿糖，它能反映出糖负荷后胰岛素储备能力如何。如果饭后2小时尿糖也是阴性或加减号，说明糖尿病控制得比较满意，如果出现“＋”～“＋＋”就要减少饮食的份数或增加胰岛素剂量或加服降低餐后血糖作用的药物。

3.慢性并发症各项指标的监测　糖尿病慢性并发症和并发症是糖尿病患者致死和致残的主要原因。

但其起病隐匿进展缓慢，早期常缺乏明显的临床表现，一旦进展到临床阶段其功能障碍常不可逆。因此加强监测和筛选，早期诊断对其预后十分重要。

（1）尿蛋白监测：有无尿蛋白是了解糖尿病肾病的依据。糖尿病肾病是糖尿病很重要的并发症，随着病程的进展可以导致肾功能不全甚至于肾功能衰竭，是导致死亡的主要因素之一。最能发现早期肾功能损害的指标是测定尿中的微量白蛋白含量，微量白蛋白尿是指白蛋白排泄率在 20～200μg/min，若大于 200μg/min 则为临床糖尿病肾病。目前患者存在的问题是，重视尿糖而不重视对尿蛋白监测，待出现水肿后才去看医生为时已晚。因此，糖尿病患者一旦发现尿微量白蛋白大于 20μg/min 时，就要及时治疗。糖尿病患者病程大于 3 年时应每年进行尿白蛋白排泄率的检测，增高者应在 3～6 个月内复查。如尿白蛋白排泄率两次测定均在 20～200μg/min，则提示早期糖尿病肾病的发生，应加强治疗阻止病情发展。

（2）眼底监测：糖尿病视网膜病变是糖尿病最常见的微血管并发症，其最严重的后果是导致失明。美国新近报道的失明患者中约 25% 由糖尿病所致。糖尿病视网膜病变是 20～74 岁成人致盲的首要原因。对所有糖尿病患者每年均应扩瞳后做检眼镜检查，简单的检眼镜检查也可发现早期糖尿病视网膜病变，对指导治疗具有重要价值。

（3）血脂监测：糖尿病患者常有不同程度的血脂异常，主要是血清 TG 升高和 HDL－C 降低以及小密度 LDL 升高。血脂异常可以导致动脉硬化，糖尿病动脉粥样硬化的发生要比一般人高 3 倍以上。动脉硬化易发生冠心病、高血压、心肌梗死、脑血管病变等。因此血脂监测对防治动脉硬化性血管病变至关重要。一般应每 3～6 个月测定一次血脂。如果经饮食疗法、运动疗法、口服降糖药物后血糖控制尚好，但血脂仍明显升高者应服用降脂药物治疗。其控制标准如下：血清总胆固醇应小于 4. 5mmoL/L，三酰甘油应小于 1. 5mmoL/L，高密度脂蛋白－胆固醇应大于 1. 1mmoL/L 为合适，低密度脂蛋白－胆固醇小于 2. 6mmol/l。

（4）膀胱功能监测：糖尿病患者膀胱功能障碍较常见，医学上称之为糖尿病神经性膀胱，此并发症约占糖尿病的 26%～87%，有糖尿病神经病变者约 80% 有糖尿病神经性膀胱。因为本病早期无症状常常到了有尿潴留、反复尿路感染不愈甚至于肾功能衰竭时才引起患者重视。要想早期发现早期治疗，患者必须具有这方面的知识，以便早日求医。

监测方法：有上述症状时应及时查尿常规，膀胱肾脏超声波检查可发现有残余尿和肾盂积水。正常膀胱容积 400ml 尿，超过 400ml 有尿意感，如尿量大于 500ml 仍无尿意可考虑有膀胱功能的异常。

（5）糖尿病患者足部的监测和护理：糖尿病足是糖尿病患者特有的临床表现，多发生在 50 岁左右。60～70 岁患者最为多见，还多见于成年肥胖型糖尿病病程长者、血糖经常控制不佳者。糖尿病足的发生几乎均由大小血管病变所致缺血、神经病变、感染三个主要因素协同作用而引起，大血管病变在糖尿病的发展中起决定性作用，但是皮肤坏死的最终原因是微循环功能障碍所引起。为预防糖尿病性下肢坏疽，除了积极控制糖尿病及高血压、高血脂等疾病外，应避免各种诱因如烫伤、小外伤、鞋挤压及足癣感染，保持局部干燥清洁，早期治疗脚的胼胝、鸡眼等。对轻微的外伤也应及时治疗预防感染，一旦发生应采取有效的抗菌药物治疗。此外平时要注意保护肢体，尤其是冬天要注意保暖并多参加适当的体育锻炼，避免高胆固醇饮食和戒烟。每天检查足和下肢、足趾间和足底部是否有创伤、发红、感染、磨损、流液、肿胀和擦伤。每天用肥皂水和温水洗脚，足部入水前应先测一下水温，水温应不高于 40℃，时间不要超过 5 分钟，最好选用碱性较小的或弱酸性的肥皂。洗完待脚晾干后涂以润滑剂，使皮肤免于裂开。趾甲前端应剪平挫平防止其向肉内生长。穿着整洁干燥的袜子，袜子上不要有破洞或补丁袜口不宜过紧以免影响脚的血液循环。穿合适的鞋，不要穿着任何紧束足部、踝部及小腿的袜、带，以免阻碍足部的血液供应。

（6）血压和体重的监测：糖尿病患者易患高血压，30%～50% 的糖尿病患者在病程中发生高血压，糖尿病患者高血压的患病率为非糖尿病患者 2～4 倍，并随病程的延长和年龄的增长而增加。由于糖尿病患者存在糖代谢异常、胰岛素抵抗、动脉硬化和肾脏病变，因而更易患高血压。糖尿病患者发现高血压时，体内重要脏器已有程度不同的损害，因此早期发现高血压至关重要。应每月定期检测血压一次。

糖尿病患者应每月测量体重一次，理想体重（kg）＝身高（cm）－105，成人体重应不超过也不低于理想体重的10%为好。

体重过低：＜18.5；体重正常：18.5～23.9；超重：24.0～27.9；肥胖：＞28.0。

四、胰岛素注射的注意事项

1. 胰岛素的注射部位　应用胰岛素治疗的患者，因重复多次注射同一部位，易有局部反应影响胰岛素的吸收，故应轮流交换注射部位。胰岛素可注射在前臂外侧三角肌、大腿内外侧、腹壁及臀部等不同注射部位。最好将身体上可注射的部位划为许多线条，每条线上可注射4～7次，两次注射点的距离最好是2cm，沿注射线上顺序做皮下注射，这样每一点可以在相当长的时间以后才会接受第二次注射，有利于胰岛素的吸收。不同部位吸收胰岛素快慢的次序是：腹壁、前臂外侧、大腿前外侧。

2. 注射胰岛素的注意事项　①为准确抽取胰岛素，应选择能容纳所需计量的最小的注射器。②查看胰岛素瓶上的有效期，胰岛素应在有效期之内使用，不用过期的胰岛素。③短效胰岛素应始终保持澄清样液，其他类型的胰岛素在混合后应保持均匀的雾状。④抽取在注射器内的胰岛素，最好立即注射。如果注射两种胰岛素混合液，应先抽取短效胰岛素再抽取长效胰岛素。⑤注射时用70%的酒精消毒皮肤，待酒精干后小心拿起注射器，用左手捏起皮肤迅速将针头刺入皮内，一般注射角度在45°～90°。⑥注射后不要用力揉注射部位，避免胰岛素吸收过快。如使用胰岛素注射笔，针头应该在皮下停留数秒钟使胰岛素完全吸收。⑦胰岛素制剂于高温环境下易于分解，引起失效。因此储存时应避免受热及阳光照射，且不能冰冻。因此胰岛素须保存在10℃以下的冷藏器内，最好放在2～8℃的冰箱中。未开封的胰岛素在2～8℃时可保存30个月；已开封的动物源性胰岛素可保存3个月，人胰岛素室温在25℃时瓶装可保存6周，笔芯可保存4周。

五、教育对象

1. 一般人群教育　主要宣传当前糖尿病惊人的发病率，糖尿病的危害性、严重性以及可防、可治性。突出宣传糖尿病发病的危险因素，强调指出糖尿病要早发现早治疗以及应采取的预防措施。对于已检出的糖耐量减低者更应该采取有效的措施和严密的随访观察，预防其转为糖尿病。

2. 糖尿病医生和护士以及营养师的教育　培训糖尿病专科医生是做好人民群众的宣传以及做好糖尿病患者教育的关键。指导患者如何进行饮食和药物治疗、如何正确对待各种并发症，都需要依靠有丰富的糖尿病知识的医务人员来进行。要培养懂得糖尿病基本知识，并能为糖尿病患者进行有效的治疗和解决患者某些疑难问题的糖尿病专科医生，才能组织并做好糖尿病的教育，对糖尿病患者做到早诊断早治疗。糖尿病专科护士可以具体指导患者如何自我监测及正确应用药物治疗。

3. 糖尿病患者及其家属的教育　糖尿病是一种累及全身需要终身治疗的慢性疾病。因此，必须使糖尿病患者及其家属懂得糖尿病的知识，必须依靠自己做好自我监测，才能收到良好的效果。经过教育的糖尿病患者掌握了病情及监测方法，就有了战胜疾病的信心，同时可以提高生活质量。

六、教育方式

糖尿病教育根据形式与内容不同可分为说教式教育与强化教育两种。

1. 说教式教育　主要通过相对固定的形式，如成套的糖尿病知识宣传手册、幻灯和录像以及计算机教育课程、举办各种学习班对患者进行教育。

2. 强化教育　通常是结合各种指导技术对患者进行教育，包括饮食、运动、自我监测、行为调整和咨询。此教育形式一般采用的较多。饮食、运动、自我监测均属于计划性不同的行为指导，其中饮食和运动指导在2型糖尿病的治疗中应用很广，而自我监测通常是1型糖尿病患者自我保健中的重要组成部分。

（葛　静）

第五节 糖尿病的营养治疗

一、概述

糖尿病是一组由于胰岛素分泌或（和）作用缺陷而引起的、以长期高血糖为特征的代谢性疾病。由于这些缺陷改变了机体细胞对葡萄糖、氨基酸、脂肪酸的摄取和利用能力，高血糖及高胰岛素水平造成营养物质代谢紊乱，引起微血管和大血管病变，导致心血管、肾脏、视网膜、神经等全身多个系统的并发症发生。

随着对糖尿病研究的不断深入，糖尿病的治疗方法和水平也在不断完善和提高，强调营养、运动、药物及胰岛素、监测和患者教育等多方面的综合治疗方法仍然是糖尿病治疗的主旋律和最佳方法。其中，医学营养治疗（medical nutrition therapy，MNT）是糖尿病综合治疗必不可少的重要方法，也是糖尿病治疗的基础。营养治疗贯穿于所有类型糖尿病的预防和治疗过程中的每一个阶段，并发挥着其他治疗方法无法取代的重要作用。

（一）糖尿病医学营养治疗的目标

糖尿病医学营养治疗的总目标是达到并保持良好的代谢状态，以降低发生急、慢性糖尿病并发症的风险，使患者能拥有一个完整健康的生活体系。

1. 纠正代谢紊乱　越来越多的证据表明，通过调整膳食来纠正代谢紊乱，可以预防和延缓糖尿病并发症的发生。在平衡膳食的基础上，合理控制总能量，根据病情调整并合理搭配膳食中的营养素，尽可能达到和维持正常的代谢水平（包括血糖和糖化血红蛋白水平，低密度脂蛋白－胆固醇、高密度脂蛋白－胆固醇和总胆固醇水平以及血压等）。

2. 合理控制体重　体重超重、肥胖和腹部脂肪蓄积是2型糖尿病发病的重要危险因素。由于肥胖者（特别是腹型肥胖者）的胰岛素受体相对数量减少和受体缺陷，易发生胰岛素抵抗，影响机体对葡萄糖的转运、利用和蛋白质合成。通过纠正不良生活方式和膳食结构，合理控制体重，可减轻胰岛B细胞负荷。

对于肥胖患者来说，减少体重至理想状态，常难以实现，故不必苛求。可将减少体重的目标设定在3～6个月减轻5%～10%的体重。消瘦患者应通过均衡的营养计划，恢复并长期维持理想体重。

3. 满足营养需要　为糖尿病患者提供的营养治疗应能充分满足其基本营养需要，同时还要满足儿童、青少年、妊娠妇女、乳母等处于不同特定时期糖尿病患者的特殊营养需要。

4. 提高生活质量　以平衡膳食为基础，在不违反营养治疗原则的前提下，尽可能选择多种类食物，变换食物烹调方法，使糖尿病患者也能享受到丰富多样、可口的膳食。

（二）糖尿病医学营养治疗的内容

糖尿病患者的营养治疗强调个体化原则，应根据个体的营养状况评估和治疗过程的进展情况，随时进行调整；同时还要考虑到患者的文化背景、生活方式、经济状况等因素，兼顾患者的健康需求。最好由熟悉糖尿病治疗的营养师和患者一起协商，制订适合个体的、切实可行的营养治疗方案，并予以实施。当然，如果能建立一个由具有丰富的糖尿病治疗经验的医生、营养师、护士组成的团队来协调配合，通过糖尿病教育使患者学会自我管理，将能更好地发挥营养治疗的作用。

糖尿病医学营养治疗的具体内容应包括如下几个方面：

（1）对患者进行营养状况的评估：糖尿病患者的营养评估与非糖尿病患者基本相同，重点是监测目前体重状态和近期体重变化。通过了解患者近期饮食状况，体重变化，血糖、血脂、肝肾功能等相关生化检测指标，身高、体重、腰围等人体测量指标，综合评价患者营养状况。

（2）与患者沟通，协商制订个体化营养治疗计划。

（3）进行个体化的膳食指导。

（4）定期随访，评价效果，及时调整治疗方案。

二、糖尿病的营养治疗原则

随着对糖尿病研究的不断深入，糖尿病的营养治疗原则也在不断调整和改进。20 世纪 50 年代以前曾采用严格限制碳水化合物、大幅提高脂肪摄入的膳食，碳水化合物所占的比例往往在全日总能量的 40% 以下甚至低到 20%，脂肪的能量约占全日总能量 35% 以上。实践证明，这种饮食结构对糖尿病患者的胰岛功能并无益处，膳食中高脂肪尤其高动物脂肪还将加重糖尿病患者的血管病变。随着糖尿病研究的不断深入，20 世纪 60 年代以后，营养治疗方案中碳水化合物占的比例逐渐提高，脂肪所占比例逐渐减少。目前主张，糖尿病患者的饮食原则应该是：在控制总能量的基础上供给适当比例的碳水化合物、脂肪、蛋白质以及膳食纤维和微量营养素，超重和肥胖者应减轻体重。

（一）合理供给能量和营养素

1. 能量　人体的一切活动都与能量代谢分不开，能量的供给应与人体的需要保持平衡。当能量供大于求时，多余的能量就转化为脂肪储存在体内，造成体重超重或肥胖。若能量供给长期不能满足机体的需要，则会导致消瘦、营养不良以及生长发育迟缓等。

肥胖（特别是腹型肥胖）可引起一系列激素与代谢紊乱，患者常存在胰岛素抵抗。外周胰岛素抵抗是肥胖患者从糖代谢正常逐渐发展到糖耐量下降，最终导致糖尿病的主要原因。因此，能量控制无论从糖尿病的预防还是糖尿病的治疗以及降低糖尿病并发症的风险等多方面考虑都是至关重要的环节。

能量摄入标准：成年人能够达到或维持理想体重；儿童青少年应能保持正常的生长发育；妊娠期糖尿病需满足胎儿及母体的营养需要。

理想体重的简易计算方法为：理想体重（kg）＝身高（cm）－105。肥胖指体重超过正常值的 20%，消瘦指体重低于正常值的 20%。

体质指数（BMI）和腰围也是用于估计肥胖程度的人体测量学指标。BMI 的具体计算方法为：BMI（kg/m^2）＝体重（kg）／［身高（m）］^{2}。我国成人体质指数界限值见表 8－11。腰围是目前公认的衡量腹部脂肪蓄积程度的最简单、实用的指标。根据我国 13 项大规模流行病学调查数据汇总分析得出的结果显示，男性腰围＞85cm，女性腰围＞80cm 者患糖尿病的危险为腰围低于此界限者的 2.5 倍。

表 8－11　中国成人超重和肥胖的体重指数界限值

分类	体质指数（kg/m^2）
体重过低	＜18.5
体重正常	18.5～23.9
超重	24.0～27.9
肥胖	≥28

需要说明的是上述计算方法是根据群体测量结果推算的，在应用时还要考虑个体差异。通常情况下，观察体重变化是衡量能量摄入标准的最直接又简便的方法，体重增加提示能量摄入超过消耗，体重减轻提示能量摄入低于消耗。

能量供给标准要根据患者的年龄、体型、性别、活动量、应激状况等条件来确定。一般男性的能量需要高于女性，年轻人高于年长者，活动量大者高于活动量小者。成年人糖尿病能量供给标准可参照表 8－12。

表 8－12　成人糖尿病的能量供给量［kcal/（kg·d）］

	体重正常	消瘦	肥胖
重体力劳动	40	45～50	35
中体力劳动	35	40	30

续　表

	体重正常	消瘦	肥胖
轻体力劳动	30	35	20～25
卧床休息	20～25	25～30	15

对于体重超重或肥胖的糖尿病患者，能量的供给以能维持理想体重或略低于理想体重为宜，控制体重增长，并争取逐渐减少体重至合理状态。控制饮食、增加运动是减少体重的最安全且有效的方法。尽管肥胖患者短期内难以将体重减至理想状态，但减少目前体重的5%～10%也可明显改善异常的代谢紊乱。消瘦的糖尿病患者则要增加饮食中的能量供给，使体重逐步趋于理想体重。

2. 蛋白质　许多研究显示，摄入蛋白质并不增加血糖浓度，也不减慢糖类的吸收，但可增加血清胰岛素反应。考虑高血糖会增加机体蛋白质的转换等因素，建议糖尿病患者的蛋白质的摄入量与一般人群类似，通常不超过能量摄入量的20%，以满足正常生长发育以及维持机体功能的需要为原则。对于肾功能正常的糖尿病个体，推荐蛋白质的摄入量占供能比的10%～15%。成年糖尿病患者的膳食中蛋白质供给量为0.8～1.0g/（kg·d）；对生长发育期的儿童、青少年、妊娠妇女、乳母以及糖尿病未得到满意控制、体型消瘦的患者、特殊职业者或并发某些疾病（如胃肠消化吸收不良、结核病等）的患者的蛋白质的供给量应适当提高；并发糖尿病肾病要根据肾功能损害程度限制蛋白质的摄入量。

尽管不同食物来源的蛋白质对血糖的影响差别不大，但在血脂控制方面绝大多数植物性食物中的蛋白质，特别是大豆蛋白质明显优于动物性食物。这主要与植物性食物中的脂肪以不饱和脂肪酸为主，不含胆固醇，能量密度相对低于动物性食物有关。有研究发现，乳清蛋白在体重控制和降低超重者餐后糖负荷方面有促进作用，这可能与乳清蛋白中含有的支链氨基酸、糖巨肽、血管紧张素转移酶抑制剂等活性成分的作用有关。

3. 脂肪　脂肪是人体不可缺少的营养素，主要功能是供给能量。天然食物中的脂肪主要是三酰甘油、少量磷脂和胆固醇。三酰甘油由1分子甘油和三分子脂肪酸构成，脂肪酸从结构上又可分为饱和脂肪酸（SFA）、多不饱和脂肪酸（PUFA）和单不饱和脂肪酸（MUFA）。

糖尿病患者常伴有肥胖、脂代谢紊乱，对脂肪关注的重点应放在脂肪总量和不同种类脂肪酸对糖代谢、胰岛素抵抗和血脂的影响以及所带来的糖尿病并发症风险上。不同种类的脂肪酸及脂肪数量对糖代谢、脂代谢的影响不同。有明确的研究证据表明，长期摄入高脂肪膳食可损害糖耐量，SFA可升高血浆总胆固醇（TC）和低密度脂蛋白-胆固醇（LDL-C）；PUFA有降低LDL-C的作用，其中ω_3-脂肪酸可降低三酰甘油（TG），预防血栓形成，但PUFA也可使高密度-脂蛋白（HDL-C）降低；MUFA可降低血浆TC、LDL-C和TG，但不降低HDL-C，且没有PUFA容易发生脂质过氧化的缺点。

一般来说植物和鱼类的脂肪含PUFA比动物脂肪高（椰子油、棕榈油除外），深海鱼油中含有较多的ω_3-脂肪酸，包括二十碳五烯酸（EPA）和二十二碳六烯酸（DHA）；植物油中的茶油和橄榄油含有较多的MUFA，可达79%～83%；绝大多数动物脂肪比植物油含SFA多。植物油经过氢化，不饱和的双键与氢结合变为饱和键，可使液态的植物油变为固态。在氢化过程中，一些不饱和的脂肪酸会发生空间构形的改变，形成反式脂肪酸。膳食中的反式脂肪酸对血脂和脂蛋白的不良影响与SFA相似或较之更强，可使血清TC和LDL-C升高，使HDL-C降低。观察性研究中发现，对于无糖尿病者，过高的膳食反式脂肪酸摄入可促进糖尿病的发生。

不同种类的食物所含脂肪酸的特点不同。一般而言，动物性脂肪中饱和脂肪酸所占的比例较高，占40%～60%；而植物性脂肪中的不饱和脂肪酸所占比例较高，占80%～90%。当然也有例外，如椰子油、可可油、棕榈油等虽然是植物性脂肪，但它们的饱和脂肪酸含量很高，棕榈油含饱和脂肪酸42%，椰子油、可可油中的饱和脂肪酸分别为92%和93%。不同种类的动物性脂肪其各类脂肪酸所占比例也有一定差异，畜类脂肪中的饱和脂肪酸比例高于禽类，禽类高于鱼类。多数植物油中多不饱和脂肪酸较多，也有一些植物油含有较高的单不饱和脂肪酸，如橄榄油、茶油等。ω_3-系脂肪酸的主要食物来源为深海鱼类的脂肪，如鲱鱼油和鲑鱼油，它们富含同属ω_3-系脂肪酸的EPA和DHA。此外，亚麻籽、

绿叶蔬菜也含有 ω_3 - 脂肪酸。

胆固醇属于类脂，是许多生物膜的重要组成成分，也是合成各种激素的原料。人体胆固醇来源于食物和体内自身合成。临床前瞻性队列研究发现，糖尿病患者膳食中摄入较高的胆固醇易导致高胆固醇血症和动脉粥样硬化，显著增高患心血管疾病的风险。

《中国糖尿病医学营养治疗指南》推荐糖尿病患者每日脂肪摄入总量占总能量比不超过30%，对于超重的患者，脂肪摄入占总能量比还可进一步降低。适当提高 PUFA 摄入量，但其占总能量比不宜超过10%。MUFA 是较好的膳食脂肪来源，宜占总能量10%以上，但前提是脂肪占总能量摄入不超过30%。应限制 SFA 和反式脂肪酸的摄入量，SFA 和反式脂肪酸占每日总能量比不超过10%，最好控制在7%以下，这样更有利于控制血总胆固醇及 LDL - C 水平。限制膳食中胆固醇的摄入有助于控制血胆固醇水平，建议将膳食胆固醇摄入量控制在300mg/d 以内。含胆固醇较多的食物有：动物内脏（脑、肝、肾等）、蛋黄、鱼子等。

4. 碳水化合物　碳水化合物是能量的主要来源，对血糖及胰岛素分泌的影响较脂肪、蛋白质关系更密切和直接。合理摄取碳水化合物，控制膳食中碳水化合物的总量是控制血糖的关键。中国营养学会推荐的成人每日膳食中碳水化合物摄入量应占总能量的55% ~65%，糖尿病患者膳食中的碳水化合物推荐摄入量与普通人相似。针对接受减重治疗的肥胖糖尿病患者的两项随机对照试验发现，摄入低碳水化合物饮食的受试者与摄入低脂饮食的受试者相比，6 个月后可减轻更多的体重，但 1 年后的体重减轻幅度组间无明显差异。一项荟萃分析显示，摄入低碳水化合物饮食与低脂饮食相比，6 个月后三酰甘油的改善幅度更大。但是过低碳水化合物饮食可能对血脂代谢有不利影响，致使 LDL - C 水平升高。

糖尿病患者的碳水化合物摄入量可略低于正常人，但也不宜过分限制碳水化合物摄入量，因为葡萄糖是大脑能量的唯一来源。因此，建议糖尿病患者的碳水化合物摄入量控制在总能量的50% ~60%。

食物 GI 表示某种食物与葡萄糖相比升高血糖的速度和能力，是衡量食物引起餐后血糖反应的一项有效指标。糖尿病患者对不同的食物可有不同的血糖应答，GI 反映食物整体的消化利用状况。不同种类的碳水化合物 GI 是不同的，支链淀粉含量高的食物如糯米、粘玉米，GI 较高，而含直链淀粉比例高的豆类则相反。富含膳食纤维、抗性淀粉或其他不消化的碳水化合物食物如生的白薯、土豆、未成熟的水果等 GI 低。食物被加工的颗粒越小、烹调时食物煮的时间越长，淀粉糊化程度越高，GI 就越高。富含脂肪、蛋白质的食物 GI 低，如豆类和油炸的食品等。食用混合食物（包括碳水化合物、脂肪及蛋白质）时，脂肪和蛋白质使胃排空速度减慢，也使 GI 比单独食用碳水化合物类食物时降低。为了方便使用，规定 GI > 70 为高 GI 食物；55 ~ 70 为中 GI 食物；< 55 为低 GI 食物。摄入高 GI 的食物会使血糖大幅度升高，常常伴随快速回落，而摄入低 GI 的食物后血糖仅轻度或中度升高并缓慢回落，刺激胰岛素分泌也少，不会出现低血糖现象。低 GI 的食物可增加饱腹感，可有效控制餐后胰岛素和血糖异常，有利于保持血糖水平的稳定。了解食物 GI，在安排饮食时将高 GI、中 GI 和低 GI 的食物进行合理搭配，少选高 GI 的，多选低、中 GI 的，把不同 GI 的食物搭配起来吃，使总 GI 降低，对于调节和控制血糖水平有重要作用。但是由于 GI 只反映食物对血糖的影响，不显示食物的能量及其营养素含量，所以 GI 也有其局限性，如脂肪含量高的食物虽然 GI 不高，但是多吃会引起肥胖，故糖尿病患者不宜多选。

血糖负荷（glycemic load，GL）是用食物的 GI 值乘以其碳水化合物含量得出的数值，可以用于定量评定某种食物或某总体膳食模式升高餐后血糖的能力。GL 比 GI 更能全面评价食物引起血糖升高的能力。当 GL≥20 为高 GL，提示食用的相应重量的食物对血糖的影响明显。10 ~ 20 为中 GL，提示食用的相应重量的食物对血糖的影响一般。GL≤10 时为低 GL，提示食用的相应重量的食物对血糖的影响较少。对于糖尿病患者来说，没有绝对不能吃的食物，只不过要严格控制食物的数量并进行合理的搭配。按照 GI 和 GL 相结合的理念去选择搭配膳食，既考虑到食物中碳水化合物消化吸收的速度；又兼顾到食物含碳水化合物的总量及对血糖负荷的影响。

5. 膳食纤维　膳食纤维是一类不能被人体消化吸收利用的多糖，主要存在于植物性食物中。根据其溶解性可分为不可溶性膳食纤维和可溶性膳食纤维两大类，前者主要有纤维素、半纤维素、木质素等；后者主要有果胶、藻胶、树胶等。不溶性膳食纤维主要存在于谷类、豆类的外皮以及植物的茎部和叶部，可在胃和肠道内吸收水分，形成网状结构，妨碍食物与消化液接触而减慢淀粉的消化吸收过程，增加粪便体积，起到降低餐后血糖、防治便秘的作用。可溶性膳食纤维在豆类、水果、海藻类食物中较多。许多研究显示，可溶性膳食纤维在胃肠道内遇水可与葡萄糖形成黏胶，可以延缓胃的排空，减慢小肠对糖的吸收速度；使餐后血糖曲线趋于平缓，改善糖耐量。膳食纤维可以增加饱腹感，减少饥饿感，防止因多食而导致摄入过多的能量，有利于患者保持适宜的体重，维持血糖平稳。膳食纤维还具有降低胆固醇的作用。

膳食纤维有助于糖尿病患者长期血糖控制，应鼓励患者多摄入各种富含膳食纤维的食物，如粗杂粮、薯类、绿叶蔬菜、豆类、藻类、水果等。但目前没有证据支持推荐糖尿病患者膳食纤维摄入量应高于普通人群，且摄入过多的膳食纤维也存在影响其他营养素的吸收和胃肠道不耐受的问题。建议糖尿病患者的膳食纤维摄入量与正常人相近，为14g/1 000kcal。

6. 维生素和矿物质　维生素和矿物质是调节人体正常生理功能不可缺少的微量营养素。研究发现：锌、铬、硒、镁、钙、磷、钾、钠等矿物质与糖尿病的发生、并发症的发展之间有一定关系。钙、镁摄入低可加重胰岛素抵抗、糖耐量异常及高血压。烟酰胺具有保护残留胰岛细胞的作用，大剂量维生素 B_1 能预防糖尿病患者的心肌病变。维生素 B_1、维生素 B_{12} 常用于糖尿病神经病变的治疗，对糖尿病大血管并发症也有一定疗效。

糖尿病患者与正常人对各种微量营养素的需求基本相同。如患者能正常进食，并注意做到膳食营养平衡，能达到中国居民膳食营养素推荐量，一般不需要额外补充。对于不存在维生素、矿物质缺乏的糖尿病患者，没有明确证据表明补充这些微量营养素是有益的。所以不建议糖尿病患者常规大量补充维生素和矿物质。但是，由于糖尿病患者的饮食受到一定限制，如果不能合理的搭配食物，容易出现微量营养素的缺乏，并可能会加重患者糖代谢的紊乱。因此，为预防和纠正营养素代谢紊乱，可适当补充含多种微量营养素的天然食物、蔬菜、适量水果或相应的药物制剂。老年患者、绝经后的女性糖尿病患者容易发生骨质疏松，应注意钙的补充，膳食计划中应有奶类、豆制品等富含钙质的食物，必要时可补充含钙制剂。糖尿病患者应限制食盐用量，长期摄入过量的盐会与高血糖、高血脂和高胰岛素血症一起诱发高血压，加速糖尿病心血管并发症的发生与进展，食盐用量宜限制在6g/d 以下。

（二）合理控制体重

由于热量摄入过多、消耗减少而导致体内热量剩余产生多余脂肪出现肥胖，尤其是腹型肥胖危害性更大。肥胖与糖尿病关系密切。肥胖者体内脂肪细胞体积较大，细胞表面受体数量较少，对胰岛素的敏感性降低，使糖尿病的治疗更加复杂。同时肥胖也是高血压、脂质代谢异常和心血管疾病（CVD）的独立危险因素，而 CVD 是糖尿病死亡的主要原因。肥胖者适度减轻体重可以改善血糖水平，降低 CVD 的发病风险。肥胖者减轻体重的措施，首先是饮食调节，减少含高热卡药物的摄入，如脂肪含热量9.0kcal/g 及酒精含热量 7.5kcal/g，均为高热量膳食，而碳水化合物含热量仅为 4.0kcal/g，前者热量含量是后者的 1 倍以上。由此可见，吃肉、喝酒的人不仅不能减肥，反而更容易导致肥胖。其次，是适度而有规律的活动或运动，消耗体内过多的脂肪，两者相互配合才能达到减肥的目的。肥胖者在原有体重的基础上减少 5% ~10% 即可明显获益，因而减轻体重对于肥胖和超重的糖尿病患者是首要的任务。减体重的主要方法是改变不良的生活方式，包括减少能量摄入和有规律的活动锻炼。减体重不宜操之过急，以免发生酮症，每周减少 0.5 ~1kg 是安全的。能量摄入较平时饮食减少 500 ~1 000kcal/d，可逐渐减轻体重。中度和重度肥胖的患者即使不能达到理想体重也要达“合理体重”，即能够在短期实现并可长期维持的、医生和患者共同认可的体重水平。减体重过程中应注意各种营养素供给，碳水化合物不宜 <150g/d，否则容易发生酮症，供给充足的蛋白质；维生素、矿物质、微量元素等要满足机体需要，以免发生营养不良。当体重达到正常时即应及时调整饮食，使之维持在正常水平。另外，根据个人身体情况，选择合适的运动项目，循序渐进，坚持经常性的体育运动。

（三）合理食物选择

在为糖尿病患者安排饮食时，可把食品交换份法与 GI、GL 结合起来考虑，放宽食物选择的范围，达到平衡膳食，以满足机体对各种营养素的需要。

1. 谷类　谷类食物主要有大米、面粉、玉米、小米、荞麦、燕麦等，主要提供碳水化合物、蛋白质、维生素、矿物质和膳食纤维等。谷类食物碳水化合物含量多在70%以上，主要以淀粉形式存在。谷类多为高GI和中GI，建议糖尿病患者的主食粗、细粮搭配食用，如两样面的发糕（面粉+玉米面）、荞麦面条（面粉+荞麦面）等，宜选择整粒的或碾磨得粗的谷物，如煮麦粒、煮玉米、玉米碴、全麦面包等。黑麦、燕麦、玉米等食物中含有植物固醇，有降低TC和LDL－C的作用。

2. 肉、蛋类　肉类包括畜肉（猪、牛、羊、驴、兔肉等）、禽肉（鸡、鸭、鹅、鸽、鹌鹑等）、鱼虾等水产品以及动物内脏等，是优质蛋白质、脂肪、维生素和无机盐的重要来源。肉类食物蛋白质含量为10%～20%，蛋白质质量一般要比植物性食物中的质量高，但肥肉、内脏、卵黄含SFA和胆固醇较多，建议在规定量内尽量选用瘦肉，少吃肥肉和动物内脏等。

常用的禽蛋有鸡蛋、鸭蛋、鹅蛋、鹌鹑蛋等，蛋白质含量为13%～15%，可在规定量内选用。蛋黄中胆固醇含量高，并发高TC的糖尿病患者应少吃蛋黄，可以隔天吃1个蛋黄，但不必完全不吃。

3. 乳类及乳制品　乳类包括牛奶、羊奶、奶粉、奶酪等，可提供优质蛋白质、脂肪、碳水化合物、维生素、矿物质等。乳类属于低GI食品。乳类含钙丰富，是补钙的良好的食物来源，体重超重或肥胖的糖尿病患者宜选低脂或脱脂乳类。

4. 豆类　豆类分为大豆和其他豆类。大豆包括黄豆、青豆和黑豆。大豆中蛋白质含量丰富，占35%～40%，而且大豆蛋白质的氨基酸组成接近人体需要，属于优质蛋白质。大豆含脂肪15%～20%，其中不饱和脂肪酸占85%，其中亚油酸高达50%以上。大豆还含有维生素、矿物质、碳水化合物、膳食纤维；大豆中的皂苷和大豆异黄酮，具有抗氧化、降血脂等作用。大豆被加工成豆制品，便于人体消化吸收，豆制品多属于低GI食物。建议糖尿病患者经常吃豆制品，如豆腐、豆腐干、豆浆等，但是不宜选油炸的豆制品。其他豆类包括豌豆、蚕豆、红豆、绿豆、芸豆等，含蛋白质约20%，因其含碳水化合物较多，与谷类食物的营养特点相近，可与谷类食物互换。

糖尿病肾病患者不易摄入过多的豆类制品。

5. 蔬菜类　蔬菜包括叶菜类（如大白菜、小白菜、菠菜、油菜、卷心菜等）、根茎类（如萝卜、土豆、甘薯、山药、藕、芋头、葱头、竹笋等）、瓜茄类（如冬瓜、南瓜、西葫芦、黄瓜、西红柿、柿子椒等）、花菜类（如菜花、菜薹等）和鲜豆类（四季豆、扁豆、毛豆、豌豆等）。蔬菜主要提供维生素、矿物质、碳水化合物和膳食纤维等营养素。除根茎类以外多数蔬菜属于低GI的食物。叶菜类、瓜茄类碳水化合物含量仅为1%～3%，糖尿病患者可以多选；花菜类和鲜豆类的碳水化合物含量为4%～10%，可参照食品交换份表减少用量；根茎类的碳水化合物含量较高，可达10%～25%，如土豆的碳水化合物含量为17%，宜少吃，或用其替代粮食（参考食物交换份互换）。糖尿病患者每日蔬菜摄入量不少于500g，尽量选择含糖量低的蔬菜，并注意蔬菜色泽的搭配。

6. 水果类　水果含有丰富的碳水化合物、维生素、矿物质、膳食纤维等营养素。水果中的碳水化合物有蔗糖、果糖、葡萄糖、膳食纤维等，其含量与水果的含水量、种类、成熟度等有关。水果中含果糖较多，果糖的GI是23，所以大部分水果的GI并不高。水果中的果酸、果胶延迟胃排空，可延缓碳水化合物吸收。因此，认为糖尿病患者可以在病情控制较好时吃适量水果，即在一日饮食计划之内作为两顿正餐之间的加餐食品，并与谷类食物互换，如苹果或梨、桃、橘子（带皮）200g可与大米25g互换。

血糖控制不良的患者（如餐后2小时血糖>10mmol/L）还是少吃水果，以减少对血糖的影响及其波动。

7. 油脂类与坚果类　油脂类包括各种食用植物油和动物油，其脂肪含量几乎为100%。为了减少SFA和胆固醇的摄入，选择植物油如花生油、豆油、芝麻油、玉米油等作为烹调油，提倡在限量范围内选用一部分MUFA含量高的橄榄油、野茶油、低芥酸菜籽油。每日烹调用油最多不应>30g。不用或尽量少用动物油如猪油、牛油、羊油等。尽量少吃反式脂肪酸含量较多的人造奶油、方便面以及起酥油制作的蛋糕、点心等。

坚果类食物，如花生、核桃、腰果、瓜子、松子、杏仁、开心果等，可提供脂肪、蛋白质、碳水化合物、维生素和矿物质等营养素。坚果类含脂肪较高，糖尿病患者特别是体重超重和肥胖者不宜额外多吃，可在饮食计划规定量之内与油脂类食物互换。

8. 甜食与甜味剂　不建议糖尿病患者吃甜食，如甜点心、巧克力、冰激凌等，因为这些甜食除含糖较多外，往往含有大量脂肪，易导致能量摄入过多，引起血糖升高和体重增加。根据 GI 的原理，蔗糖的 GI 是 65，属于中 GI 食物。大量临床研究证明，相等能量的蔗糖并不比淀粉有更大的升血糖能力，因此不必绝对禁止糖尿病患者摄入蔗糖及含蔗糖的食物，用量应在膳食计划总能量之内，额外增加则会引起血糖升高。不过精制的蔗糖与淀粉类食物相比营养成分单一，用富含淀粉和膳食纤维的谷薯类食物替代蔗糖能获得更多种类的营养素和更好地控制血糖的效果。果糖虽然可产生较低的餐后血糖反应，但是可能影响血脂，故不推荐糖尿病膳食中用果糖作为甜味剂常规使用。

低能量的甜味剂：包括糖醇类（如赤藻糖醇、麦芽糖醇、甘露醇、山梨醇、木糖醇等）和塔格糖（tagatose，一种己酮糖）。研究表明，糖醇类可产生比蔗糖、葡萄糖低的餐后血糖反应，而且含能量较低，糖醇类平均能量为 2kcal/g。不过没有证据表明摄入的糖醇能降低血糖和体重，也没有发现糖醇存在安全性问题，但大量食用可导致腹泻。

不产生能量的甜味剂：目前，美国 FDA 批准的不产生能量的甜味剂有：①安赛蜜；②天冬酰苯丙氨酸甲酯（阿斯巴甜）；③纽甜（neotame）；④食用糖精；⑤蔗糖素（sucralose）。其中阿斯巴甜的甜度是蔗糖的 160 ~ 220 倍，用量很少即可有甜味，故其产生的能量可忽略不计。以上五种甜味剂经过严格审查，被认为安全无毒，糖尿病患者可以使用。

9. 酒类　由于酒类中含的酒精产生能量较高，1g 酒精可产生 7kcal 能量，空腹饮酒容易发生低血糖，长期饮酒会损伤肝脏，故病情控制不好的患者不宜饮酒。病情控制较好的患者允许适量饮酒，但是要限量并计算能量，如每周 2 次，每次可饮啤酒 1 ~ 1.5 杯（200 ~ 375ml）或葡萄酒半杯（约 100ml），不饮烈性酒。有酒精滥用或依赖者、妊娠妇女，以及患有肝病、胰腺炎、胆囊炎、周围神经病变、高三酰甘油血症者不应饮酒。

（四）合理安排餐次

糖尿病患者进食宜定时定量、少量多餐，可减轻胰岛负担，有利于保持血糖平稳。对于应用口服降糖药物治疗的患者可以安排一日三餐；对于应用胰岛素治疗和容易发生低血糖的患者，除了三顿正餐之外应有 2 ~ 3 次加餐，加餐的食物用量应在一日食物总量之内，可以从正餐中扣除少量食物用作加餐，而不是额外增加食物。一日三餐注意主、副食与荤、素食物的合理搭配，各餐均有碳水化合物、蛋白质、脂肪和膳食纤维，以保证营养均衡。

（五）低血糖的预防和处理

（1）定时进餐对于预防低血糖很重要：外出有可能不能按时进餐时，要随身携带方便食品，如饼干、面包、方便面等，以便到该进餐时作为替代食品。

（2）加餐是预防低血糖的有效方法，特别是对于夜间容易出现低血糖的患者晚上睡前加餐就更为重要，可以从晚餐中匀出主食 25g 用做睡前加餐，也可同时给予牛奶半杯。

（3）易出现低血糖反应的患者应随身携带糖果、饼干等碳水化合物类食物，以便出现低血糖时服用。

（4）当活动量比平时增加时，注意及时调整胰岛素用量或适当增加食物数量，可增加主食 25 ~ 50g；避免空腹运动，运动前少量进餐，以免发生低血糖。

（5）发生低血糖时，对于症状较轻者首选白糖或葡萄糖 15 ~ 20g 用温水化开后口服，也可给予面包、馒头、糖果等碳水化合物食物。对症状较重、神志不十分清楚但能吞咽者，可将白糖或葡萄糖放置于齿间，使其溶化后咽下。低血糖昏迷者不宜喂给食物，应尽快送医院抢救。

三、糖尿病并发症的医学营养治疗

（一）糖尿病肾病

糖尿病肾病是糖尿病的微血管并发症，尿毒症是导致糖尿病患者死亡的重要原因之一。有研究证实限制蛋白质摄入对于尿蛋白排泄正常的肾脏高滤过的糖尿病患者可使高肾小球滤过率（GFR）下降，而对临床蛋白尿期的患者可减低 GFR 下降的速率，限制饮食中的蛋白质可减轻蛋白尿，减少代谢废物的产生，延缓糖尿病肾病的进展。因而糖尿病肾病营养治疗的主要措施是限制饮食中蛋白质的摄入，根据患者肾功能以及营养状况制定切实可行的营养治疗方案，定期监测，进行必要的调整。

低蛋白饮食治疗应从临床糖尿病肾病期开始，根据患者肾功能损害的程度，确定蛋白质的供给量。肾功能正常者，限制饮食蛋白质摄入量为0.8g/（kg·d），肾小球滤过率下降后，给予0.6g/（kg·d）。长期给予过低蛋白质饮食可能诱发低蛋白血症、营养不良，故采用<0.6g/（kg·d）的低蛋白饮食，可同时补充复方α-酮酸制剂0.12g/（kg·d），以此增加蛋白质的合成、减少蛋白质分解，并可减少蛋白质代谢废物在体内积聚。

实施低蛋白饮食治疗，必须供给足够的能量，以确保有限的蛋白质充分为机体所利用，减少体内蛋白质的分解。能量摄入应基本与非糖尿病肾病患者相似，可按30~35kcal/（kg·d）供给，一般蛋白质提供的能量占总能量比<10%，脂肪占总能量的30%左右，其余能量由碳水化合物提供。体型肥胖的患者的能量供给应比上述推荐量减少250~500kcal/d，60岁以上老年人可按25~30kcal/（kg·d）供给能量。

饮食中供给的蛋白质要在限量范围内尽量供给必需氨基酸含量丰富的高生物价的蛋白质，选择动物性来源的乳类、蛋类、瘦肉（禽、畜、鱼、虾）等。近年来有研究发现，大豆蛋白有减轻糖尿病肾病的高灌注和高滤过以及减轻蛋白尿作用，有利于延缓糖尿病肾病的进展，但目前还不能得出确切的结论。因此，不强调增加大豆蛋白质食物的摄入，也不必绝对禁止，可在蛋白质限量范围内少量食用。

碳水化合物可以由谷类、土豆、山药、藕等食物供给。必要时可采用“麦淀粉饮食”，即用小麦淀粉（蛋白质含量0.4%）等代替大米或面粉（蛋白质含量8%~10%）制作主食，既减少植物蛋白的摄入，又可保证能量的供给。

（二）糖尿病并发高尿酸血症

高尿酸血症是由于人体内嘌呤代谢紊乱，血中尿酸含量增高，并由此可引起组织损伤的一组疾病。大部分患者仅表现为高尿酸血症，有5%~12%的患者最终发展为痛风。尿酸是嘌呤代谢的最终产物，人体内的尿酸有两方面的来源：约20%来自食物中的嘌呤，为外源性；其余80%由体内氨基酸、核苷酸及其他小分子化合物合成和核酸代谢而来的为内源性。糖尿病与原发性高尿酸血症有许多共同之处，如老龄、肥胖、胰岛素抵抗等；都与不良的饮食习惯等密切相关。糖尿病患者伴发高尿酸血症的比率明显高于非糖尿病患者，高尿酸血症患者比尿酸正常者更易发展为糖尿病。并发高尿酸血症和痛风的糖尿病患者除应用药物治疗外，还应在饮食方面予以注意，以减少外源性尿酸的生成，促进体内尿酸排出。

1. 控制总能量的摄入，保持正常体重　肥胖者体内嘌呤代谢易发生异常，如果体重已经超过正常范围，应设法减轻体重。但是减体重不能过快过猛，以免体内脂肪过度分解产生酮体，酮体可与尿酸竞争排泄而诱发痛风急性发作。

2. 限制脂肪摄入　脂肪有阻碍肾脏排泄尿酸的作用，使血尿酸升高，同时脂肪在体内代谢产生的能量高，容易导致肥胖。选择食物时，避免吃含脂肪高的食物，如肥肉、油炸食品、奶油蛋糕等；采取用油少的烹调方法，例如清蒸、白煮、氽、炖等。

3. 限制嘌呤含量高的食物　通过限制饮食中的嘌呤，减少体内尿酸的生成。食物中的核酸常以核蛋白的形式存在，许多含蛋白质丰富的食物（如畜、禽、鱼和豆制品等）生成嘌呤也多，因此每天摄入的蛋白质食物不宜多。但也不宜长期过分限制食物中的蛋白质，否则会导致营养不良。鸡蛋和牛奶不含核蛋白，不会引起血尿酸升高，是为痛风患者在急性发作期提供蛋白质的理想食物。要根据病情调整饮食结构，合理选择食物。根据嘌呤含量多少将常用食物分为四类，供选择食物时参考。

各类食物的嘌呤含量（每100g可食部分）：

第一类：含微量嘌呤食物（＜50mg），精白米、精白面包、馒头、面条、通心粉、苏打饼干、玉米、卷心菜、胡萝卜、芹菜、黄瓜、茄子、甘蓝、莴苣、南瓜、西葫芦、西红柿、萝卜、山芋、土豆、牛奶、奶酪、各种蛋类、各种水果、干果、茶、咖啡、巧克力等。

第二类：含中等量嘌呤食物（50～75mg），蘑菇、花菜、芦笋、菠菜、豌豆、四季豆、青豆、菜豆、麦片、鸡肉、羊肉、白鱼、花生、花生酱、豆类及豆制品。

第三类：含较高嘌呤食物（75～150mg），鲤鱼、带鱼、鳕鱼、鳝鱼、大比目鱼、鲈鱼、梭鱼、鲭鱼、贝壳类水产、熏火腿、猪肉、牛肉、鸭、鹅、鸽子、鹌鹑、虾、干豆类（黄豆等）。

第四类：含高嘌呤食物（150～1 000mg），动物肝脏、肾脏、胰脏、脑、沙丁鱼、凤尾鱼、鱼籽、蟹黄、牡蛎、火锅汤、浓鸡汤和肉汤、酵母等。

在急性关节炎发作期，应严格限制嘌呤摄入，饮食中以第一类含微量嘌呤的食物如精白米、面、鸡蛋、牛奶、蔬菜、水果为主，少用第二类食物；忌用第三、四类食物。症状缓解期对嘌呤的限制可适当放宽，可以增加一些第二类和第三类食物，鱼和肉可先用水煮，使一部分嘌呤溶解在汤里，弃汤食用，以减少嘌呤的摄入。但是无论在急性期或缓解期均应避免吃含嘌呤很高的第四类食物如沙丁鱼、凤尾鱼、动物内脏、浓肉汤等。对于高尿酸血症而无症状者，以第一类和第二类食物为主，可少量用第三类食物，忌用第四类食物。

4. 多吃蔬菜，适量水果　尿酸在碱性环境中容易溶解，蔬菜和水果属于碱性食物，有助于尿液碱化，可促进尿酸排出体外，糖尿病患者吃水果应限量，可多选含微量嘌呤的蔬菜。

5. 供给充足的水分　体内的尿酸主要经肾脏随尿液排出体外，供给充足的水分可增加尿量，有利于尿酸的排出。每天饮水及汤汁类食物2 000～3 000ml，最好保证有2 000ml尿量。

四、特殊状态下的医学营养治疗

（一）妊娠期糖尿病

妊娠糖尿病包括糖尿病并发妊娠和妊娠期发生的糖尿病。妊娠糖尿病患者病情较非妊娠者复杂，容易出现血糖波动，引起酮症酸中毒或低血糖。妊娠期糖尿病的医学营养治疗应该保证母体和胎儿的最佳营养状况，提供充足的营养和能量，维持孕妇体重的合理增长，达到并维持正常的血糖水平，防止高血糖、低血糖和酮症的发生。为患者制定具体的营养建议，并根据个体评估和血糖自我监测结果及时进行调整。

1. 能量　妊娠早期，胎儿生长缓慢，能量供给与孕前相同。妊娠中期和妊娠晚期，胎儿生长速度加快，可增加能量供给200kcal/d，以满足母体和胎儿生长发育的需要。为了保证孕妇合理的体重增长，应监测体重，根据体重变化情况增减能量供给。肥胖的妊娠糖尿病妇女可在不引起酮症的前提下，适当限制能量摄入，降低母体体重增长幅度。推荐按照孕前体重的情况，并参照孕期体重增长幅度提供能量摄入标准。

2. 碳水化合物　碳水化合物提供的能量占总能量的50%～60%。由于碳水化合物是胎儿能量的唯一来源，因而胎儿利用母体内的葡萄糖较多，母体摄入碳水化合物每日至少应有175g，过少不利于胎儿生长并可导致酮症。碳水化合物尽量分散到一日三餐主食和2～4次的零食中，定时定量，适当增加膳食纤维含量丰富的食物，如粗粮、豆制品、蔬菜、魔芋等有助于保持血糖稳定并防止便秘。

3. 蛋白质　蛋白质提供能量占总能量的15%～20%。妊娠早期，在孕前基础上增加蛋白质5g/d，妊娠中期增加15g/d，妊娠晚期增加20g/d，其中优质蛋白质（乳类、蛋类、肉类及豆制品）应占总量的1/3以上。

4. 脂肪　脂肪供给不宜过多，宜占总能量的25%～30%。

5. 维生素和矿物质　根据中国居民膳食营养素参考摄入量供给，注意膳食中B族维生素、维生素C以及钙、铁、锌、硒等宏量和微量元素的补充。在孕前和妊娠早期补充含叶酸的多种维生素制剂。并发妊娠高血压的患者要注意限制钠盐的摄入，食盐用量限制在3～5g/d。

6. 餐次安排　少量多餐有助于血糖控制，并减少低血糖风险。一日进餐5～6次，3次主餐之外有2～3次加餐。

妊娠呕吐时，宜少量多餐，以清淡饮食为主，要保证最基本的碳水化合物摄入，避免发生酮症。剧烈呕吐者可给予流食，如果汁、牛奶、酸奶、菜汤，必要时给予肠内营养及肠外营养支持。

分娩后仍应进行生活方式的调整，合理控制饮食，增加体力活动，使体重减至正常。

（二）糖调节受损

糖调节受损（impaired glucose regulation，IGR）又称糖尿病的前期，包括糖耐量受损（IGT）和（或）空腹血糖受损（IFG）。流行病学证据显示，糖尿病的危害从糖尿病前期就已开始。早期识别和治疗糖尿病前期患者，可降低或延缓糖尿病及其相关心血管并发症和微血管疾病的进展。改善糖调节受损患者的远期转归，需进行多方面的干预，包括生活方式干预、体重控制以及针对血糖、血脂、血压异常控制的药物治疗等，其中强化生活方式干预为首选干预手段。美国糖尿病预防计划（DPP）研究证实，糖耐量损害者经强化生活方式干预，发生糖尿病的危险可减少58%。我国大庆20年追踪研究也证实，尽早从生活方式干预糖调节受损患者可减少43%的糖尿病发生风险。

生活方式的干预目标为：体重超重或肥胖的患者减少目前体重的5%～10%并长期维持；限制膳食中脂肪总量不超过30%，给予低饱和脂肪酸和反式脂肪酸膳食；增加富含膳食纤维的食物摄入；限盐、限酒；增加运动。

五、糖尿病食谱的制订方法

糖尿病患者的食谱制订方法常采用根据《食物成分表》计算法和食品交换份法等。不论采用哪种食谱制订方法均应首先根据患者的身高、体重、活动量、年龄、血糖值以及是否应用口服降糖药物或胰岛素治疗等计算出每日所需的总能量及蛋白质、脂肪、碳水化合物量，强调营养治疗个体化，结合患者平时的饮食习惯，制订出切实可行的食谱，并在应用过程中注意监测体重、血糖、血脂等各项相关的指标及患者对食谱的顺应性等，必要时予以调整。

（一）确定一日所需的总能量及三大产能营养素量

1. 理想体重的计算和体型的评估　如下所述。

（1）计算患者的理想体重

简易计算公式：理想体重（kg）＝身高（cm）－105

实际体重在理想体重的±10%以内为正常，＜理想体重10%为偏瘦，＜理想体重20%为消瘦，＞理想体重10%为超重，＞理想体重20%为肥胖。

（2）体重指数（body mass index BMI）

BMI计算公式：BMI＝实际体重（kg）÷身高（m）^{2}

BMI在18.5～23.9为正常，＜18.5为体重过低，24.0～27.9为超重，≥28为肥胖。

2. 计算全日总能量　根据患者体型、劳动强度、年龄等，参照表8－12成人糖尿病的能量供给量标准计算出全日总能量。

总能量（kcal）：＝能量标准（kcal）/kg×理想体重（kg）

3. 计算三大产能营养素的数量　如下所述。

（1）蛋白质（g）＝总能量（kcal）×蛋白质占总能量百分比（15%～20%）÷4

（2）脂肪（g）＝总能量（kcal）×脂肪占总能量百分比（25%～30%）÷9

（3）碳水化合物（g）＝总能量（kcal）×碳水化合物占总能量百分比（55%～65%）÷4

（二）食谱制订

1. 食物成分表法　根据《食物成分表》将确定好的能量及三大营养素转换为食物，如谷类、肉类、蛋类、乳类、豆类、蔬菜、油脂等食物的数量。将主食（碳水化合物）按早、午、晚三餐各占1/3或按1/5、2/5、2/5分配，其他各类食物尽量均匀地分配在各餐中，为患者制订出一日食谱，并附列各类食物的替换法，以供患者了解自己每日各餐应吃的食物品种及数量，按规定量在同类食物中选择个人爱好的食物。虽然此法的定量较为精确，但计算过程繁琐，患者自行操作有困难，一般需要专业营养师进行计算。

2. 食品交换份法　食物交换份法是按照营养成分特点，把食物分为4大类（8小类），每个交换份食物的能量都是90kcal。需要注意的是1个交换份的能量相同，但重量并不相同。同类食物之间，除每个交换份的能量相等外，蛋白质、脂肪和碳水化合物的含量基本相近，应用时可以相互替换；不同类别食物交换份中的三大营养素含量差异较大，原则上不能交换。

医生可根据患者的具体情况，定出全日所需的总能量及三大营养素后，指导患者确定一日可以吃的食物的数量，结合患者的饮食习惯、口味、经济条件等制订出适合个体要求的食谱，并可在同类食品中进行替换，避免食物种类过于单调。此法虽不十分精确，但简便易行。

（葛　静）

第六节　糖尿病的运动疗法

研究证实，规律的运动可以降低心血管疾病、卒中、直肠癌和全因死亡率，减少糖尿病发生的危险。不同运动形式通过多种机制对机体的代谢产生不同的影响。作为糖尿病患者的主要治疗方法之一，长期的规律运动可以降低糖尿病患者的体重和内脏脂肪堆积，改善胰岛素敏感性，帮助血糖和血压的控制，调节异常血脂谱，降低心血管疾病发生的危险性，减少死亡率。运动还可以提高患者的自我评价，保持健康心态，提高生活质量。为糖尿病患者实施运动处方应根据患者的具体情况，对有并发症的患者选择适宜的运动形式。对于不同类型的糖尿病患者，根据运动可能引起的代谢变化应对现有的治疗方案做出相应调整，对于运动的不良反应应及时做出处理。

一、运动中的代谢改变及相关影响因素

在碳水化合物、脂肪和蛋白质这三大能量物质中，尽管脂肪提供的热量最高，碳水化合物，特别是肌肉和肝脏中的糖原仍然是最重要的提供能量的物质，直接调节血液中葡萄糖的代谢。休息状态时，血糖浓度波动在一个较小的范围内，机体中约一半的葡萄糖摄取发生在大脑，只有20%在肌肉；此时骨骼肌能量消耗来源主要依赖于脂肪以及胰岛素和胰高血糖素对糖代谢的调节。餐后状态血糖升高导致了胰岛素释放的增加，抑制肝糖的产生和增加外周组织对血糖的利用，此时90%血糖的清除依赖骨骼肌对葡萄糖的利用。

运动中能量的利用受运动的持续时间、强度、运动类型、运动水平、饮食和环境等多种因素的影响。

安静状态时能量的利用主要来源于脂肪酸的代谢，任何形式的运动都可以将这种状况转换为一种由脂肪、葡萄糖、肌糖原共同参与的能量消耗，而氨基酸的参与较少。运动早期，糖原提供运动肌群的能量。随着糖原储存的消耗，肌肉开始增加摄取和利用循环中的葡萄糖，同时伴随脂肪组织中游离脂肪酸的释放。所以，运动中首先是血糖代谢，随着运动时间的延长，由于肌糖原和血糖水平下降，代谢从开始的葡萄糖氧化供能为主，过渡到脂肪分解后的脂肪酸的氧化供能占优。运动中肝葡萄糖的释放与血糖的吸收基本上保持平衡。在持续性耐力运动的开始阶段，肝葡萄糖的产生主要来源于肝糖原分解。随着运动的进行，糖异生底物逐渐增加，糖异生在肝输出的葡萄糖中占的比例由6%～16%可以达到后期的40%～45%，在肝糖释放中的比例明显增加。随着运动强度的增加，糖类供能的比例越来越高。只要肌肉和血液中能足量提供，随着运动强度的增加机体将越来越依赖于碳水化合物供能。高强度运动中，以葡萄糖提供的能量为主。低强度运动中脂肪的利用增加，糖的氧化下降。与无运动习惯的个体相比，习惯耐力运动的个体其葡萄糖的转运和利用有不同程度的降低，肌肉摄取和利用脂肪酸的能力大大提高。运动前碳水化合物摄取的增加可以帮助储存肝脏糖原使运动中有足够的葡萄糖供应；炎热和潮湿的环境

会增加肌糖原的利用。

运动时由于肌肉对能量需求增加，血糖浓度下降导致胰岛素分泌受抑制及多种对抗激素分泌反应性增强。血液中肾上腺素、去甲肾上腺素、胰高血糖素和生长激素的升高刺激了肝脏糖异生和糖原分解，骨骼肌中糖原分解和肝脏的脂肪分解，为糖异生提供了原料。同时，神经系统对代谢也有不同的调节作用。

胰岛素是由胰腺B细胞分泌的蛋白激素，其主要作用是促进血液中葡萄糖转移进入肌细胞和脂肪细胞，进一步参与糖原和脂肪的合成代谢，促进肝糖原的合成，抑制糖异生作用，促进糖转化为脂肪酸。此外，胰岛素还有促进糖的分解，诱导葡萄糖激酶、果糖激酶和丙酮酸激酶的合成及激活丙酮酸脱氢酶系的作用，最终结果是降低血糖。运动中肌肉对葡萄糖的摄取有胰岛素依赖和非依赖两种途径。休息时和餐后肌肉对葡萄糖的摄取为胰岛素依赖的方式，主要对肌肉进行糖原的储备。运动中，肌肉的收缩增加葡萄糖的摄取来补充肌细胞内的糖原分解。肌肉对葡萄糖的摄取在运动后仍持续升高，伴随收缩调节的旁路可以持续几个小时，而胰岛素调节的摄取时间更长。这一过程主要由葡萄糖转运蛋白4（GLUT4）来完成，它受胰岛素和肌肉收缩的共同调节。

除此之外，运动时交感肾上腺系统功能增强，去甲肾上腺素作用于B细胞膜上的α－肾上腺素能受体，抑制胰岛素分泌；肾上腺素促进肌糖原分解代谢，抑制肌细胞吸收血糖和促进肌细胞内脂肪酸氧化，激活胰高血糖素分泌，抑制胰岛素释放，促进肝糖原分解和糖异生作用，最终使血糖升高。亚极量或短时间大强度有氧运动后，血浆胰高血糖素浓度上升，作用于肝细胞，促进肝糖原分解和抑制糖原合成，激活糖异生，提高肝脏葡萄糖释放量；抑制脂肪组织内脂肪合成，促进脂肪水解和动员，使肌细胞脂肪酸的氧化加强，节省糖原储备。运动时由于胰岛素水平下降，肝细胞对胰高血糖素的敏感性增加，胰高血糖素在其浓度还没有完全升高时已经较好地发挥了作用。皮质醇能促进肝外组织分解蛋白质，使生糖氨基酸从血液转运到肝脏，成为糖异生过程的底物，能抑制肌肉和脂肪组织摄取糖，对长时间运动中、后期维持血糖起重要作用。生长激素能抑制组织细胞利用血糖，使血糖浓度不易降低，但是运动时生长激素对血糖浓度的调节作用不太重要。

二、运动对糖尿病患者的影响及机制

2型糖尿病的流行持续增加，静息的生活方式和肥胖被认为是糖尿病发生的关键危险因子。肥胖和静坐习惯加重了2型糖尿病中的胰岛素抵抗和增加死亡率的危险。对于肥胖或糖耐量异常的个体，运动可以减少糖尿病发病的危险。作为糖尿病患者的主要治疗方法之一，长期的规律运动可以降低2型糖尿病患者的体重和内脏脂肪堆积，改善胰岛素敏感性，优化血糖和血压的控制；调节血脂异常，降低LDL－c和TG水平，增加HDL－c水平；降低系统炎症；改善心脏早期舒张灌注功能，改善血管内皮舒张功能，从而增加心肺适应水平，降低糖尿病患者心血管疾病发生的危险性。对于1型糖尿病患者来说，运动可以降低运动前、后的血糖水平；改善胰岛素敏感性；减少每日胰岛素用量；降低餐后血糖峰值；改善血脂谱；降低体重和脂肪堆积；改善心血管功能；改善血压；建立良好的心理状态和改善生活质量；增加肌肉质量和能力等。

（一）运动对糖尿病患者糖代谢的影响

胰岛素抵抗普遍存在于超重和2型糖尿病患者中。在少数1型糖尿病患者中也存在类似情况。胰岛素刺激的GLUT－4在2型糖尿病患者中作用减弱，而有氧和阻力运动则都可以增加糖尿病患者GLUT－4的含量和葡萄糖的摄取。运动使骨骼肌细胞内的GLUT－4转运到肌肉细胞表面，增加了GLUT－4介导的葡萄糖的转运和糖原合成酶的活性，从而增加了胰岛素刺激的糖原合成，降低血糖。肌肉收缩增加AMP/ATP和肌酐/磷酸肌酐的比值，迅速激活哺乳动物细胞中关键的脂肪酸氧化和葡萄糖转运的调节子AMPK。AMPK的激活对增加急性运动时骨骼肌中脂肪酸的氧化和葡萄糖的转运有部分的调节作用。AMPK通过急性增加肌肉葡萄糖的利用和脂肪酸氧化，慢性增加线粒体的数量和功能来使运动对糖脂代谢起到良好的作用。

2型糖尿病患者骨骼肌线粒体的体积减小，电子传递链活性下降，胰岛素刺激的氧化磷酸化水平下降。运动后体重下降，骨骼肌中线粒体的密度、心肌磷脂含量和线粒体氧化酶的明显增加与糖化血红蛋白和空腹血糖的改善有关。

运动引起肌肉内毛细血管增殖的增加，肌肉质量的增加，肌肉内对胰岛素敏感的纤维比例的增加都可以改善胰岛素的敏感性。

（二）运动对糖尿病患者血脂的影响

运动时肌肉的脂肪动员加强，血中的 FFA 水平由于不断向肌肉转运而降低，TG 和脂蛋白进一步水解产生更多的 FFA，血浆 TG 水平下降，而肌肉由于储存的 TG 被消耗，促进内皮细胞中的脂蛋白酯酶合成，脂肪组织中脂蛋白酯酶的活性和血浆中脂蛋白酯酶水平升高，使 TG 和富含 TG 的脂蛋白代谢加速，导致血浆 TG 水平下降。运动对胆固醇的影响观点不一。运动对于血清 TC 的影响不确定，有研究认为运动可使血浆 LDL－c 水平下降，HDL－c 特别是 HDL2 水平升高。而大分子颗粒的 HDL2 的增加可以有效地预防血管动脉粥样硬化性改变。此前我们对超重青少年进行的生活方式干预研究显示，中等强度有氧运动显著降低 LDL－c 的水平，并与中心性肥胖的改善明显相关。

（三）运动对患者心血管系统的影响

中等强度的规律运动不仅可以使 IGT 患者发生糖尿病的危险减少 30%，还可以将糖尿病患者整体死亡率减少 2 倍，高水平的规律性有氧运动对降低心血管和总死亡率的作用不单与血糖降低有关。运动除了调脂作用外，能使机体产生 NO，NO 对心肌细胞的 β－肾上腺素能刺激有抑制作用，使心脏被动扩张，降低血压（收缩压），产生扩血管作用，防止血小板在血管内的黏附，抑制血管平滑肌增殖；运动作用于凝血系统，增加内源性纤维蛋白原溶解的活力，具有抗凝的作用；运动作用于肾上腺引起肾上腺素释放，增加副交感神经的活力，降低交感神经活力，激活鸟苷酸环化酶，使环鸟苷酸生成增多；运动还可以抑制肾素血管紧张素系统。

三、不同运动形式对糖尿病的影响及运动建议

（一）有氧运动

有氧运动是指在运动过程中有足够的氧气供应，其特点是有节奏、不中断、强度低、持续时间长的运动。有氧运动的益处是消耗剩余的糖、脂产生的能量，减低脂肪的含量，增强胰岛素敏感性。

非糖尿病个体进行中等强度的运动时，外周葡萄糖摄取的增加与肝糖产生持平，结果为血糖水平无明显变化。2 型糖尿病患者进行中等强度运动时，肌肉对糖的利用高于肝糖的产生，血糖水平就会下降。由于胰岛素的水平只是正常降低，因此，即使在不使用胰岛素或者小量使用促泌剂的患者中，运动导致的低血糖风险也会发生，特别是在延长运动时间时。而短时间、大强度的运动可以明显增加血中儿茶酚胺的水平，导致葡萄糖生成的增加。这种高血糖会持续 1～2 小时，而且在运动停止后也不会回到正常水平。即便如此，有氧运动的有益作用仍受重视。规律的有氧运动可以降低肥胖和糖尿病者的体重、脂肪特别是内脏脂肪的含量，不降低瘦体重，改善胰岛素敏感性，增加葡萄糖的利用。即使在体重没有下降的人群中，中等强度的体力活动也可以减少 2 型糖尿病的危险，并降低 CRP 的水平，这种下降是胰岛素敏感性增加和代谢控制的重要因素。

规律有氧运动已经作为治疗 2 型糖尿病的基本组成部分受到重视并为许多学者和患者接受。美国多个学术协会均推荐成人至少 150 分钟/周的中－高强度有氧运动（40%～60% 最大摄氧量或 50%～70% 最大心率）和（或）60～75 分钟/周的高强度的有氧运动（大于 60% 最大摄氧量或大于 70% 最大心率）。有氧运动应该至少每周 3 次，由于单次运动对胰岛素敏感性的影响只持续 24～72 小时，推荐有氧运动的间隔期不要超过 2 天。但是最新的指南中建议成人一般每周应进行 5 次中等强度的运动。任何形式的有氧运动，只要有全身大肌群的参加并保证持续的心率增加都是有益的。成功的体重控制方式是饮食、运动和行为方式纠正的联合。能成功保证体重降低的运动为每周大约 7 小时，也可采用目标控制，如将运动量定为每天一万步。

（二）抗阻力运动

抗阻力运动也被称为力量练习，可以增加肌肉质量，使 1 型和 2 型肌纤维横断面积增加。1 型纤维具有更强的氧化能力和线粒体含量，更高的毛细血管密度，因此胰岛素敏感性更高。抗阻力运动同时还可以使 FFA、CRP 下降，脂联素增加，而炎症水平的降低和脂联素水平的增加与代谢控制的改善有关。循环中 FFA 的下降，部分是由于骨骼肌中脂肪酸氧化的增加和脂联素水平的增高所致，FFA 水平下降导致了肌肉内 TG 水平的降低，使胰岛素敏感性得到改善。抗阻力运动对胰岛素敏感性的改善与有氧运动类似，但持续时间比有氧运动的影响长一些，可能部分是由增加肌肉质量所调节。抗阻力运动不仅增加肌肉力量，改善功能，也能降低摔伤和骨折的危险。在过去的 10～15 年中，关于抗阻力运动增加健康好处的研究持续增加，美国运动医学协会针对包括健康年轻人和中年人、老年人和 2 型糖尿病者中推荐抗阻力运动的健身计划。一次抗阻力运动对 2 型糖尿病患者的血糖水平和胰岛素作用的短期影响尚不可知，但是定期的抗阻力运动对血糖的控制和胰岛素的作用均有有益的影响。另外，中、高强度的抗阻力运动在有明确心脏危险的男性患者中也是相对安全的。

在没有禁忌证的情况下，应鼓励 2 型糖尿病的患者进行抗阻力运动。每周 2～3 次，最好与有氧运动一起进行，并保证达到中等强度。每次训练最少应包括有全身大肌肉群参加的 5～10 组练习，每组重复 10～15 次，在初始运动后以伴有疲劳感为达到目的。为了保证阻力运动正确进行，使健康获益最大，损伤危险最小，我们推荐由有专业资格的运动专家进行初期的监督和阶段性的评价。

（三）柔韧性运动

柔韧性运动作为增加活动度和减少运动损伤危险性的手段常常受到推荐，如瑜伽和太极等。老年人进行柔韧性运动以保持和改善平衡力，以降低 2 型糖尿病患者发生跌倒的风险。然而两项系统回顾研究发现，柔韧性运动没有减少运动引起损伤的危险。柔韧性运动可以作为一种运动形式加入体力活动中，但是不能替代其他的运动形式。

（四）振动疗法

在过去的十年中，振动疗法作为一种有效的方式用来防止肌肉萎缩和骨质疏松。在一项比较振动疗法与抗阻力运动对 2 型糖尿病患者血糖的控制的研究中，12 周每周 3 次课的治疗结果显示：空腹血糖没有变化，OGTT 中血糖的曲线下面积和最大血糖浓度在两组中都下降。振动作用于骨骼肌激活了肌梭受体，通过单突触反射放大了运动神经元，因此，与没有振动的运动相比，振动激活了大量的运动单位。振动疗法除了有一些通常运动的相关好处，如内皮功能的改善，能量代谢酶的增加外，还可以增加葡萄糖的转运能力。

越来越多的研究表明，有氧和抗阻力运动以及其他多种形式运动的联合对血糖的控制要比单种运动形式更为有效。抗阻力运动仅通过使得肌肉质量增加，不改变胰岛素的反应来增加葡萄糖的摄取；而有氧运动则通过加强胰岛素的作用，不依赖于肌肉质量或有氧能力来增加葡萄糖的摄取。两者联合后在运动持续时间和能量利用上更为有效。2 型糖尿病患者进行每周 3 次的组合运动可以得到比单项运动更多的益处。关于运动形式，没有关节疾病的患者应该鼓励步行运动。年龄，退行性疾病，步态不稳，不平的或光滑的地面，衣物沉重，和皮肤摩擦可以妨碍步行疗法，针对这些情况骑车和游泳可以作为替代。对已经有中等强度运动习惯的 2 型糖尿病个体鼓励增加运动的强度来获得更大的益处。

四、运动不当的不良作用

不当运动除了可以造成肌肉关节的损伤外，主要还可以引起低血糖、高血糖控制不良以及并发症的恶化。糖尿病患者运动中血糖浓度的调节不像在正常个体中机体可进行良好的自我控制。运动中表现的生理性被抑制的胰岛素水平没有得到相对应的生理性调节，从而出现了高的或者低的机体胰岛素水平。所有的改变导致了肌肉血糖摄取的不足或过多，肝糖产生的不足或过多，脂肪组织中 FFA 产生的不足或过多。因为这种延迟的代谢改变，患者的运动可以导致低血糖或高血糖在运动中或运动后间断发生。

（一）低血糖

低血糖事件可以发生在运动中，或者运动后的 5～24 小时，可能与高胰岛素血症，胰岛素/胰高血糖素不足，或胰岛素敏感性增加有关。此外，末次胰岛素注射的时间与运动时间的间隔，外周胰岛素注射的吸收增加，运动的种类和持续的时间，运动前饮食的时间和组成，神经自律性缺陷等都与运动中低血糖的发生有关。

人体运动时工作肌肉中血流增加，增进了氧的输送、二氧化碳的处置和能量物质代谢。由于运动肌肉能量需求增加，血糖浓度会下降。这种现象更容易发生在 1 型糖尿病患者中。1 型糖尿病患者体内分泌的胰岛素绝对缺乏，肌肉运动的开始没有引起肾上腺素依赖的胰岛素的抑制。由于胰岛素通过皮下注射或泵输入体内，因此血清胰岛素浓度是独立于运动的，如果注射部位在运动区域，运动可以导致胰岛素吸收的增加；运动引起胰岛素敏感性的增加可以导致葡萄糖摄取的增加，这种效应会通过高胰岛素水平被扩大，特别是在运动停止后。在运动后，由于胰岛素敏感性的增加，糖原的消耗，肌肉葡萄糖摄取的增加导致了低血糖特别是夜间低血糖发生的增加；另外，由于胰岛素水平没有被抑制，升高的胰岛素水平可导致胰岛素/糖原比例异常及肝糖产生的不足；由于神经病变的发生，交感神经系统反应性下降，导致了应对运动相关的低血糖的反应不足。所有这些因素都可以使运动诱导的 1 型糖尿病患者中低血糖风险的增加。在 2 型糖尿病使用胰岛素和（或）促分泌剂的患者，如果不调整治疗剂量或碳水化合物的摄入量，体力活动也可以导致低血糖的出现，尤其是在外源性胰岛素处于峰值或活动时间延长时，更容易发生低血糖反应。

（二）高血糖

在正常个体的肌肉运动中，机体为了防止低血糖的第一反应是生理性胰岛素浓度的抑制，同时又有足够的胰岛素浓度调节血糖水平和防止高血糖的发生。在糖尿病患者，如果运动开始的时候胰岛素水平太低不能引起调节效应时，就可能发展为严重的高血糖甚至酮症酸中毒，此过程受多种因素影响。运动开始后，由于儿茶酚胺增加，导致肝糖产生超过了肌肉对葡萄糖的利用；末次胰岛素注射时间与运动时间的间隔过长，由于胰岛素浓度在注射后会逐步下降，如果运动开始在胰岛素注射后很久，可以导致运动相关的高血糖；另外，长时间和高强度运动也会增加高血糖的危险，主要是由于对抗激素的反应引起血糖激烈的迅速的增加；运动中的脱水也可以导致高血糖。

（三）对糖尿病并发症的负面影响

运动对糖尿病患者并发症的负面影响主要存在于那些病程较长的患者。在视网膜病变的患者，激烈运动明显增加血压，通过网膜和玻璃体积血和剥离加速增殖性糖尿病视网膜病变；激烈运动与蛋白尿患者中尿蛋白排泄增加有关；伴有自主神经病变的患者可以产生广泛的最大心脏容量和输出下降，运动后的心率下降，体位性低血压，出汗减少，胃肠功能减弱等，这些都可以通过运动加重。

五、运动的安全性评价

运动不仅能带给糖尿病患者诸多益处，同时也有潜在的危害。因此在给糖尿病患者推荐一种比快步走更加剧烈的体力运动时，应该对糖尿病患者的身体条件进行评价。运动安全性的评价应包括运动是否增加冠状动脉血管病变发生的可能性，是否对一定形式的运动存在禁忌，是否容易因严重的自主神经病变、周围神经病变、增殖前期或增殖期的视网膜病变等容易受伤或使病情加重等。患者的年龄和初始运动水平也应该加以考虑。

对于在开始运动计划前是否应该进行应激试验尚无定论。没有证据显示在中等强度的运动前应给予负荷试验，但是对于原来是静息型生活方式并伴有中、重度冠状动脉血管疾病危险的患者，计划进行超过了每日生活需求的激烈有氧运动时应进行负荷试验。虽然同样年龄的人群中糖尿病伴有明显症状的和无症状的冠心病患者比无糖尿病患者群中高得多，但在年轻的糖尿病患者中冠脉事件的危险低得多，在对运动强度是否合适进行判断时，应该考虑年龄因素。美国运动医学协会和美国糖尿病协会的联合声明中指出患者符合以下标准时应进行运动负荷试验：

（1）年龄 >40 岁，除了糖尿病外，伴或不伴有心血管疾病危险因素。

（2）年龄 >30 岁，同时糖尿病病程超过 10 年，有高血压，吸烟，脂代谢异常，增殖期或增殖前期的视网膜病变，包括微量蛋白尿在内的神经病变。

（3）不考虑年龄，符合下列任意一条：已知或可疑的冠状动脉疾病，脑血管疾病和（或）外周血管病变；自主神经病变；伴有肾功能衰竭的进展性肾病。

对于运动中心电图显示阳性或非特异性改变的患者应该进行进一步的测试。没有证据显示在抗阻力运动前需要进行安全测试，少数研究提示抗阻力运动在已知冠状动脉疾病的患者中也不会导致心绞痛、ST 段压低、异常血流动力学变化、室性心律失常或其他的心血管并发症。

六、运动中糖尿病患者的处理原则

2 型糖尿病患者中，对于仅用饮食、二甲双胍、糖苷酶抑制剂和（或）胰岛素增敏剂治疗而没有用胰岛素或促泌剂治疗的患者，由于低血糖较少出现，因此不需要特别处理。而对于使用胰岛素或促泌剂的患者，如果运动前的血糖水平小于 5. 6mmol/L，应适当补充碳水化合物，并对治疗药物进行调整。

（一）运动中胰岛素治疗的原则

（1）胰岛素或速效胰岛素类似物应注射在腹部皮下区域。

（2）根据一次运动的时间和强度，将运动前注射的常规或速效胰岛素量减少 10% ~40%。

（3）在注射常规胰岛素 3 ~4 小时，或注射速效胰岛素类似物 2 小时后开始运动。

（4）在开始运动前检测血糖。

（5）如果血糖低于 120mg/dl，在开始运动前进食 20 ~60g 单纯碳水化合物。

（6）开始前如果血糖低于 80mg/dl，推迟运动。

（7）开始前如果血糖高于 250mg/dl，推迟运动；2 型糖尿病患者如果血、尿酮体阴性可以运动。

（8）中等强度（60% ~75% 最大心率）或高强度的运动时，每 30 分钟补充 20 ~60g 单纯碳水化合物。

（9）运动后 30 分钟应检测血糖。

（10）运动后，减少餐前的常规胰岛素或速效胰岛素剂量 10% ~30%。

（二）运动中糖尿病并发症的处理原则

1. 糖尿病视网膜病变　已知抗阻力和有氧运动对视力或非增殖性糖尿病视网膜病变或黄斑水肿没有任何不好的影响。但是，在增殖性病变或严重非增殖性视网膜病变存在时，激烈的有氧或抗阻力运动是禁忌的，因为有潜在引起玻璃体积血或视网膜剥离的危险。没有研究提示对于成功进行了激光凝固治疗后开始或重新开始抗阻力运动者合适的时间间隔是多少。专家的建议是在激光治疗后开始或重新开始运动的时间间隔为 3 ~6 个月。

2. 糖尿病伴严重的高血糖或酮症　当 1 型糖尿病患者停止胰岛素治疗 12 ~18 小时或出现酮症时，运动可以加重高血糖和酮症。ADA 的建议是：如果空腹血糖 >13. 9mmol/L（ >250mg/dl）或酮症存在时应避免体力活动，如果血糖水平超过 16. 7mmol/L（300mg/dl）时，即使没有酮症，运动也应该慎重。对于一个 2 型糖尿病患者，如果仅是餐后血糖超过 300mg/dl，患者感觉良好，饮水充分，尿和（或）血酮是阴性的，就没有必要因为单独的高血糖推迟运动。

3. 糖尿病神经病变　自主神经病变可以通过降低心血管对运动的反应性、体位性低血压、皮肤血流减少和出汗引起的体温调节减弱、乳突反应下降引起的夜视下降、渴感下降、增加脱水和不可预知的食物排空障碍的胃轻瘫等增加运动诱导的损伤，同时由于自主神经病变在糖尿病患者中与冠心病强烈相关，因此在开始进行比以往习惯的强度高的运动前应该接受心脏检查，如在高危患者中进行心血管疾病的核素显像检查。

在有周围感觉神经病变的患者中，由于四肢末端的痛觉下降会导致皮肤破裂和感染、Charcot 关节损伤的危险。因此，在严重周围神经病变时，鼓励最好进行非承重性的运动，如游泳，汽车，或上肢运动等。

4. 糖尿病肾脏病变　运动会增加急性尿蛋白的排出，增加的幅度与血压增加的幅度成正比。因此，对糖尿病肾病的患者推荐轻至中度的运动，并保持血压在运动中不升至200mmHg以上。

没有临床证据或荟萃研究显示激烈的运动会增加糖尿病肾病的进展。动物实验中对糖尿病和蛋白尿的随机研究显示，有氧运动可以降低蛋白尿的排泄，可能与血糖、血压的控制和胰岛素敏感性的改善部分相关。抗阻力运动同样对肌肉质量，营养状态和肾小球滤过率有益。因此，对于糖尿病肾病患者没有必要进行任何特殊活动的限制。

由于微量蛋白尿和蛋白尿与冠心病危险的增加有关，在那些既往为静息性生活方式的个体开始运动前，特别是准备进行超出日常生活的活动量前应该进行运动心电图负荷试验以避免发生急性冠脉事件。

（三）运动中糖尿病患者合并用药的处理原则

糖尿病患者经常使用利尿药、β受体阻滞剂、ACEI、阿司匹林和调脂药。在大多数2型糖尿病个体中，治疗不会与他们所选择的运动方式出现冲突，但是我们应该了解为患者提供相应治疗时可能出现的潜在的问题。

利尿剂特别是大剂量使用时可以影响体液和电解质平衡。可能加重运动导致的脱水，使血糖升高并增加酮症的危险。β受体阻滞剂可以阻断低血糖产生的肾上腺素样症状，会增加无意识低血糖的危险，并延迟低血糖症状的恢复；还可以将最大运动能力降低至87%。由于大多数糖尿病患者并没有选择非常高强度的运动，所以这种最大运动能力的下降通常没有问题。在冠心病病人群中，β受体阻滞剂可以通过减少心肌缺血来增加运动能力。

（四）运动中对青少年糖尿病患者的处理原则

超重与肥胖近些年来呈明显的年轻化趋势，特别是在大中城市的青少年中，这一现象更为严重。我们在2011年对北京市城区某普通中学进行的调查显示，在12～18岁的青少年中，超重和肥胖的发生率分别超过了16%。青少年体重异常增加带了很多肥胖相关成人疾病的早期发生。因此，在青少年人群中，除了1型糖尿病外，早期糖代谢异常和2型糖尿病的发病率也逐年升高。

青少年所进行的群体性运动通常为多次、短时间、高强度运动，间以长时间的中、低强度运动或休息的形式。这种运动与持续的中等强度运动相比，无论是在运动中还是运动后都不会过度降低血糖，相反，由于反复高强度运动或短时间无氧运动可以刺激去甲肾上腺素、肾上腺素和胰高糖素等而增加血糖水平。这种血糖的升高通常较为短暂，持续30～60分钟，而且在运动结束后的几小时可能出现低血糖。有氧运动则可以在运动中（运动开始后的20～60分钟）和运动后降低血糖。

运动前注射常规胰岛素易在2～3小时候引起低血糖反应，而注射快速起效的胰岛素类似物的低血糖反应会发生在40～90分钟。在青少年患者中，几乎所有形式的运动超过30分钟都需要对饮食和（或）胰岛素进行调整。短时间高强度的无氧运动前通常不需要补充碳水化合物，但是会引起延迟的血糖下降，因此可以选择在运动后适当补充能量。长时间低强度的有氧运动则需要在运动前、运动中和运动后进行能量补充。对青少年患者来说，日常的体力活动应成为他们改善体质和疾病管理的一部分。

总体来说，运动对青少年2型糖尿病患者的影响基本与成人类似，但是关于运动及其过程中的具体饮食和治疗细节应该由专业人士对其进行个体化的指导，并根据患者身体状况的变化进行适时的修正。

七、运动中1型糖尿病患者的特殊处理

（一）运动前及运动中的血糖监测

血糖监测对于良好的血糖控制，尤其是在运动中更为重要。许多变量在有氧和无氧运动中都会对运动中的血糖水平产生影响。中等强度的运动可以使血糖的下降达到将近40%。儿童中大多数低血糖事件发生时，其运动前血糖水平低于120mg/dl。为了防止低血糖事件的发生，运动前的血糖至少也要达到120mg/dl。15g口服葡萄糖仅能使血糖增加20mg/dl，在运动低血糖发生时口服30～45g葡萄糖更适合治疗运动中发生的低血糖。

（二）运动中的饮食调整

对于1型糖尿病患者，饮食成分应包含55%～60%碳水化合物，25%～30%脂肪和10%～15%的蛋白质。总热量消耗根据体力活动计算：中等强度运动是30～40kcal/kg，高强度运动应为50kcal/kg。男、女性别之间只在高强度运动时有区别（女性44kcal/kg，男性50kcal/kg）。

碳水化合物的消耗主要发生在运动中，因此在有些患者碳水化合物食物的提供不能低于60%，如果是长时间的有氧运动，比例可达到70%。复合的碳水化合物应该占总热量的70%。有氧运动前中后对热量补充是必需的。在中等强度的运动的前90～120分钟主要消耗的物质是碳水化合物，主要的糖的来源是肌肉和肝脏的糖原，随着体力活动增加糖原减少，这时肌肉和肝脏糖异生增加以防止低血糖。

之前认为小分子碳水化合物（单糖）比长链碳水化合物容易分解和吸收。现在认为一些其他的因素如肠道的消化和吸收，食物中其他物质如蛋白质、脂肪和纤维对食物吸收的影响更为重要。

动物和植物的蛋白应该按1：1比例摄入。运动中蛋白质的消耗非常少，小于总能量的5%。在糖原储存下降时，蛋白质的消耗增加至10%～15%。

脂类特别是非酯化脂肪酸和TG在低强度有氧运动开始的1小时以40%，在随后运动的4小时中以70%的速率被利用。食物中脂肪的60%应该是植物源性，以单不饱和脂肪/多不饱和脂肪1：1的比例提供。脂肪除了提供每日活动和健康需要的能量外，还提供脂溶性维生素和必须脂肪酸，这对1型糖尿病的运动员来说特别重要。根据运动的强度，脂肪摄入的量对运动员应该为2～3g/kg体重。但是在运动前应该适当减少脂肪摄入，避免酮症的出现。

（三）运动中胰岛素治疗的调整

几种因素影响患者运动中的代谢反应：运动的持续时间和强度，代谢控制水平，运动前使用的胰岛素的种类和剂量，胰岛素注射的部位和技术，胰岛素注射的时间和运动相关的食物摄取，机体所处的环境。

低强度少于10分钟的短时间运动通常不影响血糖水平。在青少年，由于运动常是非计划性的，因此不容易提前调整用量，通常选择在运动的前、中、后阶段补充食物。对于使用胰岛素泵的患者，进行非计划的运动容易对胰岛素的剂量进行调整。在运动前即有低血糖症状的患者，由于其对抗激素的反应下降，当运动时间延长或强度增加时，会加重低血糖的恶性循环。当运动是有计划的并且为高强度和长时间的运动时，必须调整胰岛素用量。间断的高强度短时间运动则不需要特别调整，因为对抗激素的反应会缓解低血糖反应。

即便在皮下注射同一剂量的胰岛素也会导致相对的内在和外在代谢的不同，这种变化在使用中效或长效胰岛素制剂相比常规胰岛素更容易出现。内部变化主要反应为血糖水平的波动超过80%。持续的胰岛素皮下注射会减少内源性胰岛素的吸收变化，而中效和长效胰岛素的吸收是剂量依赖性的，随着胰岛素剂量的增加吸收率下降。

胰岛素注射的部位和技术都会影响吸收率。如上肢等注射部位较薄，由于会增加肌肉内注射的危险，导致明显的胰岛素吸收增加和血糖的下降，所以不推荐使用。身体瘦的患者肌肉内注射的危险更大，可以通过两指捏起皮肤注射，45°角度注射和使用8mm针头等减少危险发生。同样应该避免在运动部位进行注射。上肢和腹部注射与腿部注射相比，运动引起的低血糖分别减少了57%和89%。运动并不改变中效胰岛素（NPH）的吸收，除非NPH与短效胰岛素混合使用。同样，腿部皮下注射甘精胰岛素也并不增加胰岛素的吸收。关于注射部位，应该在同一部位旋转注射，代替采用不同的位点注射。

由于1型糖尿病患者的胰岛素不像正常人一样在运动时降低。相反，由于运动导致的胰岛素敏感性的增加和胰岛素吸收的增加，注射与运动时间间隔短可能会增加胰岛素的作用效果，结果是脂肪动员和碳水化合物燃烧能力下降，诱导低血糖的发生。

胰岛素吸收同样受环境条件影响。在炎热和潮湿条件下，吸收会增加，应该减少胰岛素的剂量。低温时，如冬季项目，可以导致吸收下降甚至会引起结冰，影响血糖控制效果。

运动中调整胰岛素治疗应遵从以下原则：

1. 早餐前进行的运动　根据运动的强度减少夜间中、长效胰岛素剂量的20%～50%；减少夜间长效胰岛素类似物用量；减少餐前胰岛素用量30%～50%。

2. 餐后阶段进行的运动　餐前胰岛素注射至少1～2小时后开始运动；根据运动的强度和持续的时间，减少餐前常规胰岛素用量的20%～75%；在下餐前减少胰岛素用量；如果运动持续时间达到或超过90分钟，减少餐前胰岛素用量70%～80%。

3. 延长的运动　如果运动时间超过4小时，减少餐前速效胰岛素用量30%～50%；减少运动之前晚上基础胰岛素用量50%，如果全天都在走路，在运动中和运动后减少速效胰岛素用量30%～50%；全天活动后减少夜间基础胰岛素用量10%～20%至24小时。

4. 间断的高强度运动——团队运动　减少餐前胰岛素70%～90%；如果比赛少于60分钟，不需要减少餐前胰岛素。

5. 对于用胰岛素泵治疗的患者　餐后运动时，如果运动在进餐后1～3小时开始，应减少餐前胰岛素注射；运动中应减少基础量50%；运动前30～60分钟开始减少基础量；运动中关闭或解除泵的连接可以代替减少基础量；如果把泵置于暂停模式容易在注射部位引起凝结；如果泵的应用暂停时间超过2小时，在暂停前和中期补充注射胰岛素。

避免延迟性低血糖发生应采取减少夜间的基础胰岛素输注10%～30%。

研究表明1型糖尿病患者停止注射胰岛素可减少运动中低血糖的发生，但是高血糖在运动后45分钟的发生更频繁。因此，对于1型糖尿病患者的胰岛素治疗的调整应该个性化。除了应该根据运动的情况适当减少胰岛素的用量外，胰岛素的量也应该足够纠正运动引起的葡萄糖摄取的增加。事实上，即使在控制很好的患者，血糖也会因为高强度运动引起的儿茶酚胺和交感神经兴奋导致肝糖产生增加超过了糖的利用而发生高血糖。根据英国糖尿病协会，血糖超过250mg/dl，酮体超过1mmol/l或者尿酮体阳性都应该推迟运动，并补充胰岛素。一旦血糖正常可以运动。由于运动后胰岛素水平不会增加，运动前轻度高血糖无酮症也需要补充小量胰岛素。

在运动前监测血糖水平对于防止低血糖和高血糖以及酮症同样重要。而且，对于1型糖尿病患者，在运动前同样应该进行详细检查，来评价心脏和血管疾病、眼睛、肾脏、足和神经系统的症状和体征等对运动的适应性。尽管有发生不良事件的危险，对1型糖尿病患者仍然建议参加有氧的、中等强度的、中长时间的、规律的、计划性的、自我监控的、补水和能量充足的运动。患者和健康专家都应该了解患者对运动的生理性反应，来保证运动的健康性和愉悦性。

（葛　静）

第七节　糖尿病的口服抗糖药物治疗

一、口服抗糖尿病药物的种类

2型糖尿病的治疗方案通常基于患者临床特点、高血糖的严重性和治疗的有效性选择。目前临床使用的口服抗糖药物主要有下列几类：①磺脲类；②双胍类；③α-葡萄糖苷酶抑制剂（AGI）；④胰岛素增敏剂；⑤非磺脲类促胰岛素分泌物；⑥二肽基肽酶（DPP-4）抑制剂；⑦胆汁酸螯合剂（BAS）；⑧溴隐亭；⑨钠葡萄糖共转运蛋白抑制剂。除此之外，还有其他有降糖作用的口服药物。

二甲双胍、磺脲类药物和噻唑烷二酮类药物是目前世界范围内应用最广的口服降糖药，单独使用可以降低糖化血红蛋白水平达1%～1.5%，在2型糖尿病的初始治疗中占有极其重要的地位。二甲双胍在没有耐受性和禁忌证的情况下是治疗的一线选择。除了有效地控制血糖外，还可以降低体重和LDL-c水平以及心血管事件的发生风险。二线选择包括磺脲类、噻唑烷二酮类、α糖苷酶抑制剂、DPP-4抑制剂、胰高糖素样肽（GLP-1）类似物和胰岛素。DPP-4抑制剂是唯一的肠促胰岛素家族中的口服药物。氯茴苯酸类主要作为磺脲类药物的替代品，针对不规则进餐或易出现餐后晚期低血糖的情况。胆汁酸螯合剂和溴隐亭目前没有进入常规的诊疗条目，可能成为潜在的治疗选择。

二、磺脲类口服抗糖尿病药物

磺脲类（SU）药物的基本化学结构有两个特征性的活性基团，一个磺脲基团和一个苯甲酰基团（氯茴苯酸）以及两个辅基（R1 和 R2）（图 8-1），其中磺脲基团和苯甲酰基团决定药物具有降低血糖作用，而两个辅基决定药物降糖作用的强度、作用时间和代谢途径的不同。

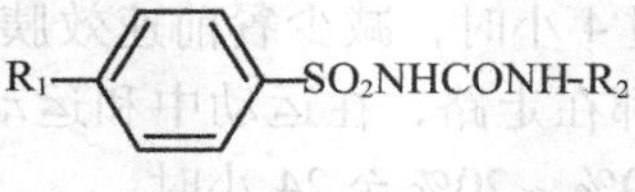

磺脲类磺脲基因

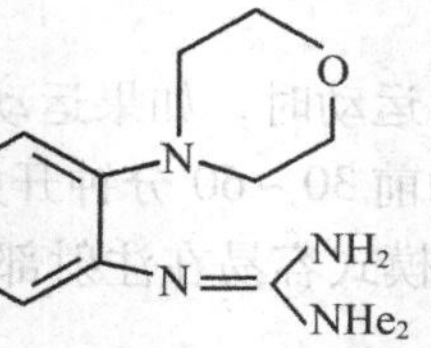

苯甲酰基因(氯茴苯酸)

图 8-1　磺脲类药物的两个特征性活性基团

第 1 代磺脲类药物的 R1 为 CH_3 · H_2N 或 Cl，R2 为 CH_3；第 2 代磺脲类药物中的格列苯脲、格列美脲、格列吡嗪的 R1 为苯甲酰基团，格列齐特的 R1 为 CH_3。

磺脲类口服降糖药物包括：第一代有甲苯磺丁脲（D860，tolbutamide）和氯磺丙脲（特泌胰，chlorpropamide）等；第二代有格列本脲（优降糖，glibenclamide）、格列齐特及其缓释剂（达美康，gloclazide）、格列喹酮（糖适平，gliquidonee）、格列吡嗪及其控释剂（吡磺环已脲，glipizide）、格列美脲（也有称为第三代磺脲类，亚莫利，glimepiride）等。由于第一代磺脲类的不良反应而在临床上较少使用，目前临床上应用的基本上是第二代磺脲类药物为主。单药使用可降低糖化血红蛋白水平达 1% ~1.5%。

（一）磺脲类药物的作用机制

（1）刺激胰岛 B 细胞分泌胰岛素：近年来基础研究证实，在胰腺 B 细胞膜、心肌细胞膜及平滑肌细胞膜上均存在 ATP 敏感的钾通道（K_{ATP}）。K_{ATP}通道的生理学特点：通常在基线状态下，β 细胞膜上的 K_{ATP}通道保持开放；在进餐、葡萄糖刺激或使用磺脲类药物以后，K_{ATP}通道可以被关闭，K_{ATP}通道的关闭可以促进胰岛素的释放。在心肌细胞上，K_{ATP}通道通常是关闭的，在缺血、缺氧状态下会开放，目的是节省能量消耗，并会产生缺血预适应显现。在血管平滑肌细胞上，K_{ATP}通道通常也是关闭的，在缺血缺氧状态下会被开放，从而产生扩血管的效应。正常情况下，葡萄糖通过葡萄糖转运子-2（GLUT-2）的转运，在胰腺 B 细胞代谢产生 ATP，而 ATP 水平的增加使 K_{ATP}通道关闭，促使胰腺 B 细胞去极化，随之出现依赖性 Ca^{2+} 通道开放，使 Ca^{2+} 内流产生细胞内 Ca^{2+} 浓度上升，促使细胞内胰岛素颗粒产生胞吐作用，刺激胰岛素分泌和释放（图 8-2）。当使用磺脲类药物时，其与胰岛 B 细胞的磺脲受体（SUR_1 和 SUR_{2A} 及 SUR_{2B}）结合，关闭 K_{AIP}通道而刺激胰岛素的释放。K_{AIP}通道是 SU 受体以及内向整流通道（Kir 6.2）的复合物，K_{ATP}通道由两个亚单位组成，包括 Kir 6.2 亚基和 SU 受体亚基，前者是内向整流钾通道的组成之一（Kir 6.2 是分子量为 43 500 的蛋白质）。不同组织中其 KATP 通道的 Kir 6.2 亚基和 SU 受体组成存在差异。目前认为磺脲类药物关闭 K_{ATP}通道有两种途径，包括依赖 ATP 的敏感性 K_{ATP}通道和非依赖 ATP 的敏感性 K_{ATP}通道（图 8-3）。

（2）增强外周组织对胰岛素的敏感性：近年来通过葡萄糖钳夹技术的研究结果显示，磺脲类药物可使人体外周组织葡萄糖的利用率增加 10% ~52%（平均 29%）。不同的药物可能具有不同程度的体内拟胰岛素作用，但是磺脲类的胰外作用所需的浓度较高，在体内较难达到该浓度。新型制剂格列美脲除了能刺激胰腺 B 细胞分泌胰岛素外，还可增强外周组织对胰岛素的敏感性，具体作用机制待后述。

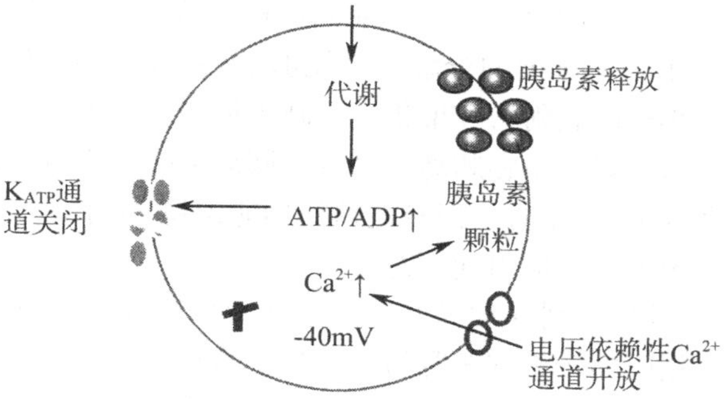

图 8-2 正常葡萄糖刺激胰岛素分泌示意图

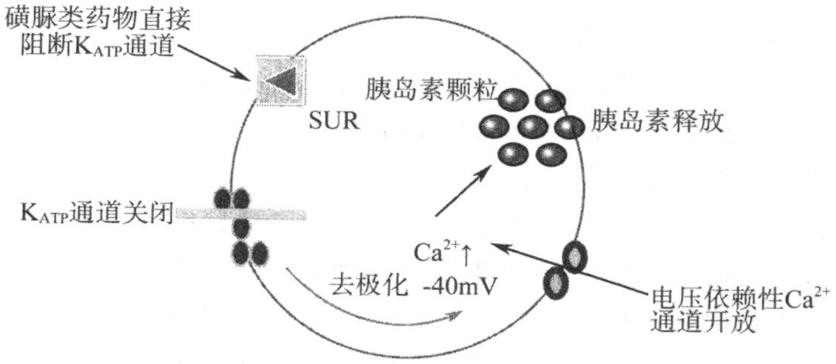

图 8-3 磺脲类药物诱导的胰岛素分泌示意图

（3）减少肝糖的输出。

（二）各种磺脲类药物的作用特点

各种不同磺脲类降糖药物的作用机制也不完全相同，其特点见表 8-13。现将临床上常用的各种磺脲类药物的作用特点简述如下。

表 8-13 各种磺脲类抗糖尿病药物的作用特点

名称	起效时间（h）	高峰时间（h）	持续时间（h）	剂量范围（mg/d）	半衰期（h）	作用特点
甲苯磺丁脲（D_{860}）	0.5	3~5	6~8	250~2 000	3~6	药效短，作用温和，价廉
氯磺丙脲	4		24~72	50~100	30~36	作用时间长，易发生低血糖
格列本脲（优降糖）	0.5	2~6	16~24	1.24~15	10~16	降糖作用强，作用时间长，易发生低血糖
格列吡嗪（吡磺环己脲，美吡哒）	0.5~1	1~2	3~7	2.5~30	2~4	作用时间短，作用强度中等
格列齐特（甲磺吡脲，达美康）	0.5	2~6	10~24	40~300	10~12	作用强度中等，抑制血小板聚集
格列喹酮（糖适平）	0.5	2~3	8~12	15~120	1~2	代谢产物 95% 由胆管排泄，仅 5% 由肾脏排泄
格列波脲（克糖利）	0.5	2~4	12	25~75	8~12	作用温和，降低血黏度
格列美脲（亚莫利）		4	24~48	0.5~8	1~9	用量少，不良反应轻

1. 格列本脲（优降糖） ①对胰岛 B 细胞表面的磺脲类受体具有高亲和力，该药与胰岛 B 细胞表面的 SU 受体结合而关闭细胞表面的 ATP 敏感钾通道，从而抑制胰岛 B 细胞 K^+ 向细胞内流入，产生胞质内膜面去极化，使细胞膜 Ca^{2+} 通道开放并使其内流，当胰岛 B 细胞内 Ca^{2+} 升高时，作为第二信使激活胰岛 B 细胞的胞吐现象，促使细胞内胰岛素颗粒形成及释放胰岛素入周围血液循环。②格列本脲可

增加糖原合成酶的活性，促使肝糖原的合成。③抑制磷酸酶 α 的活性，从而抑制糖原分解。④通过减少 α 激酶的活性而减少糖的异生，促进糖的分解。⑤能够加强胰岛素刺激外周组织对葡萄糖的摄取和利用。⑥格列本脲还能抑制血小板的黏附力和聚集，可减少糖尿病患者的血管并发症。⑦格列本脲属于长效作用的磺脲类药物，能引起延迟的单相胰岛素释放，胰岛素峰值出现比较晚，而且胰岛素长时间保持高水平，虽然其血浆半寿期为 1 ~2 小时，但降血糖作用能维持 24 小时。因此，此药应用时低血糖反应的发生较多，特别是在老年患者中，应引起注意。

2. 格列吡嗪（美吡哒）及其控释剂（瑞易宁） ①主要的作用与格列苯脲一样，也是刺激胰岛 B 细胞分泌胰岛素增多；但其作用时间较格列苯脲短，发生低血糖的风险也较少。②通过增强胰岛素的外周作用，加强胰岛素与受体的结合能力及组织对胰岛素的敏感性，从而增加周围组织对葡萄糖的利用，这可能是通过增加胰岛素受体的数目和受体后效应而发挥作用。③还能抑制血小板聚集，增加纤维蛋白的溶解活性，减少血管受损及微血管阻塞的危险。

格列吡嗪控释剂（瑞易宁）是采用先进的“胃肠道治疗系统 GITS”控释技术，药物最外层是只容许水分子通过的半透膜，其表面有经精确计算的激光打孔；药物内核分为上、下两层，下层为没有药理活性的聚合物推动层，上层为格列吡嗪药物层；当药物进入胃肠道后，其水分子透过下层半透膜的聚合物吸水膨胀，向上产生推动力，于是药物经激光微孔不断匀速释放出来。服用 2 ~4 小时后活化，8 小时（4 ~12 小时）内相对稳定释放，服药 16 小时后完成释放，服药后血药浓度平稳，近似“0 级”药动学特征，其药物浓度全天都保持在较低的水平，仅在每次进餐后血糖升高时会诱导出一个适合餐后高血糖需要的胰岛素分泌。药物释药过程中不受胃肠道 pH 值、胃肠蠕动及胃内环境因素影响。这一特点使药物在两次服药之间匀速地释放，可全天保持稳定的血药有效浓度，从而达到既可控制空腹血糖，又能降低餐后血糖，还可减少低血糖发生的风险；长期应用体重增加也不明显。释放完活性药物的药片经过胃肠道将以完整药片的形式随粪便排出体外。上海瑞金医院报道了 60 例 2 型糖尿病患者，随机分为格列吡嗪控释剂和格列吡嗪普通片治疗 3 个月的结果显示，每日一次格列吡嗪控释剂治疗 3 个月后，无论是餐后血糖还是空腹血糖都得到了有效的控制，降低幅度最大超过 40mg/dl，糖化血红蛋白也得到显著改善，其疗效与格列吡嗪普通片相似。每天一次服用格列吡嗪控释剂，为 2 型糖尿病患者提供了全程血糖控制；此外，格列吡嗪控释剂具有良好的安全性，包括减少了极低的低血糖发生率以及长期使用不引起体重增加；每天服用一次也给患者带来了方便，提高了患者对治疗的依从性。

3. 格列齐特（达美康）及其缓释片 ①具有恢复胰岛素早期时相分泌的作用，但不引起胰岛素晚期时相的过度分泌，能在适当的时间分泌适量的胰岛素，这样既能有效的控制高血糖，又避免了高胰岛素血症，从而减少了由于高胰岛素血症引起的体重增加、低血糖及大血管并发症的危险性。②格列齐特还能通过胰岛素增加肌糖原合成酶活性及脂肪组织的葡萄糖转运作用，使肝葡萄糖的生成减少，外周组织对葡萄糖的摄取和储存增强。③该药可增强胰岛素的敏感性，减轻胰岛素抵抗。④格列齐特还能清除自由基，增加超氧化歧化酶的活性，降低脂质过氧化。⑤格列齐特还可恢复前列腺素的平衡，减少血小板的聚集。并能改善血管壁中纤溶酶的活性，使纤维蛋白溶解正常化，使血液黏稠度降低，有效减少微血栓形成的风险而可延缓糖尿病视网膜病变的进展。⑥格列齐特也能降低血清总胆固醇、三酰甘油、游离脂肪酸的含量，改善糖尿病患者的脂质代谢紊乱，减轻体重，降低大血管病变发生的危险性。格列齐特缓释片每天服用 1 ~2 次，可提高患者对治疗的依从性，从而更好地控制高血糖。

4. 格列喹酮（糖适平） 该药与其他磺脲类药物作用机制相同，其特点有：①刺激胰岛 B 细胞释放胰岛素：胰岛 B 细胞上有磺脲类药物受体，受体与细胞膜上 ATP 依赖型钾离子通道密切相关，该类药物通过关闭 ATP - 依赖型钾离子通道使细胞去极化，促进钙离子内流增加，使含有胰岛素的小囊胞向 B 细胞表面移动并释放胰岛素。但是不同于格列苯脲的是格列喹酮能刺激胰岛素迅速的双向释放，其血浆半寿期 1.3 ~1.5 小时，以后胰岛素的水平便很快下降，降低血糖作用能维持 8 小时，属于短效作用的磺脲类药物。②可以增加胰岛 B 细胞对葡萄糖等的敏感性。③还具有胰外作用，可提高胰岛素受体的结合力，改善受体后的效应，增加周围组织对胰岛素的敏感性，提高对葡萄糖摄取能力。④抑制肝脏产生葡萄糖，促进肝糖原的合成，使其降解减少，对空腹血糖也具有好的降低作用。⑤格列喹酮最大的优势是由于该药的分子量及化学结构有别于其他磺脲类，使得它在肝脏中代谢并经过肝脏、胆汁排出其代谢产物，仅有5%从尿中排出，但如果患者有胆汁滞留时从尿中排出可高达40%。因此，对已有肾功能受损而肝功能良好的2型糖尿病患者而又不愿意注射胰岛素时，可作为一种适合首先选择的药物。

5. 格列美脲（亚莫利） 格列美脲是一种新型的磺脲类降糖药物，它与传统的磺脲类不同，具有其独有的特点。①尽管格列美脲也是通过刺激胰岛B细胞分泌胰岛素，但它与传统磺脲类药物的作用位点不同，格列美脲是与胰腺B细胞膜上的SU受体的65 000亚单位相结合，而传统的磺脲类药物则与磺脲类受体140 000亚单位相结合。由于格列美脲与低分子的SU受体结合的这一不同特点，导致其与受体结合与解离的速度和传统磺酰脲类不同，与格列本脲比较，格列美脲与受体的结合与解离速度均显著快于格列本脲。与受体结合快，使得格列美脲可以快速地释放胰岛素，降低餐后血糖；与受体解离快，则使格列美脲与受体刺激胰腺B细胞释放胰岛素的时间缩短了，这样就减少了胰岛素的释放，大大降低了临床上低血糖事件发生的危险；同时有研究报告，格列美脲可促使胰岛素分泌的第1和第2时相平均升高幅度明显增加，从而可能延缓胰腺B细胞的功能的衰竭。格列美脲在促胰岛素分泌作用方面还具有其特殊性，它的生理性胰岛素分泌是依赖于血中葡萄糖的浓度，当葡萄糖浓度增加时会引起格列美脲浓度增加而促使胰岛素分泌和输出显著增加（放大2~3倍）；当葡萄糖浓度低时，格列美脲引起的胰岛素分泌则相应减少。即使增加格列美脲浓度，胰岛素分泌也没有显著增加。这也就可以解释为什么格列美脲较其他磺脲类药物较少发生低血糖反应。②除了促胰岛素分泌作用外，格列美脲还有胰腺以外的降血糖作用，或称为非胰岛素依赖的降糖作用，其中包括增强周围组织对胰岛素敏感性等。格列美脲可以通过诱导GLUT-4去磷酸化，提高其在细胞膜上的表达。有研究表明，在正常细胞，格列美脲使细胞膜表面的GLUT-4的数量增加3~3.5倍，提高胰岛素敏感性的作用，从而增加葡萄糖转运，增强外周肌肉、脂肪组织对葡萄糖的摄取；格列美脲可能通过作用于PI-3激酶产生改善胰岛素敏感性。有研究发现，格列美脲治疗8周后脂联素水平、葡萄糖代谢清除率显著增加，肿瘤坏死因子-α水平显著降低，从而减低了胰岛素抵抗。不同的磺脲类药物在达到相同降糖效果时，格列美脲所需的胰岛素最少，PI/BG值最小，提示其在磺脲类药中节省胰岛素释放的作用最强的。③格列美脲的药代动力学特点是口服后可被完全吸收，人血液循环与血浆蛋白结合高达99%，游离血药浓度仅为1%左右，随着血糖水平而不断释放发挥作用。服用单剂后达峰时间约为2.5小时，半衰期为5~8小时，长期服用后半衰期更长。代谢主要通过肝脏进行，主要的代谢产物是环己基羟甲基衍生物（M1）和羧基衍生物（M2）。M1可以进一步代谢为M2，M1和M2均无降糖活性，通过肝、肾双通道排泄，58%出现在尿中，35%出现在粪中，肝、肾双通道排泄的特点提高了肝、肾功能不全患者服用格列美脲的安全性。不受进餐时间影响，餐前即刻或餐中服用的降糖疗效没有显著差异。研究表明，在斋月期间服用格列美脲仍安全有效，可控制全天的血糖水平比较稳定。每天只需要服用1次，且不受进餐时间影响，大大方便了患者，从而提高了治疗的依从性。

该药对单纯饮食调节和运动治疗后血糖控制仍不理想者或对降糖药物失效的2型糖尿病患者，可选用格列美脲单独或与胰岛素联合治疗可取得较好的疗效。格列美脲使用的起始剂量为1~2mg/d，与早餐同服。1~2周后根据血糖水平可将剂量调整至1~4mg/d，最大剂量为6~8mg/d，维持剂量为1~4mg/d。

（三）磺脲类药物的适应证

（1）经饮食调整结合运动疗法1~2个月后血糖控制仍不理想的非肥胖的2型糖尿病患者可作为首选。临床上选择该类药物的原则包括：①老年患者或餐后血糖升高为主者，宜选用短效类制剂，如格列吡嗪、格列喹酮等；②轻、中度肾功能不全患者可选用格列喹酮；③病程较长，空腹血糖较高的2型糖尿病患者可选用中-长效类药物，如格列齐特缓释片、格列本脲、格列美脲、格列吡嗪控释剂等。

（2）与双胍类或α-葡萄糖苷酶抑制剂合用治疗2型糖尿病。

（3）胰岛素治疗效果不佳的糖尿病患者，加服磺脲类药物也可能有一定的疗效。

（4）使用磺脲类药物治疗血糖控制不能达标时，可以合并使用双胍类、α-糖苷酶抑制剂、胰岛素、噻唑烷二酮类。同一患者一般不同时联合应用两种磺脲类药物。

（四）禁忌证

（1）1型糖尿病患者不可单独使用。

（2）严重肝、肾功能不全，并发心、脑、眼等并发症者。

（3）妊娠妇女和哺乳期的妇女。

（4）严重急性感染、大手术、创伤等应激状态。

（5）糖尿病酮症酸中毒、非酮症高渗昏迷综合征的患者。

（6）对该类药物继发失效者。

（7）磺脲类药物过敏者。

（8）不推荐儿童糖尿病患者使用。

（五）不良反应

1. 低血糖反应　多见于应用长效作用磺脲类制剂（如格列本脲）的患者，其他药物剂量较大时也可发生。

2. 消化道反应　如上腹部不适、恶心、呕吐、腹痛、腹泻、食欲减退、胆汁淤积性黄疸、肝功能异常等。

3. 过敏反应　如荨麻疹、皮肤出现红斑、剥脱性皮炎等。

4. 骨髓抑制　个别患者可出现白细胞减少、血小板减少、贫血、粒细胞缺乏、再生障碍性贫血。

5. 神经系统反应　可有头晕、神经痛、多发性神经炎。

6. 体重增加　长期使用磺脲类药物过程中可出现体重增加，临床研究显示格列吡嗪控释片和格列美脲增加体重不明显或较其他二代磺脲类药物低。

（六）服用磺脲类抗糖尿病药物的注意事项

（1）一般在餐前15~30分钟服药。

（2）首次服用该类药物的患者，应选择作用时间较短的药物。

（3）开始服用宜从小剂量开始。

（4）老年人使用磺脲类药物的剂量要根据病情酌情调整。

（5）当血糖很高时，由于高血糖对胰岛B细胞的毒性作用，一般需观察7~10天再调整药物剂量。

（6）磺脲类药物降糖效果欠佳时，可与双胍类或α-葡萄糖苷酶抑制剂合用而加强其降糖效果。

（7）其他药物对磺脲类降糖药物疗效的影响：增强磺脲类降糖作用的药物有保泰松、双香豆素抗凝血制剂、吲哚美辛、丙磺舒、水杨酸类、单胺氧化酶抑制剂等。普萘洛尔可使糖尿病患者对低血糖反应不敏感及低血糖症状不明显。使血糖升高的药物有噻嗪类利尿剂、糖皮质激素、胰高血糖素、女性避孕药物、降钙素、甲状腺激素、一些三环类抗抑郁药物等。

（8）磺脲类药物继发性失效的患者不要再使用。

（9）防止低血糖的发生。

三、双胍类口服抗糖尿病药物

双胍类抗糖尿病药物主要有苯乙双胍（降糖灵、DBI）、二甲双胍（盐酸二甲双胍、迪化糖锭、美迪康、格华止、降糖片）和丁双胍。目前临床上使用最多的是二甲双胍，单药使用可降低糖化血红蛋白达1%~1.5%。由于苯乙双胍和丁双胍的不良反应，现在临床上基本不用。

（一）双胍类药物的作用机制

（1）在肝细胞膜水平上，恢复胰岛素对腺苷环化酶的抑制能力，从而减少肝糖原异生，减少肝糖原的输出。

（2）增加外周组织中胰岛素受体的数目和亲和力，使Try-K活性增强，降低胰岛素抵抗，增加外周组织对葡萄糖的摄取和利用。

（3）抑制细胞氧化酶系统，增强周围组织对葡萄糖的无氧酵解代谢。

（4）提高 GLUT－4 的转位（主要在肝脏、骨骼肌和脂肪细胞）。

（5）减缓肠道对葡萄糖的吸收速率。

（6）降低体重。

（7）降低 LDL－c 的水平。

（二）双胍类药物的作用特点

1. 苯乙双胍（phenfomin，DBI） 半衰期 2～3 小时，可持续 4～6 小时，每片 25mg，每日 25～150mg，分次口服。长期应用除有胃肠道反应外，还能使血乳酸升高及诱发乳酸性酸中毒（LA），尤其是老年人，故国外已禁用或淘汰。

2. 二甲双胍（metformin，MET） 半衰期 1～5 小时，持续 6～8 小时，诱发血乳酸升高及乳酸性酸中毒的机会较苯乙双胍明显减少，目前仍为双胍类降糖药的常用药物。

二甲双胍与磺脲类降糖药作用的不同在于：①二甲双胍不刺激胰岛素分泌，但血糖控制效果与磺脲类相似；②不引起体重增加，在肥胖者还能减轻体重；③单药治疗不引起低血糖；④能改善胰岛素抵抗，避免高胰岛素血症；⑤能改善脂肪代谢；⑥不经肝脏代谢，以原型由尿排泄，易于清除；⑦并能保护心血管免受损害；⑧二甲双胍继发性失效率与磺脲类相似；⑨UKPDS 研究证实，二甲双胍可显著降低 2 型糖尿病患者的致死或非致死性心血管事件风险，并使全因死亡率、糖尿病相关死亡率、糖尿病相关终点发生率分别降低 36%、42% 和 32%。

（三）适应证

（1）超重和肥胖的 2 型糖尿病患者的首选，在 BMI 正常，存在体脂分布异常、中心性肥胖的患者中也作为首选。

（2）可以与多种口服药物及胰岛素，肠促胰肽类药物联用，增加综合降糖效果，改善胰岛素敏感性，降低大血管终点事件发生的风险。

（3）可以作为单纯性肥胖及多囊卵巢综合征的干预药物使用。

（四）禁忌证

（1）肾功能损害：血清尿素氮和肌酐高于正常者，当服用双胍类药物时易引起该类药物的积聚以及因增加无氧酵解产生的过多乳酸蓄积而诱发乳酸性酸中毒。由于二甲双胍主要以原型由肾脏排泄，故在肾功能减退时使用二甲双胍可在体内大量积聚，引起高乳酸血症或乳酸性酸中毒发生的风险，因此肾功能障碍者禁用［血清肌酐水平男性≥132.6μmol/L（1.5mg/dl），女性≥123.8μmoL/L（1.4mg/dl），肌酐清除率＜60ml/min］。

（2）肝功能损害：糖尿病患者伴有严重肝脏功能异常时，可使乳酸在肝脏的代谢受阻，易导致血中乳酸增多或乳酸性酸中毒。乳酸主要在肝脏进行有氧代谢，肝功能不全的患者可造成乳酸升高。

（3）胃肠道伴有较严重疾病不能耐受药物所致胃肠道不良反应者，如：活动性消化性溃疡、长期消化不良、长期大便次数增多等。

（4）糖尿病伴有急性并发症时。

（5）妊娠妇女，因为药物能通过胎盘，易引起胎儿发生乳酸性酸中毒。

（6）患者处于严重应激状态，如严重感染、大手术、急性心脑血管疾病以及肿瘤患者放、化疗期间等。

（7）身体处于缺氧状态，如心、肺功能不全。因为双胍类药物可加重缺氧造成乳酸生成增加，引起乳酸性酸中毒。ADA 和 ESC/EASD 指南都指出心力衰竭和严重心、肺疾病患者慎用二甲双胍。

（8）既往有过乳酸中毒的患者。

（9）高龄的 2 型糖尿病患者，年龄≥80 岁。

（10）维生素 B_{12}、叶酸、铁缺乏者。

（11）酗酒和酒精中毒者：因为酒精能影响肝功能，减慢双胍类药及乳酸的代谢，有增加乳酸酸中毒发生的风险；同时，由于影响肝糖输出，可增加医源性低血糖发生后的风险。

（12）使用对比剂进行检查的48小时内需停用二甲双胍。由于对比剂可对肾脏功能造成一过性损害，容易导致乳酸在体内的蓄积。糖尿病患者是对比剂肾病的高危人群。

（五）不良反应

（1）消化系统：食欲减退、恶心、呕吐、腹部不适、胃肠平滑肌痉挛、腹泻、口中有金属味等。不良反应的发生率与药物剂量有关。

（2）乳酸增高及乳酸性酸中毒：苯乙双胍比二甲双胍发生乳酸性酸中毒多见。Bergman 等报告，苯乙双胍不良反应报告中，乳酸性酸中毒发生人数为50例，死亡人数是19例；由于出现严重的乳酸酸中毒，并由此造成死亡的发生率大约40%～50%。由于苯乙双胍出现严重的乳酸酸中毒，国外已于1978年11月15日退市；二甲双胍发生乳酸性酸中毒发生率为3/10万，其死亡率也可高达50%。葡萄糖通过糖酵解后生成丙酮酸，丙酮酸在缺氧的情况下，由乳酸脱氢酶催化下转化为乳酸。在正常状态下乳酸产生量不多，对体内的酸碱度影响不大，但在运动和低氧的情况下，烟酰胺腺嘌呤核苷酸（NADH）蓄积，抑制了乙酰辅酶A的形成，使丙酮酸通过无氧代谢形成乳酸，乳酸在体内的产生量就要成倍上升，以致影响体内的酸碱代谢，重者可致乳酸性酸中毒。肾功能不全、心功能衰竭及严重心肺疾病、严重感染和手术、低血压和缺氧以及酗酒等都可以出现缺血、缺氧，导致体内乳酸蓄积而出现酸中毒。乳酸性酸中毒的临床表现和其他原因引起的代谢性酸中毒一样，患者常感全身倦怠、乏力、恶心、呕吐、厌食、腹痛、呼吸深快、进行性意识障碍、嗜睡，直至昏迷；还可伴有脱水、心动过速、低血压、循环衰竭、痉挛。通过血乳酸、动脉血pH、二氧化碳结合力、阴离子间隙、HCO_3^-、血丙酮酸等测定，可以确诊。主要诊断标准为：①血乳酸≥5mmol/L；②动脉血pH≤7.35；③阴离子间隙>18mmol/L；④HCO_3^-<10mmol/L；⑤CO_2结合力降低；⑥丙酮酸增高，乳酸/丙酮酸≥30：1。乳酸性酸中毒+糖尿病病史或符合糖尿病诊断标准，可诊断为糖尿病乳酸性酸中毒，通常血酮体一般不升高。双胍类药物引起乳酸性酸中毒的发生机制包括：增加葡萄糖在组织的利用，降低血糖；抑制肌细胞中微粒体膜的磷酸化作用，提高糖的无氧酵解；阻止肝细胞胞质中丙酮进入微粒体，抑制肝脏和肌肉等组织摄取乳酸，导致乳酸增加；伴有肝、肾功能不全的糖尿病患者更易发生。

（3）个别患者可出现皮疹。

（4）长期使用可能造成维生素B_{12}吸收不良，二甲双胍治疗一年后，7%的患者出现血清B_{12}水平降低，但极少引起贫血。

（六）2型糖尿病患者应用双胍类抗糖尿病药物时的注意事项

（1）尽量不用DBI，若使用时剂量<75mg/d。

（2）有缺氧性疾病，如严重感染、严重心肺疾病、脑供血不足、冠心病、低血压、手术、酗酒、肾功能不全、贫血等慎用或不用。

（3）肝、肾功能障碍者需评价后再使用。

（4）宜餐前服药，若有胃肠道反应者，可在餐中或餐后服用。

（5）有糖尿病急性并发症，如DKA、糖尿病高渗状态等禁用。

（6）定期复查血乳酸浓度、尿酮体。

（7）糖尿病患者使用血管内含碘造影剂时，肾脏负担增加，容易引起二甲双胍在体内蓄积，因此，在造影前及造影后48小时内暂停使用二甲双胍，并在肾功能再评估结果正常后，方可继续使用。心肺疾病和造影剂都容易诱发乳酸性酸中毒，因此，建议心内科冠状动脉造影前后48小时暂时停用二甲双胍。

（8）手术时暂停使用二甲双胍，直到手术后48小时，肾功能和尿量恢复正常后，方可继续使用。

（9）65岁以上老年患者慎用；年龄≥80岁的老年糖尿病患者，即使肌酐水平正常，由于其肌肉量减少，肌酐清除率低，所以也不宜使用二甲双胍；如需使用，必须监测血乳酸浓度。

（10）不推荐妊娠妇女使用，哺乳期妇女应慎用。

（11）双胍类与呋塞米、西咪替丁合用可使其血药浓度增加；地高辛等可与二甲双胍竞争肾小管转运系统，二者合用时应密切监测肾功能；二甲双胍可增加华法林的抗凝倾向。当双胍类与上述药物合用时应该注意其不良反应。

四、α－葡萄糖苷酶抑制剂

已在临床上应用的α－葡萄糖苷酶抑制剂主要有阿卡波糖（acarbose，拜唐苹，50mg/片）、伏格列波糖（voglibose，倍欣，0.2mg/片）及米格列醇（miglitol），目前在我国仅有前二者。

（一）作用机制

α葡萄苷酶抑制剂药物是一种生物合成假性四糖，它的结构与寡糖非常相似，因而在肠道能竞争性的抑制小肠黏膜刷状缘上的α葡萄糖苷酶活性，使淀粉、麦芽糖、蔗糖等多糖和双糖转化为葡萄糖的速度减慢，从而减缓对葡萄糖的吸收而降低餐后高血糖，平抑血糖曲线，也可避免餐后高胰岛素血症。并能竞争性地与α－葡萄糖苷酶受体结合，且结合后不被α－葡萄糖苷酶分解，再无法与寡糖结合，也就无法将其分解释放。该药不影响钠离子依赖性葡萄糖转运，故不影响口服葡萄糖的吸收。该药本身不促使胰岛素的分泌，因此，单用不会造成低血糖。

α－葡萄糖苷酶抑制剂正是通过降低小肠上部的碳水化合物吸收来达到利用整个肠道完成碳水化合物的吸收过程，其中未能在小肠上部吸收的碳水化合物可以继续在十二指肠、空肠、回肠中被逐步吸收，从而减慢葡萄糖的吸收速率。研究显示，α－葡萄糖苷酶抑制剂可以增加GLP－1的分泌。用药初期，小肠下段的酶没有被激活，碳水化合物进入结肠后被细菌发酵产生各种短链脂肪酸和气体，短链脂肪酸的90%～97%被吸收，而气体就导致胃肠胀气的症状，尤其是在用药的2周之内易产生胃肠胀气；用药后期，小肠下段的酶逐渐被激活，胃肠道症状的就逐渐消失。

在STOP－NIDDM研究中，长达3年多的观察发现，在IGT人群发生的心血管疾病的风险明显降低；同样在MeRIA研究中，也可降低糖尿病患者发生心血管病的风险。

α－葡萄糖苷酶抑制剂单药治疗可以平均降低糖化血红蛋白达0.8%，空腹血糖20mg/dl，餐后血糖41mg/dl。当空腹血糖较低（如≤160mg/dl）时，或仅为IGT患者时，可应用阿卡波糖单药治疗；当空腹血糖升高（如>160～180mg/dl）时，在非肥胖个体可采用磺脲类与阿卡波糖联合治疗，但磺脲类初始剂量应低些；在超重和肥胖个体可采用二甲双胍与阿卡波糖联合治疗；当空腹血糖升高（如>180mg/dl）时，则选择α－葡萄糖苷酶抑制剂与胰岛素合用。

α－葡萄糖苷酶抑制剂对体重没有不良影响，与磺脲类药物相比有体重优势。

（二）适应证

（1）主要适用于以餐后血糖升高为主的2型糖尿病患者，尤其是肥胖及老年的糖尿病患者。

（2）由于α－葡萄糖苷酶抑制剂独特的作用机制，仅有1%～2%的活性制剂经肠道吸收入血液循环，没有显著的药物交互作用，因此可以与其他各类降糖药联合使用。临床上常与磺脲类、双胍类或胰岛素联合应用于各种类型餐后高血糖的糖尿病患者，与胰岛素合用可减少低血糖发生。

（3）近年来对于糖耐量低减者也多给予该药进行干预治疗，结合非药物的生活方式干预，可使IGT者转化为2型糖尿病发生风险下降。

（三）禁忌证

（1）对本药过敏者。

（2）有明显消化和吸收障碍的慢性胃肠功能紊乱者。

（3）Roemheld综合征、严重的腹壁疝、肠梗阻和肠溃疡等由于肠胀气而可能使疾病恶化的患者。

（4）肌酐清除率低于25ml/min者；严重肝功能异常者。

（5）糖尿病酮症酸中毒者。

（6）18岁以下者。

（7）妊娠妇女。

（8）哺乳期妇女。

(9) 有腹部或腹股沟活动性疝气的患者。

(四) 应用时的注意事项

(1) 与第一口饭同时服下。

(2) 有疝气、腹部切口疝等患者慎用。

(3) 由于α-葡萄糖苷酶抑制剂可使蔗糖分解为果糖和葡萄糖的速度更加缓慢，故在与其他降糖药联合应用时，若出现急性的低血糖症，不宜使用蔗糖，而应该使用葡萄糖纠正低血糖反应，但如果当时没有葡萄糖，也可使用蔗糖。

(4) α-葡萄糖苷酶抑制剂可以影响地高辛的生物活性。

(五) 不良反应

(1) 常见胃肠道不良反应：α-葡萄糖苷酶抑制剂在口服降糖药中拥有最高的非依从率，主要源于消化道不良反应的发生，主要包括胃胀、腹胀、腹泻、胃肠痉挛性疼痛、顽固便秘、肠鸣音亢进、排气增多等，尤其在治疗最初的4~8周，约占一半左右，多数症状可随服药时间延长而减轻或消失。

(2) 有皮肤瘙痒、皮疹、荨麻疹等皮肤过敏反应。

(3) 少见头晕、乏力、头痛、眩晕、低血压等。

(4) 在应用阿卡波糖100mg，一日3次的患者中，偶见转氨酶升高的报道。

(5) 偶可出现铁吸收率降低、贫血。

以上不良反应一般比较轻微，减少药物剂量即可，一般不需停药。

五、胰岛素增敏剂

除了二甲双胍具有一定增强胰岛素敏感性的作用外，噻唑烷二酮类（TZD）药物也具有胰岛素增敏作用。目前用于临床的制剂有吡格列酮（pioglitazone）和罗格列酮（rosiglitazone）。吡格列酮成人每日仅需要服用一次，每次用量15~30mg；罗格列酮每日1~2次，每天2~8mg。单药使用降糖作用与磺脲类和二甲双胍类似，可以降低糖化血红蛋白水平达1.0%~1.5%。

噻唑烷二酮类衍生物含有一个thiazolidine-2，4-dione的结构，具有改善胰岛素敏感性的作用，其中第一个问世的化合物是在20世纪70年代发现的赛格列酮（ciglitazone），该化合物曾进入临床试验，但因可引起白内障而停止开发；Muraglitazar是同时激活两种PPAR（过氧化物酶增殖体活化受体），即PPARα和PPARγ的新化合物，该药于2005年完成Ⅲ期研究，因研究表明该药可能增加死亡和重大心血管事件（如心肌梗死、卒中、TIA）及心力衰竭的发生，而被FDA无限期推迟了上市申请。进入20世纪80年代，又相继开发了吡格列酮、曲格列酮和罗格列酮，其中曲格列酮已于1985年9月首次在日本上市，后来又在美国和欧洲等国家上市，但由于在进一步的临床试验中发现对肝脏的毒性作用，于2000年在美国等已上市的国家撤市。目前临床上应用的罗格列酮和吡格列酮尚未发现对肝脏的不良反应。

(一) 噻唑烷二酮类化合物的作用机制

(1) 活化核受体过氧化物酶增殖体活化因子受体γ（PPAR-γ），促进脂肪细胞的分化，增加胰岛素对周围组织器官的敏感性，减少外周组织的胰岛素抵抗。

(2) 噻唑烷二酮类衍生物可降低瘦素和TNF-α的表达而增加脂蛋白脂肪酶、脂肪细胞脂质结合蛋白和GLUT-4的表达，增强周围组织如骨骼肌和脂肪组织对胰岛素的敏感性，提高糖原合成酶的活性，促使骨骼肌对胰岛素介导的葡萄糖摄取和利用增加。

(3) 降低血糖的作用：抑制肝糖异生的限速酶-6-磷酸葡萄糖酶和烯醇丙酮酸磷酸羧激酶的活性，使肝糖输出减少和增加肝对葡萄糖的摄取和肝糖原的合成，而达到降低空腹血糖的作用。

(4) 改善糖尿病患者的异常血脂：由于该药能提高胰岛素的敏感性，可抑制肝内合成内源性三酰甘油并促使清除，故可降低糖尿病患者的过高的三酰甘油，减少小而密的LDL水平，增加HDL水平，降低发生动脉粥样硬化的风险并延缓其进展。

（5）抗氧化作用：该类药分子结构中色蒲环上后位酚基对自由基具有的清除作用，可降低过氧化脂质（LPO）的形成，有助于抑制动脉粥样硬化的形成。

（6）降低血压：噻唑烷二酮类化合物可减少血管平滑肌细胞的钙离子内流，使血管张力降低；同时，血管内皮细胞的一氧化氮增加，使血管扩张，可使血压下降。

从以上可见，噻唑烷二酮类化合物可增强胰岛素敏感性，并可通过其他途径减少动脉粥样硬化发生的危险因素。但是，TZD 类由于重大的安全问题，目前已经被限制使用。其中，罗格列酮主要与增加心肌梗死和心力衰竭患者的死亡风险有关，吡格列酮在 2011 年也发现与膀胱癌的风险增加有关。其他与 TZD 有关的风险还包括水肿和骨折。

由于 TZD 类药物的独特作用机制，我国仍允许此类药物的使用，并警告针对高风险人群的适用范围。

（二）适应证

（1）用于尚有一定胰岛素分泌能力的 2 型糖尿病患者。

（2）存在胰岛素抵抗者。

（3）可与磺脲类联合应用增强疗效。

（4）可与双胍类联合应用被称为珠联璧合或强强联合，通过不同作用机制减低胰岛素抵抗及增强胰岛素的敏感性。

（5）慎与胰岛素合用，虽能减少胰岛素用量，但可加重水钠潴留而导致血容量增加易使心力衰竭发生的危险性增加；同时也增加体重使血糖难以控制。

（三）禁忌证

（1）对本品过敏者。

（2）1 型糖尿病。

（3）糖尿病酮症酸中毒等急性并发症时。

（4）心功能 NYHA（纽约心脏病学会心功能分级）3、4 级的患者。

（5）水肿的患者。

（6）肝功能不全者。

（7）高血压患者慎用。

（8）在我国尚未批准在 18 岁以下糖尿病患者的使用。

（9）妊娠妇女及哺乳者。

（四）不良反应

（1）引起体液潴留，从而加重心力衰竭。

（2）体重增加，发生机制尚不清楚，可能由于糖代谢控制后合成代谢增加促使体重上升，体液潴留，脂肪聚积等原因造成，体液潴留通常表现为外周水肿。

（3）增加皮下脂肪，其原因可能是该类药物促进脂肪的重新分布，内脏脂肪减少而皮下脂肪增多。

（4）罕见食欲减退、腹痛、恶心、呕吐、ALT 增高等。

（5）开始治疗 4 ~ 8 周内，可发生血红蛋白、血细胞比容和白细胞轻度下降，继续治疗后这些数值相对稳定，这可能是由于血容量增加所致。

（6）个别患者可出现头痛。

（7）用药过程中常易有呼吸道感染。

（8）增加骨折的发生。

六、非磺脲类促胰岛素分泌剂（氯茴苯酸类）

磺脲类促胰岛素分泌剂又称为格列奈类，是氯茴苯酸的衍生物。瑞格列奈（repaglinide，商品名诺和龙），规格有 0.5mg/片、1mg/片、2mg/片三种剂型，0.5 ~ 4mg，每天 3 次；初始剂量为主餐前服

0.5mg，最大的剂量为每餐前4mg，每日最大剂量不超过16mg。那格列奈（nateglinide，商品名唐力），120mg/片，最大剂量为120mg，每天3次。药物在餐时服药或患者要想进餐即服用，不进餐则不需要服药。

瑞格列奈单药使用平均可以降低空腹血糖32mg/dl，降低糖化血红蛋白和空腹血糖的水平与二甲双胍相比没有明显差别，而降低餐后血糖的能力更强。与磺脲类药物相比没有差别。两种格列奈类药物相比，瑞格列奈降低糖化血红蛋白和空腹血糖的能力更强，对于餐后血糖的效果两者相似。

（一）作用机制

与磺脲类药物相似，格列奈类可刺激胰岛B细胞分泌胰岛素；但格列奈类在胰岛B细胞膜上的结合位点不同，不进入胰岛B细胞内而发挥作用，不抑制细胞内蛋白质（如胰岛素原）合成，不引起胰岛素的直接胞泌作用。基于以上几点格列奈类的药代动力学有其特点：起效时间迅速仅为0~30分钟，达峰时间快仅为1小时，半衰期短约为1小时，其代谢迅速。

格列奈类这种快开快闭的代谢药理特点，使格列奈类的作用具有以下特点：

（1）格列奈类可以模拟胰岛素分泌的生理模式，恢复生理性Ⅰ相分泌，改善Ⅱ相高代偿分泌，确保患者在进餐时用药可有效促使餐时随着血糖升高而促进胰岛素分泌迅速增加，降低餐后血糖高峰，减少或消除餐后血糖漂移及高血糖的毒性，同时减轻胰岛B细胞的负荷；由于促泌作用仅限于餐时，药物可被较快地代谢而不在体内蓄积，使两餐间无药物的持续刺激作用，从而减低了低血糖和高胰岛素血症的可能性。

（2）格列奈类的胰岛素促泌作用具有葡萄糖依赖性：所谓葡萄糖依赖性是指胰岛B细胞胰岛素释放由其周围葡萄糖水平决定。当葡萄糖浓度降低时，胰岛素的释放将会随之减少，当葡萄糖浓度升高时，胰岛素的释放将会增多。格列奈类和胰岛B细胞周围的葡萄糖对胰岛素的促泌作用是相互增强的。那格列奈快开-快闭的作用和对葡萄糖敏感的特点，使胰岛素只在需要的时候以需要的量分泌，从而降低了慢性高胰岛素血症导致的低血糖反应发生的风险。

（3）格列奈类选择性作用于胰岛B细胞钾通道中SUR1上的磺脲位点，而不与心肌细胞钾通道中的SUR2A上的苯甲酰氨位点结合。因此，在发挥促泌作用的同时，并不引起心肌细胞钾通道的关闭。心肌细胞钾通道开放在心肌细胞缺血预适应中发挥重要作用。缺血预适应减小持续缺血再灌注的心肌梗死范围，促进再灌注后心功能的恢复，减少急性缺血期或再灌注后室性心律失常，保护再灌注后冠脉内皮细胞功能，心血管不良影响风险低。

（二）适应证

（1）通过饮食调节及运动疗法后血糖不能满意控制的2型糖尿病患者。

（2）肥胖的2型糖尿病患者，单用格列奈类或二甲双胍控制空腹血糖和HbA1c作用相似，但不良反应明显减少。用二甲双胍无效者改用格列奈类治疗后仍然显示良好的降糖效果。

（3）美国临床内分泌医师协会（AACE）和美国内分泌学会（ACE）于2007年6月提出的2型糖尿病降糖路线图指出，当经过生活方式干预和（或）口服抗糖尿病药物治疗血糖仍未达标的患者，应采用基础-餐时联合治疗方案，基础治疗可选择二甲双胍或噻唑烷二酮类以降低空腹和基础血糖，餐时治疗首选格列奈类控制餐后高血糖，这个控制血糖的治疗方案可使全天的血糖得以良好的控制，HbA1c可在6个月内达标。

（三）禁忌证

（1）对格列奈类药物的任何成分过敏者。

（2）妊娠妇女和哺乳妇女。

（3）1型糖尿病患者。

（4）糖尿病酮症酸中毒等急性并发症患者。

（5）严重肝、肾功能不全者。

（6）严重应激情况时。

（四）不良反应

（1）偶有轻度的低血糖反应。

（2）短暂的视力障碍。

（3）胃肠道功能紊乱，如腹泻或呕吐等是较常见的不良反应。

（4）个别病例有肝酶轻度而短暂升高。

（5）较治疗前的基础体重可稍有增加。

七、二肽基肽酶-4（DPP-4）抑制剂

肠道肽类激素在血糖调控中起重要作用。由小肠L细胞分泌的GLP-1和葡萄糖依赖的促胰岛素多肽（GIP）在进餐后促进胰岛素的分泌。GLP-1还可以抑制胰高糖素的分泌。研究显示，糖尿病患者中肠促肽类激素的分泌水平下降，而生理分泌的GLP-1半衰期极短，数分钟之内即可被DPP-4降解，因此针对这一机制目前有肠促肽类激素的类似物和DPP-4的抑制剂用于临床。DPP-4抑制剂通过阻断DPP-4酶的作用来增加GLP-1、GIP和胰岛素的水平，降低胰高糖素的水平。

西格列汀（sitagliptin）是首个被美国FDA批准（2006年）的DPP-4抑制剂，此后陆续有saxa-gliptin（2009年）和linagliptin（2011年）被批准上市。这些产品均为每日一次服用，最大剂量分别为100mg，5mg和5mg。维格列汀（vildagliptin）在欧洲和美国以外的几个国家被批准使用，最大推荐剂量为每日100mg，而alogliptin目前被日本批准用于临床，推荐剂量为每日25mg，但是在欧、美未被批准。

（一）作用机制与特点

Sitagliptin，linagliptin和alogliptin由于半衰期较长，可以每日一次，而saxagliptin和vildagliptin半衰期较短，不过前者有活性代谢产物，所以仍为每日一次，而后者要每日两次服用。DPP-4抑制剂主要通过肾脏排泄，linagliptin和vildagliptin是双通道（肝、肾）清除。因此，除了linagliptin，其余均需要在肾功能下降时调整剂量。Vildagliptin不推荐用于肝功能异常的患者。Saxagliptin在与CY P3A4抑制剂如酮康唑、克拉霉素和阿扎那韦共同使用时需要调整剂量。

DPP-4抑制剂单药推荐使用剂量与安慰剂相比降低糖化血红蛋白水平在0.4%～0.8%，在一定范围内，基线糖化水平越高，其降低糖化的幅度也越大。与二甲双胍相比，DPP-4抑制剂总体降糖能力稍弱，达标率也更低。而与磺脲类药物相比其降糖和达标率没有劣势。

DPP-4抑制剂在与二甲双胍、磺脲类、噻唑烷二酮和胰岛素联用时同样具有较好的有效性和安全性。与二甲双胍联用其降低糖化、空腹和餐后血糖的能力要好于任何一种药物单独使用，可以作为单药治疗失败后的首选。与磺脲类联用除了作用增强外，增加的不良反应主要表现为低血糖反应的增加。而与噻唑烷二酮类药物联用其不良反应的增加并不明显。与胰岛素的联用尽管改善了血糖的控制，但是以低血糖为主的不良反应明显增加。

目前还缺乏在不同DPP-4种类之间头对头的随机对照研究。非直接的比较显示他们在效果和安全性上类似。

（二）安全性和耐受性

在总不良反应、严重不良反应或药物相关临床不良反应，如胃肠道事件或低血糖等方面DPP-4抑制剂与安慰剂相比无明显差异。虽然DPP-4抑制剂治疗组的便秘、鼻咽炎、尿路感染、肌痛、关节痛、头痛和头晕等发生似乎高于安慰剂，但是统计学上没有显著差异。胃肠道反应低于二甲双胍，与二甲双胍联用也没有增加胃肠道的不良反应。

DPP-4在包括免疫相关细胞在内的多种组织中存在，与CD26同样是T细胞活化的标志物。DPP-4抑制剂的免疫调节作用受到关注，但是免疫激活似乎并不受DPP-4抑制的影响，而是通过DPP-8和DPP-9作用。

一些研究证实DPP-4抑制剂可以轻度增加平均的白细胞计数和尿酸水平，降低碱性磷酸酶水平，但是这些差别并无统计学或临床意义。

虽然有些个案报道，但是没有对照研究显示 DPP－4 抑制剂可以增加胰腺炎的发生。少数病例报道维格列汀每天 100mg 可以造成肝功能损害，因此在使用该药物前和期间应监测肝功能变化。

与磺脲类或胰岛素联用时低血糖的发生有一定的增加。对体重没有影响。目前没有 DPP－4 抑制剂增加心、脑血管终点事件的报道，对于 DPP－4 抑制剂的长期使用安全性和对心血管终点影响的多个研究仍在进行中。

DPP－4 抑制剂对老年人来说也是有效和安全的。由于低血糖风险低，在该人群中的使用范围很宽。除了 saxagliptin 通过 CYP3A4/5 代谢以外，其余产品由于不与 CYP 亚型作用，因而药物之间的相互影响很小。此类药物有很好的肾脏安全性，除了 vildagliptin 外，肝脏安全性也很好，而且在肝功能不全的患者中其药代动力学也没有显著变化。

八、胆汁酸螯合剂

胆汁酸螯合剂（bile－acid sequestrants，BAS）最初用于治疗高脂血症，在降脂作用的研究中偶然发现可以降低血糖。其作用机制尚不清楚。通过对肝脏和小肠的 farsenoid X 受体的作用可以降低内源性葡萄糖的产生。另外，BAS 可以增加肠促胰肽激素的分泌。目前，考来维纶（colesevelam）是美国和欧洲唯一被批准应用于 2 型糖尿病患者的 BAS，推荐使用剂量为 3.8g 每日一次，或分开随餐使用。

目前还没有单药使用考来维纶治疗糖尿病的研究。在联合治疗中，去除了二甲双胍、磺脲类或胰岛素的背景后，考来维纶平均能降低糖化血红蛋白达 0.5%，降低空腹血糖达 14mg/dl。对于糖化 >8% 的患者，其降糖作用更强。同时，该药有较好的依从性。除了对血糖的有益作用外，该药还可以调节血脂。其中 LDL－c 平均降低 15%。在 TG 小于 180mg/dl 的患者中，该药可以升高 TG 水平约 16%。

在关于考来维纶安全性的研究中，约 11% 的不良反应与治疗有关。其中最常见的为便秘和腹胀。低血糖反应多为轻、中度，基本发生在与磺脲类和胰岛素联用中，对体重没有显著影响。没有长期数据显示在糖尿病患者中使用考来维纶升高 TG 可以导致胰腺炎或心血管终点事件，也没有发现其降低 LDL－c 在心血管方面的益处。有研究者推测也许两者对心血管的作用互为抵消了。对老年人（>65 岁）和非老年人来说，其作用效果没有差别。该药应该在环孢素、左甲状腺素、格列苯脲、炔雌醇和炔诺酮之前 4 小时服用。对于肝、肾功能不全的患者来说不需要调整剂量。

对于 TG 水平超过 300mg/dl 的患者需谨慎使用，TG 超过 500mg/dl 需禁用。该药不推荐在胃轻瘫和胃肠动力失调的患者中应用。

九、溴隐亭

溴隐亭（bromocriptine mesylate）是中枢性多巴胺受体激动剂。可以影响下丘脑昼夜节律并最终改变胰岛素敏感性，改善血糖的耐受性。该药于 2009 年被美国批准上市，快速起效的溴隐亭应在清晨醒来后 2 小时内服用，初始剂量为每日 1.6mg，并应增加至三倍的剂量，达 4.8mg。

与单纯饮食控制相比，考来维纶可以降低糖化血红蛋白约 1%，同时可以降低空腹和餐后血糖。其降糖作用弱于二甲双胍，联用时仅能轻度改善血糖控制，而与磺脲类和噻唑烷二酮类药物联用时则可以进一步改善血糖控制。对于糖化血红蛋白小于 7% 的患者，该药无明显作用，而对于基线血糖较高的患者，该药降糖效果更明显。

恶心是最常见的不良反应，多发生在最初增加至 3 倍剂量的时候，并维持约 2 周的时间。在溴隐亭治疗组会发生低血压或体位性低血压，不过其中绝大多数的患者都至少联用了一种降压药。与 TZD 联用时并没有外周水肿、体重增加或心血管事件增加的风险。同时，也没有发现幻觉、精神障碍、严重纤维样变、卒中或神经安定样恶性综合征。

该药没有年龄使用的限制，但是不推荐与多巴胺受体激动剂或拮抗剂共同使用，同时与经细胞色素 P4503A 途径代谢的药物联合也要慎重。

十、其他种类降糖药

1. 钠葡萄糖共转运蛋白（sodium－glucose cotransporter，SGLT）2 抑制剂　SGLT2 抑制剂作用于肾

脏近端小管的SGLT2，通过阻断肾脏对葡萄糖的重吸收来降低血糖水平。选择性SGLT2主要位于肾脏，在葡萄糖的重吸收中起主导作用。SGLT1在葡萄糖的重吸收中作用较弱，除了肾脏，还分布在消化道和心脏。SGLT2抑制剂不依赖于胰岛素的分泌或作用，因此不导致低血糖，也不会因为胰岛素分泌功能的下降而失效。达格列净（dapagliflozin）是高度特异的SGLT2抑制剂，单药和与二甲双胍、磺脲类及胰岛素联用均有效。达格列净10mg单药治疗与二甲双胍相比在降低糖化血红蛋白上疗效相当，并可以导致明显的体重下降。泌尿道和生殖系感染较为常见。

2. PPAR双受体激动剂 Metaglidasen（Metadolex公司）：与第一代噻唑烷二酮类（TZDs）不同，它是PPAR受体的选择性调节剂，而不像TZD是PPAR全面的激动剂，Metaglidasen和它的类似物能够直接调节与胰岛素敏感性相关的基因表达，因而不会出现增加体重和体液潴留。一般用量是200～400mg/d。Metaglidasen的类似物有MBX－044。

PPAR－α/γ联合激动剂——Tesaglitazar（Galida）：是一种全新的PPAR联合激动剂——glitazars家族中的一员，其激活PPAR－γ降低血糖，同时激活PPAR－γ的作用降低三酰甘油，升高HDL－c。PPAR－α激动剂会使体重增加，体液潴留。PPAR－α激动剂的耐受性普遍较好，可致肝损害。

3. 11β－羟基固醇脱氢酶抑制剂 可以减少皮质醇的升血糖效果，和糖原磷酸化酶激动剂增加肝糖代谢的作用。

4. 阿那白滞素 该药是用于治疗风湿性关节炎的药物。白介素－1B可导致2型糖尿病。瑞士科学家研究发现，阿那白滞素属于白介素－1受体抑制剂，能阻止白介素－1B发挥作用。科学家发现服用阿那白滞素的患者血糖水平降低，胰岛素分泌增多，同时机体系统性炎症反应减少，而这正是糖尿病并发症的致病因子。瑞士科学家认为，该药是一种很有前景的新型糖尿病治疗药物，该药物有望在3～5年内投放市场用于治疗2型糖尿病。该药的不良反应很少。

5. 选择性大麻碱受体CBI阻滞剂 Rimonabant（Acomplia），作用于内源性大麻素系统，能降低HbA1c，调节异常血脂，控制高血压，减轻体重和腰围等。

6. 磷酸烯丙酮酸羧基酶 科学家发现该酶能抑制体内生成葡萄糖代谢通路的一个关键酶，避免葡萄糖生成过多，为治疗糖尿病另辟了一条途径。如果能研制一种改变这种关键酶活性的化合物，防止2型糖尿病患者肝脏中生成葡萄糖过多，从而达到治疗和控制2型糖尿病的目的。

7. 淀粉不溶素（amylin）类似物 人淀粉不溶素为人37个氨基酸组成的神经内分泌激素，与胰岛素一起由胰岛B细胞分泌，通过延缓胃排空、减少血浆胰高血糖素和增加饱食感影响糖代谢，降低餐后血糖。已上市的药物为普兰林肽（pram－lintide），普兰林肽是β细胞激素胰淀素的合成类似物，目前，普兰林肽获得作为胰岛素的辅助治疗在美国使用。普兰林肽在餐前皮下给药，可延缓胃排空，抑制血糖依赖型胰高血糖素的产生，且主要是降低餐后血糖。临床研究中发现普兰林肽可降低HbA1c约0.5%～0.7%。由于是在餐前注射，其主要的临床不良反应为胃肠道反应，试验中近30%的治疗者出现恶心，治疗6个月后伴体重下降1～1.5kg，体重下降的部分原因可能是胃肠道不良反应。

8. PKCe 最近澳大利亚Garvan糖尿病联络部的Trevor Biden副教授和Carsten Schmitz－Peiffer博士发现了一种称为“PKCepsilon（PKCe）”的酶，该酶在有糖尿病和缺乏胰岛素时具有活性。缺乏PKCe可恢复胰腺生成胰岛素的能力，阻断PKCe虽不能阻止胰岛素抵抗的发生，但可通过恢复胰腺功能而加以弥补。通过这种方式调控胰岛素的生成是目前靶向胰腺的治疗药物的一大进展。在糖尿病研究领域，这是一项突破性的发现。

十一、选择抗糖尿病药物的原则

由于2型糖尿病具有进行性发展的特性（UKPDS研究中HbA1c每年增加0.2%），而且Belfasl饮食研究表明，患者被诊断为糖尿病后，胰岛B细胞功能以每年18%左右的速度下降，因此，大多数患者使用单一药物治疗5年后HbA1c达不到＜6.5%～7%的靶目标。抗糖尿病药物联合应用是一种合乎逻辑的治疗方法。因此，在对2型糖尿病患者进行抗糖尿病治疗的过程中，不论患者基线病情如何，一旦血糖控制不佳，则应该早加用另一类作用机制不同的抗糖尿病药物。联合治疗包括两类（二联疗法）

或三类（三联疗法）药物联合。作用机制不同的药物联合，不仅能改善对血糖的控制，而且能最大限度地减少药物剂量及其不良反应。

最近几年，国际糖尿病联盟（IDF）、欧洲糖尿病学会（EASD）、美国糖尿病学会（ADA）、美国心脏病学会（AHA）和欧洲心脏病学会（ESC）均制定了多个指南，目的是强化对2型糖尿病患者采取早期积极的全方位治疗的策略。2005年IDF指南由于简单易操作，被多数国家采用。一旦确诊2型糖尿病均应进行生活方式干预和适当的运动疗法，当非药物治疗措施的实施HbA1c未达标时，应选择适当的口服抗糖尿病药物治疗。其中超重或肥胖的2型糖尿病若无肾功能损伤危险患者起始药物推荐使用二甲双胍，当有肾损伤危险或二甲双胍不能耐受时或HbA1c控制不理想，可联合或改用磺脲类；非肥胖的2型糖尿病患者，首先推荐使用磺脲类及（或）二甲双胍治疗，采用一天一次磺脲类药物以改善患者的依从性或采用格列奈类以适应生活方式的灵活性更好；当HbA1c在3个月仍未达标，可在使用二甲双胍和（或）磺脲类药物基础上加用TZD，但要注意TZD在心衰方面的禁忌及患者可能发生的水肿情况；或当餐后血糖升高为主者可加用α-葡萄糖苷酶抑制剂。在此基础上，要逐步增加药物剂量及逐步增加其他的口服抗糖尿病药物，直到血糖在6个月内达到HbA1c<7.0%的控制目标。要强调的是用药过程中，需要注意低血糖的发生。2007年ADA指南中指出一旦诊断2型糖尿病，即以生活方式干预加二甲双胍治疗，美国2型糖尿病患者大都肥胖；而中国则不同，以非肥胖的2型糖尿病患者居多。因此，2型糖尿病患者的治疗应该依据国情，因人而异地选择抗糖尿病药物。

医生在临床糖尿病治疗中，应该根据抗糖尿病药物的降糖效果、控制高血糖以外是否有减少慢性并发症的作用、安全性、耐受性以及费用而定。

十二、抗糖尿病药物联合应用

2型糖尿病是一种进展性疾病，即使开始对单一口服抗糖尿病药物有效的患者，最终也还是需要加用不同作用机制的第二种或第三种口服抗糖尿病药物联合治疗，部分患者可能还需要注射胰岛素才能使血糖达标。因此，目前单药治疗的方法在多数患者中不能使血糖控制达标（HbA1c<7.0%），早期联合治疗的模式可能是今后糖尿病药物治疗的趋势。即生活方式干预加口服药物；口服药物加口服药物。

联合用药的原则：①早期联合；②强强联合；③机制互补；④减少不良反应；⑤减缓失效的速度。

（葛　静）

第八节　糖尿病的胰岛素治疗

一、胰岛素的发现和发展史

在先驱者们动物实验探索基础上，1921年加拿大Banting FG、Best CH、Macleod JJR和Collip JB四位学者首次从狗的胰腺中分离出一种物质具有降低血糖的生物学效应——注射于糖尿病患者皮下可降低血糖。在此后的90多年间，胰岛素经历了一系列发展过程：由杂质较多和免疫原性较强改进到纯度不断提高而免疫原性明显降低，从只有短效作用胰岛素发展到中、长效作用胰岛素及其类似物，从只能多次皮下注射发展到胰岛素泵的使用，从动物胰腺提取的动物胰岛素发展到重组DNA技术制备的人工合成人胰岛素及其类似物等。

1923年美国Eli Lilly公司生产出第一代胰岛素制剂RI，但纯度非常低，含有许多污染物。1926年Abel和他的助手制备出结晶胰岛素，其纯度有提高。Scott和Fisher于1935年开始进一步用重结晶法制备出略纯一些的结晶胰岛素，称为第二代胰岛素，他们发现胰岛素的三方体中含有二价的锌元素（Zn^{2+}）及在有Zn^{2+}存在条件下，提纯的胰岛素更容易结晶从而制备出结晶锌胰岛素酸性溶液（CZI）。RI和CZI是短效型胰岛素。1936年Hagedom等发现当结晶锌胰岛素和碱性蛋白（如鱼精蛋白）结合时其作用时间可延长；Scott等将上述复合物中再增加锌的含量可使其作用更长而制备出鱼精蛋白锌胰岛素（PZI），它属于长效型胰岛素。皮下注射这种胰岛素后在酶的作用下，使蛋白分解而逐渐释放出游离胰岛素再被吸收，具有更长降糖作用时间。1946 年 Novo Nordisk 公司 Hagedorn 实验室使用结晶方法制备出中性鱼精蛋白锌胰岛素又称低鱼精蛋白锌胰岛素（NPH）［N（neutral）代表中性，P（protamine）代表鱼精蛋白，H 代表发明人 Hagedorn HC］，它是 2 份 RI 和 1 份 PZI 的混合剂，NPH 作用时间介于 RI 与 PZI 之间。NPH 和 PZI 都含有大分子的鱼精蛋白，在体内产生蛋白质抗体，与胰岛素结合而减低胰岛素的降糖效应，而且注射部位可出现过敏或脂肪萎缩等不良反应；当胰岛素与其抗体结合达到饱和程度后又可解离为游离的胰岛素而诱发低血糖；动物实验发现，胰岛素抗体还可诱发或加重糖尿病肾脏病变。1951 年，Hallar maller 提取高浓度的锌可与胰岛素结合形成锌胰岛素复合物，再用醋酸盐代替磷酸盐做缓冲剂，即使不加鱼精蛋白也能使 pH 在中性环境下保持稳定状态，而且作用时间可呈不同程度的延续即慢胰岛素（lente insulin）系列。其中半慢胰岛素（semi－lente insulin）结晶小，作用时间快，与 RI 或 CZI 相似；特慢胰岛素（ultra－lente insulin）的结晶最大，作用时间最长，属于长效型胰岛素，与 PZI 相似；慢胰岛素是由 70% 的特慢胰岛素和 30% 半慢胰岛素混合而成，属于中效型胰岛素，同 NPH 相似。20 世纪 70 年代以后，丹麦 Novo Nordisk 公司使用凝胶层析分离和离子交换层析分离技术，研制出纯度更高、免疫原性更低的属于第三代的单峰胰岛素（1972 年）及更进一步提纯的高纯度胰岛素（1980 年）为第四代的单组分胰岛素（MC insulin）。

动物胰岛素与人胰岛素氨基酸的结构不同，长期注射的动物胰岛素作为异性蛋白抗原可在体内产生抗体导致作用降低，从而提出人胰岛素的研制问题。人胰岛素的研制始源于 1963 年 Mirsky 等从人尸体的胰腺中提取。1978 年，Homanberg 等和 Morihara 等以猪胰岛素为底物，采用酶切技术将猪胰岛素 B 链第 30 位的丙氨酸一次性移换成苏氨酸即成为人胰岛素的结构，建立了半合成人胰岛素的生产工艺。与此同时，应用基因工程/重组 DNA 技术经微生物（如细菌、酵母菌等）发酵合成的人胰岛素也已获得成功。

由于药用胰岛素不是单体而是易发生聚变的含锌离子的六聚体，注射后胰岛素的血药浓度与体内血糖变化规律不相吻合，难以控制餐后高血糖，且易增加低血糖的风险。药用胰岛素六聚体易发生聚变的关键部位是胰岛素 B 链第 28 位和第 24～26 位的氨基酸。1992 年，Lilly 公司采用基因重组技术，将人胰岛素结构中的 B 链第 28 位的脯氨酸（PRO）和第 29 位的赖氨酸（LYS）位置互换成为类似胰岛素生长因子－1（IGF－1）的结构［Lys（B29），Pro（B28）］，称为短效人胰岛素类似物（LYSPRO）（图 8－4），其作用与内生胰岛素相似，注射后吸收及代谢较快，大约 4～5 小时可降至基础水平，与进餐后内生胰岛素浓度的变化相似。1996 年该药应用于临床，商品名“优必林”（Humulog）。在此后几年，长效胰岛素类似物也相继研发问世，主要有甘精胰岛素和地特胰岛素以及德谷胰岛素等。

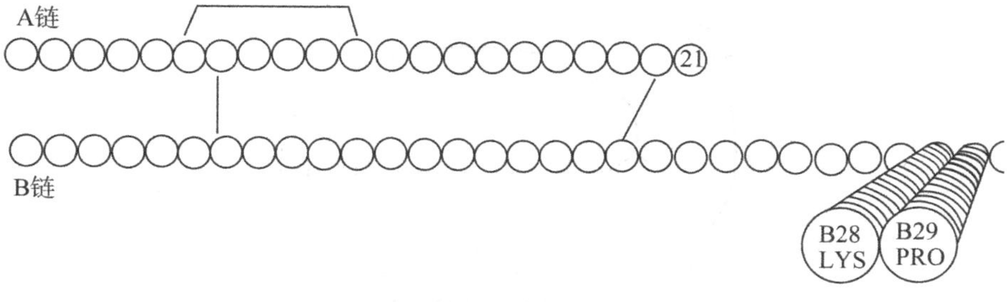

图 8－4 人胰岛素类似物的结构

我国在胰岛素的研制和生产方面也取得了长足进展，1965 年合成了具有生物活性的结晶牛胰岛素；20 世纪 90 年代末期又研制出了人胰岛素，并已在临床上应用。深信不久的将来，我国在胰岛素的研制和生产方面一定会有更进一步的发展。

二、胰岛素的临床药理

（一）胰岛素的结构和生物活性

胰岛素的生物合成在胰岛 B 细胞内进行。人胰岛素原（proinsulin）由 86 个氨基酸组成，是胰岛素

(insulin，INS）和C－肽（C－peptide，C－P）的前体。胰岛素由51个氨基酸组成，分为A、B两条肽链，A链含21个氨基酸残基，B链含30个氨基酸残基，两链之间在A7和B7，A20和B19的半胱氨酸（Cys）由两个二硫键相连接；A链在A6和A11也有一个二硫键相连接使胰岛素成为立体结构。C－肽由31个氨基酸组成的连接肽。胰岛素和C－肽之间各有两个碱性氨基酸即与B链羧基相连的有两个精氨酸和与A链端各有一个赖氨酸和一个精氨酸相连（图8－5）。在人胰岛素原前的N端尚有一个延伸出一段富含疏水性的23个氨基酸，在胰岛素基因有RNA聚合酶的作用下转录，产生mRNA，在核糖体合成由109个氨基酸构成的前胰岛素原（preproinsulin）（图8－6）。在胰岛B细胞内的前胰岛素原中的23个富含疏水性的氨基酸，有利于穿透β细胞内的粗面内质网膜的磷脂层，将其他肽段拉入内质网池，在特异蛋白内肽酶的作用下，很快将这段23个氨基酸肽链切除而脱离内质网，余下的为胰岛素原。当胰岛B细胞受刺激（如葡萄糖）后，在供能的条件下，胰岛素原被转运至高尔基复合体形成具有二层膜结构的未成熟的β颗粒。从高尔基复合体产生芽孢样突起脱落入胞质内，储存于光面微泡囊内（分泌小泡）。经特异蛋白水解酶作用，胰岛素和C－肽相连的两对碱性氨基酸被切开分解成胰岛素和C－肽并形成二硫桥而成熟，β分泌颗粒在成熟过程中需要锌结合并储存起来。成熟的β颗粒在释放前转移至微管－微丝附近，在葡萄糖代谢供能条件下，促进钙离子进入细胞后，β颗粒依附于微管－微丝上，后者收缩使β颗粒转运至细胞膜下，由囊腔膜及细胞膜融合后释放胰岛素。

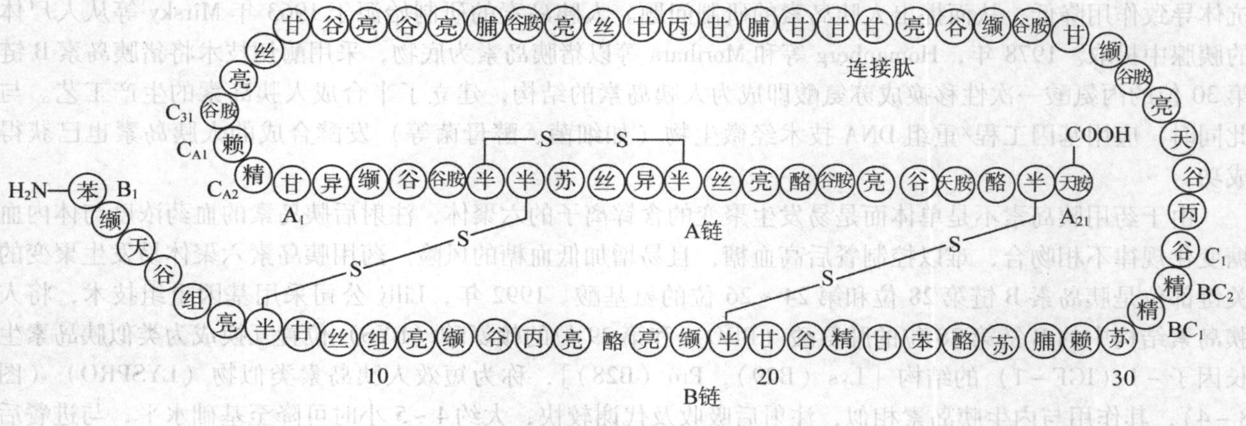

图8－5 人胰岛素原结构

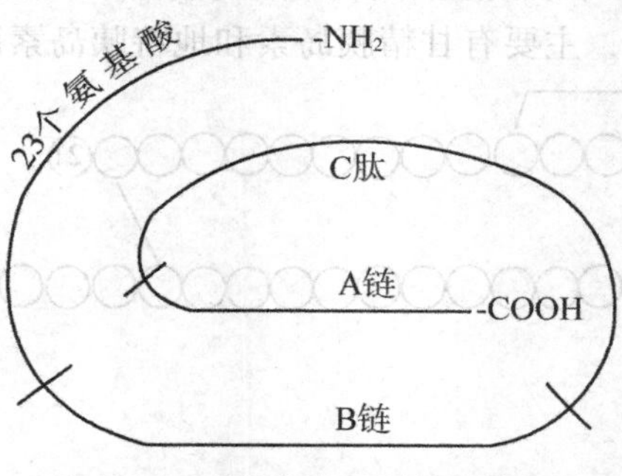

图8－6 前胰岛素原结构示意图

胰岛素基因存在于所有的细胞，并在这些细胞具有相同的拷贝和同样的结构，但经特殊分子水平调控选择性地在胰岛B细胞表达。当某一个信号尤其是葡萄糖的刺激到达B细胞时，胰岛素的合成和分泌协同进行，其作用幅度决定于细胞内的代谢速率、葡萄糖浓度和刺激时间。微管收缩将这些颗粒移到细胞质周边，β颗粒与细胞膜融合，经胞饮作用，冲破膜外表面，β颗粒解体，同时释放出胰岛素、C－肽和部分未被分解的胰岛素原（从β颗粒形成到分泌胰岛素约需1～2小时）到达胰静脉→门静脉→肝脏→肝动脉→体循环（图8－7）。在正常情况下，分泌的成分中胰岛素和C－肽占94%，胰岛素原及其中间产物占6%。

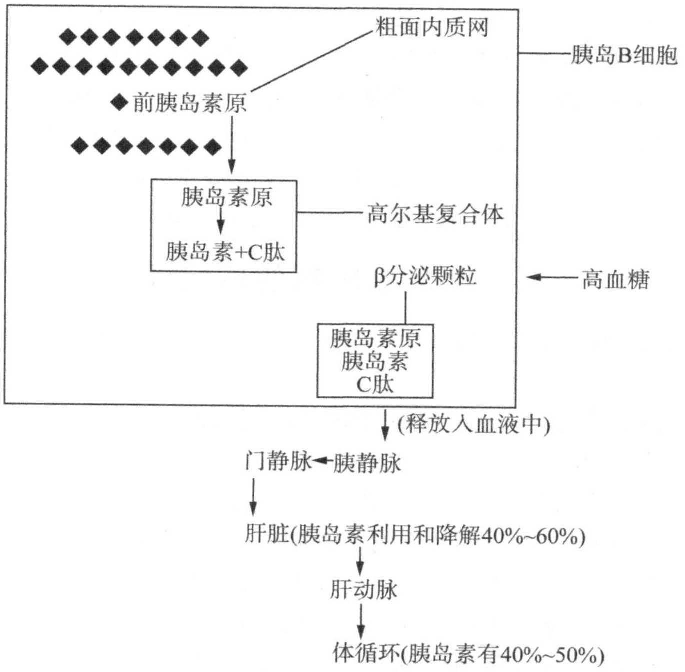

图8-7 胰岛素的生成和代谢途径示意图

钙离子在胰岛素分泌过程中具有重要作用，细胞质中钙离子可以增加微管活动，加速β颗粒移动，有利于胰岛素的分泌。

人血浆中胰岛素的平均基础水平为10μU/ml（60pmol/L或0.4ng/ml）。正常人在标准餐后血浆中胰岛素浓度很少超过100μU/ml，进餐后8～10分钟血浆胰岛素升高（第一时相），30～45分钟达到高峰（早期时相），此后迅速下降，并于90～120分钟恢复到基础水平。

胰岛素原具有胰岛素相似的作用，但强度较弱，大约为胰岛素生物效应的1/10～1/15。胰岛素原半衰期（18～20分钟）较胰岛素半衰期（6～8分钟）长，其作用时间也较持久。一般认为C-肽无生物活性，也不与细胞膜结合，半衰期大约10多分钟，在人体内是否进一步降解尚不清楚，它从尿中排出。此外，在人体血液中还有不能被胰岛素抗体抑制的非抑制性胰岛素样活性物质即胰岛素样生长因子-1（IGF-Ⅰ）和IGF-Ⅱ，该类物质为多肽，其活性明显低于胰岛素。

（二）胰岛素的作用机制

胰岛素的作用机制比较复杂，涉及胰岛素受体和受体后的信息传递。

1. 胰岛素受体　胰岛素不直接进入组织细胞内，而是与组织中细胞膜上特异的受体结合，然后通过第二信使引起细胞内一系列变化。

胰岛素受体是一种跨膜糖蛋白，含两个α-亚基及两个β-亚基。胰岛素受体的α及β-亚单位都突出在细胞膜外层的表面，并都连接着复杂的碳水化合物支链，只有β-亚单位的另一端伸入细胞膜内层的内部。α-亚单位是与胰岛素结合的部位。β亚单位内含有特异的酪氨酸蛋白激酶，当胰岛素与受体结合后则发生酪氨酸自身磷酸化，产生“信号后”启动胰岛素的生物效应。胰岛素受体是胰岛素信号的传感装置，可在细胞内和细胞膜循环。平时大约有10%的受体位于细胞内，当与胰岛素接触6分钟后细胞内受体即增加到30%。理论上每个胰岛素受体能结合两个胰岛素分子，但当一个α-亚基结合后，另一个α-亚基与胰岛素的亲和力下降约100倍。受体与胰岛素结合后移入细胞内并在溶酶体分离，受体分离后有一部分再循环至细胞膜上。当细胞膜上受体被占据5%～35%时，就可产生最大生物效应。其余“闲置”的受体越多，对胰岛素越敏感。脂肪细胞闲置的受体多达90%～95%，而肝细胞仅有65%。

2. 受体后的胰岛素信息传递　从胰岛素与靶细胞上特异受体结合到胰岛素发挥生物作用的过程相当复杂。胰岛素在细胞水平的作用大致分为三个阶段：首先启动受体TK被激活，这还涉及受体分子本身、受体底物和与底物相互作用的一些分子；接着是以MAP（有丝分裂相关蛋白）酶为中心的丝氨酸磷酸化和脱磷酸化；最后是胰岛素生物学效应的体现。胰岛素作用过程还包括葡萄糖转运蛋白（GLUT）从细胞内池转位到浆膜以及涉及糖原和脂类合成的一些酶和胰岛素作用于基因表达和细胞生长的一些蛋白质。此外，胰岛素受体底物－1（IRS－1）是胰岛素和IGF－1受体的特异底物，胰岛素结合到细胞表面受体导致IRS－1磷酸化，然后在胰岛素作用串联过程中为反应所涉及的各种蛋白质提供信号。所以，IRS－1可视为细胞内配体或载体蛋白而传递胰岛素的信息。

三、胰岛素应用的适应证

近些年来在糖尿病的治疗中，胰岛素的应用范围在逐渐扩展。目前临床上胰岛素应用的具体适应证有以下几方面。

（1）1型糖尿病，包括蜜月期，一旦确诊必须用胰岛素治疗，而且应终生注射胰岛素控制高血糖状态，以维持身体的生理功能及预防急、慢性并发症的发生。

（2）2糖尿病患者有下列情况之一者，需使用胰岛素治疗：

1）对磺脲类口服降糖药物过敏而又不宜使用双胍类或α－葡萄糖苷酶抑制剂患者。

2）口服抗糖尿病药物原发或继发性失效患者可改用或加用胰岛素治疗。

3）处于应激状态，如高热、较重感染、重度心力衰竭、急性心肌梗死、急性脑血管病、严重外伤、外科手术等，为预防血糖过高诱发酮症或酸中毒，宜用胰岛素治疗。待病情好转或稳定后酌情处理。

4）初发而血糖较高患者，如持续空腹血糖＞10mmol/L、HbA1c＞9.0%。

5）糖尿病患者发生急性并发症，如糖尿病酮症酸中毒、高血糖高渗透压综合征、糖尿病乳酸性酸中毒等宜暂时使用胰岛素治疗。

6）糖尿病出现较严重的慢性并发症，如并发糖尿病早期肾脏病变（微量白蛋白尿排泄率20～200μg/min或以上）或视网膜病变Ⅲ期以上，并发严重脑、心、下肢血管病变，活动性结核患者，脑梗死、心肌梗死后的患者。

7）无明显诱因消瘦，营养不良或精神抑郁等，尤其是老年患者，改用或加用胰岛素治疗一段时间可能对改善现状有一定益处，但要防止低血糖的发生。

（3）糖尿病并发妊娠或妊娠糖尿病患者，为防止胎儿畸形，宜在整个妊娠期间使用胰岛素治疗，严格控制血糖至接近正常范围。分娩后酌情处理。

（4）某些继发性糖尿病，如垂体性（生长激素瘤）、胰源性（胰腺切除术后、重症胰腺炎后、血色病等）、肝源性（急性或亚急性肝坏死后、肝硬化等）、类固醇性生长抑素瘤、胰高血糖素瘤等。

（5）临床上酷似2型糖尿病表现，但ICA或GAD－Ab阳性，可能为LADA，应使用胰岛素治疗以保护胰岛B细胞功能。

（6）临床上暂时难以分型的患者。

四、常用胰岛素制剂的种类及其特点

根据来源和纯度不同，胰岛素制剂可分为从动物胰腺提取的动物胰岛素和生物合成的人胰岛素及其类似物。动物胰岛素根据纯度可分为重结晶胰岛素、单峰胰岛素、单组分胰岛素，其中单组分胰岛素的纯度高达99%以上，胰岛素原的含量由结晶胰岛素中含有1万～4万ppm减至＜1ppm，其他蛋白质成分＜0.01ppm，制剂中的pH也由结晶胰岛素的酸性（pH 2%～3%）改进为中性的单峰胰岛素和单组分胰岛素，使其在体内产生的胰岛素抗体和不良反应明显减少。人胰岛素比动物胰岛素的免疫原性更低，生物活性明显提高，吸收速率增快，注射部位很少出现硬结或脂肪萎缩等不良反应。根据人胰岛素的作用时间不同可分为超短效胰岛素（或餐时胰岛素）、短效胰岛素、中效胰岛素、长效胰岛素和预混胰岛素。

现将临床上常用的胰岛素制剂种类简述如下（表8－14）。

表 8－14 临床上常用胰岛素的种类及其制剂

种类	制剂名称	来源	纯度	外观性状	作用时间（h）		
					起效	高峰	持续
超短效	赖脯胰岛素（Lispro）	基因合成	结晶	透明	10～15 分钟	1～1.5	4～5
	门冬胰岛素（Aspart）	基因合成	结晶	透明	10～15 分钟	1～2	4～6
短效	胰岛素（Begular）	动物	结晶	透明	0.5～1	2～4	6～8
	人胰岛素	基因合成	高纯度	透明	0.5～1	1～3	5～8
	半慢胰岛素	动物	非高纯	混悬液	0.5～2	2～6	10～12
中效	低晶蛋白锌胰岛素（NPH）	动物	单峰	混悬液	2～4	3～7	13～16
	人胰岛素（N）	基因合成	高纯度	混悬液	1.5	6～12	16～17
	Lente	动物	高纯度	混悬液	2.5～3	7～12	16～18
长效	鱼晶蛋白锌胰岛素（PZI）	动物	结晶	混浊	3～4	14～20	24～36
	Ultralente	动物	结晶	混浊	3～4	8～10	20～24
	甘精胰岛素（Glargine）	基因合成			2～3	无峰	24～30
	地特胰岛素（Determir）	基因合成			2～3	无峰	20～24
	德谷胰岛素（Degludec）	基因合成					>24

人体胰岛素生理性分泌包括基础胰岛素和餐时胰岛素。基础胰岛素是指夜间和禁食状态下，胰岛素稳定持续性小剂量分泌释放，以调节脂肪分解及肝糖生成，维持非进食状态下血糖在正常范围。餐时胰岛素是指进餐时或餐后胰岛素快速剂量地脉式分泌，以控制餐后高血糖。

现将糖尿病患者使用外源性基础和餐时胰岛素制剂做以介绍。

（一）餐时作用胰岛素

餐时作用胰岛素就是在餐前注射胰岛素以控制餐后高血糖。目前临床上使用的餐时作用胰岛素有超短效胰岛素类似物和短效胰岛素。

1. 超短效胰岛素类似物　由于超短效胰岛素类似物在体液中形成的六聚体少且迅速从六聚体中解离出来，因此注射后在体内具有更快的吸收速度及其更短的起效时间，具有与内源性胰岛素相似的分泌模式。目前使用的超短效胰岛素类似物有赖脯胰岛素（lispro）、门冬胰岛素（aspart）和赖谷胰岛素（glulisine）等。

赖脯胰岛素是在人胰岛素 B 链末端的 B28 的脯氨酸与 B29 的赖氨酸次序对调，从空间结构上减少了二聚体内胰岛素单体间的非极性接触和片层间的相互作用，削弱了胰岛素的自我聚合特性，使之易于解离。皮下注射后较短效胰岛素吸收速度更快，起效时间仅为 5～15 分钟内，发挥最大生物效应在 1～1.5 小时，持续时间短仅为 4～5 小时。因此，赖脯胰岛素在就餐前注射即可，还可根据这一餐进食碳水化合物含量调整胰岛素剂量，为患者提供更具弹性的就餐时间，也可增加注射胰岛素的随意性。高峰维持时间短而强，可使餐后血糖较使用短效人胰岛素时更低（一般可降低 2.0mmol/L）；发生低血糖反应的频率减少，可降低低血糖发生频率约 12% 左右。赖脯胰岛素也适用于使用胰岛素泵患者。由于赖脯胰岛素注射后起效快易诱发餐后早期低血糖反应，故对于胃轻瘫的患者为防止低血糖发生，最好将注射胰岛素的时间推迟至进餐后立即注射为佳。

门冬胰岛素是由门冬氨酸替代人胰岛素 B28 的脯氨酸而形成生物合成的超短效人胰岛素类似物。皮下注射门冬胰岛素后吸收迅速，起效作用时间、胰岛素达峰时间及持续作用时间与赖脯胰岛素相似。1 型糖尿病患者应用门冬胰岛素治疗其 HbA1c 下降较常规人胰岛素治疗患者明显；2 型糖尿病患者使用门冬胰岛素与人胰岛素比较，其降低 HbA1c 水平及低血糖发生率相似。

赖谷胰岛素也是一种超短效胰岛素类似物，结构改变是以赖氨酸和谷氨酸分别取代了人胰岛素 B 链第 3 位的门冬酰胺和 B 链第 29 位的赖氨酸。赖谷胰岛素可减少胰岛素六聚体和二聚体的形成，提高单体的稳定性，皮下注射后可迅速解离并吸收。

由此可见，使用超短效胰岛素类似物治疗糖尿病患者，降低餐后高血糖明显，低血糖尤其是夜间低血糖发生率较常规胰岛素治疗者为低；在使用胰岛素泵治疗的患者中，超短效胰岛素类似物与常规人胰岛素相比，由于低血糖发生的概率少，而且产生的结晶最少不易发生堵塞导管和泵池的风险而使患者血糖控制更佳。因此，在胰岛素泵应用该类胰岛素制剂是有效和安全的。

2. 短效（或速效）胰岛素　短效作用胰岛素可皮下、肌肉或静脉注射。皮下或肌内注射后 30 分钟开始起作用，作用高峰时间在 2～4 小时，可持续 6～8 小时，随着剂量的增加其作用时间可延长。皮下注射短效胰岛素主要控制餐后高血糖。短效胰岛素静脉注射可即刻起作用，最强作用在半小时，可持续 2 小时。静脉注射或点滴短效胰岛素主要适用于急诊抢救情况，如糖尿病酮症酸中毒、高血糖高渗透压综合征、乳酸性酸中毒、严重感染或急诊手术等。目前用于临床的短效作用胰岛素制剂有动物短效胰岛素（中性胰岛素）、半慢胰岛素（semi－lente insulin）和人短效胰岛素（优必林 R、诺和灵 R）。

（二）基础胰岛素

基础作用胰岛素是一天注射 1～2 次中效、长效或长效胰岛素类似物，以控制夜间或非禁食状态下的血糖水平。

1. 中效胰岛素　中效作用胰岛素均被改良为混悬液，从而延迟了从注射部位吸收的时间而起作用。目前临床上使用的中效作用胰岛素有低精蛋白锌胰岛素（NPH）、人胰岛素（N）、慢胰岛素（lente）等。该类胰岛素仅能皮下注射。皮下注射后 2～4 小时起作用，高峰浓度即最大作用时间在 5～12 小时，以后其血液浓度逐渐下降可持续大约 13～18 小时。中效胰岛素可每日皮下注射 1～2 次，适用于控制空腹或餐前基础血糖，而降低餐后血糖的作用不明显；若与短效作用胰岛素联合应用，可控制全天的血糖。

2. 长效胰岛素　长效作用胰岛素也仅能皮下注射。皮下注射后特慢胰岛素（ultralente）4～6 小时、鱼精蛋白锌胰岛素（PZI）3～4 小时开始起作用，其高峰浓度在 8～20 小时，可持续作用大约 20～36 小时。长效作用胰岛素仅能每日皮下注射 1～2 次。该类胰岛素可提供基础需要量的胰岛素以控制基础血糖，也可与短效作用胰岛素联合治疗控制全天的高血糖。

3. 长效胰岛素类似物　目前已上市并应用于临床的该类胰岛素类似物有甘精胰岛素（glargine）、地特胰岛素（detemir）及德谷胰岛素（degludec）等。该类胰岛素也可与短效作用胰岛素或口服抗糖尿病药物联合使用以控制全天血糖。

甘精胰岛素是在人胰岛素 B 链第 30 位苏氨酸后再加两个精氨酸，并用甘氨酸取代 A 链第 21 位的门冬酰胺。这些修饰使甘精胰岛素的等电点升高到 6.7，与人胰岛素等电点 5.4 相比较其向碱性偏移，这样在生理 pH 值水平，甘精胰岛素的溶解度明显低于人胰岛素，只有在 pH 为 4 时完成溶解，经皮下注射后在酸性溶液被中和形成微沉淀于皮下组织，进而延缓吸收及延长作用时间，并且没有明显的胰岛素高峰，从而控制基础血糖，并可减少低血糖事件发生率。甘精胰岛素起效时间为 2～3 小时，可持续作用 30 小时，以保持相对稳定的血药浓度。由于甘精胰岛素对胰岛素样生长因子－1（IGF－1）受体的亲和力高于人胰岛素，故有人推测使用甘精胰岛素也许会使得富含 IGF－1 受体的细胞更容易发生有丝分裂，但这一假说的临床意义仍未明了。

地特胰岛素（detemir）是在人胰岛素 B 链第 29 位的赖氨酸连接了 1 个 14 个碳的脂肪酸侧链，添加一定锌离子，并去掉了 B 链第 30 位的苏氨酸，可促使在皮下形成六聚体和双六聚体。这一结构的改变使地特胰岛素能与白蛋白可逆的结合，当注射地特胰岛素后有 98% 可与血浆白蛋白结合，而后在血液中逐渐再被缓慢释放而发挥长效降糖作用。因此，地特胰岛素具有更长的作用时间。皮下注射后起效时间在 2～3 小时，可持续作用 24 小时。地特胰岛素与 NPH 相比，控制基础血糖更平稳，出现低血糖的概率更低。此外，体外研究显示，地特胰岛素的促有丝分裂能力没有增加。

甘精胰岛素与地特胰岛素有效降低 HbA1c 或空腹血糖作用相似，地特胰岛素发生低血糖及体重增加的风险低于甘精胰岛素，甘精胰岛素的经济学成本低于地特胰岛素。

德谷胰岛素是一种超长效基础胰岛素类似物，它通过 1 个谷氨酸连接子，将 1 个 16 碳脂肪二酸连接在已去掉 B 链第 30 位氨基酸的人胰岛素上获得，使作用时间延长，变异性小，同时可与速效胰岛素结合形成复方制剂。德谷胰岛素皮下注射后可形成多六聚体（胰岛素六聚体长链），这种胰岛素多六聚体作为一个存储库解聚释放成德谷胰岛素单体。这些单体缓慢并持续地被吸收进入循环中，达到超长效的药代动力学和药效学曲线。此外，德谷胰岛素制剂中添加了锌、苯酚，与其脂肪酸和连接子形式共同发挥作用，从而达到延长作用时间的效果。

（三）预混胰岛素

预混胰岛素是将短效和中效人胰岛素按各种不同比例配制成的人胰岛素预混制剂，使其兼有短效和中效胰岛素作用。目前常用的剂型有 30% 短效作用人胰岛素与 70% 中效作用人胰岛素（即 30R 或 70/30）和短效作用与中效作用人胰岛素各 50%（即 50R 或 50/50）预先混合的一种预混胰岛素。该型胰岛素也仅能皮下注射。皮下注射后开始作用时间为半小时，最大作用时间为 2 ~8 小时，可持续 24 小时。预混胰岛素可每日注射 1 ~2 次，它既可控制餐后高血糖又能控制基础血糖水平（图 8 –8 和图 8 –9）。

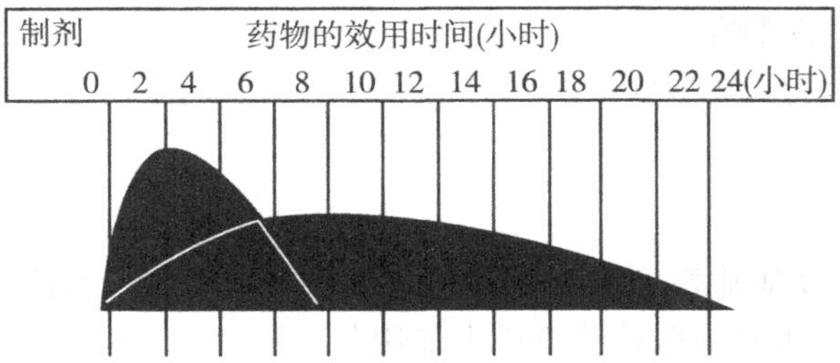

图 8 –8　30R 预混型人胰岛素的药物效用时间

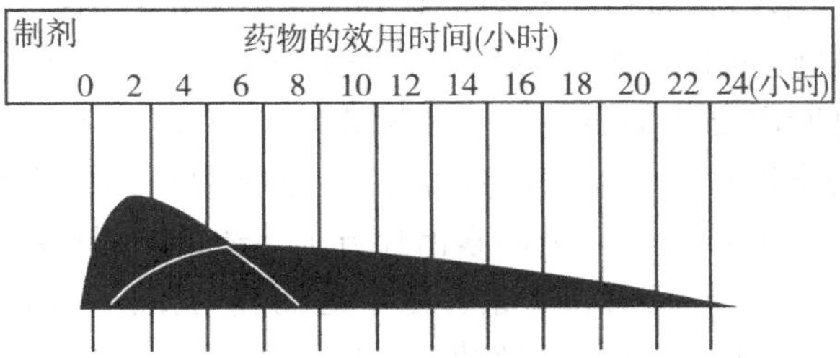

图 8 –9　50R 预混型人胰岛素的药物效用时间

此外，已上市的预混胰岛素还有以两种胰岛素类似物相混合的制剂。30% 门冬胰岛素和 70% 中性精蛋白门冬胰岛素混合的预混胰岛素被称为诺和锐 30，25% 赖脯胰岛素和 75% 中性精蛋白赖脯胰岛素组成的预混胰岛素被称为优必乐 75/25（Humalog Mix 75/25）。德谷门冬双胰岛素制剂是新一代基础餐时双胰岛素制剂。德谷门冬双胰岛素制剂是一种可溶性制剂，由德谷胰岛素 70% 联合门冬胰岛素 30% 组成，两种胰岛素成分不形成共结晶和混合的六聚体，并保持各自的化学稳定性，能独立起作用而不改变各自的吸收动力学，从而可控制空腹及餐后血糖，每天注射 1 次可使 24 小时血糖达标。

皮下注射预混胰岛素后，既可发挥超短效胰岛素类似物控制餐后血糖作用，又具有长效胰岛素类似物控制基础血糖作用，同时发生低血糖事件的概率更低。

五、胰岛素的临床应用

需要胰岛素治疗的糖尿病患者，制定合适的个体化治疗方案需要综合评估多方面因素，如年龄、生活习惯、身体状况、精神状态、活动情况、工作环境、文化程度、自我管理能力、与家庭亲属的关系、就医条件、经济收入、医疗费用如何支出及治疗的目标个人需求等综合考虑。

（一）胰岛素的使用原则

（1）超短效或短效胰岛素主要控制三餐后高血糖，中、长效胰岛素主要控制基础和空腹血糖。

（2）三餐前短效胰岛素剂量分配原则一般是：早餐前 > 晚餐前 > 午餐前。

（3）开始注射胰岛素宜使用超短效或短效胰岛素。初始剂量宜小，初始也可使用诺和锐 30R 或优必乐 75/25 等预混胰岛素。

（4）全日胰岛素的剂量超过 40U 者一般应分次注射。

（5）PZI 与短效动物胰岛素混合使用时，短效胰岛素剂量应大于 PZI 剂量，因为 PZI 要吸附一些短效动物胰岛素。

（6）调整胰岛素剂量应参考临床症状及空腹、三餐前、三餐后 2 小时及睡前血糖水平，必要时参考凌晨 3 时血糖。

（7）调整胰岛素剂量不要三餐前的剂量同时调整，应选择餐后血糖最高的一段先调整；若全日血糖都高者，应先增加早、晚餐前短效胰岛素剂量。

（8）每次增减胰岛素剂量以 2～6U 为宜，一般 3～5 天调整一次。

（9）糖尿病患者使用胰岛素应个体化。

（10）尽量避免低血糖事件的发生。

（11）当长效胰岛素类似物与短效胰岛素同时使用时，应分别使用注射器抽取药液，并注射在不同的部位。

（二）胰岛素治疗方案

1. 口服抗糖尿病药物联合基础胰岛素治疗方案　该方案是使用口服抗糖尿病药物治疗的 2 型糖尿病患者血糖控制仍未达标者，可在口服药物基础上加用基础胰岛素。因为基础胰岛素可有效控制空腹血糖，可使餐后血糖曲线下面积下降近 50% 左右，这样可使全天的血糖下降。这种治疗方案简便易行，低血糖发生的风险也低。使用基础胰岛素起始剂量 0.2U/（kg·d）、10U/d 或空腹血糖的 mmol/L 数，以后根据空腹血糖再调整基础胰岛素用量，一般 3～5 天调整 1 次，直至空腹血糖达标。一般空腹血糖 <6mmol/L 和 HbA1c <7% 时所需要基础胰岛素平均剂量为 0.4～0.5U/（kg·d），范围在 0.2～0.5U/（kg·d）。目前所有基础胰岛素以长效胰岛素类似物为主，如甘精胰岛素或地特胰岛素等。

2. 每日 2～3 次餐时（超短效或短效）胰岛素治疗方案　适用于新诊断的 2 型糖尿病血糖很高或胰岛 B 细胞尚有一定胰岛素分泌功能但餐后胰岛素分泌不足而餐后血糖较高的患者。若选择超短效胰岛素类似物应在餐前或餐时皮下注射，若选择短效胰岛素应在餐前 15～30 分钟皮下注射。初始剂量可按 0.3～0.5U/（kg·d）。若每日 3 次注射，三次的剂量分配原则是将全日胰岛素剂量分成三等份，再将午餐前的剂量减去 2～4U 加到早餐前，或者按早餐前剂量为全日总剂量的 40%，午、晚餐前各为 30%；若每日 2 次注射者，早、晚餐前分别用全天剂量的 2/3 和 1/3。该方案经调整餐前胰岛素用量可能较好地控制餐后高血糖，若夜间和空腹血糖较高的患者需采用下一个方案。

3. 每日多次餐时胰岛素与基础胰岛素联合治疗方案　该方案适用于病程较长且胰岛 B 细胞分泌胰岛素功能较差而使全天的基础和餐后血糖均高的 2 型糖尿病患者。该类患者除采用餐时胰岛素多次注射治疗外，宜在晚餐前加用长效胰岛素或睡前加用中效胰岛素或任何时间（但必须相对固定时间）加用长效胰岛素类似物，以控制夜间尤其是后半夜的高血糖及空腹血糖。基础胰岛素起始剂量可按 0.1U/（kg·d）或 4～8U/次。此类患者往往有早餐后高血糖很难控制，此时应在早餐前适当增加餐时胰岛素剂量。这个方案的优点是能使全天的血糖得到较好控制，但注射胰岛素的次数较多，给患者带来麻烦和增加痛苦。

4. 一日 2 次餐时胰岛素和基础胰岛素的联合治疗方案　适用于高血糖对胰岛 B 细胞毒性作用消失而其功能有所恢复或胰岛 B 细胞尚有一定胰岛素储备功能的 2 型糖尿病患者。经过上述治疗后，患者的血糖控制比较理想，在前面治疗方案基础上，再根据空腹、餐后和餐前血糖水平，由每日皮下注射餐时胰岛素 2～3 次改为一日早、晚餐前注射 2 次餐时胰岛素与基础胰岛素联合治疗，或一日早、晚餐前注射2次餐时胰岛素加早餐前或晚餐前加一次基础胰岛素联合治疗，或者根据病情一日早（全日剂量的2/3）、晚（全日剂量的1/3）餐前注射2次30R（70/30）或50R（50/50）预混胰岛素治疗（图8－10）。

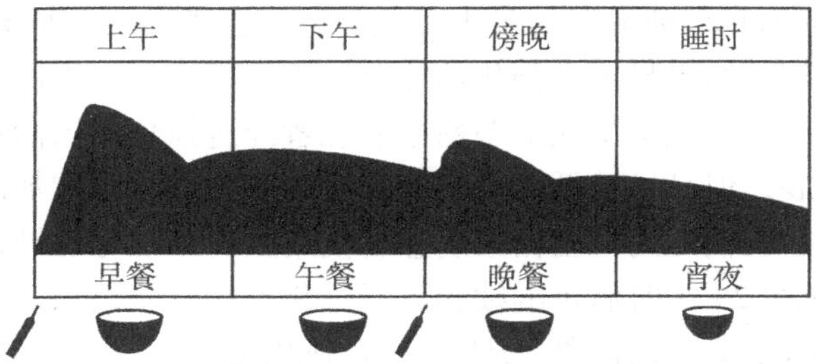

图8－10　预混型人胰岛素治疗的血液药物浓度

具体实施方案可参考以下几方面：①三餐前注射餐时胰岛素加早、晚餐前注射基础胰岛素改用餐时胰岛素加PZI治疗的患者，可将午餐前的餐时胰岛素剂量的一半加到早餐前，另一半改成PZI的剂量加到早餐前，晚餐前的餐时胰岛素种类和剂量不变，午餐前停止注射胰岛素。②三餐前注射餐时胰岛素加早、晚餐前注射基础胰岛素改用餐时胰岛素加中效胰岛素治疗的患者，早、晚餐前的胰岛素剂量不变，停用午餐前餐时胰岛素，早或晚餐前加用PZI或长效胰岛素类似物8～10U；或睡前（10pm）加中效胰岛素4～8U。③根据糖尿病患者的空腹、三餐后2小时、三餐前及睡前血糖水平，可选用30R（70/30）或50R（50/50）预混胰岛素治疗。

5. 每日一次早餐前餐时胰岛素加基础胰岛素联合治疗方案　适用于尚具有一定胰岛B细胞胰岛素储备功能的2型糖尿病患者，其表现为仅早餐后血糖升高且较难控制，每日注射一次胰岛素可使全天血糖得到满意的控制。

6. 胰岛素剂量的调整　①当三餐前用餐时胰岛素控制空腹血糖较好而三餐后血糖仍较高患者，可早、晚餐前加餐时胰岛素2～6U；若空腹及三餐后2小时血糖均高患者，可在早餐前加餐时胰岛素2～6U，晚餐前或睡前加基础胰岛素4～6U。②仅空腹血糖高患者，可在晚餐前或睡前加基础胰岛素4～6U。③餐后2小时血糖较高而餐前又有低血糖反应者，可将餐前胰岛素由餐前15～30分钟提前至餐前45分钟甚至于60分钟注射，或将进餐主食的1/3留在两餐之间加餐。

7. 使用动物胰岛素向人胰岛素的转换　若全日血糖控制均不满意者，可直接按动物胰岛素剂量转换成人胰岛素剂量；若血糖控制尚满意患者，可将动物胰岛素剂量减少15%～20%转换为人胰岛素的剂量使用。

8. 停用胰岛素的指征　①空腹C－P＞0.4nmoL/L，餐后2小时C－P＞0.8nmol/L；②全日胰岛素用量＜30U；③应激因素消除；④血糖控制较满意；⑤肥胖者的体重有下降。

（三）胰岛素强化治疗

为预防、减少和延缓糖尿病慢性并发症的发生和进展，于20世纪90年代进行了几项大规模糖尿病强化降糖的临床干预研究。1993年美国糖尿病控制和并发症试验研究组（DCCT）报告的“糖尿病强化治疗对胰岛素依赖型糖尿病慢性并发症发生和发展作用”的研究，对1型糖尿病患者采用一日3～4次注射胰岛素或使用持续皮下胰岛素输注（CSII）强化治疗，使患者全日血糖接近正常水平，平均随访6.5年（范围3～9年）的结果显示，经过强化干预可有效地延缓患者视网膜病变、肾脏病变和神经病变的发生与减慢其发展，血浆LDL－C升高的相对风险也有所减低。但低血糖事件和增加体重的风险增加。DCCT研究组随后开展的“糖尿病干预和并发症的流行病学（EDIC）”研究，是在DCCT结束后对研究对象均进行强化血糖控制7年随访，其结果显示，尽管在DCCT使用胰岛素强化治疗结束后患者的血糖不断升高（1年后两组HbA1c已无显著性差异），但应用胰岛素强化治疗组的患者降低糖尿病视网膜病变进展、微量蛋白尿以及大量蛋白尿等多种并发症发生风险的作用仍可持续至少4年，表明既往强化控制血糖的记忆效应在强化治疗结束后仍持续存在。1998年英国糖尿病前瞻性研究（UKPDS）是对新诊断的2型糖尿病患者使用磺脲类口服降糖药物（氯磺丙脲、格列本脲或格列齐特）或胰岛素或二甲双胍（肥胖者）强化治疗，随访中位数10年（7.7～12.4年）的结果显示，强化控制血糖可降低患者微血管并发症发生的危险性，HbA1c每降低1%其微血管病变发生率下降37%，致死性或非致死性心肌梗死危险度降低14%。Kumamoto研究是对日本2型糖尿病患者的一项随机、前瞻性6年研究，每日多次注射胰岛素强化降糖治疗的结果显示，强化治疗能够延缓糖尿病性视网膜病变、肾脏病变和神经病变的发生和进展。由此可见，无论是1型或2型糖尿病患者经过强化降糖治疗是能够预防和减少糖尿病患者慢性并发症的发生和进展，但易导致低血糖事件发生的风险及体重增加的不良反应。

另外，有一项发生急性心肌梗死的2型糖尿病患者使用胰岛素强化血糖控制试验，采用胰岛素－葡萄糖输注试验（DIGAMI）至少24小时后再继续胰岛素强化治疗，其结果显示急性心肌梗死后，由各种原因导致院内死亡率降低58%，1年内降低52%，与非强化治疗组有显著差异；并且发现这些益处可持续数年。

2型糖尿病是一种进展性的疾病，胰岛B细胞呈进行性减退。因此，随着病程的进展，大多数患者胰岛素分泌不足而需要胰岛素治疗以控制血糖达标。UKPDS发现2型糖尿病患者，确诊5年后40%、10年后50%、15年后超过60%需要胰岛素治疗。但是，目前对2型糖尿病的治疗模式是首先采用非药物治疗，再在此基础上加用1～3种口服抗糖尿病药物，最后过渡到胰岛素治疗。2型糖尿病的这一治疗过程太漫长，患者在经历这个相当长高血糖的过程中，可能导致慢性并发症的发生。由此可见，2型糖尿病患者在早期即开始强化降糖治疗，其中包括使用胰岛素以使血糖早日达标非常必要。但是，具体胰岛素强化降糖方案的实施要采取个体化原则。对于老年糖尿病患者是否需要胰岛素强化降糖治疗及其安全性，还有待更多的循证医学证据。

根据《中国2型糖尿病防治指南》（2013年版）推荐血糖的控制目标是：HbA1c＜7.0%，空腹血糖为4.4～7.0mmol/L（80～126mg/dl）范围，非空腹血糖≤10.0mmol/L（180mg/dl）。

（四）胰岛素治疗的不良反应

1. 低血糖反应　多是由于使用胰岛素剂量过多或餐时胰岛素与基础胰岛素的比例不当所致，也可由于病情波动，过度饮酒或肝、肾功能不全导致低血糖事件的发生。不同胰岛素制剂引起的低血糖发生概率也不一样，超短效胰岛素类似物发生严重低血糖事件的危险性较胰岛素大约减少20%；混悬剂型胰岛素（如NPH）由于吸收不稳定易引起血糖波动，有时可发生低血糖；长效胰岛素类似物吸收的变异程度小，低血糖事件尤其是夜间低血糖发生的危险性低于NPH。低血糖反应后所致的高血糖称为苏木杰（Somogyi）效应，可致病情不稳定，临床上应引起重视。

2. 过敏反应　多是由于使用动物胰岛素尤其是PZI引起皮肤荨麻疹、紫癜、血管神经性水肿，个别严重者可发生过敏性休克。局部反应表现为注射部位的皮肤红肿、瘙痒、皮疹、皮下硬结等。处理上可给予抗过敏药物和改用高纯度的人胰岛素。有报道，甘精胰岛素可出现注射部位皮肤瘙痒等反应，可能与制剂的pH值较低而刺激性较强有关；但反应较轻，患者可以耐受，也不需特殊处理。

3. 体重增加　长期注射胰岛素的患者可能会导致体重增加。体重增加的可能机制包括：胰岛素治疗血糖控制良好，使尿糖排出减少，从而减低了热量的丢失；胰岛素可直接促进脂肪合成作用；当用胰岛素治疗出现低血糖时，进食较多食物而导致热量增加；胰岛素致水钠滞留增加。

4. 皮下脂肪萎缩或肥厚　也与使用不纯的动物胰岛素有关。由于动物胰岛素可引起注射部位皮下组织免疫反应介导的炎症后纤维化而导致皮下脂肪萎缩。脂肪肥厚也与使用含有杂质的动物胰岛素刺激脂肪组织有关。改用高纯度的人胰岛素后可使部分或全部萎缩或肥厚的皮下脂肪消失。

5. 屈光不正　用胰岛素治疗使高血糖迅速下降的几天后，可因晶状体和玻璃体内的渗透压降低促使液体外溢，屈光度下降而导致远视，使患者视物模糊。一般在一个月左右可恢复正常。

6. 胰岛素性水肿　使用胰岛素治疗的2～3周内，由于胰岛素导致水钠潴留和胰岛素诱发的微循环血流动力学改变可致双下肢轻度凹陷性水肿，不需要处理可自行缓解。

7. 胰岛素抵抗和高胰岛素血症　使用动物胰岛素治疗的患者可导致体内产生抗胰岛素抗体，此类抗体随着使用胰岛素时间延长和剂量增加而升高。抗体可与外源性胰岛素结合，导致游离胰岛素浓度减少，而使胰岛素需要量增加即产生胰岛素抵抗。胰岛素抵抗和外源性胰岛素使用可产生高胰岛素血症，导致患者出现肥胖；肥胖的糖尿病患者又可加重胰岛素抵抗，周而复始使血糖难以控制。此时改用人胰岛素或加用胰岛素增敏剂或对2型糖尿病患者换用磺脲类药物可能有益。

（五）注射胰岛素注意事项

（1）注射胰岛素的部位有双上臂外侧、腹部两侧、臀部两侧和双大腿外上1/4等共计8个部位，各个部位应轮流注射。每个部位的两次注射位置相隔一寸（3.3cm）左右。

（2）人体在静息情况下，胰岛素的吸收速率从快到慢依次是腹部 > 上臂外侧 > 大腿外上1/4 > 臀部两侧；运动时以腿部对胰岛素的吸收速度最快。

（3）选择自己能操作且方便又安全的注射部位为佳。

（4）注射胰岛素时，针头与皮肤呈45°~75°角度，进针2/3的长度较适合。

（5）短效胰岛素注射于腹部皮下脂肪层较好，因为该处胰岛素的吸收较快且稳定，局部血流量随着运动的变动较少。中效胰岛素以大腿外上1/4的皮下脂肪层部位最佳。

（6）为防止皮肤感染，最好使用一次性注射针头，并注意皮肤的严格消毒。

（7）短效胰岛素与中、长效胰岛素混合使用时，应先抽取中、长效胰岛素而后再抽取短效胰岛素，最后轻微混合均匀再注射。

六、胰岛素应用技术的改进

为了减少注射胰岛素的痛苦，近些年来对注射胰岛素使用技术进行了一些探索和改进，如持续皮下胰岛素输注即胰岛素泵包括植入性胰岛素泵的使用，吸入胰岛素，胰岛素注射仪器的改进等几个方面。

（一）持续皮下胰岛素输注（CSII）和胰岛素泵的临床应用

CSII多采用胰岛素泵持续皮下输注短效胰岛素，以达到人工模拟体内胰岛B细胞生理性分泌胰岛素模式，一方面可提供持续的基础胰岛素分泌量保证基础血糖控制，另一方面在进餐前输注追加剂量胰岛素用于控制餐后高血糖，从而达到全天血糖的理想控制。此外，CSII的应用还可降低多次胰岛素注射给患者带来的精神压力与痛苦，在就餐时间上和运动锻炼方面更具有弹性。与多次皮下注射胰岛素相比，体重增加和低血糖事件发生的概率也有所减少。

但是，CSII也有不足之处，如任何原因导致胰岛素泵故障，导管阻塞，皮下软管移位引起胰岛素输注障碍等均可使血糖升高而引发酮症或酸中毒。最近新上市一种具有安全报警装置的胰岛素泵，它能警示胰岛素输注软管被阻塞情况，这样可降低此类事件的发生概率。另外，应用CSII必须经常监测血糖并以此调整输注胰岛素的剂量，这也给患者带来诸多不便。使用胰岛素泵治疗过程中，其皮下软管一般需要每隔5~7天更换一次，不但繁琐，而且花费高昂。

短效人胰岛素、赖脯胰岛素和门冬胰岛素均可用于胰岛素泵，但赖脯胰岛素和门冬胰岛素对血糖控制及发生低血糖的风险较短效人胰岛素低，也不易导致输注软管阻塞。因此，人胰岛素类似物可作为CSII的首选。

胰岛素泵适合血糖波动较大（如1型糖尿病患者）而又渴望病情控制良好者，并能很好与医务人员配合，且有条件自我监测血糖和有一定文化素质以了解和操作胰岛素泵的患者。有报道推荐使用胰岛素泵的初始胰岛素剂量计算如下：全日胰岛素剂量×0.8÷2÷24为基础剂量，全日胰岛素剂量×0.8÷2÷3为三餐前的追加剂量。以后再根据空腹、三餐前、睡前和3am血糖水平调整基础和三餐前的胰岛素追加剂量。

（二）非注射式胰岛素制剂

为了减少注射胰岛素给患者带来的诸多不便，众多研究者试图尝试注射胰岛素以外的胰岛素给药途径，包括口服胰岛素，经直肠给药，经皮肤电离子透入，低频超声给药，经鼻腔或肺吸入等多种途径。但是，由于种种条件限制，其成功的机会很小。

目前最有希望的是经肺吸入胰岛素给药途径。由于肺泡表面积大并具有很强的通透性，使得吸入的胰岛素很快进入到肺泡微小血管，且吸入的胰岛素被黏液纤毛清除的很少。但胰岛素气溶胶要能有效地达到肺泡还需要合适大小的气溶胶颗粒、气溶胶速度及吸气流速等必备条件。目前已开发出干粉状胰岛素吸入系统和水溶性胰岛素气溶胶装置两种。经临床试验显示，餐前吸入胰岛素加睡前使用超长效胰岛素与多次皮下注射胰岛素比较，疗效及低血糖发生率相似；但胰岛素的生物利用度较低，这可通过加入增效剂来改善其生物利用度。

（三）胰岛素注射仪器的改进

1. 胰岛素注射笔的应用　胰岛素笔是一种笔型的注射器。使用方便，注射剂量准确，注射时疼痛较轻，便于患者随身携带。对于老年人或视力欠佳的糖尿病患者更易接受胰岛素笔治疗。

2. 高压无针注射器　该仪器是使胰岛素在高压驱动下，通过微孔以微型雾化的形式将胰岛素药液喷射至皮下，并在该皮下组织中扩散呈弥漫状分布，使药液吸收迅速而均匀；并可减少患者的疼痛感，尤其适合儿童糖尿病患者使用。但价格较昂贵。

（葛　静）

参考文献

[1] 毋义明，郭代红，刘皋林，等．临床药物治疗学内分泌代谢疾病［M］．北京：人民卫生出版社，2017.
[2] 余学锋．内分泌代谢疾病诊疗指南［M］．北京：科学出版社，2016.
[3] 吕社民，等．内分泌系统［M］．北京：人民卫生出版社，2015.
[4] 施秉银．内分泌与代谢系统疾病［M］．北京：人民卫生出版社，2015.
[5] 童南伟，邢小平．内科学－内分泌科分册［M］．北京：人民卫生出版社，2015.
[6] 葛建国．内分泌及代谢病用药指导［M］．北京：人民军医出版社，2015.
[7] 杨传梅．内分泌科疾病诊疗新进展［M］．西安：西安交通大学出版社，2015.
[8] 邢小平．内分泌科［M］．北京：中国医药科技出版社，2014.
[9] 宁光．内分泌内科学［M］．北京：人民卫生出版社，2014.
[10] 陈宝荣，朱惠娟．内分泌及代谢性疾病［M］．北京：科学出版社，2014.
[11] 刘志民，贝政平，汤如勇．内分泌与代谢疾病诊疗标准［M］．上海：上海科学普及出版社，2014.
[12] 雷闽湘．内分泌科临床心得［M］．北京：科学出版社，2014.
[13] 母义明，陆菊明．临床内分泌代谢病学［M］．北京：人民军医出版社，2014.
[14] 丁浩，吴海峰，唐全．代谢、内分泌系统疾病诊疗技术［M］．北京：科学出版社，2014.
[15] 邱明才．内分泌疾病临床诊疗思维［M］．北京：人民卫生出版社，2016.
[16] 赵文娟，杨乃龙．内分泌和代谢病功能检查［M］．北京：人民卫生出版社，2013.
[17] 胡新磊，苏军红，齐建华，等．内分泌科急症与重症诊疗学［M］．上海：科技文献出版社，2013.
[18] 迟家敏．实用糖尿病学［M］．北京：人民卫生出版社，2015.
[19] 谷涌泉．糖尿病足诊断与治疗［M］．北京：人民卫生出版社，2016.
[20] 赵秀琴．糖尿病并发症预防及护理［M］．沈阳：辽宁科学技术出版社，2016
[21] 薛敏．实用妇科内分泌诊疗手册［M］．北京：人民卫生出版社，2015.
[22] 陶弢，王丽华．多囊卵巢综合征和内分泌不孕不育［M］．上海：科学技术出版社，2016.